BRAND NEW
心臓核医学
― 機能画像が病態を捉える

編集	西村　恒彦	京都府立医科大学名誉教授
編集協力	汲田伸一郎	日本医科大学教授
	玉木　長良	北海道大学教授
	中嶋　憲一	金沢大学教授
	西村　重敬	埼玉医科大学教授

―五十音順―

金原出版株式会社

執筆者一覧

● 編　集

　西村　恒彦　（京都府立医科大学名誉教授）

● 編集協力

　汲田伸一郎　（日本医科大学放射線医学教授）
　玉木　長良　（北海道大学大学院医学研究科病態情報学講座核医学分野教授）
　中嶋　憲一　（金沢大学附属病院核医学診療科臨床教授）
　西村　重敬　（埼玉医科大学国際医療センター心臓内科教授）

● 執　筆

　笠井　督雄　（東京慈恵会医科大学葛飾医療センター循環器内科診療医長）
　片平　和博　（熊本中央病院放射線診療科部長）
　木曽　啓祐　（国立循環器病研究センター病院放射線部）
　桐山　智成　（日本医科大学放射線医学助教）
　久下　裕司　（北海道大学アイソトープ総合センター教授）
　工藤　　崇　（長崎大学原爆後障害医療研究施設アイソトープ診断治療学研究分野教授）
　田原　宣広　（久留米大学医学部心臓・血管内科講師）
　中田　智明　（北海道立江差病院院長、札幌医科大学医学部内科学第二講座准教授）
　橋本　暁佳　（札幌医科大学医学部内科学第二講座講師）
　橋本　　順　（東海大学医学部専門診療学系画像診断学准教授）
　長谷川新治　（大阪厚生年金病院循環器内科主任部長）
　福嶋　善光　（日本医科大学放射線医学助教）
　百瀬　　満　（東京女子医科大学画像診断・核医学講座講師）
　吉永恵一郎　（北海道大学大学院医学研究科分子イメージング講座特任教授）

（五十音順）

序

　近年，循環器領域の画像診断法の進歩には著しいものがあります。とりわけ，心臓核医学はここ四半世紀の間に機能画像診断法としてその臨床的有用性が確立されるとともに，最近では形態診断（CT/MR）との融合画像や分子イメージングなど新しい展開を遂げつつあります。

　本書は，機能画像（代謝および分子画像を含む）診断法としてユニークな心臓核医学が病態を的確に捉え，治療方針の決定や予後予測など循環器診療の中で多いに活用されるようにとの思いを込めて作成したものであります。そこで，本書のタイトルを『BRAND NEW 心臓核医学─機能画像が病態を捉える』とさせていただきました。

　また本書は，心臓核医学の基礎から臨床そして将来展望に至るまで現時点での「心臓核医学のすべて」を網羅した内容となっています。

　本書の編纂に関しては，日頃から懇意にしていただいている心臓核医学の第一人者である汲田伸一郎教授（日本医大），玉木長良教授（北海道大），中嶋憲一教授（金沢大）および西村重敬教授（埼玉医大）の各先生方に御協力を仰ぎ，また執筆に関しては心臓核医学の第一線でご活躍されている先生方にお願いしました。

　このようにして出来あがった本書は，編者にとって40年間近く従事してきた心臓核医学の集大成といえるものになったと自負しております。

　本書を循環器内科・外科の先生方，放射線科・核医学科の医師および技師の先生方がテキストとして，あるいは辞書代わりに日常診療の折に触れご利用いただき，少しでも心臓核医学の普及および発展に寄与できれば編者にとって望外の喜びであります。

　最後になりますが，本書の上梓に際して御尽力いただいた金原出版 小林一枝，竹山基博両氏に心から感謝いたします。

2012年10月

西村 恒彦

Contents

BRAND NEW 心臓核医学——機能画像が病態を捉える

A 心臓核医学の基礎

❶ 心臓核医学検査 ……………………………………………………西村恒彦… 2
  1. 心臓核医学検査法 …………………………………………………… 2
  2. 心臓核医学検査で用いられる放射性医薬品および SPECT/PET 装置 …… 3
  3. 心臓核医学の展開 …………………………………………………… 7

❷ 心筋血流 SPECT …………………………………………………橋本　順… 9
  1. ^{201}Tl と ^{99m}Tc-tetrofosmin/^{99m}Tc-MIBI の特徴 ……………………… 9
  2. 心筋血流 SPECT で用いられる負荷法 ……………………………… 11
  3. 心筋血流 SPECT の検査法 ………………………………………… 13
  4. 心筋血流 SPECT の読影および解析法 …………………………… 16
  5. 心筋虚血の検出 …………………………………………………… 28
  6. 心筋 viability の判定 ……………………………………………… 31
  7. 予後評価およびリスク層別化 ……………………………………… 32
  8. 虚血心以外への臨床応用 ………………………………………… 33

❸ 左室および右室機能の評価 ………………………………………………… 39
  1. Gated SPECT の検査法と解析法 ……………………福嶋善光, 汲田伸一郎… 39
  2. Gated SPECT による心機能の算出 …………………福嶋善光, 汲田伸一郎… 42
  3. Gated SPECT の臨床応用 ……………………………福嶋善光, 汲田伸一郎… 44
  4. 心プールシンチグラフィとその臨床応用 ……………………木曽啓祐… 48

❹ 心臓交感神経機能のイメージング ……………………………百瀬　満… 55
  1. 心臓交感神経支配と MIBG の特徴 ………………………………… 55
  2. MIBG の検査法・解析法 …………………………………………… 57
  3. MIBG の臨床応用 …………………………………………………… 59
  4. 心疾患以外の臨床応用 …………………………………………… 65

❺ 心筋脂肪酸代謝イメージング ………………………………中田智明, 橋本暁佳… 70
  1. 心筋 BMIPP イメージングとは …………………………………… 70
  2. BMIPP の検査法および読影・解析法 …………………………… 71
  3. BMIPP の臨床応用 ………………………………………………… 73

❻ ^{99m}Tc-ピロリン酸 (PYP) による心筋壊死イメージング ……西村恒彦, 木曽啓祐… 84
  1. ^{99m}Tc-PYP の特徴 ………………………………………………… 84
  2. ^{99m}Tc-PYP の検査法および読影・解析法 ……………………… 84
  3. ^{99m}Tc-PYP イメージングの臨床応用 …………………………… 85
  4. その他の心筋壊死イメージング ………………………………… 88

❼ ^{18}F-フルオロデオキシグルコース (FDG) による心筋イメージング ………… 91
  1. ^{18}F-FDG の特徴 ………………………………………………長谷川新治… 91
  2. ^{18}F-FDG の検査法および読影・解析法 …………………長谷川新治… 92
  3. ^{18}F-FDG の臨床応用（虚血性心疾患, 心不全など）………長谷川新治… 95
  4. その他の臨床応用 ……………………………………………田原宣広… 102

B 心臓核医学の実際
木曽啓祐

- ❶ 負荷心筋血流 SPECT が虚血重症度判定に有用であった
  CKD 患者の一例 ·· 112
- ❷ PCI 後のフォローアップ検査が新規病変検出に有効であった一例 ············· 114
- ❸ post stress stunning が認められた 3 枝病変の一例 ························· 116
- ❹ ¹²³I-BMIPP が虚血性心筋症の診断に有用であった重症心不全
  の一例 ··· 118
- ❺ ¹²³I-MIBG による交感神経活性のモニターが有用であった
  拡張型心筋症の一例 ··· 120
- ❻ 不整脈源性右室異形成症 / 心筋症（ARVD/C）の一例 ······················ 122
- ❼ たこつぼ心筋障害の一例 ·· 124
- ❽ 心サルコイドーシスの一例 ·· 126
- ❾ 家族性肥大型心筋症（hypertrophic cardiomyopathy：HCM）
  の一例 ··· 128
- ❿ ¹³N アンモニア PET が治療選択に有用であった一例 ························ 130

C 心臓核医学の展開

- ❶ 新しいデータ収集法 ··· 中嶋憲一 134
  1. 短時間収集と投与量低減 ·· 134
  2. SPECT-CT の活用 ··· 137
- ❷ 新しいデータ解析法 ··· 中嶋憲一 143
  1. 血流分布の定量化 ·· 143
  2. 心事故リスク推定 ·· 147
  3. 心機能の定量 ··· 150
  4. MIBG 定量の標準化 ··· 154
- ❸ 冠動脈 CT と SPECT の融合 ··· 158
  1. 融合画像の作成・処理法 ························ 桐山智成，汲田伸一郎 158
  2. 融合画像の臨床応用 ······························ 桐山智成，汲田伸一郎 161
  3. 冠動脈 MR と SPECT の融合 ··································· 片平和博 166
- ❹ 他のモダリティとの比較 ·· 西村恒彦 171
  1. 各種モダリティの比較 ··· 171
  2. 各種モダリティの検査手順（ガイドラインを踏まえて） ·················· 173
  3. 各種モダリティの安全性と放射線被曝 ····································· 176

D 心臓核医学のエビデンス

- ❶ 心臓核医学エビデンスの重要性と有用性 ························· 西村重敬 182
  1. エビデンスとガイドライン ·· 182
  2. ガイドラインと検査の適正使用基準（appropriate use criteria） ······· 183

❷ 虚血性心疾患の診断とリスク層別化 ……………………………………… 西村重敬… 185
1. 虚血性心疾患の既往のない無症候例への適応 …………………………… 185
2. 虚血性心疾患疑い例 ……………………………………………………… 186
3. 不安定狭心症の診断 ……………………………………………………… 188
4. 安定した虚血性心疾患 …………………………………………………… 189
5. 心筋 viability の評価 ……………………………………………………… 195

❸ 虚血性心疾患の治療評価 ………………………………………………… 笠井督雄… 197
1. 安定狭心症 ………………………………………………………………… 197
2. 急性冠症候群 ……………………………………………………………… 204

❹ 糖尿病 ……………………………………………………………………… 西村重敬… 209
1. 無症候・安静時心電図正常の 2 型糖尿病のスクリーニング …………… 209
2. 無症候性・ハイリスク 2 型糖尿病のスクリーニング …………………… 211
3. 有症状の糖尿病例の診断とリスク評価 …………………………………… 211

❺ 慢性腎臓病 ………………………………………………………………… 笠井督雄… 213
1. 予後予測における心臓核医学の活用 ……………………………………… 214
2. いつ SPECT を行うべきか ……………………………………………… 217
3. 糖尿病と CKD …………………………………………………………… 218

❻ 心不全と突然死 …………………………………………………………… 笠井督雄… 222
1. 心不全の重症度評価と予後予測 …………………………………………… 223
2. 致死的不整脈と心臓突然死の予測 ………………………………………… 229
3. dyssynchrony の評価と CRT の適応選択 ……………………………… 230

❼ 閉塞性下肢動脈硬化症 …………………………………………………… 笠井督雄… 236
1. 大動脈瘤合併の有無と血管手術術前評価 ………………………………… 236
2. FMD による冠動脈疾患の推定 …………………………………………… 237
3. 糖尿病における PAD ……………………………………………………… 237

❽ 非心臓手術の術前評価 …………………………………………………… 西村重敬… 239
1. 待機的手術前の周術期心血管リスク評価 ………………………………… 239
2. 安定した虚血性心疾患におけるリスクに基づく予防的血行再建の効果 … 240

❾ その他（心筋症，先天性心疾患など） ………………………………… 笠井督雄… 242
1. 肥大型心筋症 ……………………………………………………………… 242
2. その他の心筋症 …………………………………………………………… 244
3. 先天性心疾患 ……………………………………………………………… 245

E　心臓核医学の展望

❶ 循環器疾患および動脈硬化の分子イメージング ……… 久下裕司，玉木長良… 248
1. 心機能の分子イメージング ………………………………………………… 248
2. 動脈硬化の分子イメージング ……………………………………………… 251

❷ PET による血管内皮機能の評価 ………………………… 吉永恵一郎，玉木長良… 255
1. 冠血管内皮機能障害 ……………………………………………………… 255
2. 血管内皮機能障害 ………………………………………………………… 255
3. 心筋血流 PET 検査の特徴 ………………………………………………… 257
4. 心筋血流量の定量的測定法 ………………………………………………… 257

  5. 心筋血流 PET を用いた冠動脈血管内皮機能計測 …………………………………………… 258
  6. 心筋血流 PET を用いた冠動脈血管内皮機能計測の臨床応用 ……………………………… 259
❸ **PET を用いた特異的イメージング** ………………………………………… 工藤　崇… 262
  1. 代謝イメージング（FDG 以外）……………………………………………………………… 262
  2. 非代謝イメージング …………………………………………………………………………… 265
❹ **心臓核医学の将来展望** …………………………………………………… 玉木長良… 269
  1. これから求められる医療 ……………………………………………………………………… 269
  2. 心臓核医学検査有効性の再評価 ……………………………………………………………… 269
  3. 他の画像診断法との相補的役割 ……………………………………………………………… 270
  4. 個別化医療，未来医療へ ……………………………………………………………………… 271

索　引 ………………………………………………………………………………………………… 273

A 心臓核医学の基礎

1 心臓核医学検査

■ はじめに

　核医学検査法とは，主として生体の特異的機能を表現するラジオアイソトープ（RI）標識薬剤を生体内に注入し，SPECT/PET装置を用いて，種々の動態の計測を行うものであり，安全性の高い検査法である。

　SPECT装置ではガンマ線放出核種，PET装置では陽電子放出核種の体内分布を断層像として画像化するものである。SPECTが日常診療で汎用されている。PETは限られた施設で行われているが，定量性の高いデータが得られる利点を有する。

　とりわけ，心臓核医学検査は心機能，心筋血流に加え，心筋代謝や交感神経機能などを表現する放射性医薬品とSPECT/PET装置を用いて虚血性心疾患や心不全などの診断，治療方針の決定や予後の評価法として用いられている。

　さらに心臓核医学検査はX線CTやMRIとの融合画像（例えば，冠動脈CT血管造影と心筋SPECT）やSPECT/PETとCTの一体型装置による病変部位の正確な同定，短時間収集可能な半導体カメラなどハード/ソフトウェアにおける進歩に加え，より心臓特異性の高い（例えば，動脈硬化や血管新生など）分子イメージング製剤の開発が行われつつある。心臓核医学検査は，ほかのモダリティでは得られない独特の診断情報が得られる検査法として発展している。

1. 心臓核医学検査法

1) 放射性同位元素 (radioisotope：RI)

　核医学検査の特徴はRIを用いることである。陽子と中性子との組み合わせによって規定される原子核を核種とよぶ。アイソトープとは陽子の数が同じで中性子の数が異なる，すなわち原子番号が同じで質量数の異なるものをさす。このうち，原子核から放射線を出してより安定な核種に変化するものがあり，この現象を放射性壊変とよび，この放射線（放出）核種をRIという。

　その崩壊様式にはα，β^+，β^-崩壊，軌道電子捕獲（electron capture：EC）などがある。原子核が励起状態にあると短時間に余分のエネルギーを放出し安定状態に落ち着く。このときに原子核より放出される電磁波をγ線という。

　RIは種々の崩壊を行うが，その放射能が最初の半分になるまでの時間を半減期という。表1に，現在心臓核医学検査でよく使用されている主要核種の半減期，壊変様式などを示す。^{99m}Tcのmはmetastable（準安定）をさし，核異性体転移（IT）を示している。

表1 心臓核医学検査（SPECT/PET）で汎用されている主要核種の半減期および壊変様式

	核種	半減期	壊変様式	主たるエネルギー（KeV）	生成反応
SPECT	^{67}Ga	3.3 日	EC	93, 185, 300	^{66}Zn (d, n) ^{67}Ga
	^{99m}Tc	6 時間	IT	141	^{99}Mo → ^{99m}Tc
	^{111}In	2.83 日	EC	171, 245	^{111}Cd (p, n) ^{111}In
	^{123}I	13.2 時間	EC	159	^{124}Xe (p, 2n) ^{123}Cs $\xrightarrow{EC}$ ^{123}Xe $\xrightarrow{EC}$ ^{123}I
	^{201}Tl	73 時間	EC	71 (Hg-X), 135, 167	^{201}Tl (p, 3n) ^{201}Pb$\beta+$, EC $\xrightarrow{}$ ^{201}Tl
PET	^{11}C	20 分	$\beta+$, EC	511	^{14}N (p, α) ^{11}C
	^{13}N	10 分	$\beta+$, EC	511	^{12}C (α, n) ^{13}N
	^{18}F	110 分	$\beta+$, EC	511	^{20}Ne (d, α) ^{18}F, ^{18}O (p, n) ^{18}F
	^{15}O	2 分	$\beta+$, EC	511	^{14}N (d, n) ^{15}O

　RIで用いられる放射能の単位は，1秒当たりの壊変数で表し，これをベクレル（becquerel：Bq）という。従来の単位であった1Ci（キュリー）は3.7×10^{10}Bq，すなわち3.7×10^{10}dps（disintegrations per second）に相当する。

2) 核医学検査

　核医学検査は，主としてシンチカメラ・SPECT装置と種々の生体の機能および代謝を反映する^{123}I，^{99m}Tcなどのγ線標識放射性医薬品を用いたシンチグラフィをさすことが多い。最近では，PET装置と^{18}F，^{13}Nなど陽電子標識放射性医薬品も用いられている。核医学検査は非観血的に行え，副作用がきわめて少ない。また，被曝線量は核医学検査の種類により多少異なるが，3-10mSv（シーベルト）である。このように核医学検査法は安全性が高い。

3) 心臓核医学検査

　心臓核医学検査（nuclear cardiology）とは，^{201}Tl，^{99m}Tc標識心筋血流製剤を用いた心筋血流や心機能イメージング，および^{123}I-BMIPPや^{123}I-MIBGなどの核種を用いた種々の生理・生化学情報が得られる心筋イメージングを，PETでは^{18}F-FDG，^{13}NH$_3$などの糖代謝・心筋血流イメージングをさすことが多い。

2. 心臓核医学検査で用いられる放射性医薬品およびSPECT/PET装置

1) 放射性医薬品

　心臓核医学検査で用いられる放射性薬剤として心機能や心筋血流に加え，心筋代謝，神経伝達・受容体機能，心筋壊死など特異的機能の計測が可能なものが開発されている（表2）。表2のうち青字は薬価収載されている放射性薬品である。

　^{11}C，^{13}N，^{18}FなどPET用トレーサを用いた放射性薬剤は定量計測に優れているが，SPECT用トレーサが日常診療では主として用いられている。これらの放射性医薬品を用いた心臓核医学検査の詳細については各論を参照されたい。

表2　心臓核医学検査に使用する放射性医薬品（青字は保険適用）

	測定機能	SPECT	PET
1.	心機能	^{99m}Tc-RBC ^{99m}Tc-DTPA-HSA	
2.	心筋血流	^{201}Tl ^{99m}Tc-sestamibi ^{99m}Tc-tetrofosmin	^{13}NH$_3$, ^{82}Rb, H$_2$^{15}O [水] ^{18}F-Flurpiridaz
3.	心筋代謝		
	糖		^{18}F-FDG
	脂肪酸（直鎖）	^{123}I-IPPA	^{11}C-パルミチン酸
	（側鎖）	^{123}I-BMIPP	^{11}C-BMHDA
	酸素代謝		^{11}C-アセテート
4.	特異的機能		
	心筋壊死	^{99m}Tc-PYP ^{111}In-antimyosin Fab ^{99m}Tc-glucarate	
	交感神経機能	^{123}I-MIBG	^{11}C-HED
	血栓	^{111}In-oxine 血小板	
	炎症（サルコイドーシス）	^{67}Ga-citrate	^{18}F-FDG

2）SPECT装置（シンチカメラを含む）

　シンチカメラは検出器とそのスタンド，各種コリメータ，CRT表示装置および操作台などの本体と心電図同期装置，核医学データ処理装置などの付属機器から構成されている。心臓核医学検査の中では^{123}I-MIBGによる心不全の診断や^{67}Gaシンチグラフィの二次元分布を撮像するプラナー像（planar）が用いられているが，最近は，断層シンチグラフィ用装置（SPECT）を有するものが多い。シンチカメラの検出部はコリメータ，NaIクリスタル，光電子倍増管および位置計算回路などを有している（図1）。体内から放射されるγ線はコリメータにより一定の方向から検出器に入射するものだけを通過させる。コリメータの後にはシンチレータがあり，γ線と相互作用を起こし発光する。ライトガイドを通過し，光電子増倍管に入射した光は電流として出力されプリアンプ回路により電圧に変換され，強度に比例した電圧信号を出力す

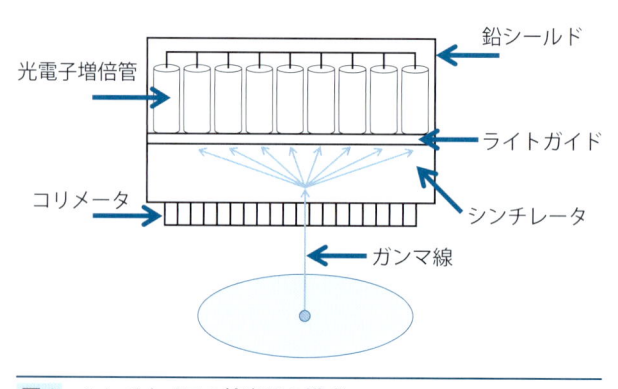

図1　シンチカメラの検出器の構成

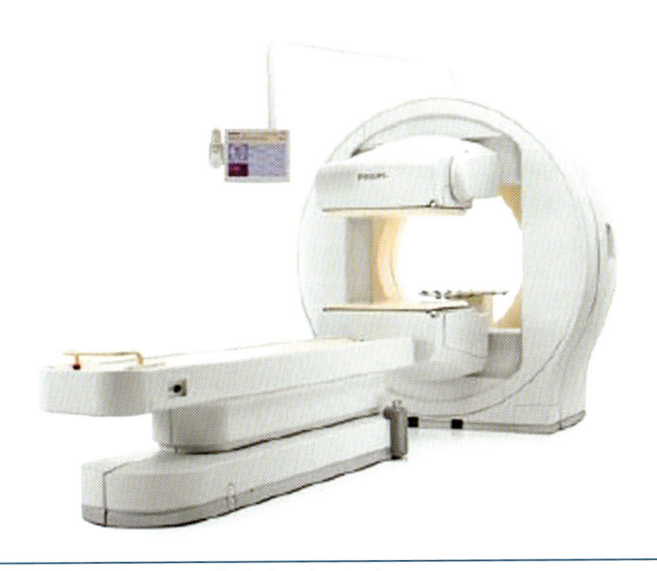

図2　角度可変型2検出器SPECT装置（BrightView）
心筋SPECT，ホールボディー検査にも対応した角度可変型2検出器SPECT装置

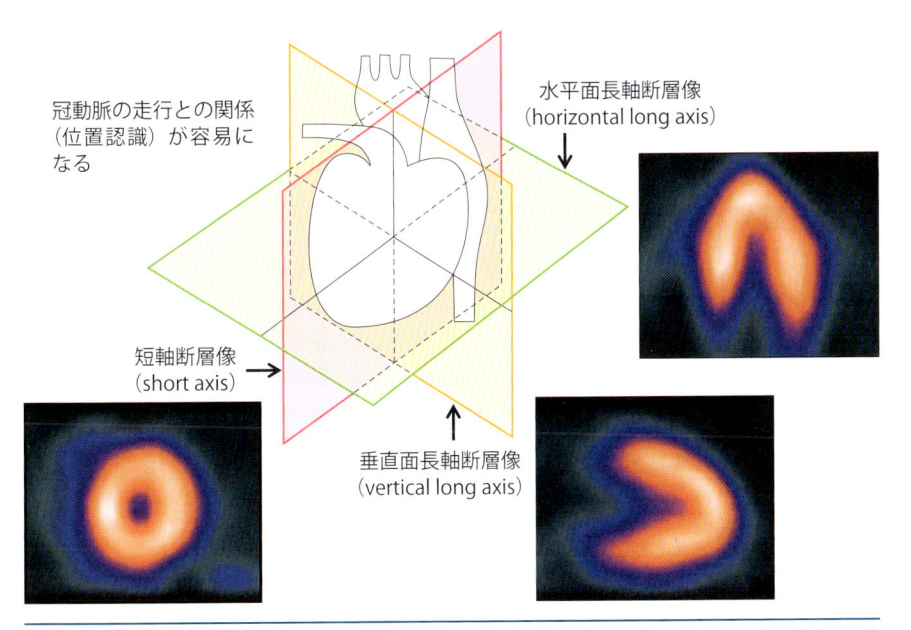

図3　体軸横断断層像から心臓中心軸（長軸）に基づいた心筋断層像の作成　　　（文献3より）

る。
　SPECT装置は，通常いわゆるECT可能なユニバーサルカメラで，検出器1台の回転装置であるが，撮像時間の短縮可能な検出器を2～3台にした装置も開発されている。図2は2台検出器を用いたSPECT装置であり，心臓核医学検査を中心に汎用されている。単検出器型SPECT装置に比べ，高感度かつ高分解能SPECT画像に基づく鮮明な心筋SPECT断層像が得られる。
　現在の装置は患者を中心に180°ないし360°回転し，一定角度ごとに情報が得られる機構になっている。取得したデータはコンピュータで処理され，横断分布図とともに，長軸，短軸断

層像も得られる（図3）。通常，画像再構成のためにはフィルタ補正逆投影法が用いられており，フィルタとしては Shepp and Logan, Chesler などがある。逐次近似法も用いられている。

SPECT を用いることにより，例えば，プラナー像では判定困難なことが多い対角枝病変の検出など精度の高い診断が行える。SPECT は PET に比べ定量性が劣るが，その理由として吸収と散乱の影響がある。最近の SPECT 技術では，triple energy window（TEW）法などによる散乱補正法などが開発されている。

また，心臓特有のデータ収集法として注目されるものに心電図同期撮像法（マルチゲート法）や 2 核種同時収集による心筋 SPECT 撮像法がある。

RI データ処理装置（ワークステーション）は，シンチカメラや SPECT 装置で得られたデータを短時間に収集しかつ処理する装置であり，動態機能検査における定量解析などを行う。また，数十枚の動態シンチグラフィ像を 1 枚の機能画像（functional image）として表現する方法なども開発されている。心筋 SPECT を用いた bull's eye 表示がこれに相当する。

SPECT 装置の新しい展開として，SPECT/CT 装置および半導体検出器搭載型 SPECT 装置がある。これらについては，各論を参照されたい。

3）PET 装置

^{11}C，^{15}O，^{18}F などは陽電子放出核種でそれぞれ特有の飛程があり，体内の電子と結合して消滅する。その際，511KeV の消滅放射線とよばれる電磁放射線を正反対の180°方向に放出する。この対となっている放射線は対向した 2 個の検出器で同時計測すると，陽電子を放出した RI は対向した検出器を結ぶ直線上またはその付近にあることがわかり，その位置が正確に計測できる（図4）。PET の有用性は定量性に富み検出精度が高いことであるが，一方では，小型サイクロトロン，自動合成装置などを必要とする複雑なシステムである。^{18}F-FDG や ^{13}NH$_3$ を除き研究に用いられているのが現状である。PET と SPECT の比較を表3に示す。また，FDG-

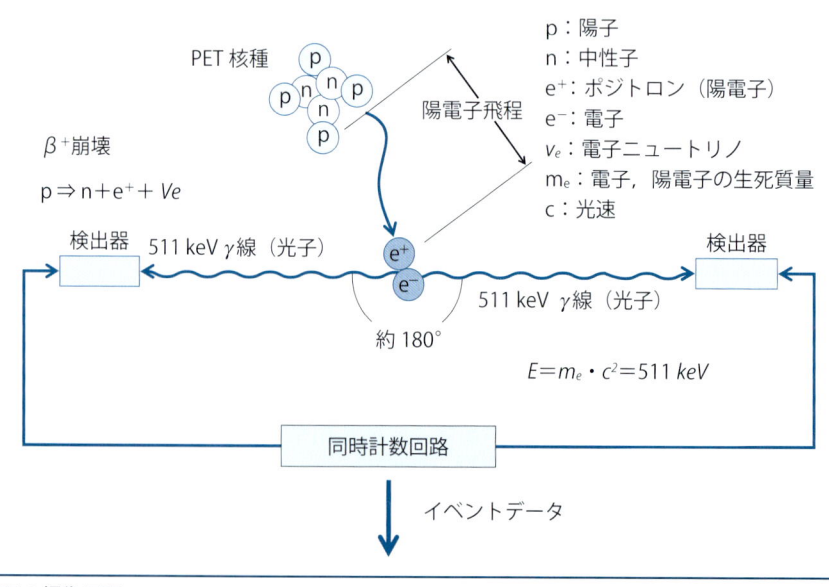

図4 PET の撮像原理 （文献3より）

表3　PETとSPECTの比較

PET	SPECT
標識による性質の変化が小	標識による性質の変化が大
^{18}F, ^{11}C, ^{13}N, …	^{123}I, ^{99m}Tc, …
高分解能	低分解能
定量性が高い	定量性に劣る
研究使用※	日常診療
緊急検査に対応できない	緊急検査に対応できる

※ ^{18}F-FDGはサイクロトロンを有する施設のみならず，SPECT製剤同様に製薬メーカーから供給され，デリバリーPET製剤と総称されている。

PETは主としてがん診断に用いられるため，PET/CT装置が主流になっている。

3. 心臓核医学の展開

1) 心臓核医学の変遷

　現在の心臓核医学の発展の基礎は1970年代になってつくられた。シンチカメラを用いたファーストパス法，マルチゲート法による心機能の計測および局所壁運動の評価，^{201}Tl心筋シンチグラフィによる心筋虚血の検出，^{99m}Tc-pyrophosphate（PYP）による梗塞巣の陽性描出などがこれらに相当する。これらの手法を駆使して心機能，心筋血流をはじめとする生理機能診断法としての位置づけが確固たるものとなった。

　さらに1980年代に入って，心臓のような速い動態を定量的に計測できるRIデータ処理装置，虚血や梗塞巣をより精度高く検出できるPET・SPECT装置などの開発により，精度の高い診断法として確立されてきた。また，虚血性心疾患の増加およびこれに対処する治療法としての冠動脈バイパス術や，経皮的冠動脈形成術などの適応決定，および治療効果の判定に心筋viability評価など有用な診断情報を提供することが確認され，普及してきた。さらに，^{123}I-BMIPP，^{123}I-MIBGなど心臓特異性の高い放射性医薬品により，生化学画像診断法として発展してきた。

　1990年代に入り，^{99m}Tc標識心筋血流製剤の大量投与により鮮明な心筋SPECT画像が得られることから，定量的心電図同期心筋SPECT（quantitative gated SPECT：QGS）が開発され，心筋血流と心機能の同時評価が行えるようになった。本法は現在，心臓核医学検査の主流となっている。

　2000年代に入り，マルチスライスCTによる冠動脈CT血管造影を用いて冠動脈形態が冠動脈造影に代り非観血的に得られ，心筋SPECTとの融合画像から，より精度高い心筋虚血部位・拡がりの診断が行えるようになった。また，2002年には^{18}F-FDG，2012年には^{13}NH$_3$などのPET放射性製剤が保険適用になった。今後，^{18}F-FDG（糖代謝）を用いた心筋viability評価，^{13}NH$_3$（心筋血流定量）による冠動脈内皮機能評価などに加え，心臓特異性の高い動脈硬化や血管新生に関する分子イメージング製剤の開発が期待されている。

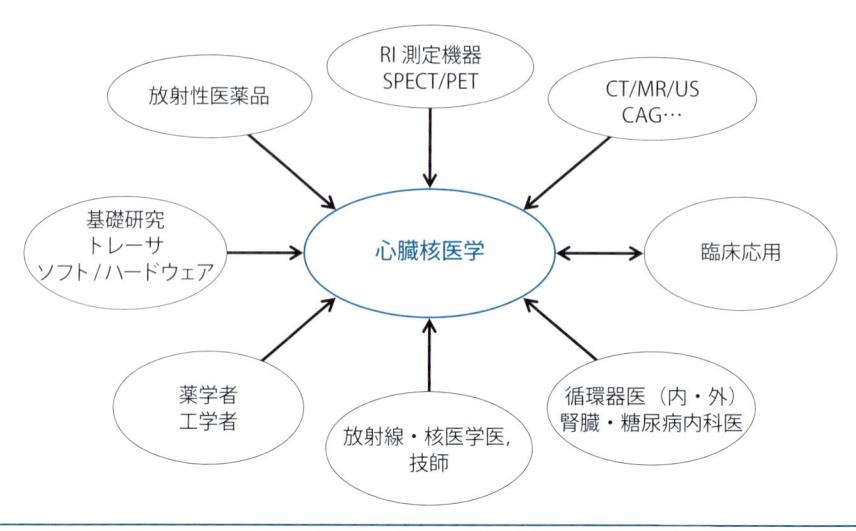

図5 心臓核医学の現状

2) 心臓核医学の現状

　心臓核医学を支える現状を図5にまとめる。心臓核医学検査には，放射性医薬品やSPECT/PET装置などが必要なことはいうまでもないが，これらの計測を精度高く行うために多くの分野の専門家が関与している。トレーサや機器の基礎研究は薬学者や工学者が，また核医学画像の最適化やほかのモダリティとの融合画像の作成は放射線・核医学技師が，さらに診断は放射線・核医学医あるいは循環器医が行っている。実際の診療に際しては，循環器内科・外科医のみならず，糖尿病内科医，腎臓内科医などにも大いにその有用性を啓蒙していく必要がある。

　このように心臓核医学は多岐の分野が関与することから，日本循環器学会と日本核医学会が協力しあい，日本心臓核医学会を1998年に設立し，年1回の学術集会を開催するとともに，循環器学会，核医学会を始めとする学会でも研究成果の発表やジョイント・シンポジウムを行っている。心臓核医学に関する人材の養成に関しては地域別教育研修会を立ち上げ，後進の育成に努めている。

● 文　献

1) 西村恒彦．心筋SPECTの新しい展開．南江堂，東京，1996．
2) 日本循環器学会（班長 玉木長良）．心臓核医学検査ガイドライン（2010年改訂版），東京，2010．
3) 日本心臓核医学会編．地域別教育研修会テキスト（2011年改訂版），春恒社，2011．
4) Germano G, Berman DS. Clinical gated cardiac SPECT. Wiley-Blackwell, USA, 2000.
5) Heller G, Hendel R. Nuclear cardiology：practical applications, second edition. McGraw-Hill Prof Med/Tech, USA, 2010.
6) Zaret BL, Beller GA. Clinical nuclear cardiology：state of the art and future directions：expert consult：online and print, 4e.Elsevier, UK, 2010.

2 心筋血流 SPECT

はじめに

　心筋血流 SPECT［単一光子放射断層撮像（single-photon emission computed tomography）］は心臓核医学検査の中心的な役割を担っている。安静時の心筋血流評価のみならず，運動や各種薬剤を使用した負荷検査により冠血流予備能の異常を簡便かつ非侵襲的に評価できるという特長を有している。造影検査により把握される冠動脈の血管形態とは異なる，機能的な情報を与える検査法といえる。定量評価に適し，臨床的に有用なさまざまな定量解析法が確立されてルーチンの診断において使用されている。虚血や梗塞の程度と分布，残存心筋量，局所ならびに全体の心機能，心内腔体積，リモデリング，時間容量曲線，協調不全，心筋壁厚，ミトコンドリア機能，右室負荷，肺うっ血などの多くの指標が得られることから，冠動脈疾患の存在診断，部位診断，重症度評価，viability の判定，血行再建の適応決定，治療効果判定などに利用され，さらに心不全，心筋症などの病態や重症度評価などにおいても用いられる。
　また，これまでに蓄積された多くのデータからは予後評価にも有用であることが判明し，最近ではこの目的による使用法が注目されている。

1. ^{201}Tl と ^{99m}Tc-tetrofosmin/^{99m}Tc-MIBI の特徴

　薬剤ごとの特徴の比較を表1に示す。
　Tl-201［塩化タリウム（201-Tl）］は，Strauss らにより 1974 年にはじめて心臓核医学の臨床に導入された。1976 年には Pohost らによりその再分布現象が報告されてから負荷心筋血流シンチグラフィでの使用に道が開けた。冠血流により心筋に到達し，Na^+-K^+-ATPase を介

表1　心筋血流イメージング剤の比較

	^{201}Tl	^{99m}Tc-MIBI	^{99m}Tc-tetrofosmin
集積機序	能動輸送	拡散，膜電位	拡散，膜電位
心筋集積率	約 3%	2%弱	2%弱
初回循環抽出率	85-90%	Tl より低値	Tl より低値
標識方法	／	100℃加熱	室温で放置
撮像開始時間	10-15 分	30 分以降	30 分以降
再分布現象	有	わずか	わずか
負荷検査での投与回数	通常 1 回	2 回	2 回
緊急検査への対応	不可能	可能	可能
ファーストパス法	不可能	可能	可能
ゲート法	やや困難	可能	可能
核種の半減期	約 73 時間	約 6 時間	約 6 時間
光子エネルギー	70-80 kev	140 kev	140 kev

した細胞膜の能動輸送により心筋細胞に取り込まれる。投与後早期の撮像（早期像）では，投与時の心筋血流を反映した画像が得られ，トレーサの心筋からの血中への洗い出しと，血中から心筋への fill-in によりその分布が変化し（再分布），時間が経過すると残存心筋量を反映した画像（遅延像）が得られる。負荷検査においては早期像を負荷時像，遅延像を安静時像とみなして評価する。この心筋からの洗い出しは健常心筋で速く，虚血心筋では遅いため（図1），洗い出し率を計測することにより虚血の重症度の評価が行われる。また遅延像での局所の集積の程度を計測することで，心筋 viability の評価が行われる。

Tl-201 は，その放出放射線のエネルギーが低く深部の検出に不利であることや，物理学的半減期がやや長く，高価なため投与量に制限があり撮像時に十分なカウントが得られず，必ずしも高画質なイメージが得られないといった難点がある。このような短所を補うために，Tc-99m 標識心筋血流製剤が 1980 年代に開発され，現在日本では Tc-99m-MIBI［カーディオライト（Tc-99m-hexakis-2-methoxy-2-isobutyl isonitrile）］，Tc-99m-tetrofosmin［マイオビュー（Tc-99m-1,2bis［bis（2-ethoxyethyl）phosphino］ethane）］の 2 剤が用いられている（図2）。

MIBI と tetrofosmin はジフォスフィン錯体であり，ともに +1 価の電荷を持つ脂溶性カチオンである。Tl-201 とは異なり Tc-99m 製剤は受動的な拡散によって心筋細胞に集積し，多くはミトコンドリア分画に存在する。心筋細胞への集積には，拡散のほかに細胞膜やミトコンドリア膜の膜電位が関与し，細胞外よりも細胞質内が，細胞質内よりもミトコンドリア内の電位が負であることが，正の電荷を有するこれらの化合物の停留に寄与していると考えられている。

Tc-99m 標識の 2 剤はコールドキットと標識済製剤の双方で供給され，緊急検査への対応が可能である。MIBI は標識の際に加熱を要する。

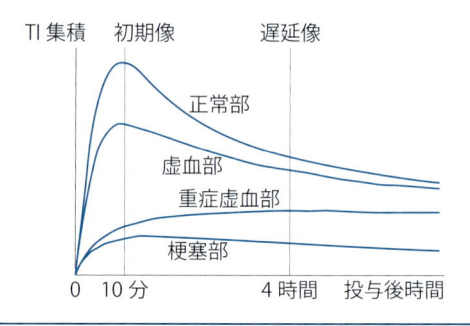

図1 Tl-201 の心筋集積の経時変化
心筋からの洗い出しは健常心筋に比較して虚血心筋で遅い。

図2 Tc-99m 標識心筋血流製剤の構造

2. 心筋血流SPECTで用いられる負荷法

1) 運動負荷

　最も一般的な負荷方法である．利点としては，生理的な状態に近い負荷がかかる，同時に心電図による虚血の判定も可能である，各症例の体力に応じた範囲での虚血の評価が可能，負荷量が予後情報となるなどが挙げられる．一方で，運動能の低い症例やエルゴメータを使用する場合には，自転車こぎに不馴れな症例などでは十分な負荷量が得られず虚血の検出感度が下がる，負荷後早期に血液SPECT撮像を行うと得られる画像に体動アーチファクトが現れる場合があるなどの欠点がある．安全性，施行の手間などを総合的に考慮すると，運動が可能で血圧上昇がその症例に悪影響を及ぼさないと考えられる場合には，運動負荷が第1選択の負荷法となる．

　運動負荷には各種の方法があるが，自転車エルゴメータもしくはトレッドミルによる漸増多段階運動負荷が広く行われている．検査前は絶食とするが，脱水防止のため水分は適宜摂取する．エルゴメータ負荷では通常50Wより開始し，3分ごとに25Wずつ上昇する．疾患の重症度や被検者の運動能力に合わせて25Wから開始してもよい．表2に示すような終了点まで負荷を継続し，最大負荷時にRIをボーラスで投与する．RIの心筋への到達が瞬時に完了するわけではないため，投与後1-2分は負荷を継続する必要があり，投与後の負荷分も考慮に入れてRI投与のタイミングを決めることが重要である．トレッドミルを使用する際にはBruceの方法などによる負荷を行う．

表2　運動負荷の終了基準

(1) 疲労，呼吸困難
(2) 胸痛
(3) 年齢別最大心拍数の85-90%に達した場合
(4) 心電図ST変化（2 mm以上[*]の低下，上昇）
(5) 最大血圧が230 mmHgを超えた場合
(6) 血圧低下，重篤な不整脈などの副作用発生時

[*]有意とみなすST変化の程度は心電図の波形などにより異なる．

2) アデノシン負荷，ジピリダモール負荷など

　アデノシン負荷は日本では保険適用されている．運動負荷に次いでよく用いられ，血流検査においては運動の施行困難な症例には通常この方法で行う（表3）．動脈瘤を有する場合など，血圧上昇の防止が必要な症例の負荷検査にも本法を選択する．完全左脚ブロックの症例においては，冠動脈に有意狭窄がない場合でも中隔を中心とする血流低下所見を呈することがあり，心拍数の上昇する運動負荷ではこの影響が出やすいため，アデノシン負荷が推奨される．

　心臓の負荷試験で一般にみられる副作用のほかに，頭痛・頭重感，血圧低下，悪心・嘔吐，熱感，呼吸困難といった副作用を認めることがある．気管支攣縮の副作用があり，気管支喘息の症例や慢性呼吸器疾患などで呼吸機能の低下が著明な症例には，施行を避けるべきである．血圧低下作用があるため，安静時から血圧の低い症例においても注意を要する．副作用発現時には投与の減量や停止，拮抗薬であるアミノフィリンの使用などを考慮する．後述するジピリ

表3　アデノシン負荷の主な適応

(A) 下肢の運動困難がある場合
- ＊高齢者
- ＊ASOなどの下肢動脈閉塞性疾患
- ＊膝関節症，下肢麻痺，その他

(B) 負荷中の血圧上昇の防止が必要な場合
- ＊動脈瘤
- ＊高血圧症例の一部

(C) 負荷中の心拍数上昇にともなう偽陽性所見の軽減目的
- ＊完全左脚ブロック

ダモールに比較して血中からの消失が速いために，副作用発生時の対処が比較的容易であるが，房室ブロックを起こしやすい点に注意する。

検査前は絶食とし，カフェインを含む飲み物を制限する。この際に，脱水にならないように注意する（特に夏期）。1分間あたり $120\,\mu g/kg$ を6分間持続静注し，静注開始後3分の時点でRIをボーラスで投与する。アデノシンとRIを投与するルートを別々に確保する場合（2ルート法）には問題とならないが，同一ルートから投与する場合（1ルート法）では，RI投与時にライン内に残存しているアデノシンが急速に静脈に入り副作用を生ずる可能性があるため，この残存アデノシンの量が最小限になるように工夫してラインを組む必要がある。

ジピリダモールは，アデノシンデアミナーゼを阻害することにより，内因性アデノシンの蓄積を増加させてその冠血管拡張作用を増強する。アデノシンよりも血中からの消失が遅いため，副作用が遷延する印象を受ける。アデノシンならびにアデノシンの作用を介して血管を拡張させるジピリダモールは，すべてのタイプのアデノシン受容体に影響を及ぼすが，近年米国においては冠動脈拡張作用を有するアデノシンA2A受容体に選択的に作用する数種類の負荷用薬剤が使われ始めている。一部のものではボーラスで負荷薬剤を静注し，その1分後にRIをボーラス投与するプロトコールで検査が可能であり，きわめて簡便である。将来，日本においても導入されることに期待したい。

これらの負荷方法は心筋の酸素消費量を増加させないため，coronary stealを生じなければ通常虚血は起こらない。したがって，運動負荷やドブタミン負荷に比較して負荷時もしくは負荷後の心機能を評価することの意義はやや低いが，重症虚血例では虚血後の気絶心筋や一過性左室内腔拡大が観察される。

3）ドブタミン負荷

アデノシンなどと異なり，心筋酸素消費量を増加させる薬剤負荷方法としてドブタミン負荷がある。$5\,\mu g/kg$/分より開始して10，20，30，$40\,\mu g/kg$/分まで3分ごとに増量し，運動負荷と同様に終了点においてRIを投与して，RI投与後2分間ドブタミンの投与を継続する。$40\,\mu g/kg$/分が最大投与量である。

時間，手間などの点でルーチン検査での使用には不向きであるが，運動困難例や気管支喘息症例にも施行可能で，負荷時の心機能評価を行うのに適するという長所を有する。ドブタミンの投与速度を段階的に増加する方法がとられることから，心電図同期SPECTと組み合わせることで，負荷量ごとの段階的な心機能評価も可能である。

4) そのほかの負荷法

そのほか特殊な負荷方法として，冠攣縮を誘発する寒冷負荷および過換気負荷は冠攣縮性狭心症の診断に用いられる。右房ペーシング負荷は，運動負荷やドブタミン負荷と同様に心筋酸素消費量を増大させることで，冠動脈の拡張を生ずる。

3. 心筋血流 SPECT の検査法

1) 安静時検査

安静心筋血流 SPECT では安静時に 1 回トレーサを投与して，所定の時間が経過してから通常 1 回の SPECT 撮像を行う。Tl-201 では投与後 10-15 分程度で，Tc-99m 標識製剤では投与後 30 分以上あけてから撮像を開始する。撮像開始時間が早すぎると Tl-201 では肺野の集積が，Tc-99m 製剤では腹部臓器の集積が高くなり，画質が悪くなることがある。

Tl-201，Tc-99m 製剤とも安静時にトレーサを投与し，経時的に 2 度の SPECT 撮像を行う場合がある。この安静時投与後の遅延像撮像は，Tl-201 の場合には心筋 viability の詳細は評価を目的として，言い換えれば著明な血流低下のために，早期像では描出されない虚血残存心筋の存在を確認するために行われる。Tc-99m 製剤では前述のごとくその細胞内での保持にミトコンドリアの膜電位が関与するため，ミトコンドリア機能異常の際に現れるトレーサの保持障害を反映して，障害部位で早期像に比較して遅延像で集積低下が著明になることがある。つまり，残存心筋のミトコンドリア機能障害・代謝障害の評価を目的として，安静時投与後の遅延像撮像が行われることがある。

2) 負荷時検査

負荷心筋血流 SPECT のプロトコールは製剤により異なり，同一の製剤でも何通りかある。ここでは代表的なものを述べておく。

a. Tl-201 を使用する場合（図 3）

①負荷-再分布法

アイソトープの投与は負荷時に 1 度行うのみで（74-111MBq 投与），負荷時撮像は投与後数分から 10 分で開始するが，呼吸数や心拍数の多い場合などは，後述する体動にともなうアーチファクトを防ぐために適宜遅らせる。再分布像は 3-4 時間後に撮像する。

②再静注法，24 時間遅延撮像法

重症虚血例での不十分な再分布のために負荷-再分布法で生ずる虚血や，viability の過小評価を防ぐための方法である。再静注法では，負荷時撮像終了後すぐに 37MBq 程度の追加投与を行う場合と，時間をおいて安静時撮像の前に追加投与する場合がある。24 時間遅延撮像法は，追加投与をせずに 24 時間後に撮像を追加するもので，画質が劣ることが短所である。

b. Tc-99m 心筋血流製剤を使用する場合

① 1 日法

Tc-99m 心筋血流製剤（MIBI, tetrofosmin）では再分布現象が著明でないため，負荷時と安静時にそれぞれアイソトープを投与する（図 4）。この 2 回の投与を 1 日で行うものが 1 日

負荷—再分布法

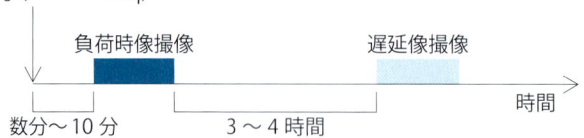

負荷時投与（74-111 MBq）
負荷時像撮像
遅延像撮像
数分〜10分
3〜4時間
時間

再静注法

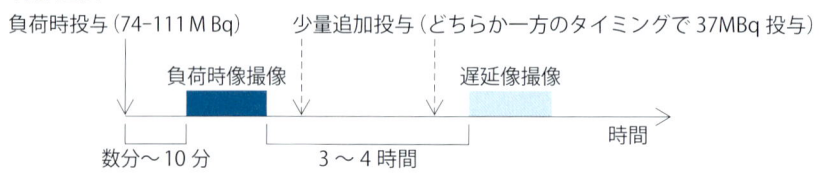

負荷時投与（74-111 MBq）
少量追加投与（どちらか一方のタイミングで 37 MBq 投与）
負荷時像撮像
遅延像撮像
数分〜10分
3〜4時間
時間

24 時間遅延撮像法

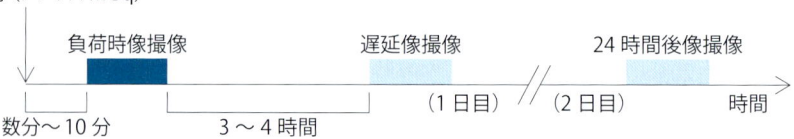

負荷時投与（74-111 MBq）
負荷時像撮像
遅延像撮像
24 時間後像撮像
数分〜10分
3〜4時間
（1日目） （2日目）
時間

図3 負荷心筋血流検査プロトコール（Tl-201 使用）
〔負荷心筋血流イメージングポケットマニュアル（中田智明監修，メジカルビュー社）から許可を得て転載。〕

1日法（負荷／安静法）

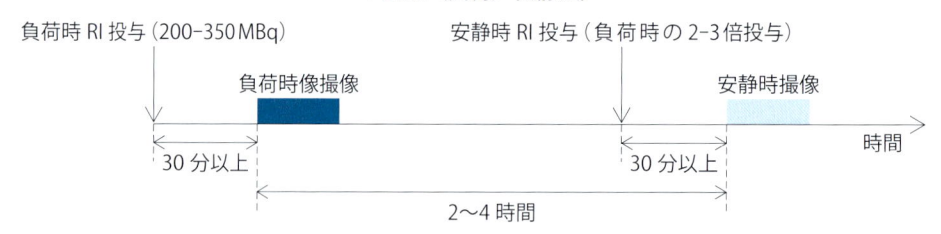

負荷時 RI 投与（200-350 MBq）
安静時 RI 投与（負荷時の 2-3 倍投与）
負荷時像撮像
安静時撮像
30分以上
30分以上
2〜4時間
時間

1日法（安静／負荷法）

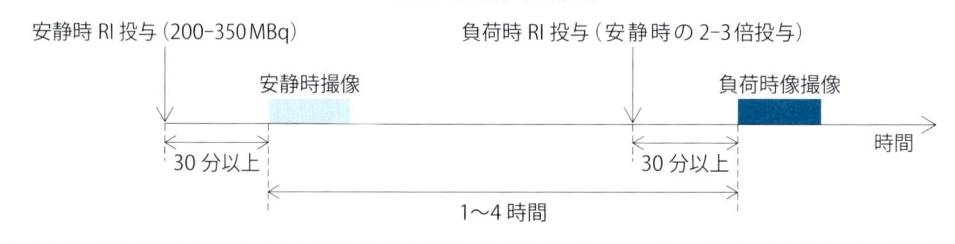

安静時 RI 投与（200-350 MBq）
負荷時 RI 投与（安静時の 2-3 倍投与）
安静時撮像
負荷時像撮像
30分以上
30分以上
1〜4時間
時間

図4 負荷心筋血流検査プロトコール（1日法：Tc-99m 製剤使用）
〔負荷心筋血流イメージングポケットマニュアル（中田智明監修，メジカルビュー社）から許可を得て転載。〕

法である．負荷検査を先に行う方法（負荷/安静法）と，安静検査を先に行う方法（安静/負荷法）がある．いずれの場合も初回検査後のアイソトープの残存を打ち消すために，2回目の検査では投与量を 2-3 倍にする（検査間隔が短いほど投与量の差を大きくする）．投与量の合計は 1110 MBq 程度を目安にする．負荷検査での投与量が多い安静/負荷法の方が負荷時画像の

2 日法

負荷時 RI 投与（300-600 MBq）　　　　　　安静時 RI 投与（300-600 MBq）

負荷時像撮像　　　　　　　　　　　　　　　安静時撮像

30 分以上　　時間　　（別日に施行）　　30 分以上　　時間

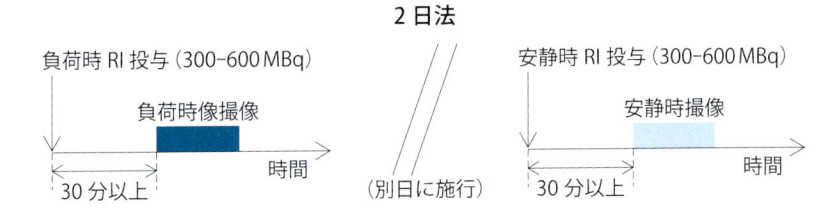

図5　負荷心筋血流検査プロトコール（2 日法：Tc-99m 製剤使用）
〔負荷心筋血流イメージングポケットマニュアル（中田智明監修，メジカルビュー社）から許可を得て転載。〕

画質が優れるために診断がしやすいが，日本では従来の Tl-201 での負荷検査に手順が近い負荷/安静法が多く用いられる印象を受ける。負荷/安静法では，先行する負荷時検査の画像において明らかに正常であると判断されれば，安静時検査を省略してコストと検査時間の低減を図る方法も存在する。腹部臓器の集積の洗い出しを待つために，投与から撮像開始までは運動負荷で 15 分以上，薬剤負荷や安静では 30 分以上の間隔をとる。

② 2 日法

安静時検査と負荷時検査の日を変えて行うもので，双方の投与量を 300-600 MBq 程度とする（図5）。負荷時検査，安静時検査間での相互の影響がなく，双方の投与量をある程度以上確保できる利点がある反面，検査室に 2 度来る必要があるため，特に外来患者の場合には不便である。1 日法の負荷/安静時法と同様に，先に負荷時検査を行って明らかに正常であると判断されれば，安静時検査を省略する場合がある。

3) データ収集

SPECT データ収集時間は装置の感度や画像マトリックスなどにより異なるが，通常 15-30 分程度とする。小児や重症例などで，検査台上で静止を保つことが困難な場合には収集時間の短縮を考慮する。視野の中心に心臓が位置するように検出器を回転させる，特殊な仕組みを備えたガンマカメラや，半導体検出器を備えたカメラといった心筋 SPECT 専用撮像装置においては，数分間の SPECT 撮像で良好な画像が得られ，最近注目されている（詳細は［C］[1] の項参照）。

投影データの収集角度は，使用する装置の形態などにより異なる。1 検出器型装置では右前斜位から左後斜位の 180 度収集で，3 検出器型装置では 360 度収集で検査されることが多い。2 検出器型装置ではさまざまで，2 検出器が対向している装置では 180 度回転の 360 度収集が多く用いられ，2 検出器を直交させることのできる装置では 90 度回転の 180 度収集により，検査時間の短縮が可能である。2 検出器の交差角度が可変の装置もあり，独自の交差角度と収集角度の設定により左前斜位を中心にデータを収集する。180 度収集と 360 度収集には一長一短があり，180 度収集は病変部のコントラストが良い一方で，360 度収集は 180 度収集に比べてアーチファクトの現われ方が少なく，定量的なデータを得る際に有利である。各投影データは 4 度から 6 度ごとのサンプリング角度で収集される。

データ収集法としては，検出器の回転中に連続的にデータを収集し，あとからサンプリング角度ごとのデータに変換する連続収集と，サンプリング角度ごとに回転を停止し，その位置でデータを収集するステップ収集がある。ステップ収集では有効なデータ収集時間がカメラの作

動時間よりも短いという短所がある一方で，画像収集メモリーが少なくてすむことなどから，心電図同期収集は通常こちらで行う．連続収集では画像の空間分解能がわずかに劣るものの，通常の検査においては問題とならない．

心電図のR波をトリガーとして行う心電図同期収集は，心筋血流SPECTの場合は通常R-R間隔を8から16分割とし，64×64の画像マトリックスを用いる．拡張機能の評価や時間容量曲線の解析を詳細に行う場合には分割数を増やし，必要に応じてデータ収集時間の延長を考慮する．日本における検査では，不整脈の有無にかかわらず症例ごとに定めた一定範囲内のR-R間隔を有する心拍データのみを選択して使用するいわゆるbeat rejectionをかけることが多いようであるが，これを行うことの意義とどの程度のrejectionをかけるのが良いのかという点については一定のコンセンサスが得られていない．

4. 心筋血流SPECTの読影および解析法

1) 読影法と注意点

a. 各画像の使用法

SPECTのデータ処理において，横断像（transaxial），短軸像（short axis），水平長軸像（horizontal long axis）ならびに垂直長軸像（vertical long axis），が作られるが，短軸像，水平長軸像，垂直長軸像をスライスごとにならべて表示されたものを視覚的に読影，もしくは定量解析することが主に行われる（図6）．これに加えてブルズアイマップ（polar map 表示）が視覚的読影ならびに定量解析に繁用される（図7）．これは短軸像の各スライスにおける最高カウントをもとにしたcircumferential profile解析（後述）の結果を，心尖部を中心とした同心円上に重ねたものであり，左室全体のカウントの分布を1枚の画像で把握できる利点がある．ただし，心基部寄りの拡大率がより高くなる点や，心尖部近傍と心基部近傍では誤差を生じやすい点には注意を要する．

読影の手順として1例を挙げるが（図8），はじめにブルズアイ画像を見て左室全体のカウント分布の概観を把握し，次いで冠動脈3枝領域の血流が1つのスライスに含まれている短軸像を中心に所見を拾っていく．短軸像では心尖部は点として描出されてしまうので，心尖部の血流の評価には必ず水平長軸像と垂直長軸像を見る．中隔と側壁の血流の比較には水平長軸像を，前壁と下後壁の血流の比較には垂直長軸像を適宜参照する．心筋各部位のカウントの分布を比較するのみならず，各スライスにおいて描出されている心筋の長さにも着目する（図8）．所見の拾いすぎ（overdiagnosis）を防ぐために読影はモノクロ画像を中心に使用し，軽度の血流の差が強調される傾向にあるカラー画像は補助的に使用する．

b. 正常像とバリアント

健常者であってもSPECT像のカウント分布は均一であるとは限らない．前壁，側壁と比較して体深部の下後壁や中隔の集積は低く描出されることが多い．これは，心筋各部位から放出された光子が吸収されて減弱する程度が心筋部位に依存して異なることによる．中隔の心基部寄りは膜様部に移行するために心筋の量が少なく，低集積として描出される（図9）．一方で，乳頭筋が左室壁と接合する部分は，複数のスライスで連続する高集積のスポットとして描出される（図10）．この部位を正常，ほかの部位を集積低下と読まないことに注意する（とくに高

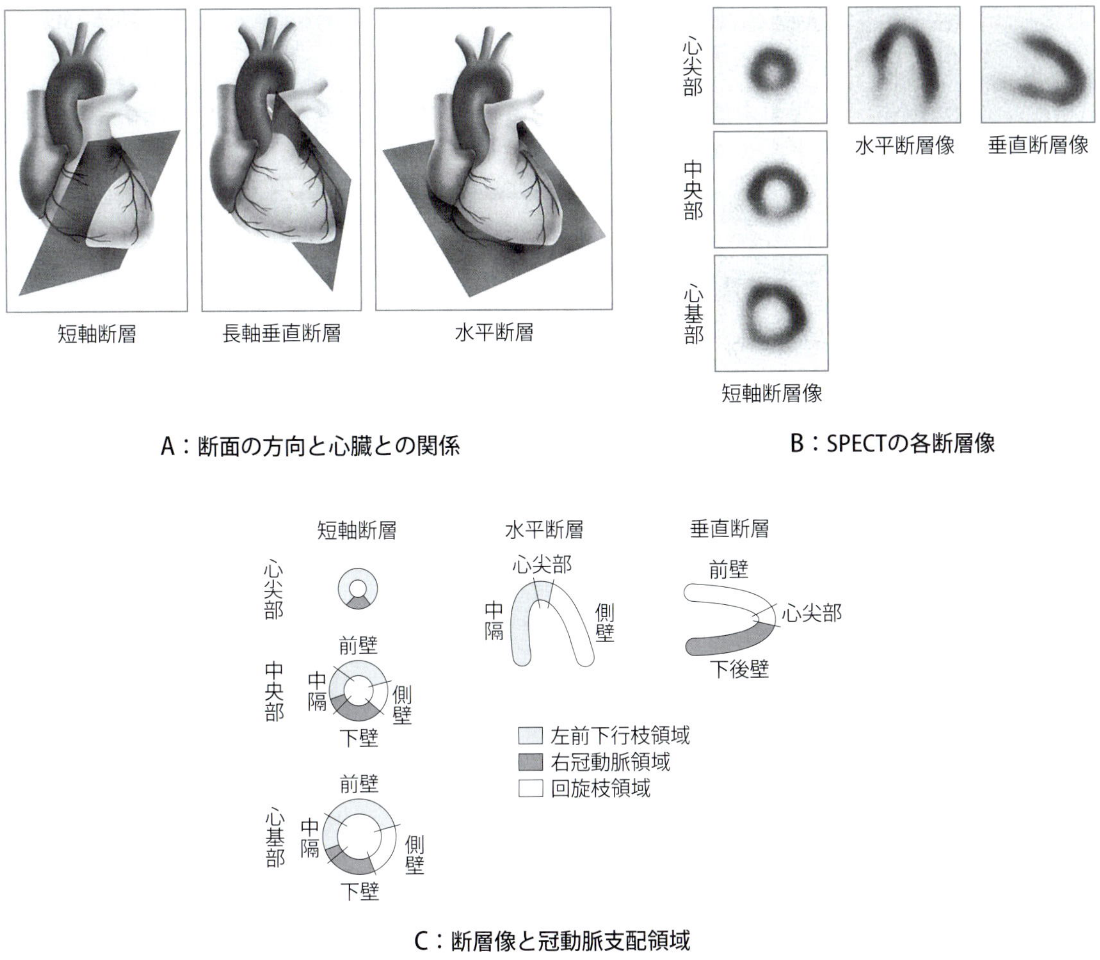

図6　心筋血流SPECTの各断層像
A：断面の方向と心臓との関係。B：SPECTの各断層像。C：断層像と冠動脈支配領域。
〔核医学ノート（久保敦司，木下文雄著，金原出版）より許可を得て転載。〕

位後壁で注意が必要）。心尖部は通常ほかの部位よりもやや集積が低く（normal apical thinning），この所見が見られない場合には心尖部肥大の可能性も考慮する。肺野のバックグラウンドは低く，右室壁は描出されない，もしくは淡く描出されるにとどまる。肺野や右室の集積亢進は，肺うっ血や右室負荷を示唆する所見である。

　正常バリアントにも注意する（図11）。男性で特に肥満のある場合には，横隔膜下組織による吸収の影響で中隔，下後壁の集積が低く，女性では乳房による吸収で前壁から心尖部付近の集積が，小児では前側壁の集積が低めに描出されることがしばしばある。小児の川崎病における虚血の評価にもSPECTは用いられ，治療方針の決定や運動制限を行うか否かの判断の一助となるが，読影の際には前側壁の集積が低い正常バリアントが多いことに留意する。つまり，症例の年齢や性別を考慮して読影することが重要である。

c. 画像アーチファクトと読影上の対策

　SPECT像は多くの画像処理過程を経て作成されるが，各過程においてある程度必然的に存在する要因が重なり合い，最終画像でさまざまな種類のアーチファクトを生ずることがある。

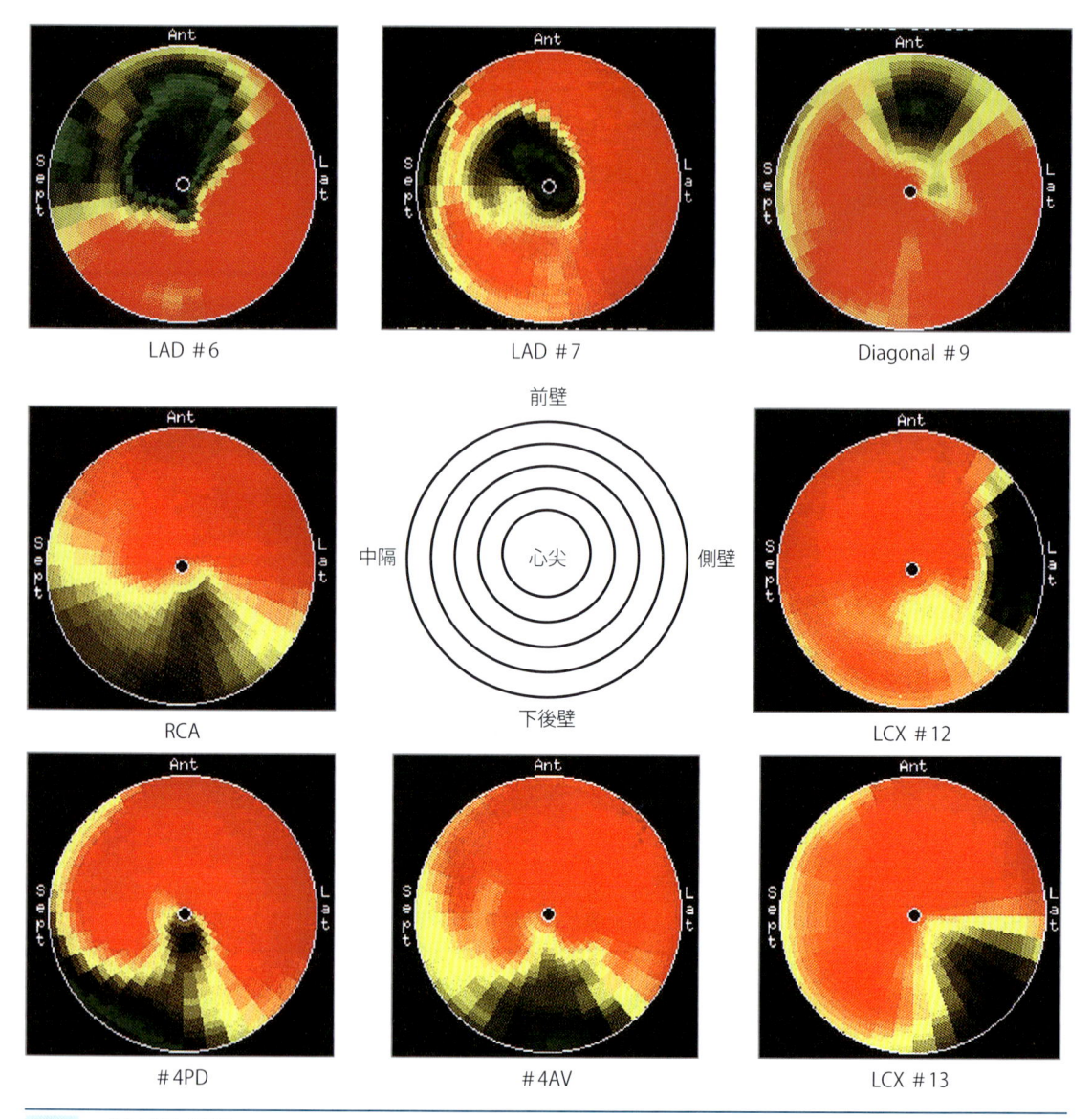

図7 ブルズアイ表示
中央部が心尖部，周囲が心基部，上が前壁，左が中隔，下が下後壁，右が側壁に対応する。各冠動脈支配域と対応するブルズアイ表示上の集積低下部位を示した。

ここでは最も頻度の高い3種類のアーチファクトについて概説する。
①**吸収によるアーチファクト（attenuation artifact）**
　前述のごとく光子の吸収にともなうアーチファクトは日常臨床において最も遭遇する頻度が高く，最も悩まされるアーチファクトでもある。
　対策として，読影の際に再構成画像以外の周辺情報を極力参照することが肝要である。この周辺情報には症例の年齢，性別，体格，臨床データ（心電図所見，心エコーでの壁運動所見など），再構成画像以外の画像データ（プラナー像（平面像），投影像，心電図同期SPECTの壁運動所見など）が含まれる（図12）。

読影手順

- SPECT像の見方
  ― ブルズアイマップで概観を把握
  ― 短軸像中心に読影
  ― 心尖部は必ず長軸像を参照
  ― 前壁と下後壁の比較：垂直長軸像＊を参照
  ― 中隔と側壁の比較：水平長軸像＊を参照
  ＊長軸像基部寄りについては描出される心筋の長さにも注意して読影する。

水平長軸像
側壁の虚血の例

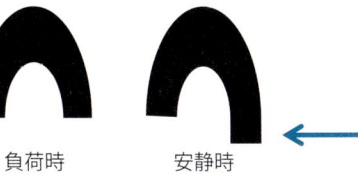

負荷時　安静時

図8　心筋SPECTの読影手順
カウントの分布のみならず，心筋の長さにも着目する。側壁基部の虚血の例を挙げるが，負荷時よりも安静時で側壁の描出される長さが長い（矢印）。

膜様部

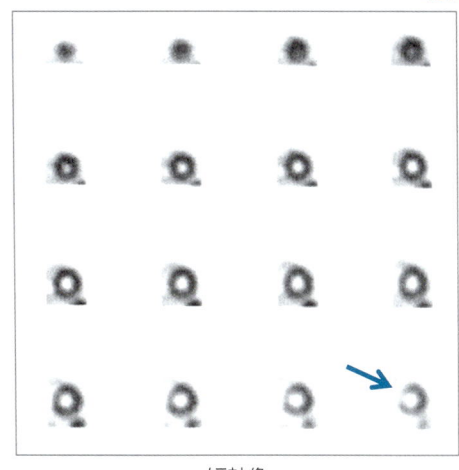

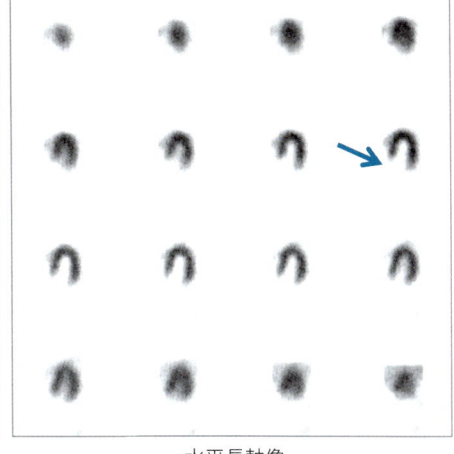

短軸像　　　　水平長軸像

図9　膜様部における低集積
中隔の基部寄りでは膜様部に移行するために集積が低い（矢印）。

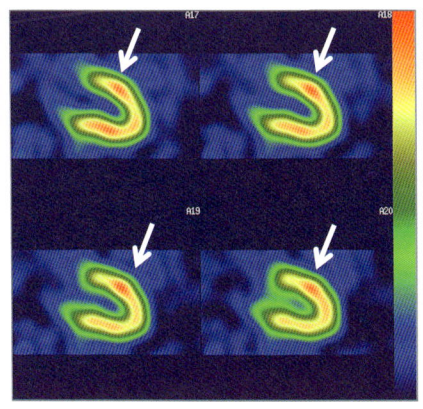

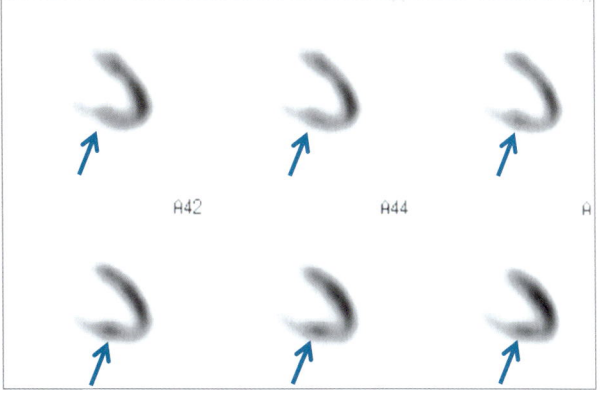

図10　乳頭筋接合部における高集積
乳頭筋の左室接合部では集積が高い（矢印）。

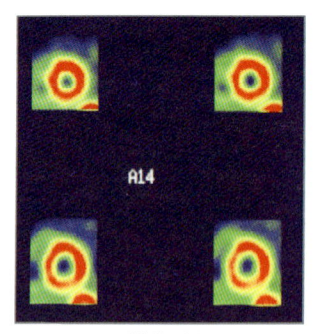

正常典型例

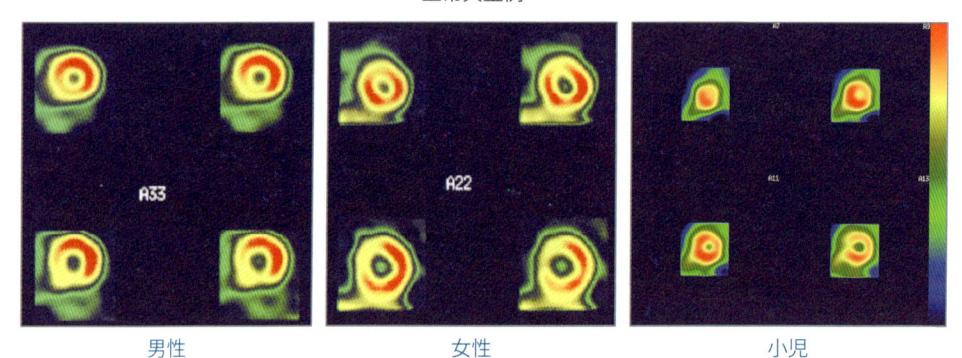

男性　　　　　　　　女性　　　　　　　　小児

図11　心筋血流SPECTの正常バリアント
男性では下後壁，女性では前壁，小児では前側壁の集積が低めに描出されることがしばしばある。

投影像，壁運動所見の参照

SPECT短軸像　　　　　投影像　　　　　　QGS壁運動

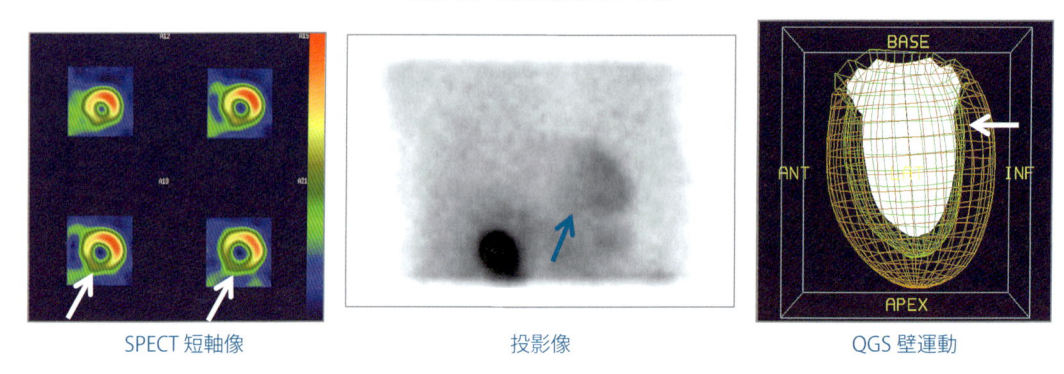

図12　梗塞と吸収によるアーチファクトとの鑑別
右冠動脈領域の梗塞症例。SPECT短軸像では後壁の集積低下が梗塞かアーチファクトかの鑑別が問題となるが，投影像で後壁に集積低下を認め，QGS解析でも後壁にhypokinesisが見られることから（矢印）梗塞であると確信できる。

②**体動アーチファクト（motion artifact）**

　SPECTデータ収集中の体動により生ずるアーチファクトが体動アーチファクトである。体動は検査台に対する体の動きのみでなく，胸郭に対する心臓の動きなども要因として含まれ，運動負荷後の収集中における過呼吸の解除により生ずる，横隔膜と心臓の頭側への移動（upward creep）も体動アーチファクトの原因として知られている。

　対策としては図13に示すように，体動アーチファクトに特徴的な集積低下パターンがある

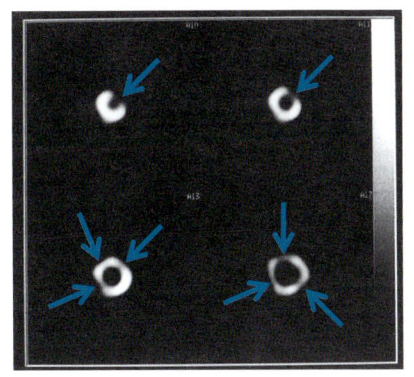

冠動脈支配域と合わない複数の集積低下（矢印）

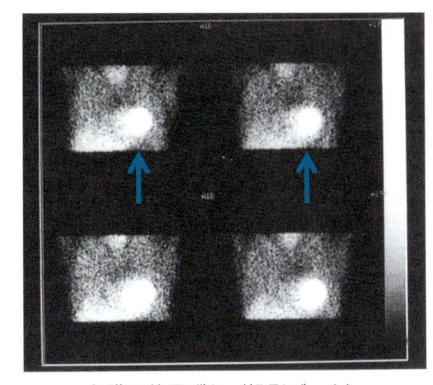

心臓の位置ずれ（投影データ）

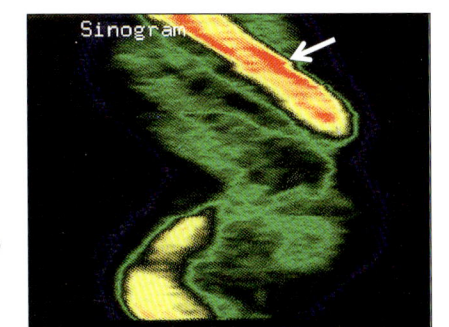

体動アーチファクトの判定
・冠動脈支配域と合わない複数の集積低下
・現れ方は負荷時画像安静時画像とで異なる
・パターンは使用機種や収集方法により異なる
・投影データのシネ表示やサイノグラムで確認
・収集時や画像処理時に気付いたら読影者に伝える

心臓の位置ずれ（サイノグラム）

図13　体動アーチファクト
SPECT像（左上）では冠動脈疾患としては分布が合わない集積低下を認める（矢印）。連続する投影像（右上）では上2枚の画像において画像下縁と心臓下縁との距離が異なることから，サイノグラム（右下）では曲線に滑らかではない部分があることから体動があることが把握できる。投影像においては回転シネ表示により動画として観察すると心臓の動きがわかりやすい。

ことを念頭に置く，投影データやサイノグラムから体動を示唆する所見を読み取るといったことが挙げられる。投影データを見る際にはシネ表示で連続的に回転させて観察すると動きがわかりやすい。

③ストリークアーチファクト（streak artifact）

投与されたRIの腹部臓器への集積が高く，かつこの集積が心臓に比較的近接して存在する場合に見られるアーチファクトである（図14）。Tl-201よりも腹部臓器への集積が顕著なTc-99m製剤でしばしば見られ，運動負荷時よりも腹部臓器の血流が相対的に高い安静時や，薬剤負荷時の画像でよく見られる。

対策としては，吸収によるアーチファクトと同様に集積低下部位の壁運動所見などの周辺情報を考慮して読影することと，画像再構成法をフィルタ逆投影法からOSEM法［期待値最大化法（ordered subset expectation maximization法）］に変更すると，アーチファクトが軽減することが挙げられる（図14B）。

d. 症例側の要因で発生するピットフォール

アーチファクトではないが，症例側の要因で冠動脈疾患と紛らわしい所見を呈することがあり，以下のようなピットフォールをよく経験する。

A 投影像（正面像）

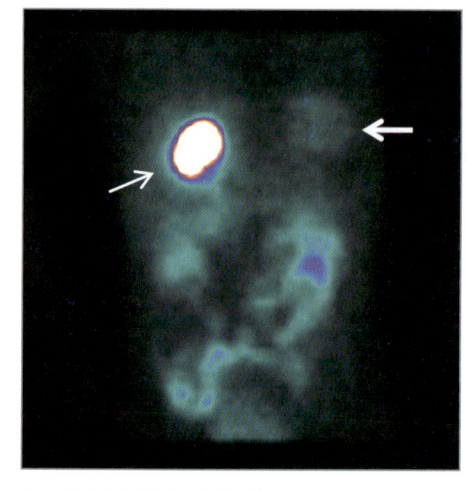

図14 ストリークアーチファクト
A：投影像。B：再構成像（SPECT短軸像）。
投影像から胆嚢の集積が強いことがわかる（細矢印は胆嚢，太矢印は心筋）。この投影データからの再構成画像Bではフィルタ逆投影法による再構成よりもOSEM法による再構成を行った方がストリークアーチファクトによる下後壁の集積低下が軽減される。

B フィルタ逆投影法で再構成

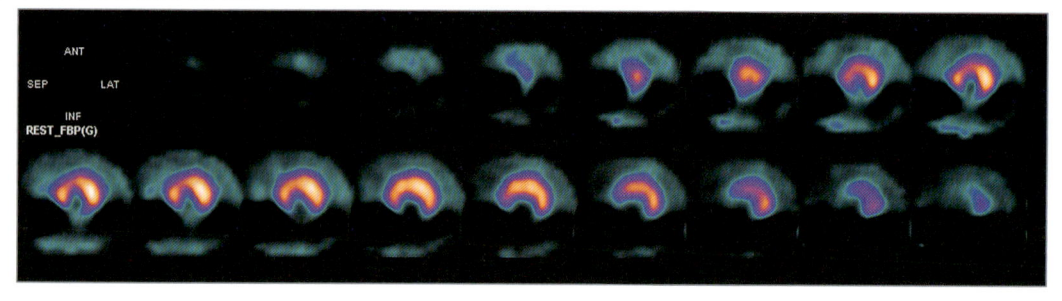

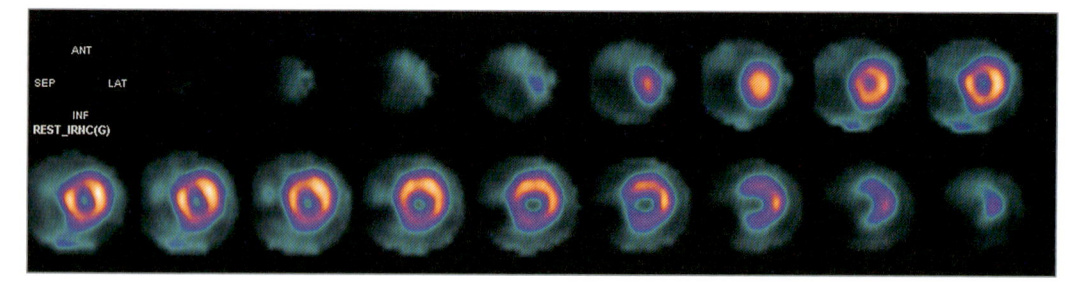

OSEM法で再構成

①完全左脚ブロック

完全左脚ブロックの症例においては，冠動脈に有意狭窄がない場合でも中隔を中心とする血流低下所見を呈することがしばしばある（図15）。低下範囲は症例により差異があり，全く血流低下を認めないことがある一方で，中隔を中心に前壁や下後壁におよぶ広範な血流低下を呈することもある。負荷時から安静時にかけて，fill-inが見られるものと見られないものがある。前述のごとく心拍数の上昇する運動負荷ではこの影響が出やすいため，アデノシン負荷が推奨される。

②心肥大

心肥大の肥大部位では，冠動脈に有意狭窄がない場合でも血流予備能が低下する場合があり，負荷心筋血流SPECTで肥大部位に関連した負荷時での相対的な血流低下と安静時でのfill-in，肥大部位での安静時における相対的高集積が見られることがある（図16）。安静時の高集積が

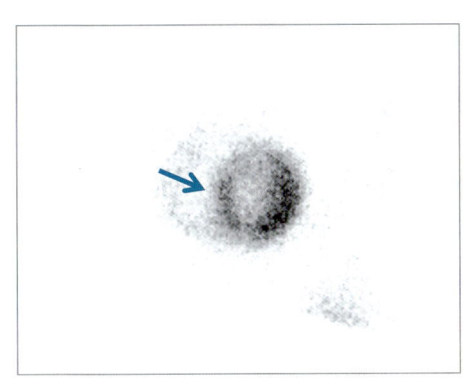

完全左脚ブロック症例

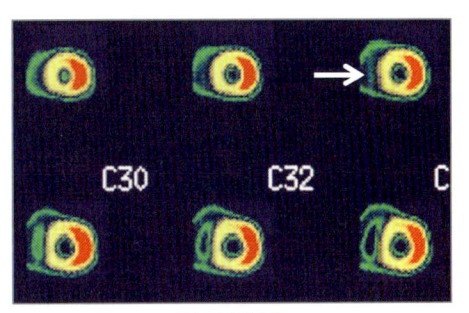

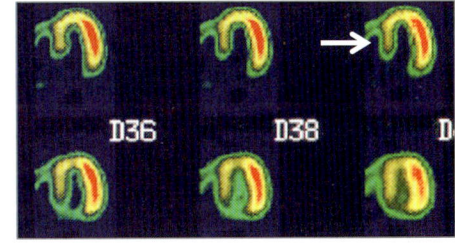

SPECT短軸像

SPECT水平長軸像

図15 完全左脚ブロック症例における中隔を中心とする血流低下
SPECTで見られる中隔を中心とする血流低下はプラナー像でも見られることからアーチファクトではなく，真の血流低下であることがわかる（矢印）。

SPECT 垂直長軸像

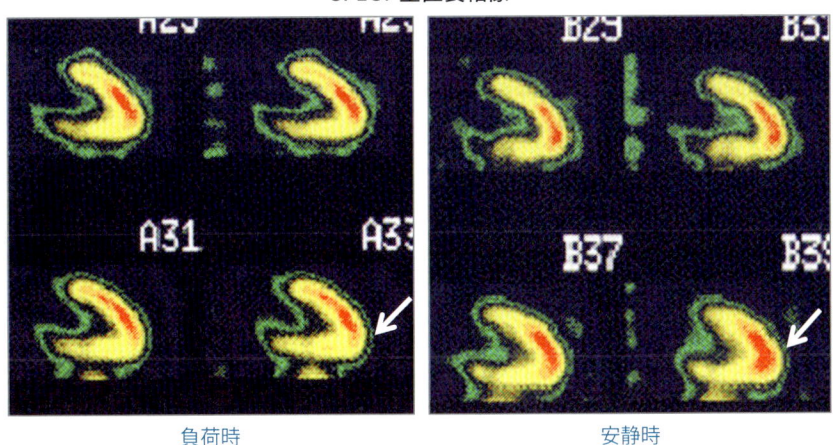

負荷時　　　　　　　　　　　　　安静時

図16 軽度の心尖部肥大例
右側の安静時画像では心尖部の集積が高く，生理的集積低下が見られない。心尖部の高集積は左側の負荷時では安静時よりもやや目立たず，肥大部位での軽度の血流予備能低下が示唆される。

目立つ例や，負荷時の血流低下の分布が冠動脈疾患としては合わない例では，血流予備能低下の原因としての肥大に気付きやすいが，そうでない場合にはエコーからの壁厚に関する情報がなければ認識しにくい。また，肥大部での高集積のために肥大がスペアされた部位の血流低下と紛らわしい場合があり，注意を要する（図17）。

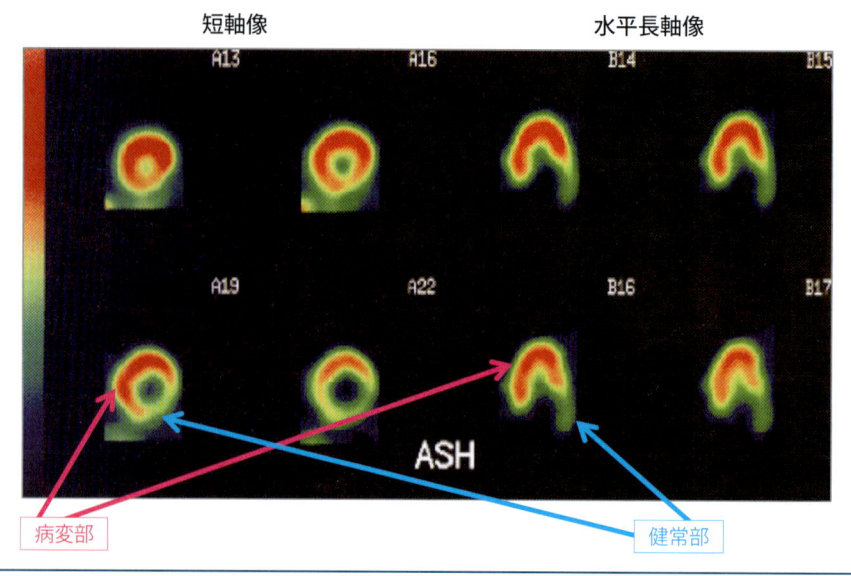

図17　心肥大がスペアされた部位での相対的低集積
非対称性中隔肥大（asymmetric septal hypertrophy：ASH）症例の血流 SPECT 像。肥大がスペアされた後側壁の集積が相対的に低く描出され，遠位回旋枝領域の冠動脈病変と紛らわしい。

2）心筋血流 SPECT で用いられる主な定量解析

a．集積比の定量

最も簡便な方法で，ROI［関心領域（region of interest）］を心筋局所もしくは全体，あるいは周囲臓器に設定してカウントを求め，ROI 間でのピクセルあたりの平均カウントの比を算出することで診断指標とする方法である（表4）。

冠動脈疾患の評価において最も重要な指標である％uptake は，病変部のカウントが最大集積部位の何％であるのかを求めるもので，心筋血流製剤において心筋 viability の有無を評価する際にしばしば使用される。％uptake が閾値（50％程度とする報告が多い）以下である場合には，血行再建後に心筋壁運動が改善する可能性が低いことが経験的に知られている。

肺野/心筋比は肺うっ血を反映した指標で，重症冠動脈疾患や重症心不全と関連し，この値が高いほど予後不良である。右室/左室カウント比は右室と左室に ROI をとり，ROI 内のカウントの比から右室負荷の程度を評価するものである（図18）。この値が右室と左室の収縮期圧と相関するため，値から右室内圧を推定する試みもなされている。

b．洗い出し率の測定

負荷 Tl-201 SPECT での洗い出し率測定は，薬剤もしくは運動負荷において図3の負荷－再分布法が用いられた際に適用される。洗い出し率は以下の式で与えられる。

表4　心筋血流検査で用いられる臓器比の定量

指標	製剤	臨床意義など
％uptake	血流製剤	残存心筋の評価 血行再建の適応決定
肺野/心筋比	血流製剤	肺うっ血を反映 冠動脈疾患の重症度 心不全の重症度 予後示標
右室/左室比	血流製剤	右室負荷の評価 心室収縮期圧に相関

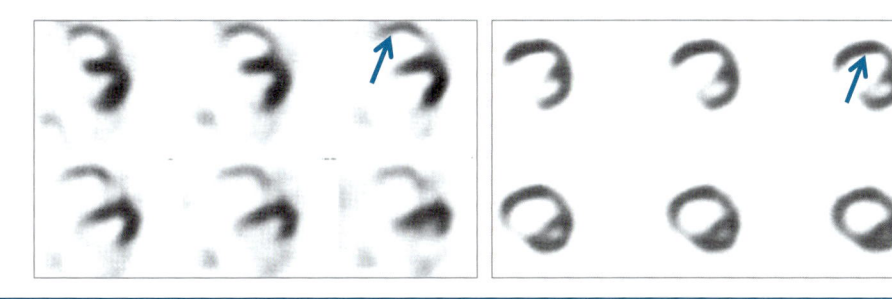

図18 右室負荷症例（SPECT 横断像）
左は右室収縮末期圧 45 mmHg, 右は 105 mmHg である。右室負荷の程度に相関して右室壁の集積が亢進する（矢印）。

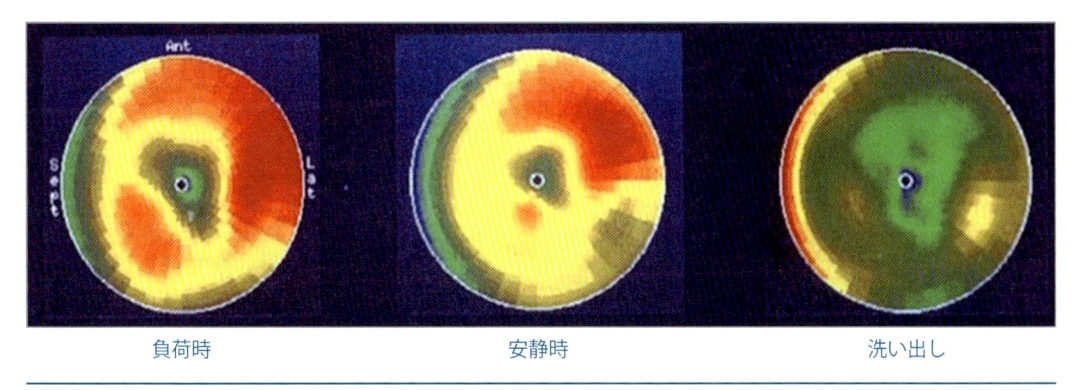

図19 負荷 Tl-201 心筋血流検査での洗い出し率測定
3 枝病変例であるが，負荷時（左）と安静時（中央）のブルズアイマップから前側壁以外の領域に血流低下があることはわかるが，洗い出しマップ（右）から前側壁を含めたびまん性の洗い出し遅延，虚血が存在することがわかる。

洗い出し率＝（早期像のカウント－遅延像のカウント）／早期像のカウント X 100（％）

　血流の良好な正常心筋ほど早期像でのカウントが高く，洗い出しが速い。虚血が重症になるほど洗い出しが遅くなり，この値が虚血の重症度の指標として用いられる。通常ブルズアイ表示されることが多く，SPECT 像での視覚的な診断がしばしば困難である多枝病変例での虚血評価に有用である（図19）。洗い出し率の正常値は 40-50％程度である。

c. circumferential profile 解析

　心筋 SPECT 像の左室内腔の中央点から一定角度ごとに放射線をひき，横軸に放射線の位置を，縦軸に放射線の横切る心筋の最高カウント（もしくは分割でできたセクタ内の最高カウント）をとって曲線（プロファイルカーブ）を描く（図20）。健常例で得られた標準ファイルの平均と標準偏差をもとに，集積低下範囲や重症度の評価を定量的に行うことが可能である。

d. extent map, severity map

　ブルズアイ表示において，健常人での標準的な相対カウント分布と比較して平均 -2SD 以下の部分をブラックアウトして表示し，その部分の割合をスコア化することで病変部の拡がりの評価が可能である（図21）。ブラックアウト部分の集積低下の範囲をスコア化したものが extent score で，程度をスコア化したものが severity score である。それぞれをブルズアイ上に表示したものを extent map, severity map という。

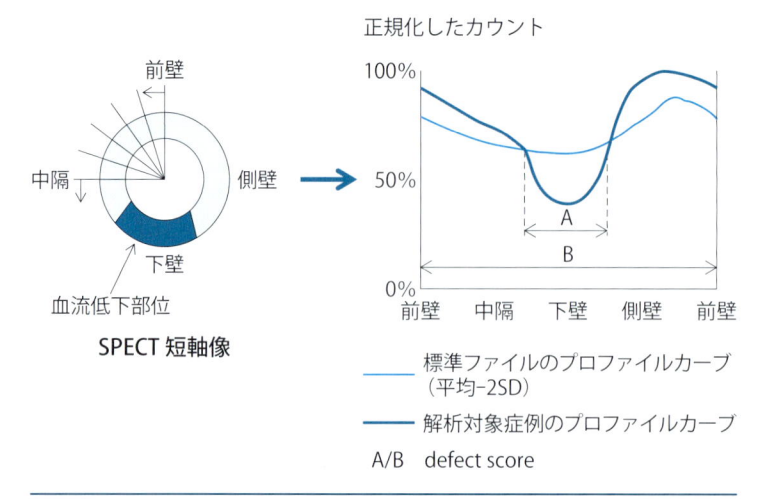

図20 circumferential profile 解析
〔医用画像工学ハンドブック（日本医用画像工学会）より許可を得て転載〕

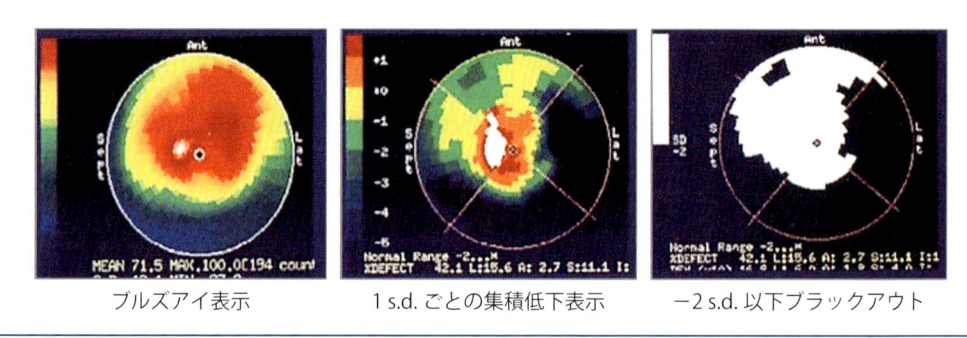

図21 extent map, severity map
正常データベースと比較して平均からの低下の度合いを1 s.d.ごとに表示する方法（中央）や−2 s.d.以下をブラックアウトして表示する方法などがある。

e. 心電図同期 SPECT データ解析

心電図のR波をトリガーとした同期収集が心電図同期収集である。心筋SPECTにおいて以前はデータ収集や解析に時間がかかったためにルーチンでの施行は無理であったが，1995年にGermanoらによってQuantitative Gated SPECT（QGS）が開発されて以降，簡便に心筋血流と心機能が同時に評価できることから心筋血流SPECTの日常臨床において繁用されている。詳細は**A-3**の項を参照されたい。

f. 各種画像解析ソフト

近年，心臓核医学の臨床用にさまざまな画像解析ソフトが開発されている。新時代の心筋SPECT定量解析を支えるソフトの2本柱のひとつが，QGSを代表とする心電図同期心筋SPECT解析に基づく心機能評価ツールである。もうひとつが心筋集積スコアリングなどのブルズアイマップ上で行われる各種の解析ならびにそれをベースとした診断支援・報告書作成支援システムである。主なソフトとそれにより得られる情報を表5にまとめたので，使用目的や使用装置に合わせて適切な解析ソフトを選択されたい。心電図同期心筋血流SPECTをベースとした心機能解析の基本ソフトを緑色で，ブルズアイマップ上での解析を支援するソフトウ

表5　主な心筋血流検査用解析ソフトウエア

検査	ソフト	主な機能，得られる情報
心電図同期心筋SPECT	QGS EC Toolbox 4D-MSPECT	心機能解析，血流・機能ブルズアイ表示，拡張期心機能*，統計解析*，レポート作成支援*，SPECTと冠動脈CTとの重ね合わせ*，血流SPECTスコアリング*
同上	pFAST	心機能解析，血流・機能ブルズアイ表示，拡張期心機能，統計解析，レポート作成支援
同上	cardioGRAF	局所心機能解析，局所拡張期心機能，心筋壁運動同期性
同上	VCDiff	心機能解析，拡張期心機能，容量曲線解析
心筋SPECT全般	cardioBull	心筋ブルズアイ表示，統計解析，血流SPECTスコアリング
同上	SCOOP	心筋ブルズアイ表示，統計解析，血流SPECTスコアリング，レポート作成支援，2画像間ミスマッチ解析
同上	Heart Score View	心筋ブルズアイ表示，統計解析，血流SPECTスコアリング，2画像間ミスマッチ解析
心筋血流SPECT	QPS	血流ブルズアイマップ，統計解析，血流SPECTスコアリング，レポート作成支援*，SPECTと冠動脈CTとの重ね合わせ*
同上	cardioNAVI	血流SPECTスコアリング，レポート作成支援，データベース機能
心電図同期負荷心筋血流SPECT	Heart Risk View	血流SPECTスコアリング，予後予測（日本人データベースに基づく），レポート作成支援
心筋SPECT 冠動脈CT	CardIQ Fusion	SPECTと冠動脈CTとの重ね合わせ

* ソフトの種類やバージョン，オプションパック使用の有無により機能の有無が異なる。

エアを褐色で，心筋SPECTと冠動脈CTとの画像融合ソフトを紫色で示した。心電図同期心筋血流SPECTに関連するものについての詳細はA-3の項を，そのほかの解析法についての詳細はC-2の項を参照されたい。ここでは解析上の注意点について簡潔に述べておく。

ブルズアイマップを使用するソフトウエアに共通する事項として，ブルズアイ表示法の特性に起因する問題がある。短軸像からブルズアイマップを作成する際の，心尖部寄りと心基部寄りの範囲の設定の仕方により，これらの部位の定量解析に誤差を生じうる。特に中隔の心基部寄りに存在する膜様部の影響が大きい（図22）。

局所の集積低下の度合いをスコア化するソフトウエアに共通する注意点として，スコアを決定する際の% uptakeの閾値の設定に関連するものがある。心筋局所の集積分布は，同一症例で検査を行っても装置やデータ収集・処理法などにより微妙に異なるので，デフォルトの設定から各施設にあった閾値に調整する必要がある。

集積低下の程度を，正常データベースとの統計比較により表示させるソフトウエアに共通する注意点として，使用する正常データベースの選択の問題がある。日本人の被検者で集積低下を検出する場合には，日本人から得られた正常データベースを使用する方が検出率が高いとされる[1]。体格が大きい欧米人から得られた正常データベースでは，データベース自体が持つ標準偏差が大きいため，これを使用して日本人被検者の集積低下の程度を比較検定すると，低下が過小評価されることが理由として考えられる。

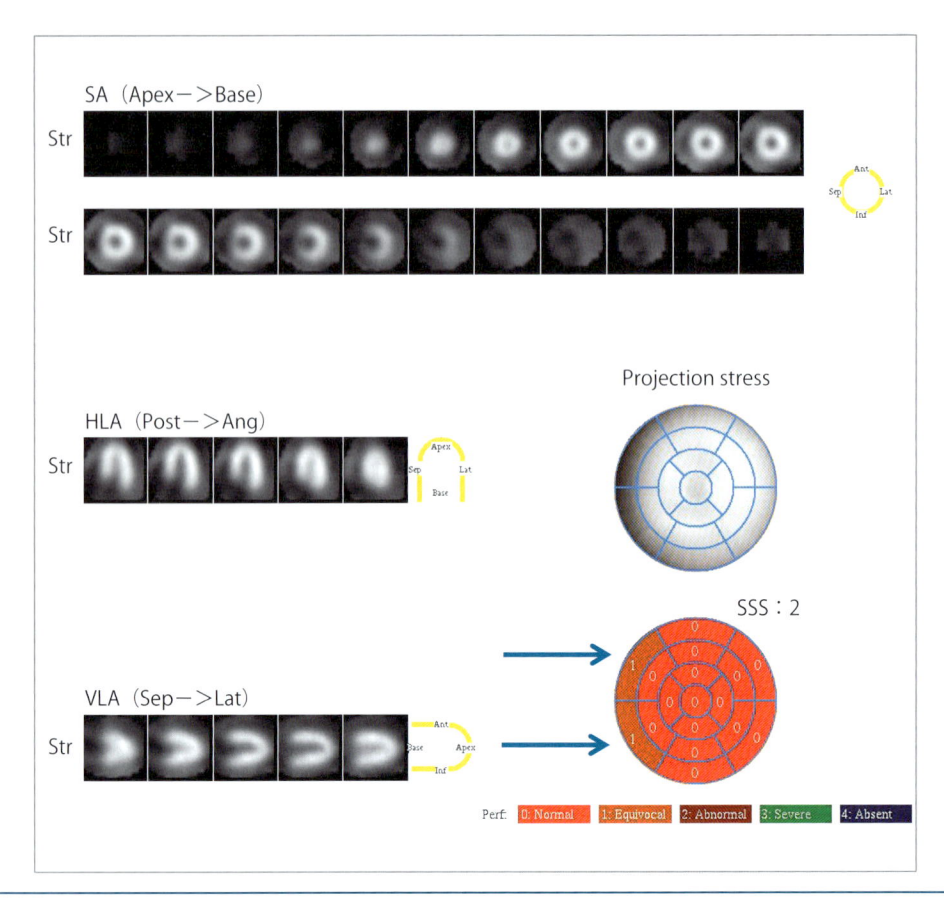

図22　膜様部の生理的集積低下
正常例から得られたデータで，SPECT画像上血流低下は見られないが，ブルズアイマップ上のスコア解析では膜様部に相当する中隔基部寄りで血流低下と判断されている（矢印）。

5. 心筋虚血の検出

1）心筋虚血を示唆する画像所見

　心筋虚血を評価する際に血流シンチグラフィでは通常負荷検査を施行し，SPECT像での負荷時画像での血流低下と安静時画像での血流低下との差異を視覚的，もしくは定量的に評価することが行われる（図23A）。これに加えてTl-201を用いる負荷検査では，心筋からのRIの洗い出しが虚血の示標となり（図1），p24 b.の項で述べたように多枝病変例での虚血評価に有用である。

　心筋局所において負荷時で血流低下，安静時で正常所見の場合にはその領域の虚血が示唆される。このような負荷時から安静時での血流分布の変化の状況を完全fill-in，もしくはTl-201を使用する場合では完全再分布という。負荷時，安静時双方において同程度の血流低下所見の場合には梗塞が示唆され，この場合ではp17 c.の項で述べたように，吸収によるアーチファクトとの鑑別が問題となることがあり注意する。負荷時で血流低下を認め，安静時において血流低下の改善が見られるものの，正常所見ではなくなお血流低下が残存している場合は不完全

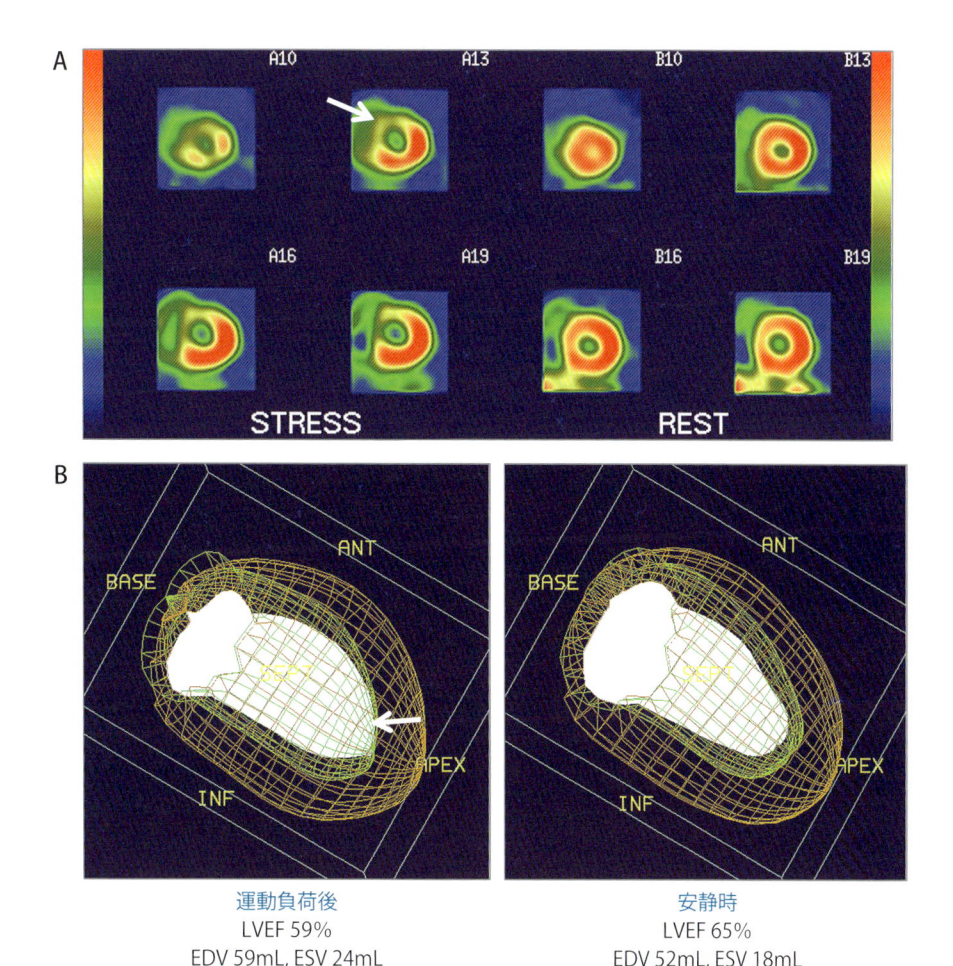

図23　左前下行枝領域の虚血症例
A：血流SPECT短軸像（左：負荷時，右：安静時）。B：QGSを用いた心機能解析（左：負荷時，右：安静時）。Aでは左前下行枝領域において負荷時から安静時にかけてfill-inを認め，虚血が示唆される。Bでは虚血後stunningによる心尖部付近の負荷後の壁運動低下，左室駆出率の低下を認め，負荷後に一過性左室内腔拡大も見られる。

運動負荷後
LVEF 59%
EDV 59mL, ESV 24mL

安静時
LVEF 65%
EDV 52mL, ESV 18mL

fill-inもしくは不完全再分布と呼び，通常は梗塞と虚血の混在が示唆される。ただし，安静時においても血流が低下している生存心筋が存在する場合やTl-201を使用した際には再分布の速度が遅く，遅延像撮像の時点でなお再分布が完了していない心筋が存在する場合にも不完全fill-inを呈することがあり，重症虚血を反映した所見のこともある。

　加えて，負荷心筋血流検査を心電図同期SPECTで行った際には，得られる心機能指標や心内腔体積指標も虚血評価の一助となる（図23B）。虚血後の気絶心筋（post-ischemic stunning）を反映した負荷後での局所壁運動の低下や，左室駆出率の低下，心内膜下虚血や左室内圧上昇を反映した負荷後の一過性左室内腔拡大（transient ischemic dilatation：TID）といった所見の有無に注意する。

2）虚血の検出能

　形態画像である冠動脈CTによる狭窄病変の描出能を，同じ形態画像である冠動脈造影と比

較して評価する場合とは異なり，機能画像である心筋血流SPECTでの虚血の検出能を，形態画像である冠動脈造影あるいは冠動脈CTと比較して解釈する際には，モダリティの特性の相違をふまえた議論が必要となる．

　負荷心筋血流SPECTの虚血の診断能については，これまで多くの報告がある．冠動脈造影所見をゴールドスタンダードとした際には，症例ごとの評価では感度は80-90％程度，特異度は80-95％程度，冠動脈枝ごとの評価では感度は70-90％，特異度は80-95％程度とされている[2]．Tc-99m製剤はTl-201との比較において，感度はほぼ同程度，特異度は同程度もしくはやや優ると考えられている．特異度の面でTc-99m製剤が有利である理由として，中隔，下後壁といった体深部でも，吸収による影響が比較的少ないことによる良好な画質の寄与が考えられる．加えて，Tl-201に比べて読影者間でのばらつきも少ないとされる．Tc-99m製剤は心筋停留性が高いために，Tl-201とは異なり負荷時像の撮像を負荷後すみやかに開始する必要がないため，upward creepといった撮像中の患者の体動によるアーチファクトが低減することも，診断上の偽陽性の減少に寄与すると思われる．

　近年では冠動脈CTの急速な普及にともない，冠動脈CTでの狭窄の有無とSPECTでの虚血の有無との比較がなされることがしばしばある．冠動脈CTの狭窄病変の検出能は，石灰化などで評価不可能な部位を除くと，冠動脈枝ごとの評価で感度は80-95％程度，特異度は85-95％程度とされ，陰性的中率がきわめて高い（97-99％程度）ことが知られている[2]．したがって冠動脈CTが正常所見で，SPECTにおいて血流低下を認める場合は，SPECTの偽陽性（アーチファクト等による）もしくは冠動脈閉塞後の自然再疎通やスパズム解除後の心筋ダメージの残存が原因として考えられる．この所見の乖離の頻度は比較的低く，冠動脈CT正常所見例のうちの10％程度であるとされる[3]．

　一方で，負荷心筋血流SPECTと冠動脈CTの所見に乖離を生ずる場合で多いのは，上記とは逆のパターンで，冠動脈CTにおいて狭窄があり，SPECTで血流が正常である場合である（図24）．冠動脈CT異常例の半数程度で見られるとされる[3]．このパターンの乖離の原因として，多枝病変例での各病変部位による虚血の程度がほぼ同等で（balanced three-vessel disease），相対的なカウント分布で判断するSPECT画像上で異常として認識されない場合もあり得る

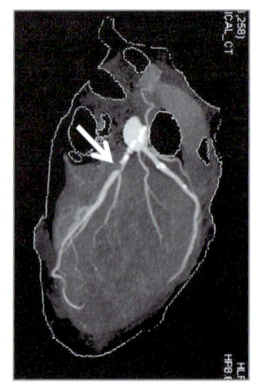

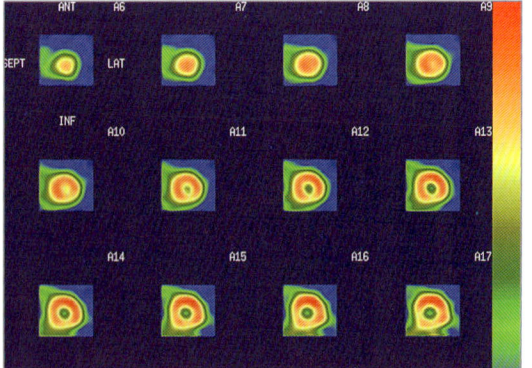

冠動脈CT　　　　　心筋血流SPECT（負荷時）

図24　冠動脈CTと血流SPECTとの所見の乖離
冠動脈CTで狭窄が見られる左前下行枝領域に虚血は存在しない（矢印）．

が，頻度は多くない．むしろ，冠動脈狭窄があっても実際に虚血・血流低下として影響していないことが主な原因と考えられる．このような症例でさらなる検査の施行や治療方針の決定をどのように判断すれば良いのかということについては予後データを含んだ多くのエビデンスが必要となり，現在各方面において精力的に臨床研究が行われている．

6. 心筋 viability の判定

　心筋に viability（生存性）があるということは，臨床的には血行再建後に壁運動の改善が期待できる状態であると定義される．生存心筋に対して血行再建を行うことで，予後や QOL が改善するとの報告もあり，血行再建前に viability を正しく評価して適応を検討することの重要性が示唆される．しかしながら，血流や壁運動が著明に低下しながらなお生存している心筋（冬眠心筋）を，術前に正確に評価することは容易ではなく，これまでにドブタミン負荷エコーや遅延造影 MRI，FDG-PET なども含めていろいろなアプローチからの評価が試みられてきた（表 6）．

　心筋血流 SPECT では，通常安静時に投与されたトレーサが病変部にどの程度取り込まれるかで viability を判定する．前述のごとく視覚的に判定するほかに，病変部でのカウントの最大集積部位のカウントに対する割合である % uptake という定量指標がしばしば用いられる．% uptake が 50% 程度あれば，血行再建後に壁運動の改善が期待できることが経験的に知られており，表示条件が適切であれば，視覚的にもこれよりも集積が低いと欠損として認識される．Tl-201 を用いる場合には安静時にトレーサを投与し，その遅延像で解析することにより viability 評価の精度が向上すると言われている（p.13 **3.1**）参照）．

　心筋血流 SPECT による viability 評価能についての報告は多数あり，ドブタミン負荷エコーとの比較において示されている例を表 7 に挙げる．SPECT による評価では，感度はドブタミン負荷エコーと同等もしくはそれ以上，特異度においてやや劣る傾向が見られる．これはリモデリングを生じた症例や広範な梗塞のある症例では，シンチ上 viability ありと判定しても血行再建後に壁運動が改善しないことがしばしばある点などが理由として考えられている[4]．このことから viability 評価には血流情報のみでなく，心機能情報や心内腔体積指標なども加味する必要があり，心電図同期心筋血流 SPECT の有用性が示唆される．

表 6　おもな心筋 viability 評価法

モダリティ	特　徴
安静心筋血流 SPECT	安静時における病変部でのトレーサの集積を評価する，視覚的評価の他に最大カウント部位に対する集積の割合で定量的に評価を行うこともある
心筋 FDG PET	血流が不足した生存心筋のエネルギー利用が糖代謝にスイッチしていることを利用，診断精度は高いが，施行が PET 保有施設に限られる
ドブタミン負荷エコー	装置が安価でベッドサイドでも施行可能，負荷時に心筋収縮が増強するか否かで判定，やや客観性に乏しく術者の技量に左右される
MRI	遅延造影像で評価，心筋壁厚に対する造影剤のたまりの厚さの割合を指標とする
Electro Mechanical Mapping	侵襲的，カテーテル検査下に局所心筋の電気的活動性などを評価する

表7　ドブタミン負荷心エコーと心筋血流 SPECT による viability 評価

著者	雑誌	心エコー		心筋血流 SPECT	
		感度	特異度	感度	特異度
Senior R	Br Heart J	87%	82%	92%	78%
Kostopoulus KG	Angiology	87%	91%	94%	69%
Elhendy A	Am Heart J	77%	84%	77%	57%
Elsasser A	Am Heart J	95%	80%	87%	98%
Sicari R	Am J Cardiol	82%	93%	87%	61%
Pasquet A	Eur Heart J	92%	52%	78%	52%
Cwajg JM	JACC	91%	69%	91%	50%
Pace L	Eur J Nucl Med	53%	88%	72%	86%

7. 予後評価およびリスク層別化

　心筋血流 SPECT は冠動脈 CT や心筋灌流 MRI に比べて歴史が古いため，予後データの蓄積が豊富である．近年では日本での多施設共同前向き試験である J-ACCESS の結果をデータベース化し[5]，負荷心筋血流 SPECT 所見から心事故発生の確率を予測するソフトウエアである Heart Risk View が広く用いられている（C-2-3．参照）．負荷心筋血流 SPECT がどのような症例での予後やリスクの評価に用いられてきたかを表8に示す．これまでに確立されたエビデンスの中で，日常臨床での症例のマネージメントの上で最も重要であると考えられる以下の2点についておさえておきたい．

1）負荷心筋 SPECT 正常例における心事故の発生

　心筋血流 SPECT 正常例での心事故の発生率がきわめて低いことが一貫して報告されており，心疾患による死亡頻度が高い欧米における報告でさえも年率 0.5％前後である[6]（図25）．したがって負荷心筋血流 SPECT 正常例においては，冠動脈造影などの侵襲的な検査による精査を避け，保存的に経過を観察するストラテジーが一般的には奨められる．今後さらに検討しなければならない事項として，糖尿病，腎疾患などのリスクを有する症例でもこのことが当て

表8　心筋血流 SPECT で検討されてきた主な予後評価，リスク層別化

冠動脈疾患が存在，もしくはその疑いのある症例における予後評価
心筋梗塞の急性期，慢性期の予後評価
安定狭心症，不安定狭心症・ACS の予後評価
血行再建術の予後評価
無症候性虚血の予後評価
負荷血流シンチグラフィ所見正常例における予後
高齢者の心事故発生のリスク層別化
女性の心事故発生のリスク評価
心筋症の予後評価
左室肥大例での予後評価
左脚ブロック症例での予後予測
糖尿病腎不全症例の心事故発生のリスク層別化
非心臓手術における術前リスク層別化

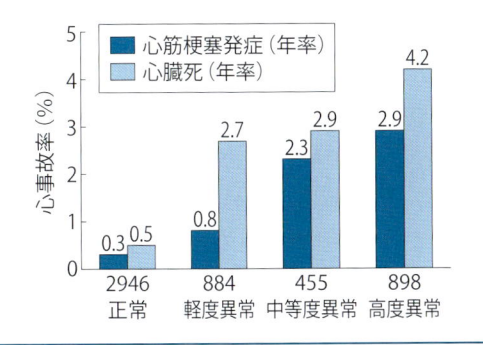

図25　負荷心筋SPECTでの血流低下の程度と心事故の発生
（文献6より）

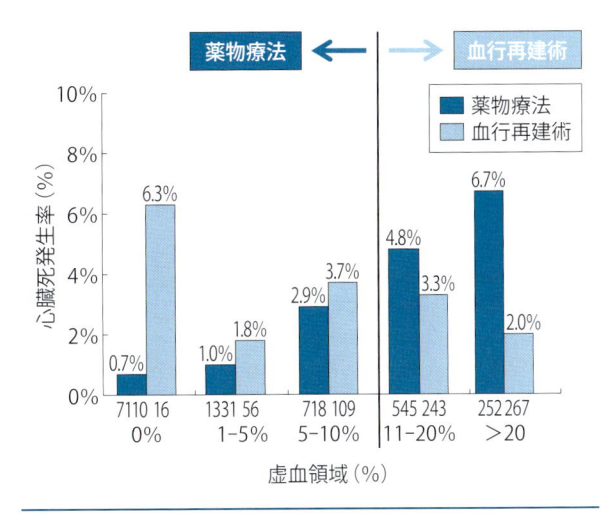

図26　負荷心筋SPECTでの血流低下の程度と治療方針の選択
（文献7より）

はまるのかという点や，SPECT 正常所見は潜在的に存在する脆弱プラークの破綻にともなう心事故の可能性が低いことも担保するのかといった点が挙げられる。

2）負荷心筋 SPECT における虚血の重症度と治療法の選択

心筋 SPECT から得られた予後情報は，単にリスクの層別化のみならず，治療方針の決定に役立つ。虚血領域が広範な場合には血行再建術を選択するのが，そうでない場合には保存的な薬物治療を選択するのが，予後の上では好ましいことがわかる[7]（図26）。

8. 虚血心以外への臨床応用

心筋血流シンチグラフィは虚血心以外への病態にも応用される。日本での保険適用は心疾患全般にあるが，ここでは臨床的に検査が依頼される頻度の高いいくつかの病態に絞って言及する。

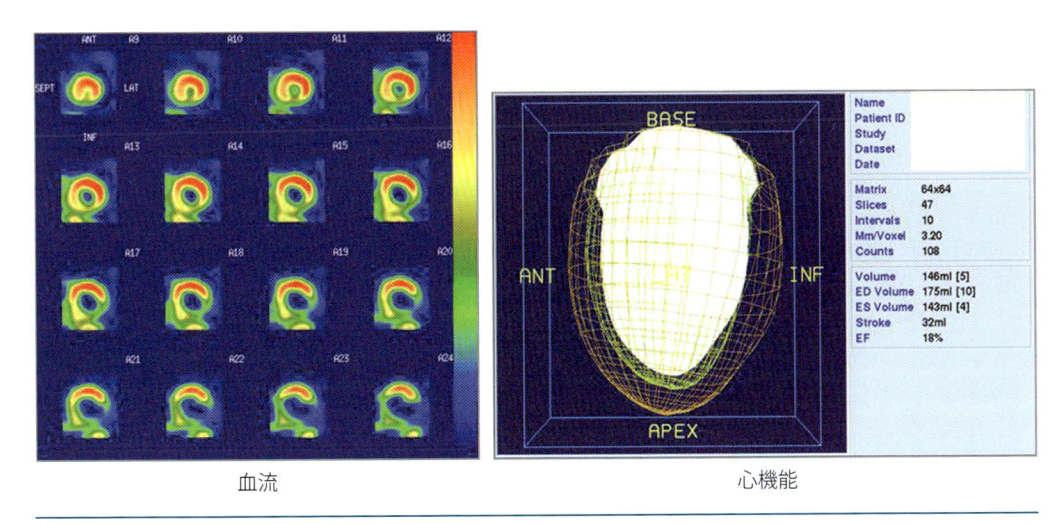

図27　虚血性心不全例
後側壁を中心に血流低下を認め，心拡大と心機能低下（左室駆出率18％）が見られる。

1) 心不全

a. 心不全の診断

　心不全の原因が虚血性か非虚血性かを鑑別する際に，心筋血流SPECTが一助となる。診断に用いられる検査指標として血流低下の程度や分布，壁運動異常の分布，壁運動協調不全（asynchrony）の程度などが知られており，血流低下が著明で広範であるほど冠動脈疾患の可能性が高く（図27），血流低下を認めない症例では非虚血性の可能性がきわめて高い[8]（図28）。また，血流低下のパターンも虚血性と非虚血性との鑑別に役立つが（図29），非虚血性の心筋症例でも安静時血流低下や血流予備能低下が存在することがしばしばあるので，注意を要する。また，心不全において心拡大が存在する症例では，吸収によるアーチファクトにとも

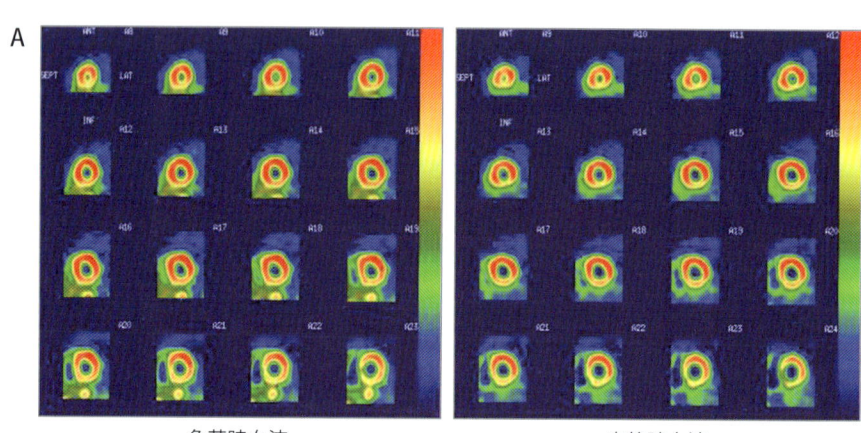

負荷時血流　　　　　　　　　　　　　安静時血流

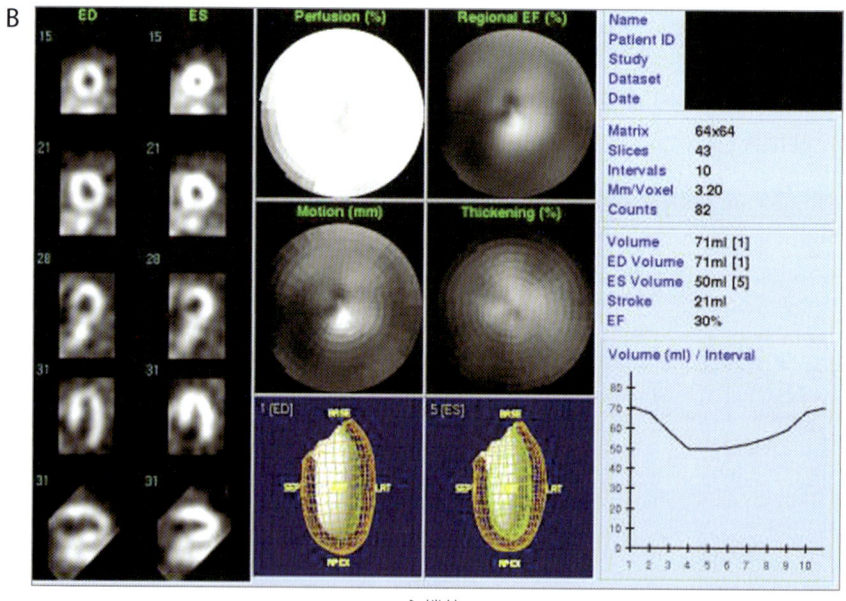

心機能

図28　非虚血性心不全
A：負荷時と安静時の心筋血流画像。血流低下所見を認めない。
B：QGS解析結果。心拡大は見られないが，心機能低下（左室駆出率30%）が存在する。

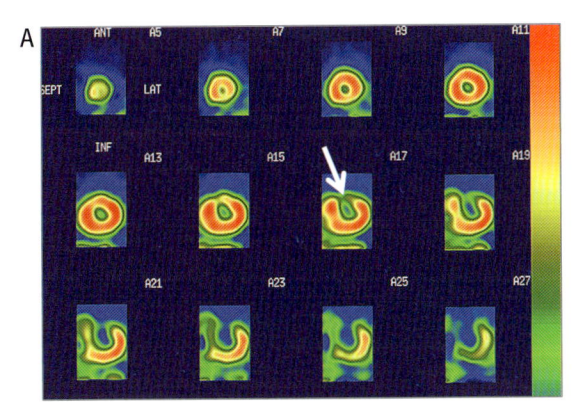

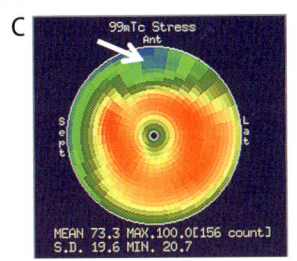

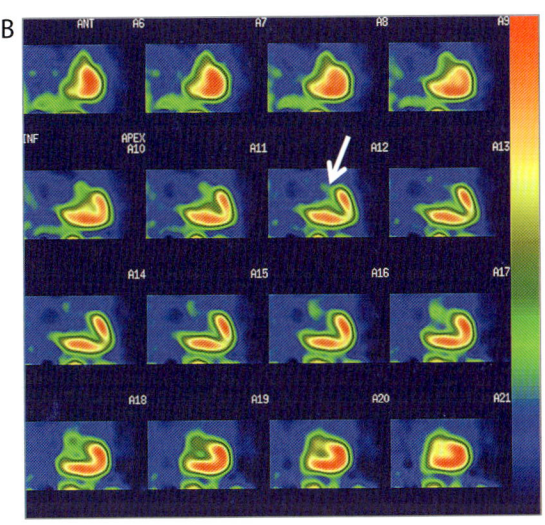

正常冠動脈サルコイドーシス

図29 冠動脈疾患としては分布が合わない血流低下（サルコイドーシス症例）
A：SPECT 短軸像。B：SPECT 垂直長軸像。C：ブルズアイマップ。
前壁中隔の心基部寄りに血流低下が見られるが，心尖部寄りが保たれており，冠動脈疾患としては分布が非典型的である。

ない下後壁などの体深部の集積低下がより著明になり，心尖部の生理的集積低下も目立つために，読影に注意を要する。

弁膜症における合併冠動脈疾患の除外目的や，抗癌剤投与にともなう心毒性の評価に心筋血流 SPECT が使用されることもある[8]。

b. 重症度評価

心筋血流イメージングから得られる各種の指標は，心不全の重症度評価に有用である（表9）。非虚血性心不全の重症度評価には，心電図同期 SPECT から得られる機能指標が主に使用される。虚血性心不全においては，非虚血性心不全の重症度指標に加えて，安静時ならびに負荷時の血流画像の解析から得られる血流低下ならびに血流予備能低下に関連する指標も重要な役割を果たす。

c. 心筋 viability 評価

虚血性心不全において心筋 viability を評価することで血行再建の適応や予後が評価される。p31 からの **6.** に心筋 viability 判定の詳細が書かれているので参照されたい。

d. 心内腔体積から得られる情報

QGS などのソフトウェアの普及により心内腔体積の計測がルーチンの検査で可能となり，リモデリングの評価のみならず，予測においても使用されることがある。ま

表9 心筋血流 SPECT で得られる心不全の重症度指標

左室駆出率[*][#]
左室内腔体積[*][#]
拡張期機能[*][#]
壁運動同期性[*][#]
肺うっ血，右室負荷[#]
繊維化の程度[#]
心筋梗塞量
心筋 viability
虚血の有無，程度，領域

[*]：心電図同期 SPECT から得られる指標。
[#]：非虚血性心不全，虚血性心不全に共通する指標。

た内腔体積の絶対値のみでなく，左室長軸径に対する短軸径の比が予後指標として報告されている[9]。長軸径に比較して短軸径が長い心拡大は，入院を要するような心不全の増悪と関連するとされる。

e. 治療適応の決定，治療効果予測，治療効果判定

前述のごとく冠血行再建術の適応，治療効果予測，治療効果の判定に使用されるほかに，β遮断剤，ACE阻害剤などによる薬物療法や，再同期療法における適応決定，効果予測，効果判定に心電図同期SPECTが使用されることがある。近年，心不全の新しい治療法として注目されている再同期療法の治療効果が治療前の血流低下の程度に依存することが示されており[10]，本検査が治療適応の決定や治療効果予測に有用であることが示唆される。さらに再同期療法の適応決定や効果判定をより直接的に行うために，心電図同期SPECTの解析において心筋各部位における壁運動の同期性を評価する試みも報告されている（p154 C-2-4.参照）[11]。図30に示すような心筋各部位の時間容量曲線の解析により，収縮期ならびに拡張期における壁運動同期性の評価が可能になる。また，心電図同期SPECTにより拡張期心機能の評価も可能であり，心不全例においてもしばしば使用される。

f. 心不全例での予後評価

前述の重症度評価に用いられる各種のパラメータは予後指標としても有用であり，慢性心不全の予後評価において本検査法は頻繁に使用される。心電図同期法により得られる血流，心機能，心内腔体積指標を単独ではなく，組み合わせて用いることで予後予測の精度を上げる試みが散見される[4,12]。

2）心筋症

肥大型心筋症では，心筋肥厚部に一致して心筋肥厚像，集積増加像が描出される。すなわち，非対称性心室中隔肥大（asymmetric septal hypertrophy：ASH）では中隔の肥厚像が，心尖部肥大型心筋症では心尖部に肥厚像が認められ，肥厚部の同定やその程度の評価の一助となる。一方で，肥大型心筋症の病変部においても血流低下所見を呈することがあり，心筋線維化や拡張相への移行などに伴う心筋障害が示唆され，予後不良の兆候でもある。

拡張型心筋症では，左心内腔拡大と右室圧負荷の程度に応じた右室壁描出がみられる。前述のごとく，虚血性心不全に比較して全体的な心筋血流は保たれるが，線維化などの心筋の病理学的な変化を反映して血流低下を呈することもしばしばあり，血流低下が存在することで拡張型心筋症を否定することはできない。血流が良好であれば虚血性心不全の確率はきわめて低い。

3）ほかの心筋疾患

サルコイドーシス，アミロイドーシスにおける心筋障害，ウイルス性そのほかの心筋炎においても疾患特異性のやや低い所見ではあるが，心筋障害の程度に応じて血流低下像を呈し，重症度評価の一助となる。サルコイドーシスでは前壁中隔を中心に心基部寄りに血流低下が好発し，心尖部寄りに血流低下がしばしば見られる冠動脈疾患とは分布がやや異なる（図29）。

4）右室負荷疾患

右室負荷には肺動脈狭窄症や原発性肺高血圧症のように右室内圧の上昇が主である右室圧負荷と，心房中隔欠損症のような左→右シャントによる右室容量負荷とがあるが，いずれにおい

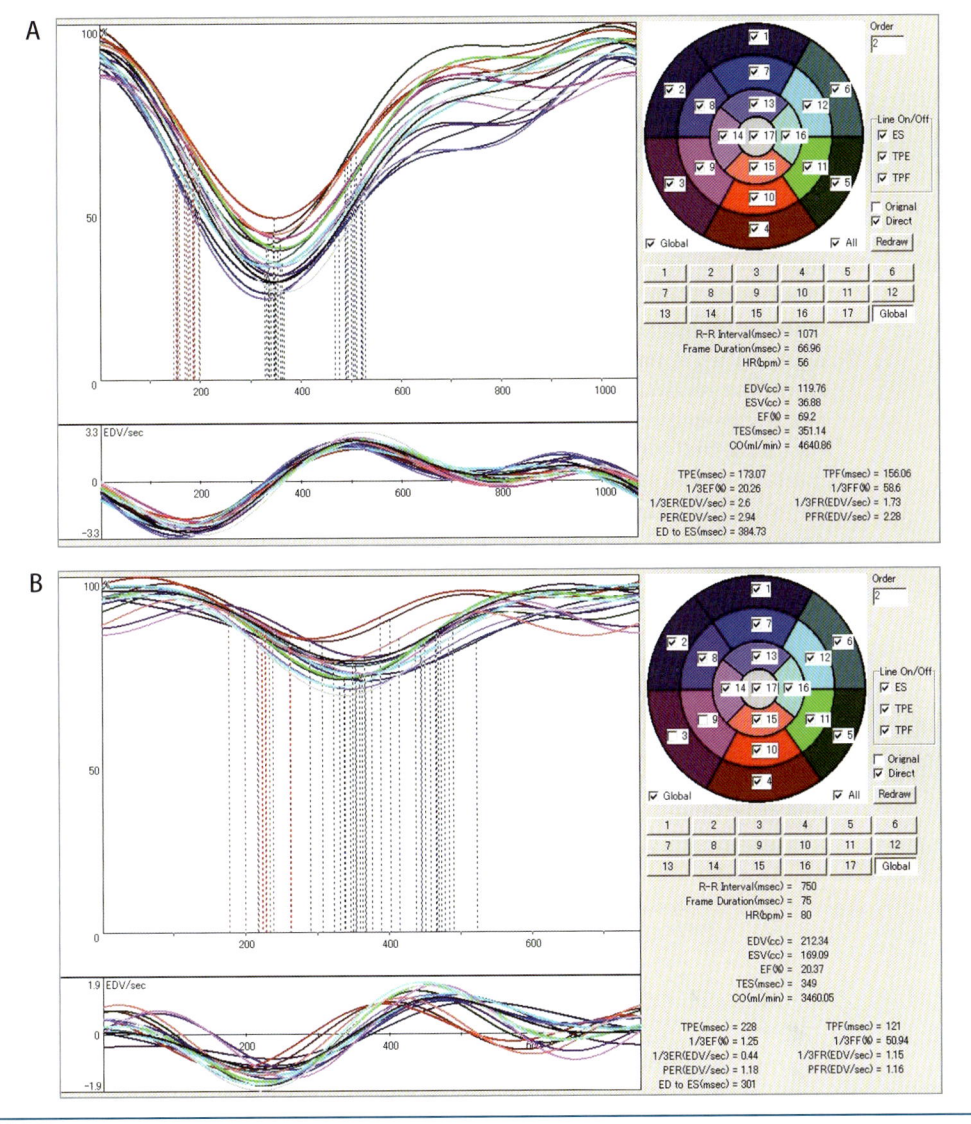

図30 cardio GRAF による左室壁運動の同期性の評価
A:正常例,B:心不全例。
心筋部位ごとに色分けされた時間放射能曲線を描き(左上),心筋部位ごとの収縮期最大駆出速度,収縮末期,拡張期最大充満速度を与える時刻がそれぞれ赤,黒,青の点線で表示されている。正常例では部位間での点線の開きが少なく壁運動の時相がよく一致しているが,心不全例では点線の開きが大きく,壁運動の同期性が保たれていないことがわかる。

ても心筋血流シンチグラム上,右室壁が描出されてくる。右室壁描出の程度によって右室負荷の存在あるいは重症度を知ることができる(図18)。

● 参考文献

1) 武石和弥,森島孝行,常岡 礼,他.胸部の最新画像診断情報2011 201Tl負荷心筋SPECTにおけるNormal Data Base(NDB)の比較検討.臨放.2011;56:87-101.
2) 橋本 順.胸部の最新画像診断情報2010 心臓核医学の基礎と臨床:臨床編.臨放.2010;55:66-75.
3) Schuijf JD, Wijns W, Jukema JW, et al. Relationship between noninvasive coronary angiography with

multi-slice computed tomography and myocardial perfusion imaging. J Am Coll Cardiol. 2006；48：2508-14.
4) Bax JJ, Schinkel AF, Boersma E, et al. Extensive left ventricular remodeling does not allow viable myocardium to improve in left ventricular ejection fraction after revascularization and is associated with worse long-term prognosis. Circulation. 2004；110：II18-22.
5) Nishimura T, Nakajima K, Kusuoka H, et al. Prognostic study of risk stratification among Japanese patients with ischemic heart disease using gated myocardial perfusion SPECT：J-ACCESS study. Eur J Nucl Med Mol Imaging. 2008；35：319-28.
6) Hachamovitch R, Berman, DS, Shaw, LJ, et al. Incremental prognostic value of myocardial perfusion single photon emission computed tomography for the prediction of cardiac death：differential stratification for risk of cardiac death and myocardial infarction. Circulation. 1998；97：535-43.
7) Hachamovitch R, Hayes SW, Friedman JD, et al. Comparison of the short-term survival benefit associated with revascularization compared with medical therapy in patients with no prior coronary artery disease undergoing stress myocardial perfusion single photon emission computed tomography. Circulation. 2003；107：2900-7.
8) 玉木長良, 日下部きよ子, 久保敦司, 他. 循環器病の診断と治療に関するガイドライン　心臓核医学検査ガイドライン. Circ J. 2005；69 Suppl IV：1125-207.
9) Abidov A, Slomka PJ, Nishina H, et al. Left ventricular shape index assessed by gated stress myocardial perfusion SPECT：initial description of a new variable. J Nucl Cardiol. 2006；13：652-9.
10) Siagra R, Giaccardi M, Porciani MC, et al. Myocardial perfusion imaging using gated SPECT in heart failure patients undergoing cardiac resynchronization therapy. J Nucl Med. 2004；45：164-8.
11) Yamamoto A, Takahashi N, Munakata K, et al. Global and regional evaluation of systolic and diastolic left ventricular temporal parameters using a novel program for ECG-gated myocardial perfusion SPECT -Validation by comparison with gated equilibrium radionuclide angiography and speckle-tracking radial strain from echocardiography-. Ann Nucl Med. 2007；21：115-21.
12) Kang WJ, Lee DS, Paenq JC, et al. Prognostic value of rest 201Tl-dipyridamole stress 99mTc-sestamibi gated SPECT for predicting patient-based clinical outcomes after bypass surgery in patients with ischemic left ventricular dysfunction. J Nucl Med. 2003；44：1735-40.

3 左室および右室機能の評価

■ はじめに

　心電図同期SPECT（Gated single photon emission computed tomography：Gated SPECT）により算出される心機能指標の再現性は高く，ほかのモダリティによる算出値とも良好な整合性が得られている。Gated SPECTにより算出される指標の代表的なものとしては，左室の輪郭抽出により算出される拡張末期左室容積（left ventricular enddiastolic volume：LVEDV），収縮末期左室容積（left ventricular endsystolic volume：LVESV），左室駆出率（left ventricular ejection fraction：LVEF）などがある[1]。

　心プールシンチグラフィは心機能評価において歴史ある検査法で欧米ではいまだに主流の検査であるが，日本では心機能評価以外に心筋灌流などの組織情報も得られるGated SPECTと，心機能解析ソフトであるQuantitative Gated-SPECT（QGS）software[37]の普及に伴い，その利用頻度は減少してきている。しかし，心プールシンチグラフィの機能評価の再現性や客観性は高いため，長らく左室造影と共に心機能評価の基準法として用いられ，これまで多くの臨床研究にも利用されている。

1. Gated SPECTの検査法と解析法

1）検査法

a. データ収集法

　Gated SPECTは短時間により多くのデータを収集する必要があるため，多検出器型ガンマカメラを用いることが有効である。2検出器L字型による右前斜位（RAO）45度から左後斜位（LPO）45度までの180度収集は収集時間が短く，一般的に用いられることが多い。

　使用する放射性医薬品は，短半減期で大量投与でき十分な心筋カウントが得られるという点からTc-99m標識心筋血流製剤（Tc-99m-sestamibiまたはTc-99m-tetrofosmin）が最も適しており，各機能解析ソフトウェアもTc-99m心筋血流イメージングを想定して開発されているものが多い。

　Gated SPECTは心電図のR波に同期させ収集し，心拍数設定と時間設定の2つの方法があるが，収集データの均一性が高く良好な画像が得られるために通常は心拍数設定法が用いられる。高頻度の不整脈を有する症例では検査時間が大幅に延長してしまう場合があり，このような場合にはR-Rウィンドウを適切に設定し，収集時間が長くなりすぎないようにするとよい。しかしながら，ウィンドウを広げるほど不整脈が混入する確率が高くなり，データの信頼性が低下してしまうことに注意しなければならない。最近の装置ではリストモード収集が可能なも

のがあり，不適切な心拍の除外を行えるため自由度が大きい[2]。

b. R-R 分割数設定

十分な心筋カウントを得るため，データ収集時のR-R分割数は実際の臨床検査においては8〜16分割が用いられることが多いが，R-R間隔の分割数が多いほどtime-activity curveはスムーズになり，心収縮能を正確に捉えることが可能となる（図1）[3,4]。左室容量曲線からの詳細な指標，とりわけ拡張能の評価には多分割であるほど有利であり，十分にカウントがかせげる状況下であれば32分割などの多分割撮像も有用である[4]。R-R分割数の設定は信号雑音比，時間分解能を考慮した上で，許容される収集時間や検査の主要目的により選択するとよい。体格に比べて投与量が不十分な症例，心筋集積が低く十分なカウントが得られない症例，状態が悪く収集時間を短縮せざるを得ないなどの理由で心筋／バックグラウンド比が低い症例では，R-R分割数を少なく設定し，必要に応じてフィルタのカットオフ周波数を下げスムージングをかける。

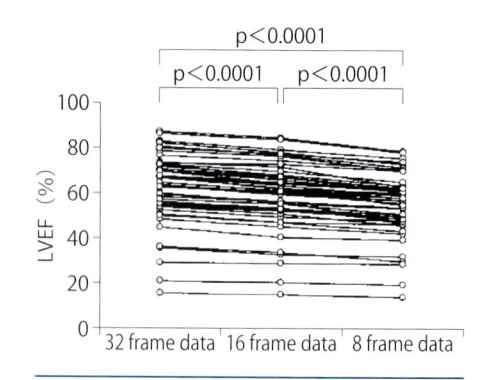

図1 R-R 8分割，16分割，32分割データで算出された左室駆出率の比較
R-R 間隔の分割数が多いほどtime-activity curveはスムーズとなり心収縮能を正確に捉えることが可能となる。　　　　　　　　（文献4より）

2）解析法

a. 解析プログラム

Gated SPECTを用いた心機能解析プログラムとして，自動あるいは半自動の各種解析ソフトウェアが考案され臨床使用されており，いずれの解析結果も高い再現性が得られている。Gated SPECTにより算出される左室機能分画および左室容量は，MRIをはじめ心エコー，CTなど他モダリティによる算出値とも良好な相関が得られている。

心機能解析プログラムの1つであるQuantitative Gated SPECT（QGS）（図2, 3）は，1995年にCedars-Sinai Medical CenterのGermanoらによって開発され[5,6]，現在国内で最も一般的なプログラムであり，再現性がよく三次元表示を含めた結果表示が得られる。左室心筋の中心から外側に放射状に作成したcount profile curveにGauss関数フィッティングを行い，Gauss関数における標準偏差の65％の幅をもとに心筋の内膜面と外膜面を決定する。血流欠損部は近似的に求めるが，血流があって認識できる心筋と連続していることと，わずかなカウントを認識することで輪郭決定を行う。

ほかにも国内で利用されているソフトウェアにEmory Cardiac Toolbox（ECT）[7,8]，Perfusion and Function Analysis for Myocardial Gated SPECT（pFAST）[9,10]，Corridor4DM[11]がある。各ソフトウェアに共通する点としては，①心内腔中央点から放射線作成，②心筋のカウントプロファイル作成，③最大カウントの心筋中央面を決定，④中央面とプロファイルから内膜面と外膜面を決定，⑤欠損部の近似／補間などだが，それぞれ内膜面と外膜面を決定するアルゴリズムが異なる。

b. 誤差要因

Gated SPECTを用いた機能解析において，誤差を生じる要因がいくつか知られている。肝

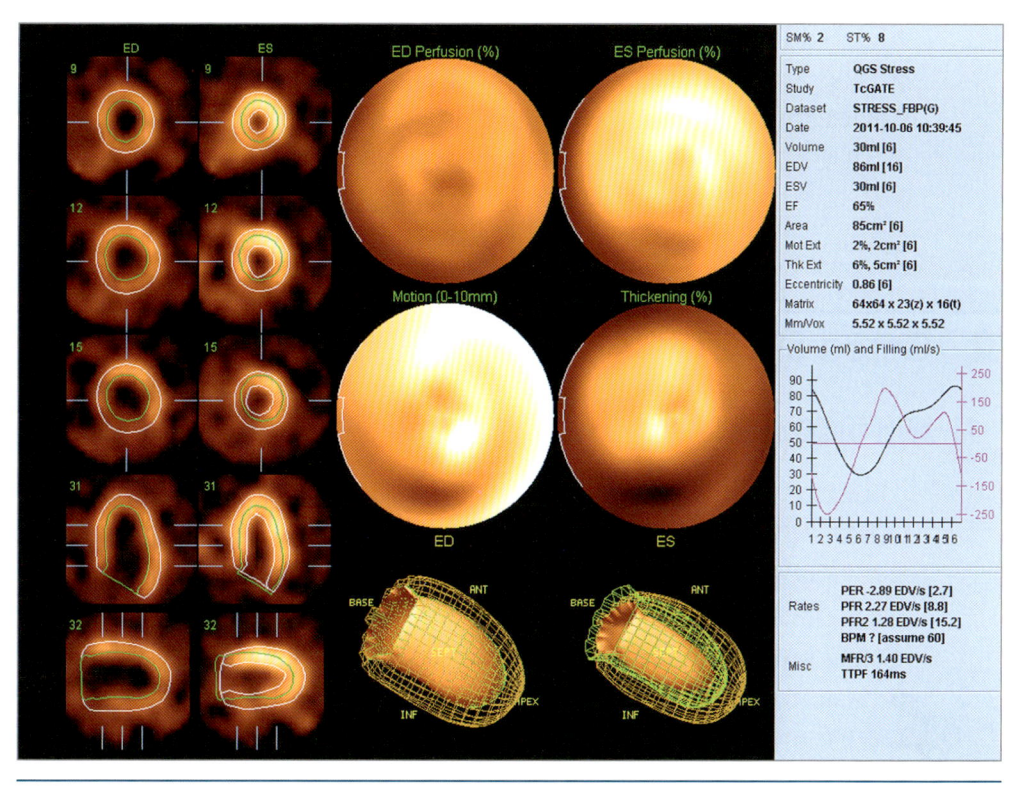

図2 Quantitative Gated SPECT（QGS）における左室機能イメージ
右冠動脈を責任病変とする心筋梗塞例で，後下壁に高度壁運動低下がみられる。

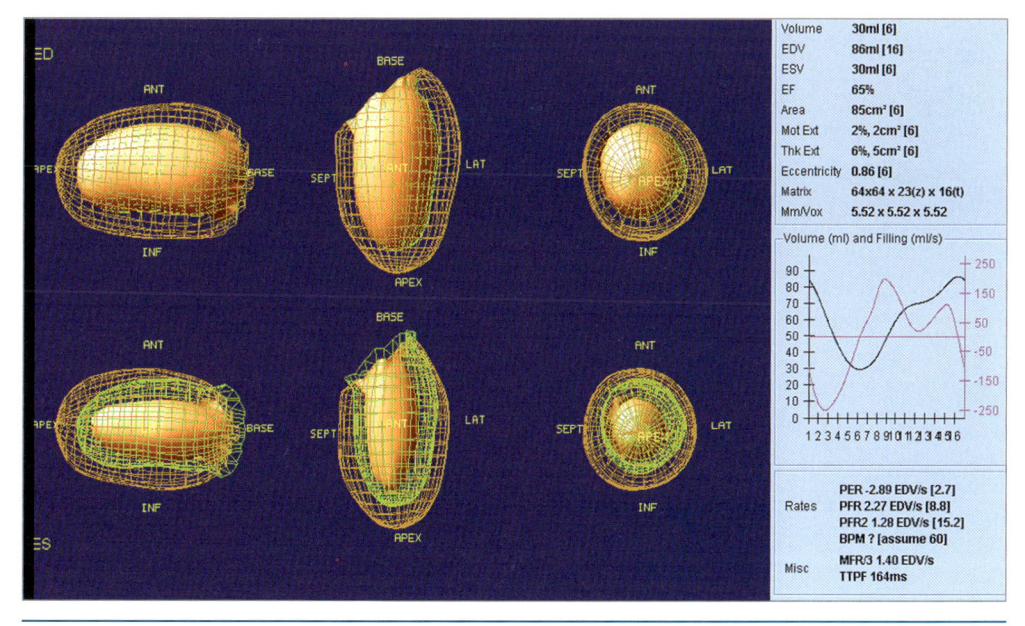

図3 Quantitative Gated SPECT（QGS）における 3D-左室機能イメージ
右冠動脈を責任病変とする心筋梗塞例で，後下壁に高度壁運動低下がみられる。

あるいは胆囊に高集積がみられる場合は，左室下壁との分離が困難になるため，肝実質から排泄されるまで撮像時間を遅らせるか，また胆囊集積に関してはミルク，チョコレートなどの脂質摂取や食事により胆囊からの洗い出しを図る。欠損を有する心筋でも左室輪郭抽出は可能だが，高度欠損が広範囲を占める場合は心筋輪郭抽出に誤差を生じる原因となる。小児，女性，肥大心など左室内腔が小さい場合には容積の過小評価，左室駆出分画の過大評価が生じることがある。

2. Gated SPECT による心機能の算出

1）算出可能な心機能

前述のソフトウェアを用いることにより各時相における左室内腔容積を算出することで，LVEDV，LVESV，LVEF や容量曲線（volume curve）を得ることができる。また，容量曲線の一次微分曲線より最大駆出速度（peak ejection rate：PER）および最大充満速度（peak filling rate：PFR）を算出することができる。ほかにも拡張末期から収縮末期までの時間である収縮末期到達時間（time to endsystole：TES），拡張末期から PER までの時間である最大駆出速度到達時間（time to peak ejection rate：TPER），収縮末期から PFR までの時間である最大充満速度到達時間（time to peak filling rate：TPFR）を算出可能である（図4）。

QGS における解析 map には Perfusion，Regional EF，Motion，Thickening が表示されている（図2）。いずれも表示の方法は polar map と同じで極座標表示であり，Perfusion は心筋へのトレーサの分布を示している。

Regional EF は，各スライスにおけるそれぞれの方向に関して中心からの距離を求めて心位相に対する曲線を作成し，グラフの最大点を拡張末期，グラフの最小点を収縮末期とし，算出した EF を map 上に展開したもの，Motion は拡張末期および収縮末期における内腔の移動距離を心筋中心から放射状に算出し，map 上に表示したものである。

Thickening は拡張末期における心筋壁厚の2倍を100％とし，収縮末期の心筋壁厚の割合を算出した，各スライスにおいてそれぞれの方向に対し map 上に展開したものである。

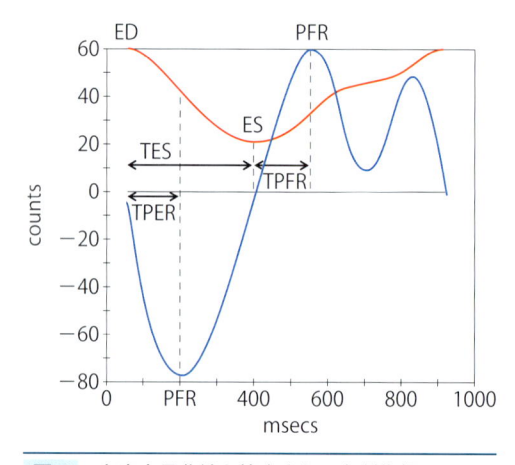

図4　左室容量曲線と算出される各種指標

Thickening map においては正常でも心尖部は高値を示し，心基部は低値を示す傾向がある。

Motion および Regional EF は正常でも中隔側において低値を示すことがあるが，中隔は右室と接しているために外側への動きが制限されているためである。しかし，Thickening は壁の厚さの変化なので正常例において中隔で低値を示すことはない。

2) 左室機能評価

QGS を中心としたソフトウェアによる左室機能評価は左室全体が中心のため，近年，局所機能を詳細に評価するプログラムが開発されている。Cardio-gated single photon emission tomography regional assessment for function（Cardio GRAF）（図5）[12-15] は左室壁運動の同期性を評価可能であり，重症心不全例に対する心臓再同期療法（cardiac resynchronization therapy：CRT，cardiac resynchronization therapy-defibrillator：CRT-D）の適応決定に有用である。心機能解析プログラムの1つである pFAST のデータを用い，左室全体や任意のセグメントの時間容量曲線と一次微分曲線を色分けして同一グラフ上に表示でき，これらの曲線から各セグメントの TES，TPER，TPFR などを求めて壁運動の同調性を評価する。同期不全の指標として dyssynchrony index（DI）があり，以下の式により求められる。

> DI＝（選択したセグメントの平均 TES－選択した中隔セグメントの平均 TES）/R-R 間隔
> 　　×100

また，maximum difference of time to end systole（MD-TES）は以下の式により求められ，LVEF や PFR と負の相関があり，心臓再同期療法の効果予測の指標になると報告されている[14]。

> MD-TES＝最も ES が遅れているセグメントの TES－最も ES が早いセグメントの TES

新しいバージョンの QGS にも局所機能を評価するプログラム，QGS phase analysis（図

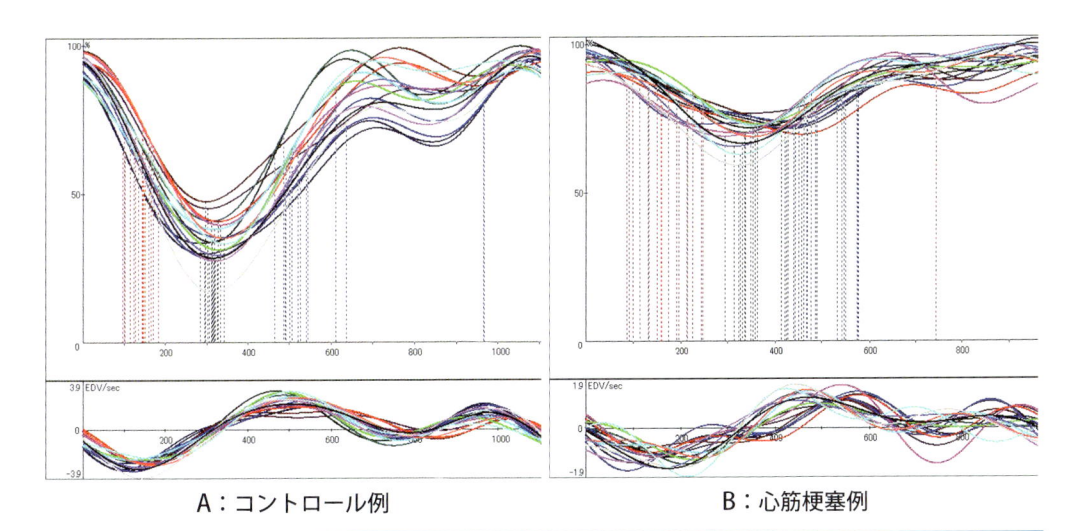

A：コントロール例　　　　　　　　　　　　B：心筋梗塞例

図5　cardio GRAF 解析例
A：良好な LVEF を示すだけでなく，17分画で同期した壁運動をみる。
B：LVEF の低下と各セグメントの収縮末期の時間差がみられる。時間容量曲線と一次微分曲線はともにばらばらで，壁運動が同期していないことが分かる。

A：コントロール例　　　　　　　　**B：心筋梗塞例**

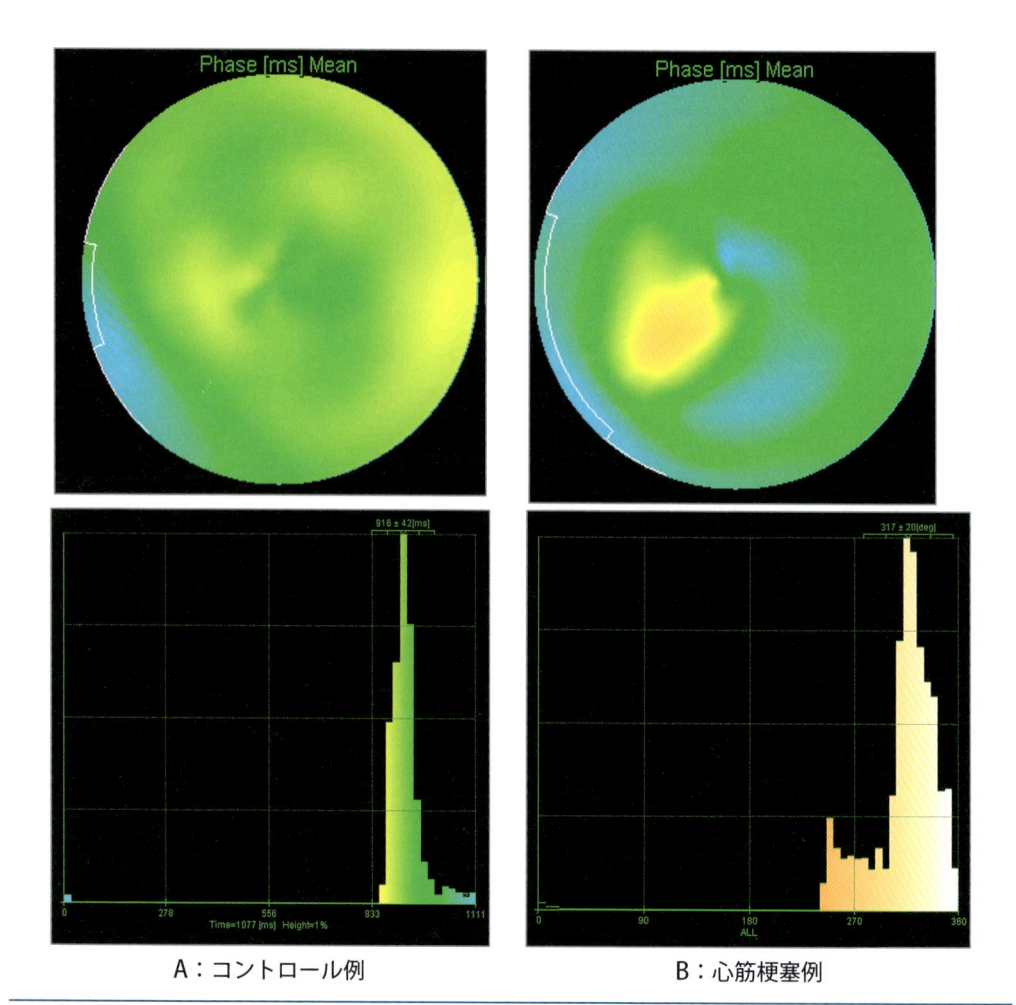

> **図6　QGS phase analysis 解析例**
> A：17分画で位相のずれはほとんどみられない。
> B：多くの分画で位相のずれがみられ，特に中隔で顕著なずれを認める。

6)[16-18] が付属している。左室を17分割し，それぞれのセグメントにおける count profile curve を用いて phase analysis が可能である。Phase amplitude, phase angle, time to peak velocity (TTPV), time to maximum displacement (TTMD), time to maximum thickening (TTMT) といった左室壁運動の同期性指標を算出可能であり，こちらも心臓再同期療法の効果予測に有用と報告されている。

3. Gated SPECT の臨床応用

1）虚血性心疾患における障害心筋診断

　急性冠症候群では虚血の有無の診断，心筋血流欠損の大きさと程度，心機能の評価が重要であり，入院の必要性，血行再建の緊急性，リスクの判定，そして予後判定に大きく関与する。緊急の心筋シンチグラフィにおいて Gated SPECT を併用した場合はより診断能が向上したと

の報告がある[19]。慢性冠動脈疾患の診断においては，男性では横隔膜の吸収による集積低下，女性では乳房による吸収に伴う前壁の集積低下などの軟部組織による吸収により診断に苦慮する症例が少なくない。Gated SPECT は虚血の存在診断に有用であり，特にアーチファクトの軽減から特異度の向上が得られる[20,21]。

2) 心筋 viability 評価

　心筋 viability 評価は慢性冠疾患例の治療戦略決定に際し重要である。これまで核医学分野においては Tl-201 安静時像あるいは安静再分布像が優れた心筋 viability 評価法として用いられてきた。Tc-99m 心筋血流イメージングの心筋集積が Tl-201 のそれと同等かという議論はあるものの，Gated SPECT を用いることにより局所心筋血流と収縮能を同時に評価することができるため，viability 診断精度の向上が得られる可能性が高い[22,23]。

　また，低用量（10μg/kg/min）dobutamine 負荷での Gated SPECT により壁運動の改善または壁厚増加率の改善が得られれば心筋 viability ありと判定する。この検査法は低用量 dobutamine 負荷心エコー検査と同様に心筋 viability 診断において特異度に優れており，さらに再現性にも優れている。低用量 dobutamine 負荷 Gated SPECT による心筋 viability 判定は感度76％，特異度100％と報告されている[24-26]。

3) リスク層別化と予後評価

a. Gated SPECT による予後予測

　Tc-99m 標識心筋血流製剤を用いた負荷心筋血流イメージングは，安静時および最大負荷時の 2 度静注を行い，それぞれの心筋イメージを得る。この心筋 SPECT データ収集時に Gated SPECT を併用すれば，安静時および負荷後の左室機能を評価することができる。重症虚血を有する虚血性心疾患症例においては，負荷後 30 分経過した時点でも負荷に起因する左室機能障害が遷延する症例があるため，いわゆる post ischemic stunning（post stress stunning）を捉えることができる[27,28]。負荷後の一過性左室機能低下や一過性左室内腔拡大（transient ischemic dilatation：TID）が存在する症例には，高度で広範囲にわたる心筋虚血を認める症例が多い[29]。負荷後の低左室駆出率および左室容量の増大（特に収縮末期容量の増大）と心事故発生率と関連が報告されており，心筋虚血の重症度と併せて評価を用いることで，より有効に予後推定が可能である[30,31]。

b. J-ACCESS；日本の予後予測データベース

　欧米では Gated SPECT を用いた虚血性心疾患におけるリスク層別化，予後予測による有用性に関するデータが数多くのエビデンスとして報告されている。これに対し，これまで日本では新たな検証試験を行うにあたっての基礎となる心臓核医学診療の実態に関してデータベース化がなされておらず，個別施設での検証に頼らざるを得ない，あるいはライフスタイルの異なる欧米のデータベースを利用せざるを得なかった。

　そこで，心臓核医学を用いた国内臨床データベース作成のための調査研究，Japanese-Assessment of Cardiac Event and Survival Study by Quantitative Gated SPECT（J-ACCESS）（代表：西村恒彦）が 2001 年 7 月より実施された。全国 117 施設において負荷心筋 SPECT を施行した虚血性心疾患（疑いを含む）4629 症例の 3 年間における追跡調査からリスク層別化の有用性を検討した多施設共同研究である。この研究では欧米で用いられる hard event であ

表1 J-ACCESSにおいて多変量解析を用いて抽出された独立した予後予測因子

	Hazard ratio	95% Confidence interval	P value
Hard cardiac events			
Diabetes mellitus	2.085	1.355-3.209	0.0008
Age	1.052	1.026-1.078	<0.0001
SSS category（grade O-III）	—	—	n.s.
ESV at rest	1.008	1.001-1.015	0.0176
LVEF at rest	0.972	0.950-0.995	0.0171
Major cardiac events			
Diabetes mellitus	2.242	1.656-3.305	<0.0001
Age	1.056	1.038-1.075	<0.0001
SSS category（grade O-III）	1.222	1.054-1.418	0.0081
ESV at rest	1.009	1.005-1.014	<0.0001
LVEF at rest	0.981	0.964-0.999	0.0378

n.s. not significant　　　　　　　　　　　　　　　　　　　　　　　　　　　　　（文献32より）

る心臓死，心筋梗塞に加え，入院を要する心不全も含めmajor eventとしている。major eventの発生率はLVEFが45％未満の患者の方が，45％以上の患者に比べ有意に高く（16.55％ vs. 2.94％/3年，p＜0.001），LVEDVおよびLVESVの大きい患者（LVEDVでは男性130 mL，女性90 mL以上，LVESVでは男性60 mL，女性40 mL以上）においてmajor eventの発生率が有意に高い。さらに，LVEFとsummed stress score（SSS）を組み合わせることにより心事故のリスク層別化がされる。

　また，心筋梗塞の既往がある非糖尿病患者と過去に心筋梗塞を起こしていない糖尿病患者のmajor eventの発生率は，それぞれ5.06％/3年，5.73％/3年とほぼ同程度であり，SSSを組み合わせることによりさらに詳細なリスク層別化が可能となる。心事故の発生を従属変数としたCox比例ハザードモデルによる多変量解析では，hard eventを従属変数とした場合は年齢，糖尿病，LVESV，LVEFの4項目が有意で独立して予後予測因子であることが示された。また，major eventを従属変数とした場合にはhard eventの場合に加え，さらにSSSを含む5項目が有意で独立した予後予測因子であることが示された（表1）。J-ACCESS解析結果から，虚血性心疾患のリスク層別化においてGated SPECTが有用なことが確認された[32]。

c．J-ACCESSの成果

　J-ACCESSでは多数のサブ解析が行われている。「心電図同期負荷心筋血流SPECT正常例の予後の検討」においては，日本における負荷心筋血流SPECT正常所見が虚血性心疾患のリスク層別化に役立つかが検討されている。正常血流所見のみ有するもの（SSS＜3），正常血流所見に加えGated SPECTで正常LVESV所見を有するもの（男性LVESV＜60 mL，女性LVESV＜40 mL），さらに正常心機能を有するもの（男性LVEF≧49％，女性LVEF≧55％）の3群を抽出し，予後評価を行っている。3年間のKaplan-Meier解析では，負荷心筋血流SPECTが正常所見あるいは正常心機能所見であれば，3群ともイベントの出現率が低く（図7），従来の負荷心筋血流SPECT正常所見の予後に関する欧米の成績と同様に予後良好な結果である[33]。

　「負荷後心筋スタンニングによる予後予測能の検討」では，負荷後心筋スタンニング指標として ΔLVESV＝負荷時LVESV－安静時LVESV，ΔLVEDV＝負荷時LVEDV－安静時LVEDV，ΔLVEF＝負荷時LVEF－安静時LVEFの3つの指標を算出し，ΔLVESV≧5 mL，

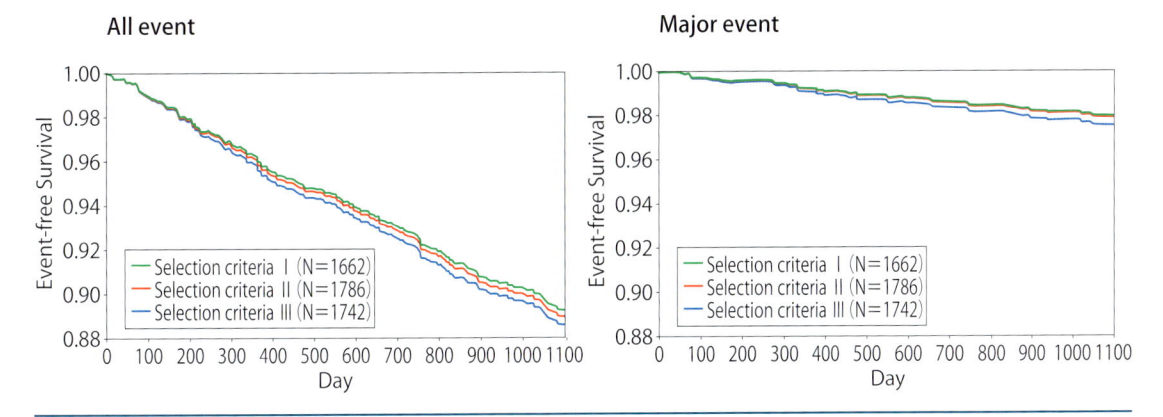

図7 SSS 正常（3 以下）における予後予測 （文献 33 より）
Ⅰ：正常 SSS，Ⅱ：Ⅰ+正常 ESVI，Ⅲ：Ⅱ+正常 LVEF。

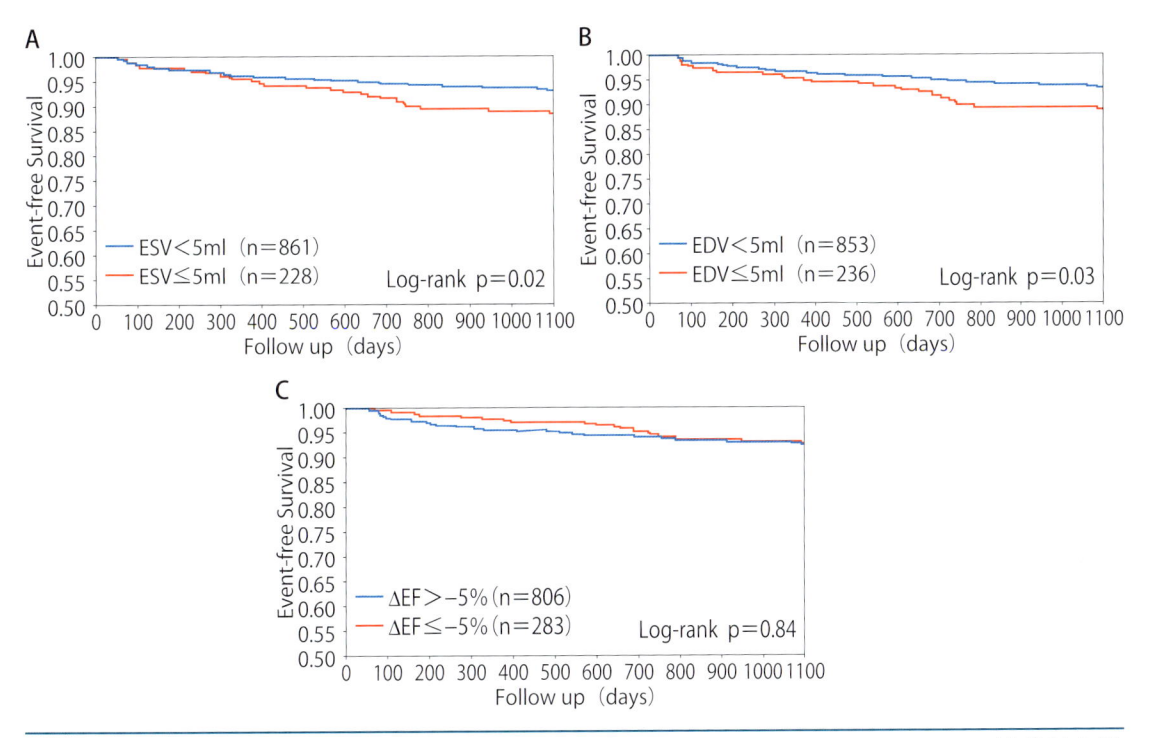

図8 Gated SPECT における心筋スタンニング所見と予後予測 （文献 34 より）

ΔLVEDV$\geq$5 mL，ΔLVEF$\leq$-5％のいずれかを満たした場合を心筋スタンニングありと定義している。それぞれの心イベントに対し，心筋スタンニング指標が従来の指標と比較し独立した予測要因となるかについて検討し，ΔLVESV$\geq$5 mL（88％ vs. 93％/3 年，p＝0.06），ΔLVEDV$\geq$5 mL（90％ vs. 94％/3 年，p＝0.02）の心筋スタンニング指標を認める群は，有意に虚血性心イベントの発生率が高値であったと報告している。さらに Cox 比例ハザードモデルを用いた虚血性心イベントの予測因子の検討では，ΔLVEDV$\geq$5 mL が独立した予測因子であった（図8）。Gated SPECT における負荷後心筋スタンニングは虚血性心イベントの独立した予後予測因子であり，リスク層別化に重要な役割をもつことが示されている[34]。

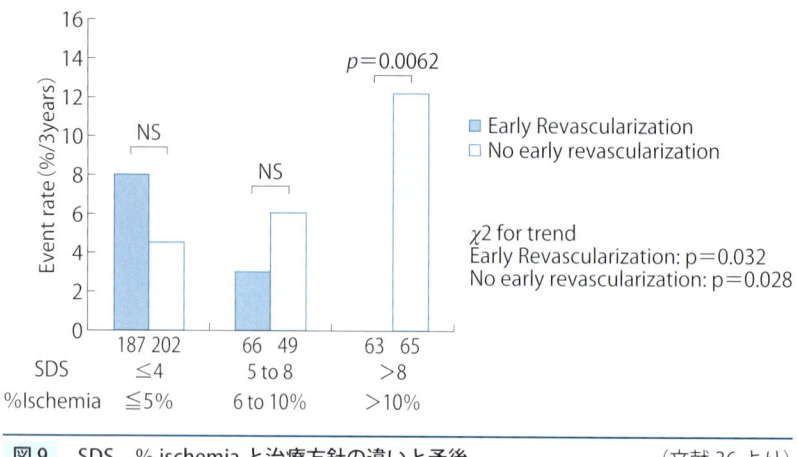

図9 SDS，% ischemia と治療方針の違いと予後 （文献36より）

「心電図同期負荷心筋血流 SPECT による冠動脈疾患の血行再建術施行の有無と予後の検討」では，Hachamovitch らの検討[35]にならい，負荷心筋血流 SPECT により 10％を超える虚血心筋量のある患者とそれ以下の患者の心事故発生率を冠血行再建術の有無において比較検討している。この研究では心事故は心臓死，非致死性心筋梗塞，入院を要する重症心不全としている。心事故発生率は早期血行再建群で 5.4％，早期非血行再建群では 6.4％であり，両者に有意差は認められなかった。虚血心筋量が 5％以下，6～10％，10％を超えた早期血行再建群ではそれぞれ心事故発生率は 8％，3％，0％であった。また，早期非血行再建群では心事故発生率はそれぞれ 4.5％，6.1％，12.3％であった。虚血心筋量が 10％を超えた患者群においては有意に早期血行再建群で心事故発生率が低値であった（0％ vs 12.3％，$p=0.0062$）（図9）。慢性冠動脈疾患患者に対する早期冠血行再建は全体では予後を改善させないが，負荷心筋血流 SPECT により 10％を超える虚血心筋量を示した患者では予後を改善させるという Hachamovitch らの検討と同様の結果が得られている[36]。

4. 心プールシンチグラフィとその臨床応用

1）原理

a. 初回循環法（ファーストパス法）

本法は急速静注された放射性医薬品が初めて心室を通過する時相を撮像し，心室内のカウント変化を 20-50msec で記録・解析することで心機能を評価する。収集された時間を区分することで左室・右室を分離でき，特に右前斜位（RAO）からの観察では右房・右室の分離が容易であることから右室機能評価として非常に有用である。

また，機能解析のみならず，画像評価から心血管の形態異常（各心腔の拡張や動脈瘤，血管走行等），三尖弁閉鎖不全等の循環障害も観察可能である（図10A 参照）。

b. 平衡時法

平衡時法は Multi-gated cardiac pool imaging（MUGA）や Equilibrium Radionuclear Angiography（ERNA）とも言われる。投与された放射性医薬品が循環血液中に均一に分布する

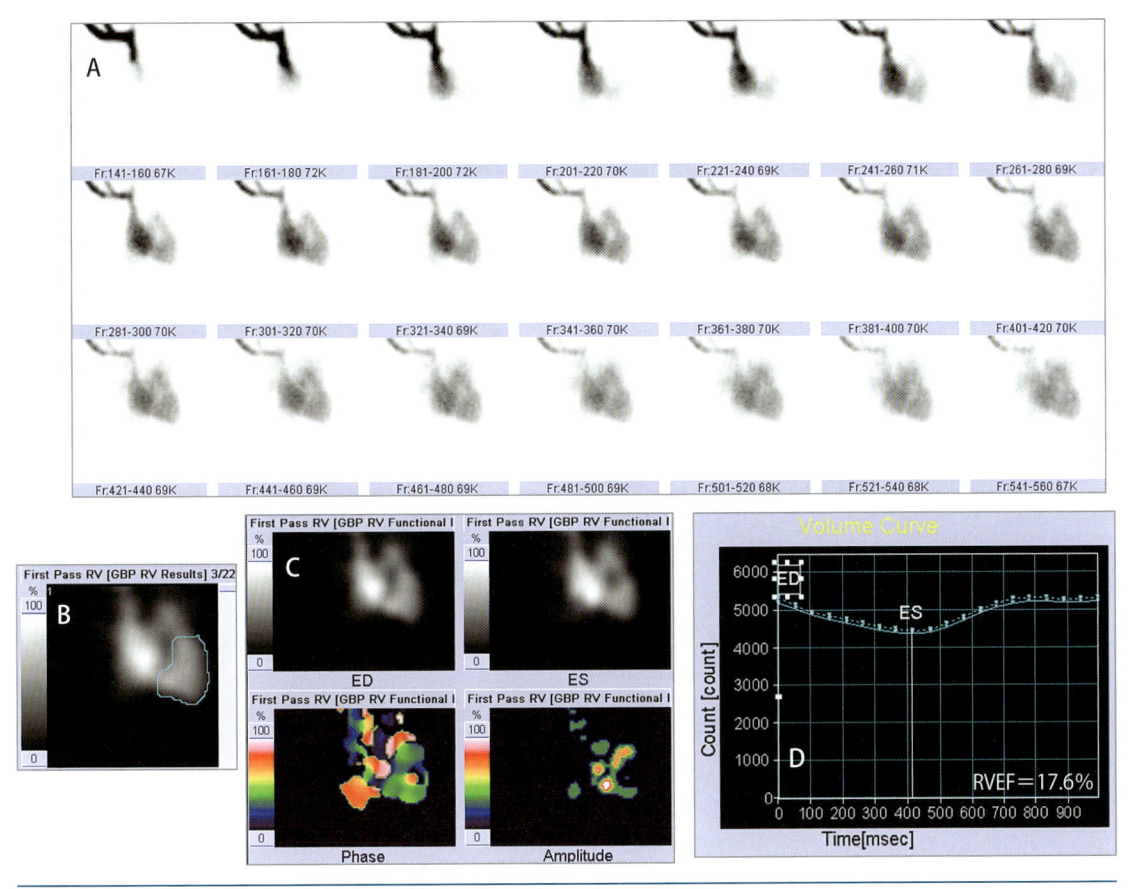

図10　慢性肺血栓塞栓性肺高血圧症（CTEPH）患者の初回循環法画像
A：ダイナミック収集画像（1秒/frame）；右房・右室の著明な拡張を認め，さらに右房描出の遅延から重度の三尖弁閉鎖不全症が疑われる。
B：右室に設定されたROI。
C：Bで右室ROIを設定すると拡張末期（ED）・収縮末期（ES）が自動的に設定され，さらにDで示されるように時間放射能曲線が自動計算され，その結果からEFが算出される。この症例では17.6％と低値を示しており，右心機能低下が示唆される。

時相（＝平衡時）において心電図同期により心拍加算収集を行い，左室の一心周期内の時間放射線曲線（左室容量曲線に相当）を作成し，そのカウント変化を解析することで左室の収縮能・拡張能・壁運動などの機能評価を行う。なお，心プールシンチグラフィといえば一般的にこの平衡時法による左室機能評価を指すことが多い。

2）放射性医薬品

初回循環法だけに限れば，放射性医薬品が通過する際の画像のみを利用するため99m-テクネシウム（^{99m}Tc）標識放射性医薬品のほとんどが適用可能であるが，平衡時相に関しては長時間にわたり血液プールへの停留性が高く，血管外や他組織への移行が低い^{99m}Tc標識赤血球（RBC）や^{99m}Tc標識ヒト血清アルブミン（HSA）等が用いられる。なお，^{99m}Tc標識RBCはピロリン酸キット内に含まれる塩化第一スズを介しての*in vivo*標識法により用いられる。

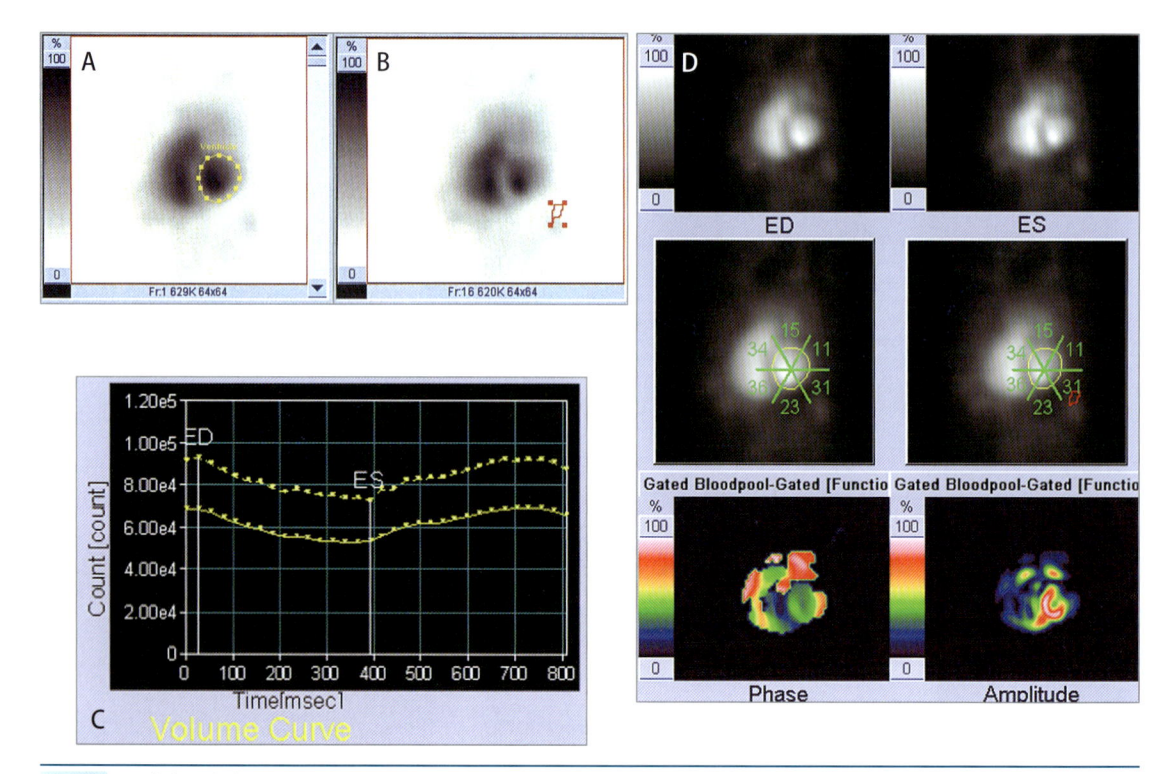

図11　平衡相の解析画面

A：著者の施設の機種（シーメンス社 Symbia T6）では左室の中心を指定するのみで自動的に左室内腔輪郭に可変型 ROI が設定される。
B：左室近傍に赤輪郭で示されるようなバックグラウンドが設定され，減算処理がなされる。
C：時間放射線曲線に基づき基準化された1心周期の相対的な左室時間容量曲線。
D：自動的に設定された拡張末期（ED）と収縮末期（ES）画像と領域毎の各種解析結果（Phase/Amplitude）。

3）データ収集・解析

a. 初回循環法（図10）

①カメラを右前斜位（RAO。通常は30度，右室拡大例では15度～正面）に設定し，肘静脈の静脈ルートから放射性医薬品 555-740MBq を急速注入し，同時にフレームモードでダイナミック収集を行う（50msec/frame×30秒間）。

②収集データを1sec/frameに加算編集（図10A）し，右室通過時相及び左室通過時相の撮像フレームをそれぞれ数フレーム（＝数秒分）選択する。

③各時相の画像データにおいて，右室・左室に関心領域（region of interest：ROI）を設定し（図10B），ROI内の時間放射能曲線から駆出率（ejection fraction：EF）を算出する（図10D）。

④注意点：静注時のボーラス性が低いと計測精度が低下することが知られており，鎖骨下静脈狭窄・閉塞や上肢挙上位による物理的な静脈流路障害症例においてはその診断精度に注意を要する。

b. 平衡時法（図11）

①初回循環法に引き続いて行われる。

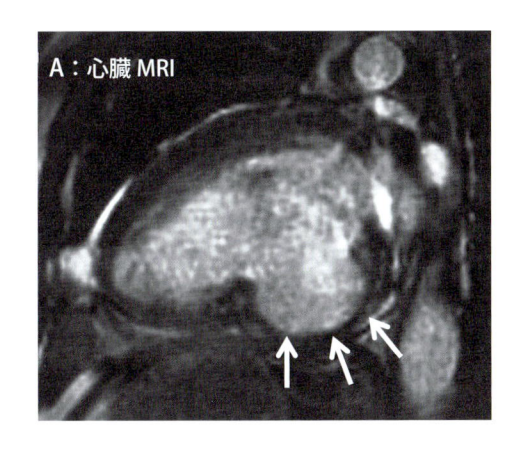

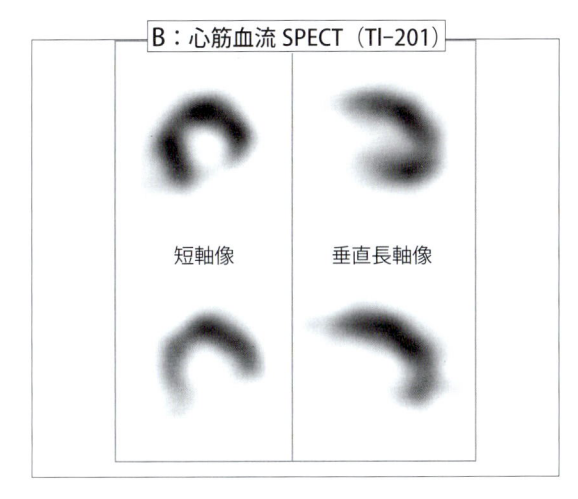

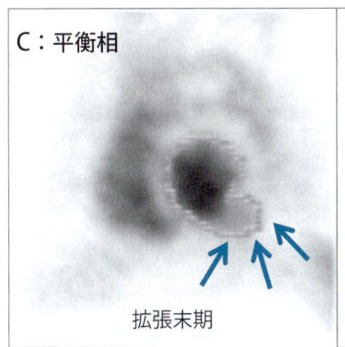

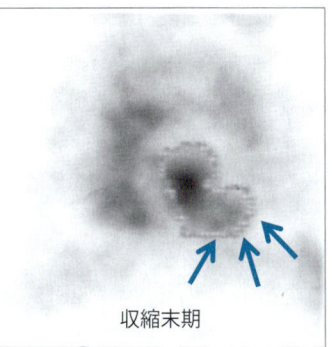

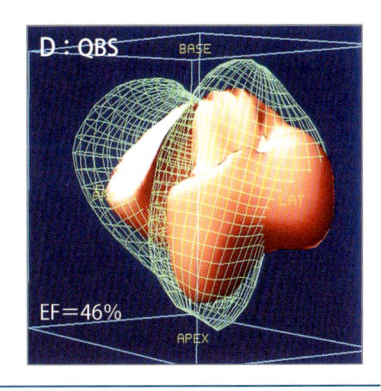

図12　下壁梗塞後の心室瘤症例
A：心臓MRIでは下壁に瘤状の構造（白矢印）が認められる。
B：一方，心筋血流SPECTでは下壁の血流欠損のみで瘤状構造は全く認められない。
C：心プールシンチグラフィでは下壁に瘤状の突出（青矢印）を認め，拡張末期よりも収縮末期の方がその瘤状構造が大きく描出されている。
D：心電図同期心プールシンチ（QBS）：下壁の瘤状構造が立体的に把握でき，収縮に伴う dyskinesis も容易に理解できる。
このように広範な血流欠損や心室瘤等の著明な変形症例では心プールシンチグラフィが有用である。

②カメラを右室と左室を明瞭に分離できるように左前斜位（LAO）に設定する。
③心電図同期マルチゲート収集を行い，収集心拍数は300-500心拍に設定する。
④収集法として，最近はコンピューターの処理能力の向上に伴いリストモードで行われている機種が多い。
⑤機能解析については，左室の中心点などを指定するのみで，左室ROI（図11A）の自動設定からEFの算出まで行われる機種が増えているが，その解析背景としては左室ROI内のカウント計測後に左室近傍のバックグラウンドカウント（図11B）を減算処理して左室の時間放射能曲線を計測し，この曲線に対して拡張末期の左室カウントに基づいて基準化を行い，1心周期の相対的な左室容積曲線を算出している（図11C）。さらには左室容積曲線の微分曲線から各種収縮・拡張指標も算出される。

4）臨床的有用性

心プールシンチグラフィの利用は先述の通り減少しているが，以下のような症例ではQGS解析よりも心機能評価の精度が高いとされる。

＊心プールシンチグラフィによる心機能評価が有用な症例とその理由
①広範梗塞例などの広範な組織障害を有する例や心室瘤など変形の強い症例：QGSでは広範な血流欠損域における心筋トレースが不正確な場合がある（図12参照）。
②不整脈例や拡張能評価を要する症例：心プールシンチグラフィの方が時間分解能がよい。
③著明な心筋肥大例：QGSでは著明な肥大心筋の辺縁抽出が不正確。
④小心臓：QGSではEFを過大に評価する。

また，心プールシンチグラフィはプラナー像による解析が主であるが，これを断層撮影（SPECT）による解析法（Quantitative Blood-pool SPECT：QBS）[38]も考案され，その精度はRVEF・LVEF共に高く，臨床上も注目されている（図12D参照）。

さらに，心プールデータの位相解析からasynchrony（収縮の非同期性）の評価も可能になり，心臓再同期療法（CRT）の適応決定や治療効果判定への有用性が報告されている[39]。

● 参考文献

1) Germano G, Kavanagh PB, Waechter P, et al. A new algorithm for the quantitation of myocardial perfusion SPECT. I : technical principles and reproducibility. J Nucl Med. 2000 ; 41 : 712-9.
2) Caucci L, Furenlid LR, Barrett HH. Maximum Likelihood Event Estimation and List-mode Image Reconstruction on GPU Hardware. IEEE Nucl Sci Symp Conf Rec. 2009 ; 4072.
3) 汲田伸一郎，趙圭一，水村直，他．^{99m}Tc-Tetrofosmin心拍同期心筋SPECTデータを用いた左室収縮能評価　左室辺縁自動抽出法による容量算出に基づく機能解析．核医学．1997 ; 34 : 237-42.
4) Kumita S, Cho K, Nakajo H, et al. Assessment of left ventricular diastolic function with electrocardiography-gated myocardial perfusion SPECT : comparison with multigated equilibrium radionuclide angiography. J Nucl Cardiol. 2001 ; 8 : 568-74.
5) Germano G, Kavanagh PB, Su HT, et al. Automatic reorientation of three-dimensional, transaxial myocardial perfusion SPECT images. J Nucl Med. 1995 ; 36 : 1107-14.
6) Germano G, Kiat H, Kavanagh PB, et al. Automatic quantification of ejection fraction from gated myocardial perfusion SPECT. J Nucl Med. 1995 ; 36 : 2138-47.
7) Cooke CD, Vansant JP, Krawczynska EG, et al. Clinical validation of three-dimensional color-modulated displays of myocardial perfusion. J Nucl Cardiol. 1997 ; 4 : 108-16.
8) Faber TL, Cooke CD, Folks RD, et al. Left ventricular function and perfusion from gated SPECT perfusion images : an integrated method. J Nucl Med. 1999 ; 40 : 650-9.
9) Nakata T, Katagiri Y, Odawara Y, et al. Two- and three-dimensional assessments of myocardial perfusion and function by using technetium-99m sestamibi gated SPECT with a combination of count- and image-based techniques. J Nucl Cardiol. 2000 ; 7 : 623-32.
10) Hashimoto A, Nakata T, Wakabayashi T, et al. Validation of quantitative gated single photon emission computed tomography and automated scoring system for the assessment of regional left ventricular systolic function. Nucl Med Commun. 2002 ; 23 : 887-98.
11) Ficaro EP, Lee BC, Kritzman JN, et al. Corridor4DM : the Michigan method for quantitative nuclear cardiology. J Nucl Cardiol. 2007 ; 14 : 455-65.
12) Yamamoto A, Hosoya T, Takahashi N, et al. Quantification of left ventricular regional functions using ECG-gated myocardial perfusion SPECT--validation of left ventricular systolic functions. Ann Nucl Med. 2006 ; 20 : 449-56.

13) Yamamoto A, Takahashi N, Munakata K, et al. Global and regional evaluation of systolic and diastolic left ventricular temporal parameters using a novel program for ECG-gated myocardial perfusion SPECT--validation by comparison with gated equilibrium radionuclide angiography and speckle-tracking radial strain from echocardiography. Ann Nucl Med. 2007 ; 21 : 115-21.

14) Yamamoto A, Takahashi N, Ishikawa M, et al. Relationship between left ventricular function and wall motion synchrony in heart failure assessed by ECG-gated myocardial perfusion SPECT. Ann Nucl Med. 2008 ; 22 : 751-9.

15) Miyachi H, Yamamoto A, Otsuka T, et al. Relationship between left ventricular dyssynchrony and systolic dysfunction is independent of impaired left ventricular myocardial perfusion in heart failure : Assessment with 99mTc-sestamibi gated myocardial scintigraphy. Int J Cardiol. Mar 27 2012 in press.

16) Van Kriekinge SD, Nishina H, Ohba M, et al. Automatic global and regional phase analysis from gated myocardial perfusion SPECT imaging : application to the characterization of ventricular contraction in patients with left bundle branch block. J Nucl Med. 2008 ; 49 : 1790-7.

17) Boogers MM, Van Kriekinge SD, Henneman MM, et al. Quantitative gated SPECT-derived phase analysis on gated myocardial perfusion SPECT detects left ventricular dyssynchrony and predicts response to cardiac resynchronization therapy. J Nucl Med. 2009 ; 50 : 718-25.

18) Leva L, Brambilla M, Cavallino C, et al. Reproducibility and variability of global and regional dyssynchrony parameters derived from phase analysis of gated myocardial perfusion SPECT. Q J Nucl Med Mol imaging. Mar 9 2012 in press.

19) Smanio PE, Watson DD, Segalla DL, et al. Value of gating of technetium-99m sestamibi single-photon emission computed tomographic imaging. J Am Coll Cardiol. 1997 ; 30 : 1687-92.

20) Bavelaar-Croon CD, Atsma DE, van der Wall EE, et al. The additive value of gated SPET myocardial perfusion imaging in patients with known and suspected coronary artery disease. Nucl Med Commun. 2001 ; 22 : 45-55.

21) DePuey EG, Rozanski A. Using gated technetium-99msestamibi SPECT to characterize fixed myocardial defects as infarct or artifact. J Nucl Med. 1995 ; 36 : 952-5.

22) Duncan BH, Ahlberg AW, Levine MG, et al. Comparison of electrocardiographic-gated technetium-99m sestamibi single-photon emission computed tomographic imaging and rest-redistribution thallium-201 in the prediction of myocardial viability. Am J Cardiol. 2000 ; 85 : 680-4.

23) Gonzalez JM, Castell-Conesa J, Candell-Riera J, et al. Relevance of 99mTc-MIBI rest uptake, ejection fraction and location of contractile abnormality in predicting myocardial recovery after revascularization. Nucl Med Commun. 2001 ; 22 : 795-805.

24) 汲田伸一郎, 水村直, 木島鉄仁, 他. 心筋梗塞巣における低用量ドブタミン負荷時の機能解析 ^{99m}Tc-MIBI 心拍同期心筋シンチグラフィを用いた局所収縮能評価. 核医学. 1995 ; 32 : 75-9.

25) Kumita S, Cho K, Nakajo H, et al. Serial assessment of left ventricular function during dobutamine stress by means of electrocardiography-gated myocardial SPECT : combination with dual-isotope myocardial perfusion SPECT for detection of ischemic heart disease. J Nucl Cardiol. 2001 ; 8 : 152-7.

26) Yoshinaga K, Morita K, Yamada S, et al. Low-dose dobutamine electrocardiograph-gated myocardial SPECT for identifying viable myocardium : comparison with dobutamine stress echocardiography and PET. J Nucl Med. 2001 ; 42 : 838-44.

27) Bavelaar-Croon CD, America YG, Atsma DE, et al. Comparison of left ventricular function at rest and post-stress in patients with myocardial infarction : Evaluation with gated SPECT. J Nucl Cardiol. 2001 ; 8 : 10-8.

28) Bestetti A, Di Leo C, Alessi A, et al. Post-stress endsystolic left ventricular dilation : a marker of endocardial postischemic stunning. Nucl Med Commun. 2001 ; 22 : 685-93.

29) Hansen CL, Sangrigoli R, Nkadi E et al. Comparison of pulmonary uptake with transient cavity dilation after exercise thallium-201 perfusion imaging. J Am Coll Cardiol. 1999 ; 33 : 1323-7.

30) Matsumoto N, Sato Y, Suzuki Y, et al. Incremental prognostic value of cardiac function assessed by ECG-gated myocardial perfusion SPECT for the prediction of future acute coronary syndrome. Circ J. 2008 ; 72 : 2035-9.

31) Kapetanopoulos A, Ahlberg AW, Taub CC, et al. Regional wall-motion abnormalities on post-stress electrocardiographic-gated technetium-99m sestamibi single photon emission computed tomography imaging predict cardiac events. J Nucl Cardiol. 2007 ; 14 : 810-7.

32) Nishimura T, Nakajima K, Kusuoka H, et al. Prognostic study of risk stratification among Japanese patients with ischemic heart disease using gated myocardial perfusion SPECT : J-ACCESS study. Eur J Nucl Med Mol Imaging. 2008 ; 35 : 319-28.
33) Matsuo S, Nakajima K, Horie M, et al : Prognostic value of normal stress myocardial perfusion imaging in Japanese population. Circ J. 2008 ; 72 : 611-7.
34) Usui Y, Chikamori T, Nakajima K, et al. Prognostic value of post-ischemic stunning as assessed by gated myocardial perfusion single photon emission computed tomography : a subanalysis of the J-ACCESS study. Circ J. 2010 ; 74 : 1591-9.
35) Hachamovitch R, Hayes SW, Friedman JD, et al. Comparison of the short-term survival benefit associated with revascularization compared with medical therapy in patients with no prior coronary artery disease undergoing stress myocardial perfusion single photon emission computed tomography. Circulation. 2003 ; 107 : 2900-7.
36) Moroi M, Yamashina A, Tsukamoto K, et al. Coronary revascularization does not decrease cardiac events in patients with stable ischemic heart disease but might do in those who showed moderate to severe ischemia. Int J Cardiol. 2012 ; 158 : 246-52.
37) Germano G, Kiat H, Kavanagh PB, et al. Automatic quantification of ejection fraction from gated myocardial perfusion spect. J Nucl Med. 1995 ; 36 : 2138-47.
38) Van Kriekinge SD, Berman DS, Germano G. Automatic quantification of left ventricular ejection fraction from gated blood pool spect. J Nucl Cardiol. 1999 ; 6 : 498-506.
39) O'Connell JW, Schreck C, Moles M, et al. A unique method by which to quantitate synchrony with equilibrium radionuclide angiography. J Nucl Cardiol. 2005 ; 12 : 441-50.

4 心臓交感神経機能のイメージング

■ はじめに

　国内で ^{123}I-metaiodobenzylguanidine（MIBG）イメージングが臨床応用されてから約20年が経過した。慢性心不全に対しては、重症度や薬物療法の判定、予後予測に至るまでその応用範囲は広く、日本循環器学会の診断ガイドラインでは心不全の重症度評価がclass I、治療効果の評価がclass IIとなっている。エビデンスも蓄積され、国内でのエビデンスはほぼ確立しつつある。ここでは不全心に関わるMIBGを用いた検査法、診断法、エビデンスなどにつき詳細に述べる。また、昨今ではMIBGが自律神経機能評価に有用であることを利用してパーキンソン病の診断などにも用いられるようになってきた。いまだ確立した診断法ではないが診断の一助となっているため、ここではその使用法、画像診断法、問題点についても紹介する。

1. 心臓交感神経支配とMIBGの特徴

1）心臓交感神経支配と分布

　心臓は血管の支配を受け、心筋内に血流を送り、ポンプ機能を維持しているが、様々な活動に対応するために自律神経にも支配されている。図1に心臓神経の求心路、遠心路を示す。交感神経系は延髄網様体外側を中枢として星状神経節を経て心臓に広く分布し、副交感神経と相補的に心臓、血管、平滑筋、脂肪糖代謝を調節する。健常人の安静状態では副交感神経活動が優位で心臓、血管系の交感神経刺激を抑制している。神経調節は圧受容体を介してなされる。起立時などで血圧が低下すると、動脈圧受容体や心肺圧受容体が刺激されて副交感神経の抑制インパルスが減少して交感神経が活性化され、心拍数増加、収縮力増強、心拍出量増大、血管収縮、血圧上昇がもたらされる。この調節機構により生理的に静脈灌流が増え、駆出量が増加する。心筋への遠心性交感神経線維は心外膜側を冠動脈の走行に沿って走行し、心筋に分布している。したがって心外膜側に障害を起こすと、冠動脈領域に沿った支配領域の心臓交感神経の除神経が起こる。

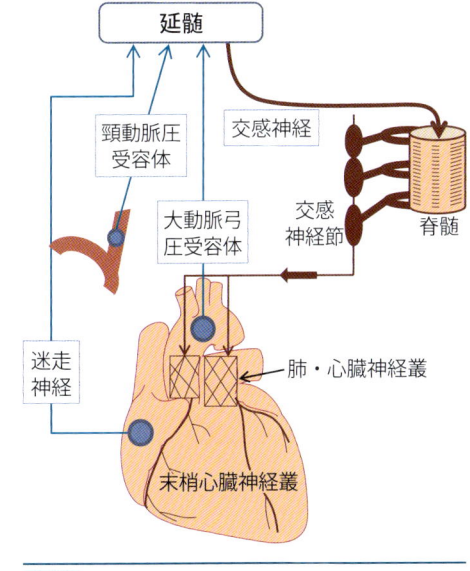

図1　心臓自律神経の求心路と遠心路

2) MIBG の特徴

　MIBG はカテコラミンのアナログであり，ノルエピネフリン（norepinephrine：NE）と類似したグアニジル基とベンジル基を組み合わせた化学構造式を持つ[1]（図2）。体内に入ると NE と同様の動態を示す。図3 に NE の交感神経末端での生理的動態を示す。NE は神経末端でチロシンからドーパ，ドーパミンを経て生成され，顆粒小胞内に NE として蓄えられる。NE は神経活動に合わせて顆粒小胞から開口放出して一部はカテコラミン受容体（α，β）に結合するが，約8割は NE 輸送タンパク（NE transporter：NET）により神経末端へ再度取り込まれる。この再取り込みの機構は uptake-1 と呼ばれている。

　一方，MIBG は NE 類似であることからこの uptake-1 の働きにより，血中から神経末端に取り込まれる。三環系抗うつ薬であるイミプラミンは uptake-1 を阻害し，精神安定剤や降圧薬として用いられているレセルピンは顆粒小胞を枯渇化することが知られており，いずれも MIBG の神経終末での貯留を妨げる。NE の取り込み NE の動態と異なるのは，NE がモノアミン酸化酵素（MAO）やカテコール-o-メチルトランスフェラーゼ（COMT）により代謝されるのに対し，MIBG はこれらの代謝は受けない点である。また，効果器の細胞内に uptake-2 と言われる神経末端への非特異的集積が動物実験で確認されているが[2]，ヒトの移植心（完全除神経）での研究から，ヒトでは uptake-2 は無視できると考えられている[3,4]。したがって，MIBG を静注し，経時的に心臓をスキャンすることにより心臓交感神経内 NE の動態が明らかになり，心交感神経機能を知ることができる。

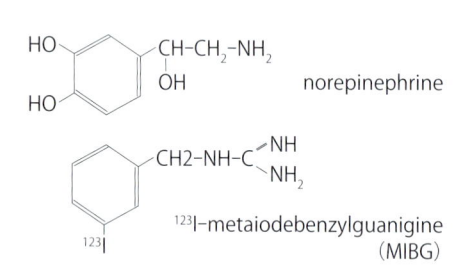

図2 ノルエピネフリンと MIBG の化学構造
MIBG はノルエピネフリンと類似したグアニジル基とベンジル基を組み合わせた化学構造式を持つ。

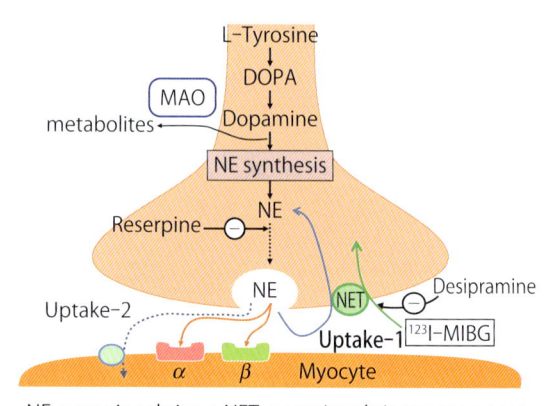

図3 交感神経末端におけるカテコラミンおよび MIBG の動態
MIBG はノルエピネフリン（NE）輸送タンパクにより神経終末に取り込まれ（uptake-1），NE と同様に神経終末から開口放出される。NE のように MAO や COMT で代謝を受けないが，イミプラミンやレセルピンは MIBG の神経終末の貯留を阻害する。

2. MIBGの検査法・解析法

　MIBGの撮像方法はプラナー像とSPECT像に分けられるが，特に前者から得られた定量的指標はエビデンスレベルが高く，欠かすことができない。具体的には静注15分後（初期）と4時間後（遅延）に5分間胸部正面プラナー像を撮像し，心臓縦隔比（H/M），4時間の洗い出し率（WR）を算出する。図4に正常プラナー像を示すが，正常者では左心室の集積が初期像，遅延像でともに描出され，肺集積は遅延像で洗い出され目立たなくなっている一方，左心室の集積は明瞭になる。得られた画像は左心室，上縦隔にそれぞれ関心領域（region of interest：ROI）を図5のごとく設定してH/M比，WRを算出する。H/Mとは，左心室の集積と背景集積としての縦隔の集積の平均ピクセル当たりの比であり，MIBG集積の程度を表す指標である。WRは，初期像と遅延像の集積をそれぞれ背景集積から減じて計算した後に，初期像のカウントからの洗い出し率として算出している。MIBG初期像H/Mの意義は心臓への機能的交感神経分布を示し，uptake-1の機能に相関すると考えられる。したがって，パーキンソン病など

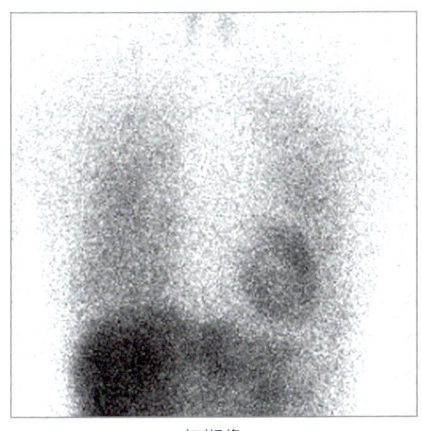

図4　MIBGシンチ正常例（正面プラナー像）
左心室の集積が初期像，遅延像でともに明瞭に描出されている。

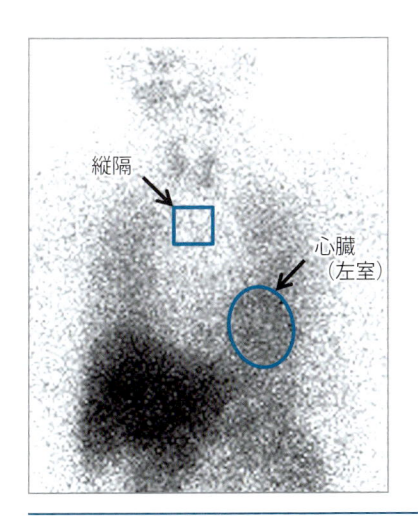

$$心臓縦隔比\quad H/M = \frac{H \times A2}{B \times A1}$$

洗い出し率（WR）

$$WR = \frac{(He - A1/A2 \times Be) - (Hd - A1/A2 \times Bd)}{(He - A1/A2 \times Be)}$$

H：心臓カウント
A1：心臓ROIのピクセル数
A2：縦隔ROIのピクセル数
B：縦隔カウント
d：4時間後像
e：15分後像

図5　MIBGプラナー像上のROI設定と解析法

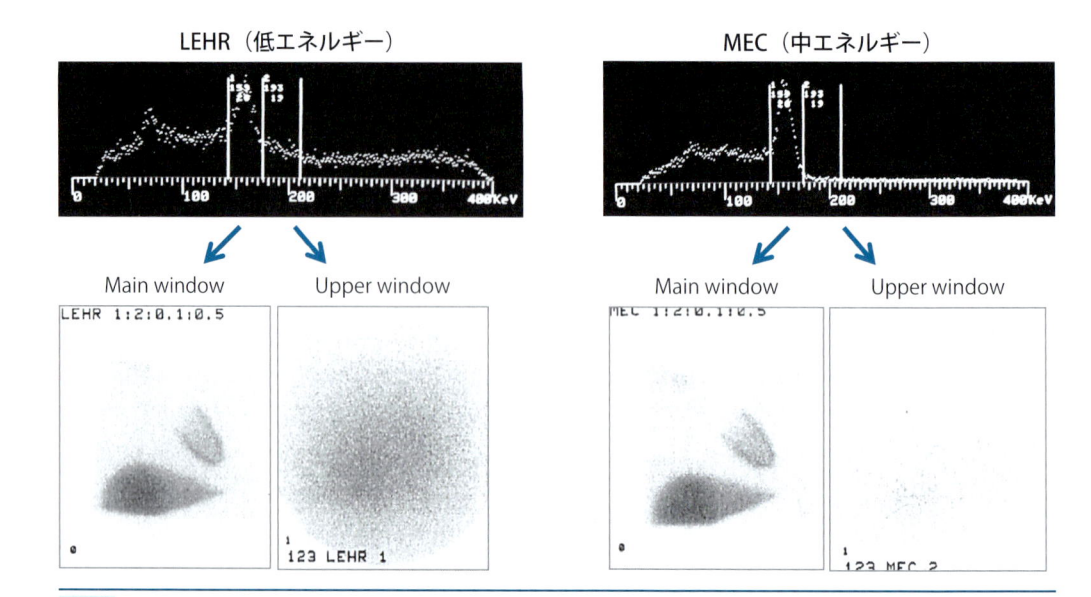

図6　コリメータの違いによるエネルギースペクトラムとファントム画像

I-123 の撮像するエネルギーウィンドウ幅を通常の 159±10 keV に加え，193±9.5 keV のサブウィンドウを散乱成分として同時にサンプリングして，そのサブウィンドウを減算した補正画像を作成する。左は低エネルギー，右は中エネルギーコリメータを用いた場合。

（文献7より）

　自律神経疾患による交感神経障害や心臓移植などによる物理的な交感神経除神経では，初期像で高度の集積低下を示す。一方，遅延像 H/M は，初期像 H/M が正常でも WR が亢進する場合には低下する。NE のスピルオーバーが亢進する心不全患者では WR が亢進し，遅延像 H/M が低下する。初期像 H/M が低下している自律神経疾患の場合には uptake-1 の機能が低下しているため，MIBG の再取り込み障害により WR が亢進し，遅延像はさらに低下する。

　近年，日本核医学会ワーキンググループで多施設からのデータを収集した結果，正常者 H/M は初期像で 2.2±0.2，遅延像で 2.3±0.2（低エネルギーコリメータ）と報告されている[5]。WR は当院の正常例 13±8％であるが，正常は概ね 20％以下と考えてよい。

　SPECT 像は局所集積異常を同定するためには必要である。著者の施設では心疾患患者では全例で撮像しているが，遅延プラナー像で心集積が高度に低下し，再構成が困難と予想される場合には省略している。パーキンソン病患者や自律神経機能障害の鑑別診断には，SPECT 像は必須ではない。

参考　H/M 比の標準化について

　MIBG は I-123 標識であり（159 keV），一般的には低エネルギーコリメータ（LE）を用いる。しかし，I-123 専用コリメータや中エネルギーコリメータ（ME）を用いると背景集積が低下し，H/M がより高くなる。コリメータにより H/M 比が変化することは，自施設内でのカメラの交換や多施設で研究を行う際に問題になる。Matsuo らはファントムを用いて異なるコリメータによる撮像を行い，両者の相関式から H/M 比を補正することを考案した[6]。一方，Kobayashi らは I-123 の撮像するエネルギーウィンドウ幅を通常の 159±10 keV に加え，193±9.5 keV のサブウィンドウを散乱成分として同時にサンプリングして，そのサブウィンドウを減算した補正画像を作成する方法を考案した[7]。本法では心肝ファントムを用いて，3つの異なるカメラと2つのコリメータで H/M

比を比較しているが，それぞれの条件で異なる値として算出されていたH/Mが同等の値に補正されることが示されている（図6）。著者の施設ではこの方法をルーティン化してMIBG画像を撮像しているが，大きな手間を必要とせず簡便に補正できる優れた方法といえる。

3. MIBGの臨床応用

1）慢性心不全

a. 慢性心不全の交感神経機能

拡張型心筋症，虚血性心筋症，高度弁膜症，高血圧性心不全など心機能が高度に低下する慢性心不全状態では，血行動態の異常と圧受容体の感受性異常のため，慢性的な神経調節異常が存在する。具体的には，健常者に比べ運動負荷に対する心拍数と心収縮力の反応が低下しており，その反応性低下は重症例ほど顕著であると報告されている。したがって心不全では，その代償機転として交感神経が活性化している。また，体液性因子の活性も起こり，アンジオテンシン，バソプレシン，エンドセリンなどによる体液性血管収縮，アルドステロンを介する体液量増加，カテコラミン，アンジオテンシンによる心筋肥大が起こる。しかし，これらの機構で代償できないほどの心ポンプ機能障害例や長期経過で代償不全が進行する場合，神経体液性因子が過剰に活性化する。これにより左室後負荷ミスマッチ，心筋肥大による左室心仕事量の増大と仕事効率の低下，それに伴う心筋酸素需給バランスが悪化するという悪循環が形成される。その結果，心室リモデリング，カテコラミンによる心筋障害，体液量増加とうっ血の増強，不整脈が起こることから，心臓交感神経機能のモニタリングが心事故との関連や治療効果判定のために重要視されている。

不全心では血中NE濃度が正常例に比べ高値を示すが，理由として①神経線維末端からNEの放出の増加，②神経末端での再摂取機能が低下しシナプス間隙のNE濃度が上昇して血中に流れ出る（スピルオーバー）ことが挙げられる。Eisenhoferらは^{3}H標識NE注入法を用いて拡張型心筋症を含む慢性心不全例でNE動態を測定したところ[8]，不全心では健常心に比してNE放出量は1.5倍増加，スピルオーバーは3.7倍増加していた。一方，NEが生産される単位時間当たりの量（ターンオーバー）は1.3倍の増加に留まり，結果として交感神経内NE貯蔵量は0.53倍に低下していた。Ungererらの報告では，拡張型心筋症におけるNE再摂取障害は再摂取するキャリアプロテインの減少が原因とされており，このキャリアプロテインは心筋内NE濃度が低下する症例ほどその濃度が減少していた[9]。

心筋において，シナプス間隙のNE濃度が上昇し受容体刺激が過剰となると，シナプス後のβ受容体の減少および受容体以降の細胞情報伝達低下によるダウンレギュレーションをもたらす。β受容体のダウンレギュレーションによる交感神経系の活性化とα受容体刺激による血管収縮によって，心収縮力はさらに低下する。心不全例では心室を拡大させ，仕事量の増大，心仕事効率の低下，壁緊張の増大，拡張特性の低下など心ポンプ機能の低下をもたらす。

b. 慢性心不全患者のMIBG所見と予後評価

慢性心不全患者のカテコラミンの動態から，^{123}I-MIBGシンチグラフィの所見として，①単位心筋当たりの初期像の^{123}I-MIBGの取り込みが低下する（初期集積H/Mの低下），②放出

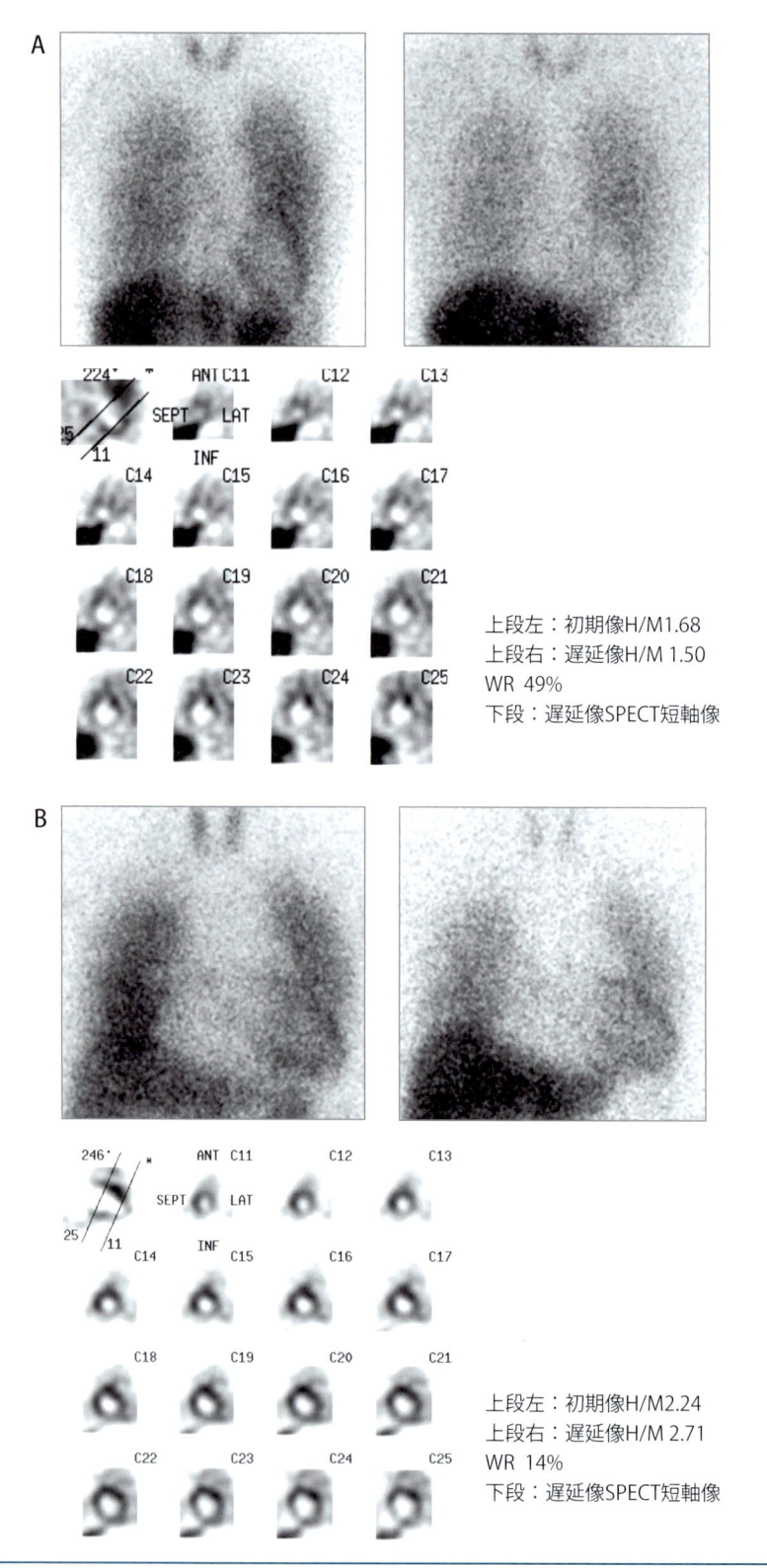

上段左：初期像H/M1.68
上段右：遅延像H/M 1.50
WR 49%
下段：遅延像SPECT短軸像

上段左：初期像H/M2.24
上段右：遅延像H/M 2.71
WR 14%
下段：遅延像SPECT短軸像

図7 拡張型心筋症におけるMIBGシンチ
A：49歳男性，NYHA III度で心エコーでは左室駆出率24％。H/Mは低く，WRは亢進している。
B：44歳男性，NYHAはI度で心エコーでは左室駆出率32％，H/M，WRはいずれも正常範囲。

増加とスピルオーバーの亢進により一旦取り込まれた^{123}I-MIBG が急速に減少し（洗い出しの亢進），遅延像の集積は更に低下する（遅延像 H/M の低下）。図 7A に典型的な慢性心不全例の MIBG を示した。49 歳男性で拡張型心筋症と診断されている。NYHA 臨床心機能分類は III 度で，心エコーでは左室拡張末期径 58 mm，収縮末期径 53 mm，左室駆出率 24％。MIBG シンチでは H/M 比は特に遅延像で低く，WR は高度である（49％）。図 7B は 44 歳の拡張型心筋症例であるが，NYHA は I 度で心エコーでは左室拡張末期径 59 mm，収縮末期径 52 mm，左室駆出率 32％で低心機能であるが MIBG は初期，遅延像 WR はいずれも正常である（WR 14％）。臨床像は心エコー所見よりむしろ MIBG 所見に一致している。

著者らの 59 例における拡張型心筋症の検討では，初期 H/M 1.77±0.22（健常：1.97±0.13，p＜0.05），遅延像 H/M 1.68±0.29（健常：2.24±0.30，p＜0.0001），WR 40±16（健常：16±9％；p＜0.0001）であった[10]。WR は左室駆出率と弱い有意な相関関係があった（図 8）。同症例群の追跡調査の結果，16 例が心事故により死亡した。予後の指標として H/M（初期，遅延），WR，左室駆出率（ejection fraction：EF）はいずれも有意な指標であったが，中でも WR が特に良い予後指標であった。WR 52％以上を予後不良とすると 2 年以内の死亡の感度は 73％，特異度 89％，陽性適中率 67％，陰性適中率 91％と極めて高い予後予測能を有していた。遅延像 H/M も同等に良好な予後指標であり，これまで多数の論文で同様の報告がなされており[11-15]，近年では多数の論文を review したメタ解析[16]や，欧米の多施設前向き研究である ADMIRE-HF 研究[17]でもその妥当性が確認されている。

著者らは 10 年の長期経過から拡張型心筋症の MIBG による予後予測能を検討した結果，EF がむしろ長期予後と関連（＜30％）する一方，WR（≧50％）は短期予後との関連が強かった[18]（図 9）。結果的に EF と MIBG を組み合わせることにより予後の階層化が可能であった。また，MIBG は 3 年以降で予後予測効果が低下しており，3 年以内に薬物療法が奏効した症例で予後が改善された可能性が高い。これまで多数の論文で，β遮断薬を含めた薬物療法により MIBG 指標の改善が得られた症例では予後が改善することが報告されている[19-22]。

他の臨床指標として近年は血中 BNP（脳性ナトリウム利尿ペプチド，brain natriuretic peptide）が簡便な心不全の指標として用いられている。本指標は MIBG 指標との相関が見られる

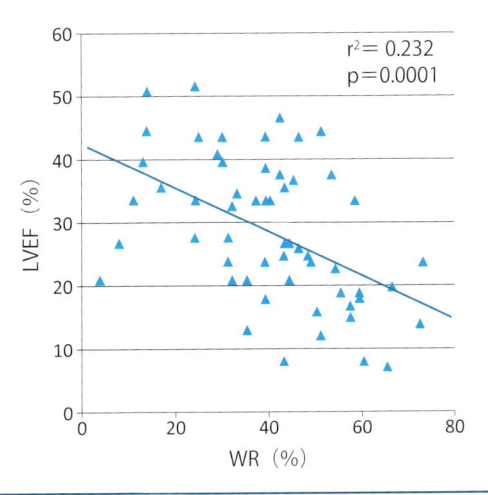

図 8　MIBG 洗い出し率（WR）と左室駆出率（LVEF）との関係
拡張型心筋症例の LVEF は WR と負の相関関係がある。

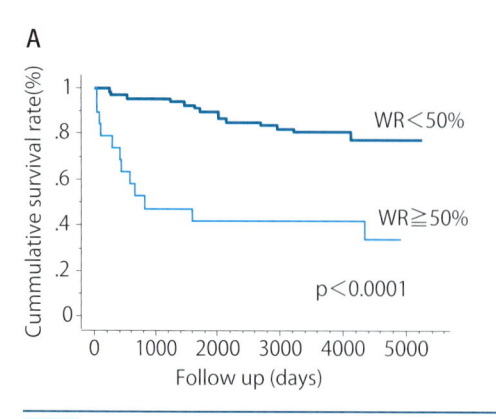

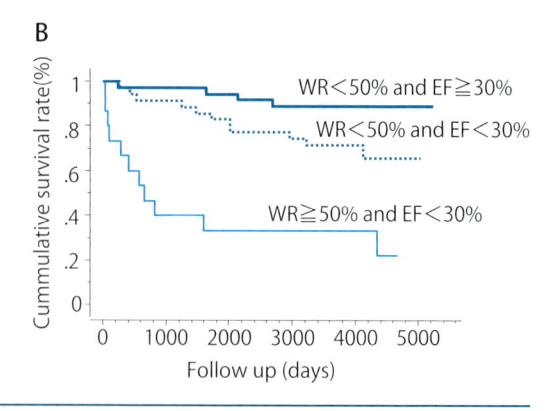

図9 拡張型心筋症におけるMIBGシンチの予後評価
A：WR≧50%で有意に予後不良。
B：WRとLVEFを組み合わせることで予後の階層化が可能。

（文献18より）

が，予後予測に関してはMIBGとは独立した指標とされている[23]。

以上より，MIBGの評価法として，①治療前の心機能評価でMIBGシンチを施行し，まず交感神経機能から見た心不全の重症度を知る。②治療開始3-6カ月後の安定期に再度MIBGを施行し，MIBG指標に改善が得られているかを評価する。MIBGによる治療効果判定はその後の予後に密接に関連しており，治療方針決定のために有用であるが，EFやBNPなど他の臨床指標を考慮に入れて診療に生かしていくことが望まれる。

c. 左室同期不全とMIBG

近年，慢性心不全の治療として注目されている心臓再同期療法（cardiac resynchronization therapy：CRT）は，左脚ブロックなどの左室同期不全（dyssynchrony）を呈する病態を改善するために，左室内の伝導の不均衡による収縮のタイミングのずれを右室と左室にペーシングして補正する方法である。一般に不全心にdyssynchronyを合併した場合，CRTにより心機能が改善し，予後も改善する。TanakaらはMIBGを施行し，H/MとWRがdyssynchronyの程度とそれぞれ負の相関，正の相関を得，さらにdyssynchronyが大でH/Mが高い（H/M≧1.6）症例でCRTの有効性が高く，dyssynchronyが小でH/Mが低いと（H/M＜1.6）有効性が低かった[24]。また，dyssynchronyが小でもH/Mが高いと（H/M≧1.6），CRTの有効性が期待できる結果であった。CRTの有効性についてはdyssynchronyの有無だけでなく，MIBGの指標がその予測の一助に成り得る可能性がある。

d. SPECT像による局所交感神経機能評価

MIBG SPECT像では，局所交感神経機能評価が可能である。図7の不全心の代表例では，重篤な例では遅延像のSPECT像上，下壁や心尖部の集積低下がより高度である。弁膜症，虚血性心筋症などでも重症例では下壁の集積低下が目立つ。しかし，遅延像では左室全体の低集積のためSPECT像の再構成が困難となることが多く，H/M比に比較すると遅延像の下壁集積低下の定性的評価の意義は低い。一方，初期像のSPECT像における欠損領域の広がり（extent score）が小さいとβ遮断薬の改善効果が高いことが示されており，治療前に重要な情報と成りうる[19]。

拡張型心筋症と診断されたほぼ全例で下後壁や心尖部に集積低下を認め，遅延像でその集積

異常がより強くかつ広範囲になる．これらの領域は交感神経の走行ではいずれも距離の遠い末梢部により支配されており（左右心臓神経は冠動脈の走行に沿って分布する），交感神経の除神経や機能異常が出現する場合に最も交感神経障害を受けやすい[25,26]．

2）肥大型心筋症

a．肥大型心筋症の交感神経機能

肥大型心筋症では，拡張相肥大型心筋症のように心機能低下を伴わなくとも，心臓交感神経の異常が指摘されている．Brushら[27]は^{3}H標識NE注入法を用いて肥大型心筋症の交感神経機能を測定し，肥大型心筋症のNE摂取率は健常者の1/3と低値であること，NEの神経内での代謝産物であるdihydroxyphenylglycolの産生量はNEのスピルオーバーより少ないことを報告した．この結果から，肥大型心筋症では放出されたNEの再摂取が低下してシナプス間隙の濃度が高まり，受容体刺激が亢進していると推測した．拡張型心筋症と異なり，肥大型心筋症ではNE放出の増加がないためNE含量が保たれる．

b．肥大型心筋症におけるMIBGシンチと臨床的意義

^{123}I-MIBGを用いた検討では特に壁肥厚部位でWRの亢進が見られるが，非肥厚部位でも健常者に比べWRは有意に高い．特に下後壁のWRの亢進と遅延像の集積低下が目立って見られる．また，遅延像H/Mが心機能と関連するとの報告もある．HiasaらHCMなどで同疾患でH/Mが将来の心不全の予測に有用であったと報告している[28]．著者らの101例の検討では，心臓全体のWRは健常者に比べ亢進，H/Mは有意に低下しており，閉塞型（HOCM）：WR 34±15％，H/M 1.94±0.24，非閉塞型（HNCM）：WR 35±17％，H/M 1.92±0.33，拡張相（DHCM）WR 39±16％，H/M 1.64±0.26，心尖部型（APH）：WR 32±12％，H/M 2.04±0.28であった[29]．心事故発生とMIBGの関係を検討したところ，Coxモデルの単変量解析でWRとH/Mが有意な心事故発生の良好な指標であった（WR, p＝0.02；H/M, p＝0.008）．Kaplan-Meierによる心事故の解析ではWR 40％以上，H/M 1.95以下で心事故率が有意に高い結果であった．HCMにおいても交感神経の亢進状態（受容体への刺激亢進）が存在し，その程度が将来の心事故に関連があると考えられる．

3）不整脈源性右室心筋症

不整脈源性右室心筋症（arrhythmogenic right ventricular cardiomyopathy：ARVC）は右室を中心とした線維性脂肪浸潤を主体とし，右室流出路や流入路を起源として心室性頻拍症（VT）を反復して起こす疾患である．心筋病変の主体は右室で右室外膜側から線維化や脂肪浸潤を起こす．左室への病変の浸潤もまれではなく，著者らが検討した^{123}I-MIBGシンチ15例中13例（87％）のARVC症例に左室の局所交感神経障害が指摘されており，^{201}Tlシンチの集積異常を越える領域範囲に異常が指摘されている．この所見は心臓CTで脂肪浸潤の見られない領域でも認められ，特に後中隔や下壁で顕著である．図10に典型例（54歳男性）を提示した．右室に脂肪変性の所見が見られるが，左室への浸潤ははっきりしない．しかし，Tlでは側壁に集積低下を示し，MIBGでは側壁～心尖部にかけて後半に欠損像が見られる．Wichterらの報告でも，48例のARVCのうち40例（83％）で左室にMIBG上の集積低下が認められている[30]．MIBGで集積異常が高頻度で見られる原因として，ARVCの病変が交感神経線維の豊富な心外膜下から脂肪変性・線維化が起こることにある．好発領域である後中隔や下壁

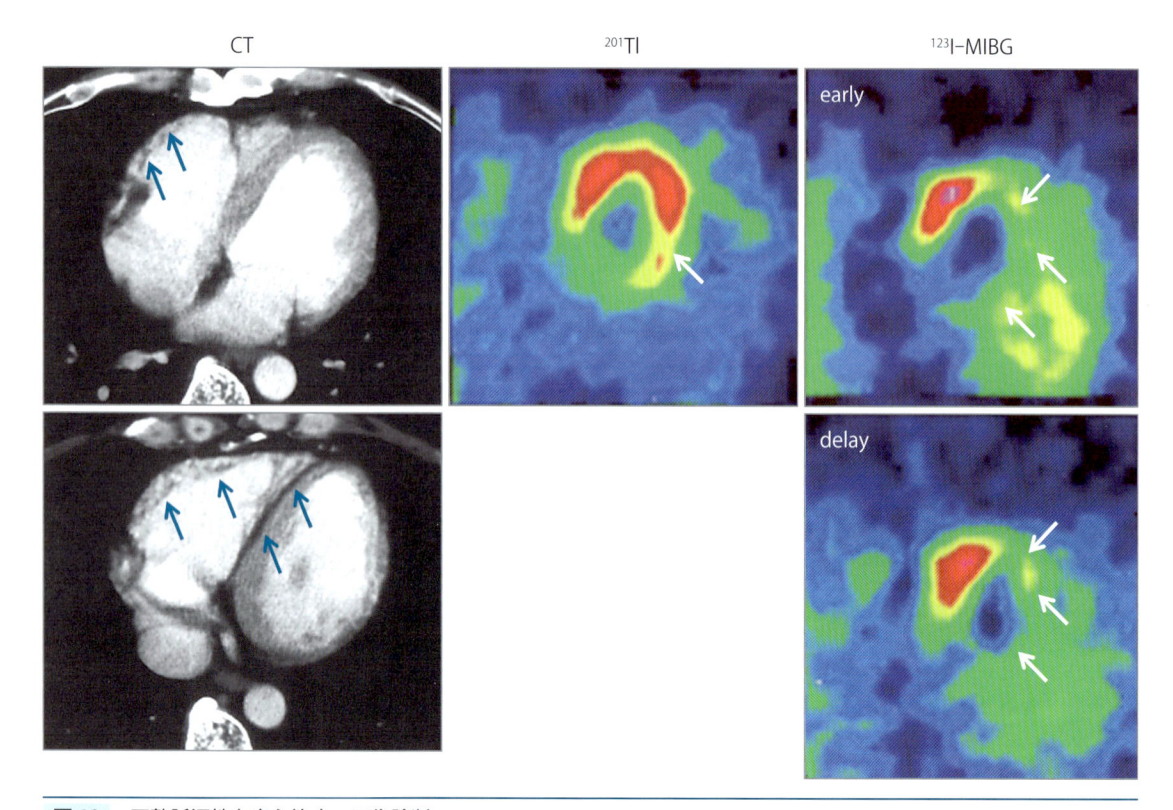

図10　不整脈源性右室心筋症の画像診断
54歳男性。右室の自由壁，中隔に脂肪変性の所見が見られるが，左室浸潤は明らかでない。Tlでは側壁基部に集積低下を示し，MIBGではより広範に側壁〜心尖部に欠損像が見られる。

は，右室を回りこむ交感神経線維により支配されているために障害されやすい領域と考えられる。病状が進行すると側壁にも交感神経障害が及ぶ。H/MやWRの異常は左室障害が高度な例ほど顕著だが，左室起源のVTはまれで，同疾患において交感神経障害部位と不整脈の起源とは必ずしも関連していない。

4）虚血性心疾患

　心臓交感神経が虚血により障害を受けやすいことは動物実験などで明らかにされており，MIBGでは負荷血流イメージングの負荷像の欠損範囲と同等の集積低下が起こり，安静像と比べると有意に広範であることが示されている[31]。また，不安定狭心症や冠攣縮性狭心症でも血流イメージングで検出されない欠損が認められることがあり，虚血の診断に有用との報告がある[32,33]。しかし，下壁が生理的あるいは肝臓の高集積によるアーチファクトにより低集積を示すことが多く，MIBG SPECT像のみで診断を確定することは避けるべきである。Sakataらは冠動脈の有意狭窄がない冠攣縮性狭心症では冠攣縮領域の局所WRはむしろ低下しており，左室全体のWRも低下していることを示した[34]。また，予後との関連を調べたところ，冠攣縮性狭心症群ではWRがむしろ低く，WR 4%をカットオフとすると，4%以下の症例ではその後の心イベントの発症が多かった。理由としてMIBGが冠攣縮の原因である副交感神経の亢進，つまり交感神経活動の低下を反映しており，イベントと関連しているのではないかと考察している[35]。

4. 心疾患以外の臨床応用

1) パーキンソン病・レビー小体病

　MIBG シンチは心臓交感神経機能を反映することを利用して，心疾患のみならず自律神経疾患の検出にも利用される。特に自律神経障害を伴う代表的疾患であるパーキンソン病では，類似の臨床症状を呈するパーキンソン症候群との鑑別に有用である[36-40]。パーキンソン病におけるMIBG 集積の特徴は，初期集積が著明に低下することである。これは心臓交感神経障害による心臓交感神経末端での uptake-1 の障害により，MIBG の取り込みが低下することによる。MIBG の再取り込みも低下することから WR も同時に低下し，遅延像の集積はほぼ無集積を示すことが多い。近年，認知症の一つとして注目されているパーキンソン病関連疾患であるレビー小体病も，高度に MIBG 集積が低下することが報告されており，認知症患者の鑑別診断法の一つとして用いられている[41]。図11に71歳男性の典型的なパーキンソン病症例を示した。初期像から高度にMIBG集積が低下していることがわかる。初期，遅延像H/Mはそれぞれ 1.38，1.10，WR 81％であった。

　当院でパーキンソン症状を示した連続144例のMIBGシンチを解析したところ，初期像H/M 1.76以下をパーキンソン病またはレビー小体型認知症とした場合の診断の感度，特異度，正診率，AUC（area under the curve）は65％，87％，72％，0.81であった[40]。初期H/Mの値に遅延像H/MやWRを組み合わせても正診率の増加は得られず，初期H/Mが診断の鍵となる。正診率はこれまでの報告と比べて10％程度低いが，臨床的に判定が困難な症例を含む日常診療の中では，この程度の診断精度ではないかと考えられる。そこで，臨床症状を含めて診断能について解析したところ，振戦症状がありかつ初期像H/Mが1.76以下であるとパーキンソン病である可能性が96％と高率であった。MIBGの集積低下所見はパーキンソン病に特異的な所見ではなく，多系統萎縮症の中にも集積の低下する症例が認められ[42]，一方，若年性パーキンソン病ではMIBGの異常が現れないことがある[43]。著者の施設ではH/M比がカッ

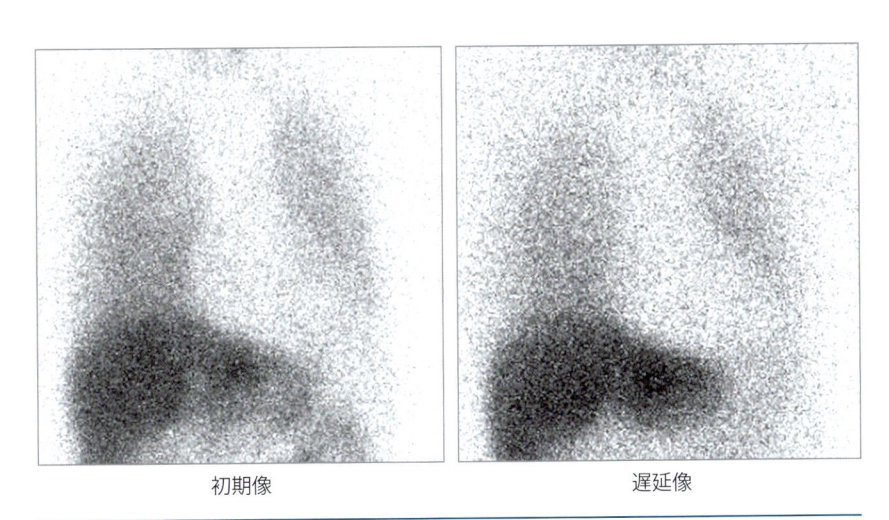

|初期像|遅延像|

図11　パーキンソン病患者の MIBG シンチ
初期像から高度に MIBG 集積が低下している。初期，遅延像 H/M はそれぞれ 1.38，1.10，WR 81％。

トオフ値前後である場合，MIBG の結果のみでは診断を確定的とはせず，経過観察を行うようレポートに記載している。

2）糖尿病・アミロイドーシスなど

a．糖尿病性神経障害

　　MIBG の過去の報告では，糖尿病では神経障害の一つとして心臓交感神経障害が認められることが明らかになっており[44]，この所見は他の検査で虚血性心疾患や心筋症の合併がない糖尿病患者でも見られる。糖尿病で MIBG 集積が低下する意義として Hattori らは，MIBG 集積の低下している患者ほど寒冷刺激（交感神経刺激）による心筋血流の増加率が低下していると報告している[45]。糖尿病患者における無痛性心筋虚血の原因として心臓交感神経障害が関与しているかどうかを調べた報告では，MIBG で示された心臓交感神経徐神経のみでは説明できないとしている[46]。また，糖尿病患者で心臓交感神経徐神経の所見が予後の独立した因子であるとの報告はない。

b．アミロイドーシス

　　アミロイドーシスは不溶性蛋白であるアミロイドが臓器に沈着することによって機能障害を引き起こす疾患である。しばしば MIBG の心臓への初期集積が低下するが，自律神経への浸潤により起こるとされている。アミロイドーシスは非遺伝性では原発性（AL，AH 型），続発性アミロイドーシス（AA 型），透析アミロイドーシスなどがある。家族性では TTR 型アミロイドポリニューロパチー（FAP）が最も多く，心病変や臨床的自律神経障害の有無に関わらず高率に MIBG 集積の低下を認める[47,48]。透析患者ではしばしば起立性低血圧が臨床上問題である。MIBG シンチにより，単なる調節障害なのかアミロイドーシスによる自律神経障害であるかの鑑別に有用と思われる。

c．物理的交感神経除神経

　　心臓への交感神経支配が物理的に切断されると心臓交感神経末端の一連の機能が停止するためカテコラミンや MIBG の取り込みも消失する。代表的な病態として心移植が挙げられ，完全に除神経されている術直後では MIBG の初期像の心集積は無集積である。移植心は MIBG や PET の交感神経のトレーサの研究などから，術後 1 年半以上で一部神経再生が認められ，同トレーサの集積が改善することが明らかになっている[49]。MIBG 集積の改善部位は心基部前壁から起こり，下壁や心尖部など除神経を受けやすい場所の再生は遅れる[4]。

　　その他，小児心臓先天奇形の手術で肺動脈と大動脈のスイッチ術を行った場合[50]や上行大動脈瘤置換術後など，心臓神経叢の物理的浸潤を余儀なくされる手術では MIBG の集積が著しく低下する[51]。このような手術を受けている場合，MIBG の検査結果は心不全などの病態を反映していないので注意が必要である。一方，冠動脈バイパス術や弁膜症の手術では除神経されることはまれである。

● 参考文献

1) Wieland DM, Wu J, Brown LE, et al. Radiolabeled adrenergi neuron-blocking agents : adrenomedullary imaging with [131I] iodobenzylguanidine. J Nucl Med. 1980 ; 21(4) : 349-53.
2) Degrado TR, Zalutsky MR, Vaidyanathan G. Uptake mechanisms of meta-[123I] iodobenzylguanidine in isolated rat heart. Nucl Med Biol. 1995 ; 22(1) : 1-12.
3) De Marco T, Dae M, Yuen-Green MS, et al. Iodine-123 metaiodobenzylguanidine scintigraphic assess-

ment of the transplanted human heart : evidence for late reinnervation. J Am Coll Cardiol. 1995 ; 25 (4) : 927-31.
 4) Momose M, Kobayashi H, Ikegami H, et al. Regional cardiac sympathetic reinnervation in transplanted human hearts detected by 123I-MIBG SPECT imaging. Ann Nucl Med. 2000 ; 14(5) : 333-7.
 5) Matsuo S, Nakajima K, Yamashina S, et al. Characterization of Japanese standards for myocardial sympathetic and metabolic imaging in comparison with perfusion imaging. Ann Nucl Med. 2009 ; 23 (6) : 517-22.
 6) Matsuo S, Nakajima K, Okuda K, et al. Standardization of the heart-to-mediastinum ratio of 123I-labelled-metaiodobenzylguanidine uptake using the dual energy window method : feasibility of correction with different camera-collimator combinations. Eur J Nucl Med Mol Imaging. 2009 ; 36(4) : 560-6.
 7) Kobayashi H, Momose M, Kanaya S, et al. Scatter correction by two-window method standardizes cardiac I-123 MIBG uptake in various gamma camera systems. Ann Nucl Med. 2003 ; 17(4) : 309-13.
 8) Eisenhofer G, Friberg P, Rundqvist B, et al. Cardiac sympathetic nerve function in congestive heart failure. Circulation. 1996 ; 93(9) : 1667-76.
 9) Ungerer M, Hartmann F, Karoglan M, et al. Regional in vivo and in vitro characterization of autonomic innervation in cardiomyopathic human heart. Circulation. 1998 ; 97(2) : 174-80.
10) Momose M, Kobayashi H, Iguchi N, et al. Comparison of parameters of 123I-MIBG scintigraphy for predicting prognosis in patients with dilated cardiomyopathy. Nucl Med Commun. 1999 ; 20(6) : 529-35.
11) Merlet P, Valette H, Dubois-Rande JL, et al. Prognostic value of cardiac metaiodobenzylguanidine imaging in patients with heart failure. J Nucl Med. 1992 ; 33(4) : 471-7.
12) Nakata T, Miyamoto K, Doi A, et al. Cardiac death prediction and impaired cardiac sympathetic innervation assessed by MIBG in patients with failing and nonfailing hearts. J Nucl Cardiol. 1998 ; 5 (6) : 579-90.
13) Imamura Y, Ando H, Mitsuoka W, et al. Iodine-123 metaiodobenzylguanidine images reflect intense myocardial adrenergic nervous activity in congestive heart failure independent of underlying cause. J Am Coll Cardiol. 1995 ; 26(7) : 1594-9.
14) Imamura Y, Fukuyama T, Mochizuki T, et al. Prognostic value of iodine-123-metaiodobenzylguanidine imaging and cardiac natriuretic peptide levels in patients with left ventricular dysfunction resulting from cardiomyopathy. Jpn Circ J. 2001 ; 65(3) : 155-60.
15) Matsui T, Tsutamoto T, Kinoshita M. Relationship between cardiac 123I-metaiodobenzylguanidine imaging and the transcardiac gradient of neurohumoral factors in patients with dilated cardiomyopathy. Jpn Circ J. 2001 ; 65(12) : 1041-6.
16) Verberne HJ, Brewster LM, Somsen GA, et al. Prognostic value of myocardial 123I-metaiodobenzylguanidine (MIBG) parameters in patients with heart failure : a systematic review. Eur Heart J. 2008 ; 29(9) : 1147-59.
17) Jacobson AF, Senior R, Cerqueira MD, et al. Myocardial iodine-123 meta-iodobenzylguanidine imaging and cardiac events in heart failure. Results of the prospective ADMIRE-HF (AdreView Myocardial Imaging for Risk Evaluation in Heart Failure) study. J Am Coll Cardiol. 2010 ; 55(20) : 2212-21.
18) Momose M, Okayama D, Nagamatsu H, et al. Long-term prognostic stratification by a combination of (123) I-metaiodobenzylguanidine scintigraphy and ejection fraction in dilated cardiomyopathy. Ann Nucl Med. 2011 ; 25(6) : 419-24.
19) Fujimoto S, Inoue A, Hisatake S, et al. Usefulness of 123I-metaiodobenzylguanidine myocardial scintigraphy for predicting the effectiveness of beta-blockers in patients with dilated cardiomyopathy from the standpoint of long-term prognosis. Eur J Nucl Med Mol Imaging. 2004 ; 31(10) : 1356-61.
20) Kasama S, Toyama T, Sumino H, et al. Prognostic value of serial cardiac 123I-MIBG imaging in patients with stabilized chronic heart failure and reduced left ventricular ejection fraction. J Nucl Med. 2008 ; 49(6) : 907-14.
21) Kasama S, Toyama T, Sumino H, et al. Effects of mineralocorticoid receptor antagonist spironolactone on cardiac sympathetic nerve activity and prognosis in patients with chronic heart failure. Int J Cardiol. 2012.
22) Nakata T, Wakabayashi T, Kyuma M, et al. Cardiac metaiodobenzylguanidine activity can predict the long-term efficacy of angiotensin-converting enzyme inhibitors and/or beta-adrenoceptor block-

ers in patients with heart failure. Eur J Nucl Med Mol Imaging. 2005 ; 32(2) : 186-94.
23) Kyuma M, Nakata T, Hashimoto A, et al. Incremental prognostic implications of brain natriuretic peptide, cardiac sympathetic nerve innervation, and noncardiac disorders in patients with heart failure. J Nucl Med. 2004 ; 45(2) : 155-63.
24) Tanaka H, Tatsumi K, Fujiwara S, et al. Effect of left ventricular dyssynchrony on cardiac sympathetic activity in heart failure patients with wide QRS duration. Circ J. 2012 ; 76(2) : 382-9.
25) Kiyono Y, Iida Y, Kawashima H, et al. Regional alterations of myocardial norepinephrine transporter density in streptozotocin-induced diabetic rats : implications for heterogeneous cardiac accumulation of MIBG in diabetes. Eur J Nucl Med. 2001 ; 28(7) : 894-9.
26) Momose M, Tyndale-Hines L, Bengel FM, et al. How heterogeneous is the cardiac autonomic innervation ? Basic Res Cardiol. 2001 ; 96(6) : 539-46.
27) Brush JE, Jr., Eisenhofer G, Garty M, et al. Cardiac norepinephrine kinetics in hypertrophic cardiomyopathy. Circulation. 1989 ; 79(4) : 836-44.
28) Hiasa G, Hamada M, Saeki H, et al. Cardiac sympathetic nerve activity can detect congestive heart failure sensitively in patients with hypertrophic cardiomyopathy. Chest. 2004 ; 126(3) : 679-86.
29) Nagamatsu H, Momose M, Kobayashi H, et al. Prognostic value of 123I-metaiodobenzylguanidine in patients with various heart diseases. Ann Nucl Med. 2007 ; 21(9) : 513-20.
30) Wichter T, Hindricks G, Lerch H, et al. Regional myocardial sympathetic dysinnervation in arrhythmogenic right ventricular cardiomyopathy. An analysis using 123I-meta-iodobenzylguanidine scintigraphy. Circulation. 1994 ; 89(2) : 667-83.
31) Estorch M, Narula J, Flotats A, et al. Concordance between rest MIBG and exercise tetrofosmin defects : possible use of rest MIBG imaging as a marker of reversible ischaemia. Eur J Nucl Med. 2001 ; 28(5) : 614-9.
32) Tsutsui H, Ando S, Fukai T, et al. Detection of angina-provoking coronary stenosis by resting iodine 123 metaiodobenzylguanidine scintigraphy in patients with unstable angina pectoris. Am Heart J. 1995 ; 129(4) : 708-15.
33) Takano H, Nakamura T, Satou T, et al. Regional myocardial sympathetic dysinnervation in patients with coronary vasospasm. Am J Cardiol. 1995 ; 75(5) : 324-9.
34) Sakata K, Shirotani M, Yoshida H, et al. Iodine-123 metaiodobenzylguanidine cardiac imaging to identify and localize vasospastic angina without significant coronary artery narrowing. J Am Coll Cardiol. 1997 ; 30 (2) : 370-6.
35) Sakata K, Iida K, Kudo M, et al. Prognostic value of I-123 metaiodobenzylguanidine imaging in vasospastic angina without significant coronary stenosis. Circ J. 2005 ; 69(2) : 171-6.
36) Braune S. The role of cardiac metaiodobenzylguanidine uptake in the differential diagnosis of parkinsonian syndromes. Clin Auton Res. 2001 ; 11(6) : 351-5.
37) Druschky A, Hilz MJ, Platsch G, et al. Differentiation of Parkinson's disease and multiple system atrophy in early disease stages by means of I-123-MIBG-SPECT. J Neurol Sci. 2000 ; 175(1) : 3-12.
38) Orimo S, Ozawa E, Nakade S, et al. (123) I-metaiodobenzylguanidine myocardial scintigraphy in Parkinson's disease. J Neurol Neurosurg Psychiatry. 1999 ; 67(2) : 189-94.
39) Taki J, Nakajima K, Hwang EH, et al. Peripheral sympathetic dysfunction in patients with Parkinson's disease without autonomic failure is heart selective and disease specific. taki@med.kanazawa-u.ac.jp. Eur J Nucl Med. 2000 ; 27(5) : 566-73.
40) Uchiyama Y, Momose M, Kondo C, et al. Comparison of parameters of (123) I-metaiodobenzylguanidine scintigraphy for differential diagnosis in patients with parkinsonism : correlation with clinical features. Ann Nucl Med. 2011 ; 25(7) : 478-85.
41) Yoshita M, Taki J, Yokoyama K, et al. Value of 123I-MIBG radioactivity in the differential diagnosis of DLB from AD. Neurology. 2006 ; 66(12) : 1850-4.
42) Nagayama H, Ueda M, Yamazaki M, et al. Abnormal cardiac [(123)I]-meta-iodobenzylguanidine uptake in multiple system atrophy. Mov Disord. 2010 ; 25(11) : 1744-7.
43) Orimo S, Amino T, Yokochi M, et al. Preserved cardiac sympathetic nerve accounts for normal cardiac uptake of MIBG in PARK2. Mov Disord. 2005 ; 20(10) : 1350-3.
44) Mantysaari M, Kuikka J, Mustonen J, et al. Noninvasive detection of cardiac sympathetic nervous dysfunction in diabetic patients using [123I] metaiodobenzylguanidine. Diabetes. 1992 ; 41(9) : 1069-75.

45) Hattori N, Rihl J, Bengel FM, et al. Cardiac autonomic dysinnervation and myocardial blood flow in long-term Type 1 diabetic patients. Diabet Med. 2003 ; 20(5) : 375-81.
46) Koistinen MJ, Airaksinen KE, Huikuri HV, et al. No difference in cardiac innervation of diabetic patients with painful and asymptomatic coronary artery disease. Diabetes Care. 1996 ; 19(3) : 231-3.
47) Tanaka M, Hongo M, Kinoshita O, et al. Iodine-123 metaiodobenzylguanidine scintigraphic assessment of myocardial sympathetic innervation in patients with familial amyloid polyneuropathy. J Am Coll Cardiol. 1997 ; 29(1) : 168-74.
48) Delahaye N, Dinanian S, Slama MS, et al. Cardiac sympathetic denervation in familial amyloid polyneuropathy assessed by iodine-123 metaiodobenzylguanidine scintigraphy and heart rate variability. Eur J Nucl Med. 1999 ; 26(4) : 416-24.
49) Bengel FM, Ueberfuhr P, Ziegler SI, et al. Serial assessment of sympathetic reinnervation after orthotopic heart transplantation. A longitudinal study using PET and C-11 hydroxyephedrine. Circulation. 1999 ; 99(14) : 1866-71.
50) Kondo C, Nakazawa M, Momma K, et al. Sympathetic denervation and reinnervation after arterial switch operation for complete transposition. Circulation. 1998 ; 97(24) : 2414-9.
51) Momose M, Kobayashi H, Ikegami H, et al. Total and partial cardiac sympathetic denervation after surgical repair of ascending aortic aneurysm. J Nucl Med. 2001 ; 42(9) : 1346-50.

5 心筋脂肪酸代謝イメージング

■ はじめに

　心筋のエネルギー基質として重要な脂肪酸代謝を画像評価できるのは核医学的手法のみである。心筋 BMIPP イメージングは側鎖型長鎖脂肪酸を RI 標識して行う分子イメージング法で，欧米に先んじて日本を中心に研究され，本イメージングの EBM・ガイドライン[1]の構築に貢献してきた。ここではその基礎と臨床応用，特に急性胸痛症候群・急性冠症候群，慢性冠動脈疾患，虚血性心不全を中心に解説する。

1. 心筋 BMIPP イメージングとは

1）心筋のエネルギー代謝と BMIPP

　心筋は生体内の物理的特性から，他臓器にはない大きなエネルギーを必要としている。正常心筋細胞はこのため好気的条件下において，豊富なエネルギー（ATP）を産生できる脂肪酸に，全エネルギー産生基質の約 60% を依存している。残る約 35% は糖，他はアミノ酸，乳酸である（図1）。しかし，脂肪酸の好気的 β 酸化は多くの酸素を必要としているため血流障害の影響を受けやすく，逆にこのことが虚血性心筋傷害を心筋脂肪酸代謝異常から評価できることを可能にしている。心筋脂肪酸代謝イメージングには生体内で実際に利用されている ^{11}C-パルミ

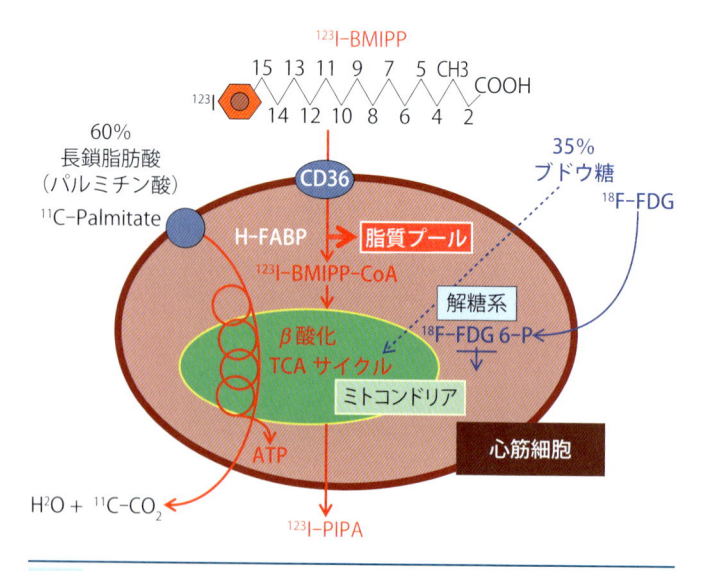

図1　心筋エネルギー基質・動態と BMIPP の細胞内挙動

チン酸を使ったポジトロン断層法があるが，直鎖脂肪酸であるため代謝が速く，動態解析が必要で，画像化・実臨床には向かない。一方，Iodine-123-15-(p-iodophenyl)-3-(R, S)-methyl-pentadecanoic acid（^{123}I-BMIPP）は，パルミチン酸のβ位にメチル基を導入した側鎖型長鎖脂肪酸であるため[2]心筋停滞性が良く，通常のガンマカメラで良質な画像を得ることができ，実臨床で広く利用できる。心筋 BMIPP イメージングはβ酸化自体を直接評価するものではないが，BMIPP は長鎖脂肪酸の特異的輸送蛋白（CD36）により心筋細胞内に入り，多くは細胞内脂肪酸プールに貯蔵される（一部ミトコンドリア内）。また心筋内 ATP 濃度に依存して集積するため[3]，脂肪酸の摂取，貯蔵，β酸化に至る一連の心筋脂肪酸代謝の動態を包括的に反映している（図1）。

2) 心筋 BMIPP イメージングの特徴

心筋虚血（酸素欠乏）が生じると，心筋ミトコンドリア内の脂肪酸のβ酸化は速やかに障害され，ATP 産生は激減し，生存性を維持するため直ちに代償性の嫌気的グルコース代謝がはじまる。同時に，心筋内の脂肪酸の利用能・貯蔵能の低下，心筋摂取も停止するため心筋 BMIPP 集積は低下する。本法は非侵襲的で，安静時検査として施行でき，肝腎心機能に対する影響は皆無で，合併症の有無に影響されない。心不全・造影剤腎症・腎機能障害の誘発や悪化のリスク，アレルギーもない。急性冠症候群などで，薬物あるいはカテーテル治療により心筋虚血が解除した後も心筋脂肪酸代謝障害はしばらく持続するため，急性期を過ぎた後も心筋 BMIPP 集積では異常を捉えることができる（虚血メモリー）[4-6]。これは，心筋血流が再開しても心筋脂肪酸代謝障害は直ちには回復しないこと，また心筋内 ATP 濃度の回復も遅延していることを意味している。このように，心筋 BMIPP イメージングは心筋血流情報とは異なる心筋細胞内のエネルギー代謝・脂肪酸代謝状態を分子レベルで捉える病態機能の画像診断法である[7]。

2. BMIPP の検査法および読影・解析法

1) 手技・解析・読影

心筋 BMIPP イメージングは，安静時に比較的短時間で容易に施行できる。通常成人には安静空腹時に ^{123}I-BMIPP を 111 Mbq 静注し，その 30 分後に断層像 single-photon emission computed tomography（SPECT）を撮像する。撮像時間は概ね 10-20 分である。心筋 BMIPP イメージングでは糖代謝（FDG）イメージングと異なり，血中基質（糖，コレステロール・脂肪酸，インスリンなど）や糖尿病・高脂血症の影響が少ない利点がある。しかし，心筋のブドウ糖－脂肪酸サイクルに従った脂肪酸の取り込みを最大にするため空腹時検査（血糖低下時）が適している。心筋血流 SPECT イメージングと同様に 3 方向の連続断層像，二次元極座標（通称ブルズアイ）表示を用い集積異常を評価する（図2）。心筋血流イメージングの国際基準にならって短軸 3 断面と垂直長軸 1 段面を用いた 17 セグメント・5 段階評価モデルで視覚的に半定量評価を行う。また，二次元極座標（通称ブルズアイ）表示による定量的解析や自動スコア化できる PC 対応ソフトウエア（Heart Score View）も最近開発され，日常臨床で利用できるようになった（図2，3）。

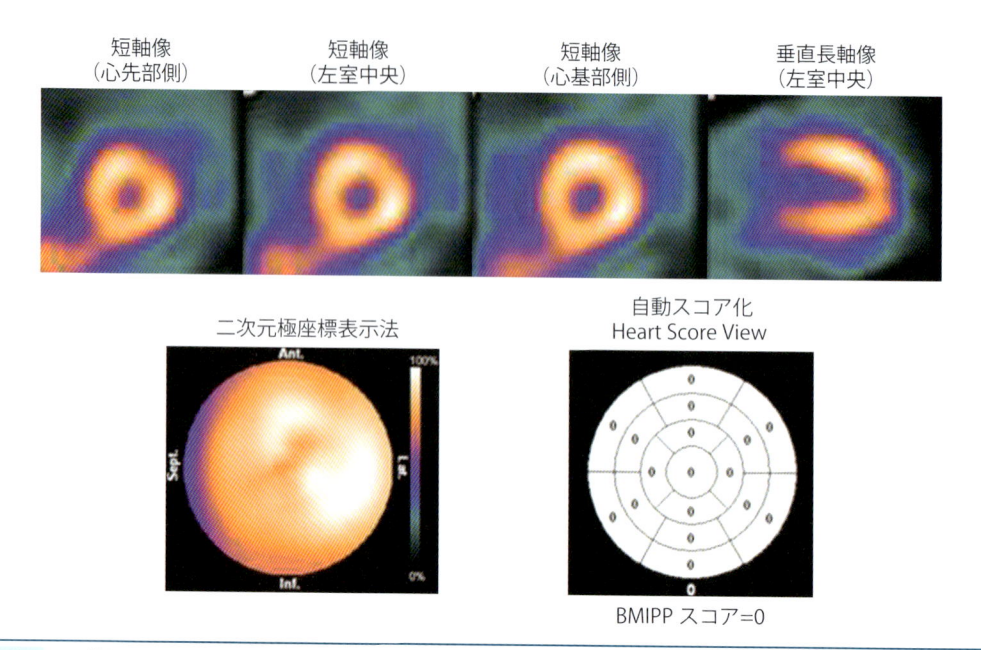

図2 正常例の心筋 BMIPP SPECT 像，二次元極座標表示とその Heart Score View ソフトウエアによる自動スコア化（17 セグメント・5 段階スコアモデル）

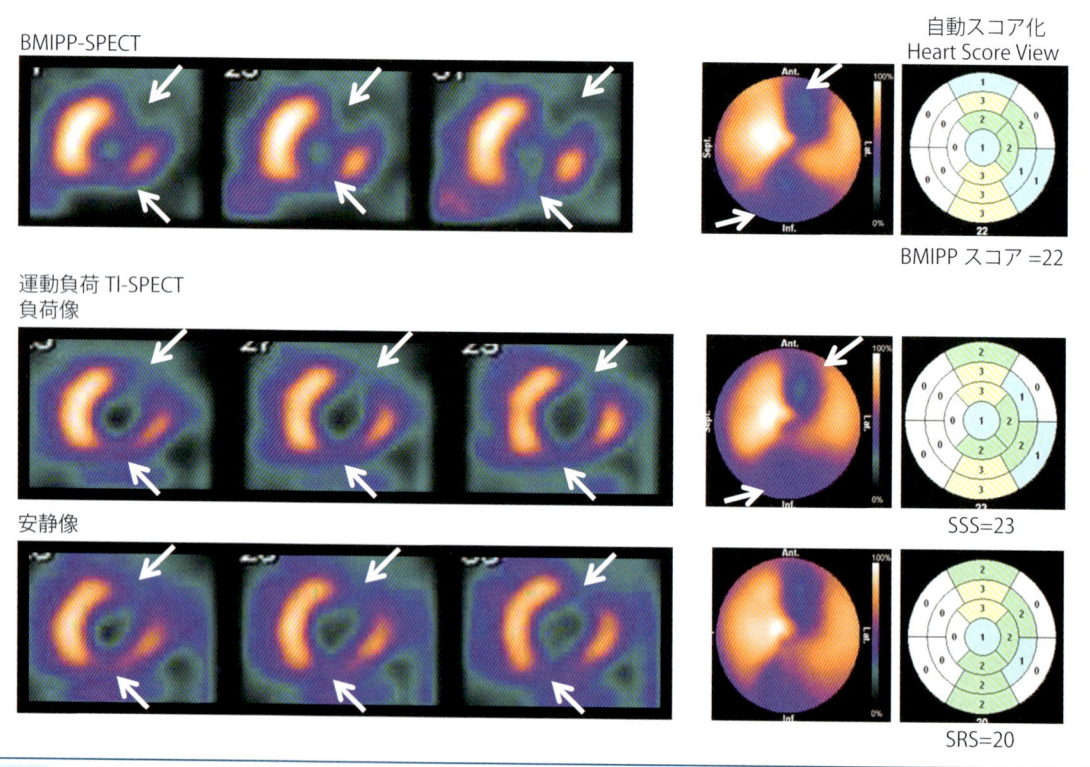

図3 心筋梗塞後の患者における心筋 BMIPP SPECT イメージング（上段）と運動負荷 Tl 心筋血流 SPECT 像の対比
77 歳，男性，心筋血流イメージングでは明らかな可逆的虚血はなく固定性欠損（梗塞巣）を前側壁と下壁にみとめるが，BMIPP イメージングでは血流欠損より大きく認め，急性期のリスク領域の大きさがわかる。

心筋脂肪酸代謝（BMIPP）イメージングの臨床的意義
—日本循環器学会心臓核医学検査ガイドライン（2010年改訂版）より

冠動脈疾患	評価クラス・エビデンスレベル*
急性冠症候群の診断	
急性胸痛の鑑別診断	（Class Ⅱa Level C）
急性心筋梗塞の診断	（Class Ⅱb Level C）
不安定狭心症	（Class Ⅰ Level B）
リスク層別化・予後評価	（Class Ⅱb Level C）
慢性冠動脈疾患の診断	（Class Ⅱa Level C）
冠攣縮性狭心症の診断	（Class Ⅱa Level C）
リスク層別化・予後評価	（Class Ⅱb Level C）
心筋症・心不全	
心筋症の鑑別診断	（Class Ⅱb Level B）
＊虚血性・非虚血性の鑑別	（Class Ⅱb Level C）
心筋症の重症度評価・予後評価	（Class Ⅱb Level C）
透析心の心筋虚血評価	（Class Ⅱb Level C）

図4 心筋BMIPPイメージングの適応
評価クラス・エビデンスレベルはACC/AHAガイドラインに準じる：Class I, 十分な有用性を確立し，推奨される；Class IIa, 十分とは言えないが概ね有用性が高い，Class IIb, 有用性を示すデータがあり参考になる；Class III, 有用性は認められない（むしろ推奨されない）。 （文献1より）

2）適応

心疾患全般に適応があるが，冠動脈疾患で最も有用性が高い[1]（図4）。とくに，急性胸痛症候群・不安定狭心症・急性冠症候群の疑いやその急性期に，診断・リスク層別化・予後評価で良い適応がある。さらに，高齢者，心不全・腎不全・呼吸不全患者，重症糖尿病，COPD（喘息）・低血圧・透析，技術的問題等で負荷試験が禁忌もしくは施行困難な場合，心筋傷害の検出に有用性が高い。

3. BMIPPの臨床応用

心筋BMIPPイメージングは，その基本的コンセプトから，これまで冠動脈疾患を中心に，その有用性が確立されてきた[1]。

1）急性胸痛症候群・急性冠症候群

a. 診断・鑑別診断上の意義

急性胸痛症候群（胸痛の急性発症で外来受診を要する疾患の総称）のうち，急性冠症候群との鑑別やその確定診断は必ずしも容易ではない。これは，狭心症としては症状がしばしば非典型的で，心外性胸痛や非虚血性胸痛との鑑別が困難なことも少なくないためである。また血清診断は発症早期数時間以内の偽陰性の問題もある。心電図検査も超早期，回旋枝領域で偽陰性の場合や，非診断的（非特異的ST変化，心肥大・ストレイン型，刺激伝導系異常，ペースメーカー心電図，開心術・心筋梗塞の既往等）あるいは判定困難なこともある。また，胸痛発作の消失後数時間から数日後の受診のこともある。急性冠症候群における心筋BMIPPイメージン

グの診断精度は高く，心筋血流イメージングにも優っている。診断のみならず傷害部位の特定（責任冠動脈病変の推定），重症度診断も可能である。ST 上昇型の貫壁性（Q 波）梗塞では心筋血流障害も高度になるため，両者の診断精度は同等であるが，非 ST 上昇型心筋梗塞（非 Q 波梗塞），不安定狭心症，冠攣縮性狭心症の診断では心筋 BMIPP イメージングは優っている[8-12]。これは前述のごとく，安静時・短時間で撮像可能なことに加え，急性期治療（硝酸薬，血栓溶解療法，血管再建術等）や自然再開通による心筋血流の回復後（心筋血流イメージングでは正常化）でも，心筋脂肪酸代謝障害が高率に残存するため，発作数日後でも診断が可能になるためである（虚血メモリー）。

b. 心筋血流—BMIPP 集積乖離

急性冠症候群において，虚血関連領域（リスク領域）における壊死心筋と生存性が残存する心筋の割合は，壊死に至る虚血の時間と程度に依存するため，脂肪酸代謝障害を示す心筋BMIPP 集積異常も様々である（図 5）。したがって，虚血傷害（リスク領域）を示す BMIPPイメージングと心筋血流状態・生存性を表す心筋血流イメージングを比較することにより心筋病変を詳細に評価することができる。すなわち，生存性を失った壊死心筋では代謝活性・残存血流のすべてが消失するため，心筋血流と BMIPP 集積は高度で一致した欠損を示し，高度で不可逆的な壁運動低下を生じる。一方，生存性は残存する（心筋血流トレーサの集積）が，虚血による脂肪酸代謝障害を示す心筋では，心筋血流—BMIPP 集積の乖離を示す。つまり，心筋血流—BMIPP 集積乖離の程度は心筋壊死を規定する心筋虚血の程度と持続時間，残存狭窄，冠側副血行路，治療などの修飾因子が加味された結果を反映している（図 5）。したがって，

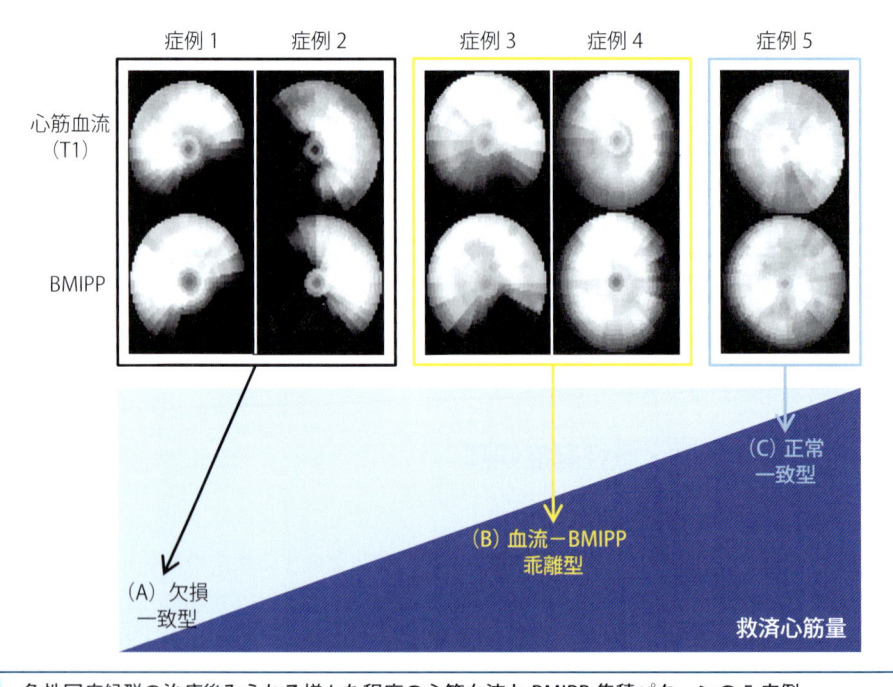

図 5　急性冠症候群の治療後みられる様々な程度の心筋血流と BMIPP 集積パターンの 5 症例
症例 1（下壁＋後側壁梗塞）と症例 2（前壁中隔＋下壁梗塞）はほぼ一致型の欠損（乖離/生存性なし），症例 3（下壁梗塞）と症例 4（高位側壁梗塞）は乖離型で乖離領域が急性期治療で救済されたリスク（BMIPP 欠損）領域内の心筋（生存性あり），症例 5（下側壁梗塞）は血流・BMIPP とも集積異常を認めず，早期治療で完全にリスク領域も消失している。
（文献 5 より）

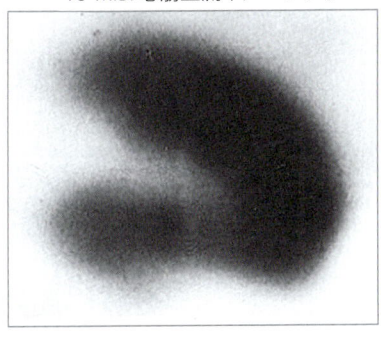

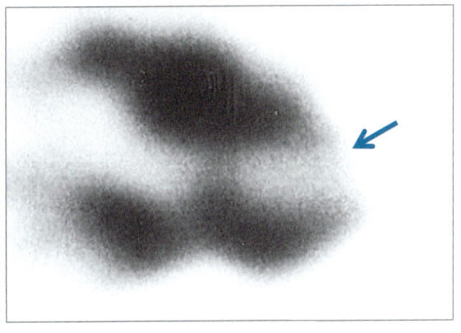

図6　心電図陰性の急性胸痛症候群急性期における，心筋血流とBMIPPイメージングの対比
心筋血流像は正常，BMIPP像では前壁心尖部の欠損から左下行枝病変による急性冠症候群と診断し，その後カテーテル治療を受けた。

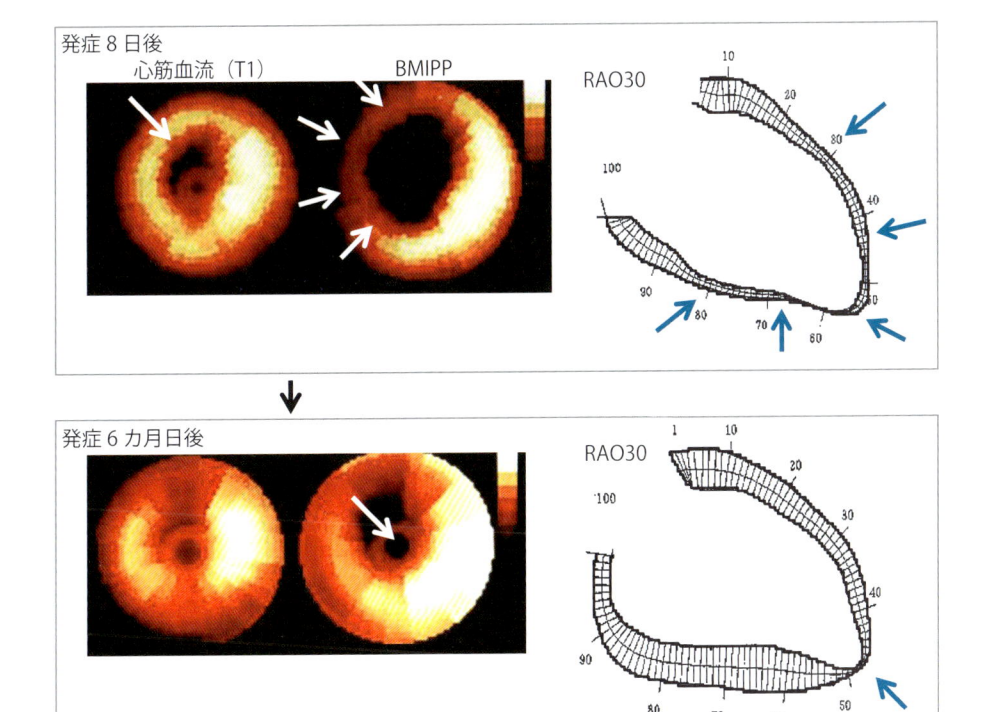

図7　急性冠症候群における心筋血流─BMIPP集積乖離の経時的変化
急性期再灌流療法後，心筋血流に比し広範囲なBMIPP集積異常（白矢印）がみられ，これに一致して高度な局所壁運動異常（青矢印）を生じている。半年の経過で，BMIPP集積異常の改善に一致して機能異常も回復している。

（文献4より）

　心筋血流とBMIPP集積の評価によって，虚血関連領域内で壊死した心筋と救済できた生存心筋の識別が可能になり，治療的介入（急性期再灌流療法）した後であれば，その効果判定や壁運動異常の回復予測も可能である（図6，7）[4,13]。

c. 気絶心筋（stunned myocardium）

　気絶心筋とは，壊死は免れるも高度かつ一過性の心筋虚血により，その解除後も壁運動異常が持続している状態である。急性期では壊死心筋との鑑別や不整脈・心不全の原因として問題

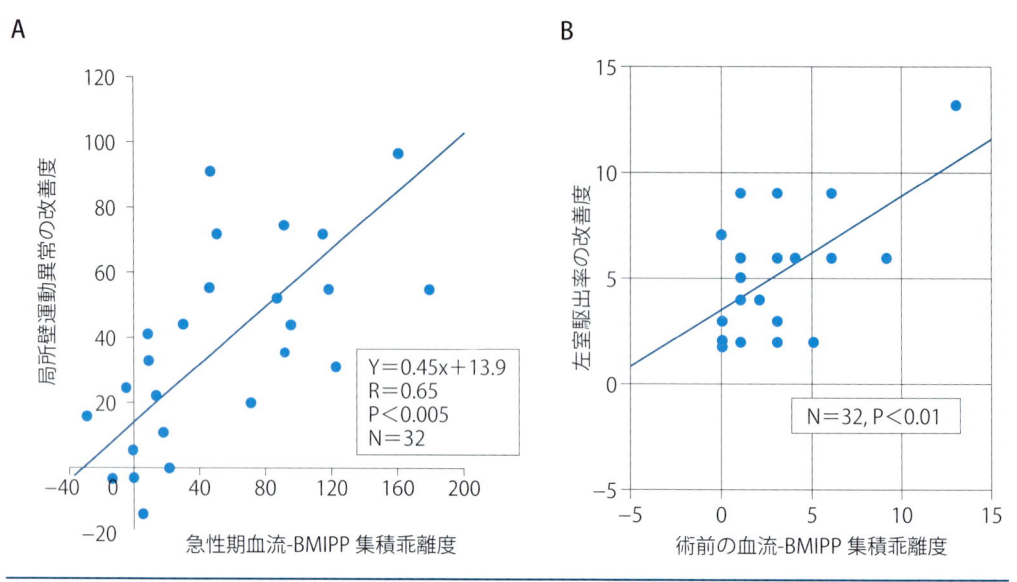

図8 心筋血流-BMIPP集積乖離は局所壁運動異常に関連し,治療後乖離・BMIPP集積の改善とともに心機能も改善する
A：急性冠症候群の急性期カテーテル治療後。 （文献4より）
B：慢性冠動脈疾患の冠動脈バイパス術後。 （文献27より）

になる。気絶心筋では心筋血流トレーサの集積は維持されるが,これと乖離してBMIPPの集積は低下するため,心筋血流・BMIPP集積乖離から気絶心筋を診断できる。そして,気絶心筋の収縮能低下は虚血傷害の程度により数日から数週間の時間経過によって,BMIPP集積とともに改善する（図7）。このため,心筋血流―BMIPP集積乖離の程度から機能回復を予測することができる（図8A）[4,13-15]。このような現象は冠疾患とは異なるが,同じ急性心筋虚血傷害であるストレス心筋症の一つの"たこつぼ心筋症"でも報告されている[16]。しかし,心筋生存性（乖離）の程度によっては,心筋BMIPP集積（心筋脂肪酸代謝）は長期間残存することもある[17]。

このように,心筋BMIPPイメージングは,急性胸痛症候群における急性冠症候群の確定診断・除外診断,急性冠症候群における傷害心筋の早期同定,負荷検査困難例の重症度判定や残存心筋傷害・気絶心筋の評価に有用である。

2) 慢性冠動脈疾患

a. 診断的意義

慢性安定型冠動脈疾患ないしその疑い患者における負荷心筋血流イメージングの診断,リスク層別化・冠血管再建術適応決定および予後評価上の有用性は確立している[1,18]。心筋脂肪酸代謝障害は,一定以上の高度な慢性心筋虚血例でも生じるため,心筋BMIPPイメージングで診断できることも少なくない。その診断精度は負荷心筋血流イメージングに比較すると必ずしも高くないが,安静時の心筋血流イメージングに比べると明らかに優れている[19-21]。これは,慢性安定型冠動脈疾患では運動やストレスにより反復性,持続性またしばしば無痛性・潜在性に心筋虚血を生じており,その程度によって心筋脂肪酸代謝障害を生じるためである。心筋梗塞の既往がなければ,通常安静時心筋血流イメージングは正常であるため,BMIPPのみの異

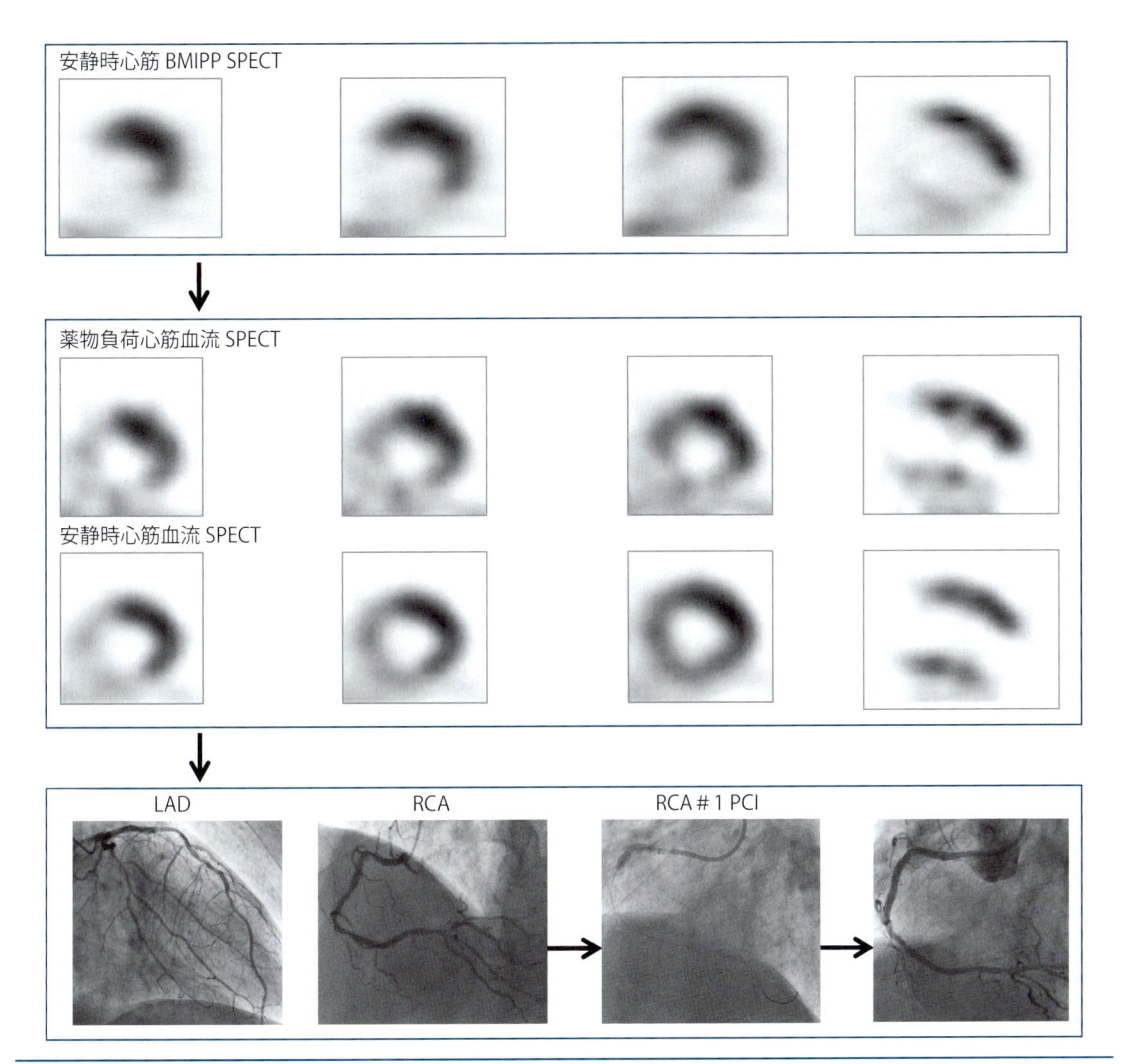

図9 新規発症の虚血性心不全
73歳，男性，高血圧，糖尿病，気管支喘息，慢性腎機能障害（BNP654 pg/mL，Cr3.9 mg/dL，LVEF45％，全周性壁運動低下）。造影剤検査・負荷試験は高リスクにて，まず安静時心筋BMIPPイメージング施行。前下行枝と右冠動脈領域に限局性の欠損確認。多枝病変の疑いで，心筋生存性と可逆的心筋虚血の検索目的に，薬物負荷 ^{99m}Tc-テトロフォスミン血流イメージング施行。心尖部の固定性欠損（心筋梗塞）と下・後壁の広範な可逆的集積低下（心筋虚血）と診断。生存性と心筋虚血の証明できた右冠動脈領域にPCI施行，その後経過良好。

常（血流-BMIPP集積乖離）を示す。薬物治療（硝酸薬やβ遮断薬）の影響や運動耐容能の低下例などで負荷試験陰性（偽陰性）でも，冠動脈支配に一致した心筋BMIPP集積の低下があれば冠疾患の可能性が高く，多発性集積低下では多枝病変が疑われる（図9）[22]。

b．冠攣縮性狭心症

急性冠症候群あるいは慢性冠動脈疾患（安定型狭心症）と診断された患者の中にしばしば冠攣縮性狭心症（心筋虚血を生じうる有意な器質的狭窄病変のない）患者，あるいはストレス・運動誘発性の冠攣縮を合併する慢性冠動脈疾患患者も珍しくない。しかし，冠攣縮が関与した可逆的心筋虚血の証明には通常の負荷試験（心電図・心筋血流イメージング・超音波断層心エコー法）の診断精度は高くない。また夜間や早朝の虚血発作が多いため自然発作を捉えること

も容易ではない。しかし，心筋BMIPPイメージングでは心筋脂肪酸代謝障害は比較的長く残存するため，高い感受性と特異性（いずれも70〜90%）が報告されている。重症例ほど心筋BMIPP集積の異常が高頻度であり，カルシウム拮抗薬等による治療効果の判定にも有用である[10,23,24]。ただし，心筋脂肪酸代謝障害は虚血傷害の反映であるため，診断精度は虚血の程度と持続時間，虚血解除後の時間経過の影響を受ける点に注意を要する。

c. 冬眠心筋（hibernating myocardium）

冬眠心筋（hibernating myocardium）とは，慢性冠動脈疾患患者において心筋梗塞がなくても局所の壁運動異常を認めることがあり，生存性はあるものの持続する高度な心筋虚血のために収縮能を停止させた（いわば冬眠状態の）心筋である。局所の高度な壁運動低下を示す心筋が，生存性を有している冬眠心筋か否かは，冠血行再建の適応を決定する上で重要である。つまり冬眠心筋であれば，心筋虚血が解消されれば数ヵ月の経過で収縮能が改善することが予測できる。冬眠心筋は壊死心筋と異なり安静時心筋イメージングはほぼ正常（心筋生存性の証明）で，これとは乖離してBMIPP集積の低下を示す（虚血傷害の証明）ため，心筋血流−BMIPP集積乖離から診断できる。安静時の心筋BMIPP集積異常は壁運動の低下と一致し，また冠血行再建術後共に関連して改善することから，冬眠心筋の診断とその機能回復予測に心筋BMIPPイメージングが有用である（図8B）[25-27]。

3）リスク領域と生存性の評価：冠血管治療目標

冠疾患の重症度・予後規定因子は直接的には虚血の程度とその範囲であり，その虚血領域を将来生じうる心イベントのリスク領域という。したがって，リスク領域の同定が冠疾患の重症度診断と冠血管治療目標の設定に重要である。リスク領域は概ね冠血管支配領域に対応するが，冠血管支配の解剖学的優位性や実際の冠灌流領域には個人差が大きく，側副血行の影響も受ける。適切に負荷検査ができた場合には，可逆的に生じた心筋虚血や局所壁運動異常がリスク領域である。しかし安静時の局所壁運動異常からリスク領域を判定する場合は，心筋生存性の有無・その可逆性の判定（冬眠心筋か否か）が問題になる（生存性のない壊死心筋は治療対象にはならない）。

また，リスク領域の同定は心筋梗塞急性期の治療効果判定に有用である。すなわち，リスク領域内で梗塞をまぬがれた領域が治療に成功した領域であるため，梗塞−リスク比の縮小でその効果を評価する。リスク領域の正確な臨床的評価は容易ではないが，心筋BMIPP欠損からリスク領域を，心筋血流欠損から梗塞領域を評価し，血流欠損−BMIPP欠損比から梗塞−リスク比を算出できる。これは急性心筋梗塞による高度な虚血により生じた脂肪酸代謝障害（BMIPP集積低下）領域が再灌流後も持続し，再灌流直前の心筋血流の欠損領域（真のリスク領域）に近似することを利用している[28]。再灌流療法に成功すると心筋血流−BMIPP集積乖離を生じ，その程度が大きいほど，リスク領域内の救済心筋量が多く，その後の心機能回復も大きい（治療効果が大）ことが示されている（図8）[4-13]。前述のように，慢性冠動脈疾患では，心筋血流−BMIPP集積乖離が大きいほど，救済すべきリスク領域が広く，かつ心筋生存性も保持されていることを意味するため，冠血管再建術の良い適応である。このように，心筋血流とBMIPPの画像比較から，心筋生存性と同時にリスク領域の同定，リスク領域の範囲から重症度・治療効果判定，そして機能回復の予測ができる。

4) 冠動脈疾患の予後評価

　心筋 BMIPP 集積異常は虚血イベントの反映でもあるため，慢性に持続する集積異常は大きいほど予後が不良である（図10）[29-33]。一方，心筋 BMIPP イメージングに明らかな異常がないか軽度の異常に留まれば予後が良好であり，つまり高い陰性的中率を有している（図11）[34]。急性心筋梗塞後の患者では，急性期の BMIPP 欠損の大きさは心筋梗塞の既往，年齢，左室駆出率，前下行枝病変とともに将来の心事故の予測因子で，回復期に持続する心筋 BMIPP 集積異常も将来の心事故のリスクになることが示されている（図10）。慢性冠動脈疾患患者では，中等度以上の心筋 BMIPP 集積異常は負荷試験による可逆的心筋血流異常，左室駆出率低下，糖尿病とともに有意な予後規定因子であり，本イメージングによる評価を追加することにより予後予測精度が向上する[34]。このように，心筋 BMIPP イメージングにより冠動脈疾患のリスク層別化（低リスク患者と高リスク患者の識別）・予後評価が行えるのは，心筋 BMIPP 集積異常は梗塞心筋（血流欠損心筋）と，生存性を有するも将来の心事故につながるリスク心筋（乖離心筋）の両者を表現しているためと考えられる。

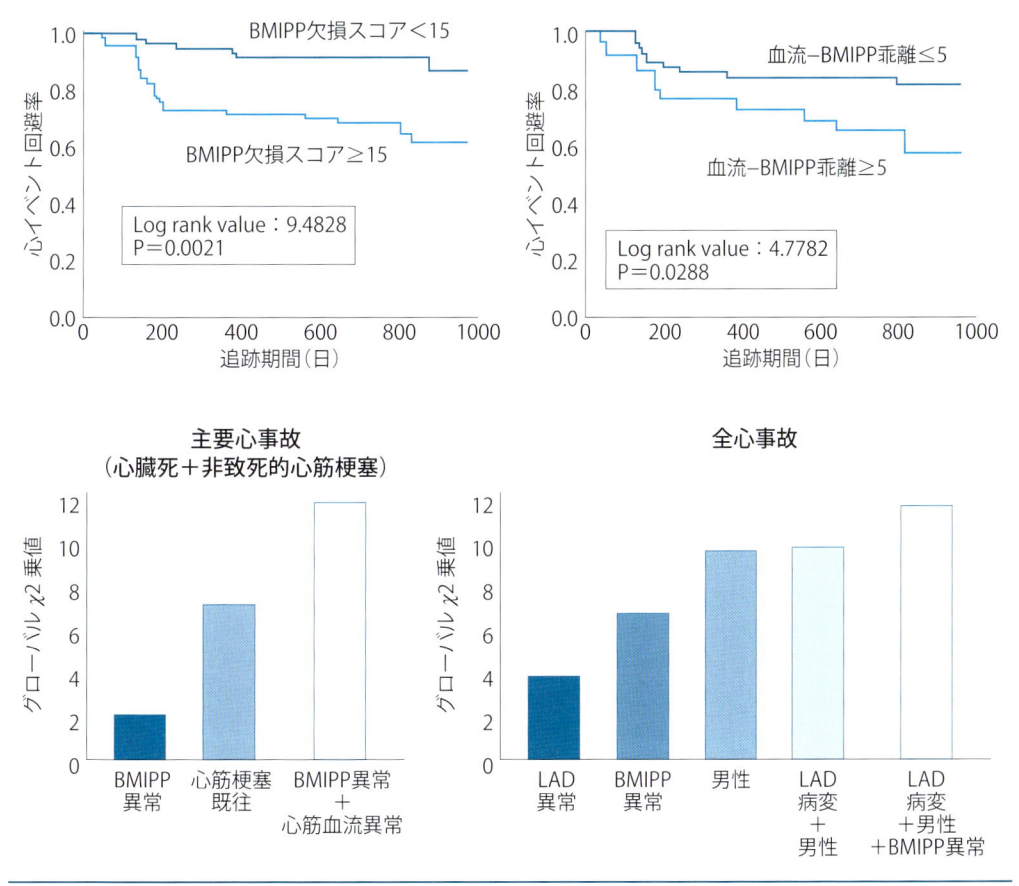

図10　急性心筋梗塞後の予後評価における心筋 BMIPP 集積異常・心筋血流との乖離の意義（上段）とその相加的役割（下段）　　　　　　　　　　　　　　　　　　　　　　　　　　　　（文献 32 より）

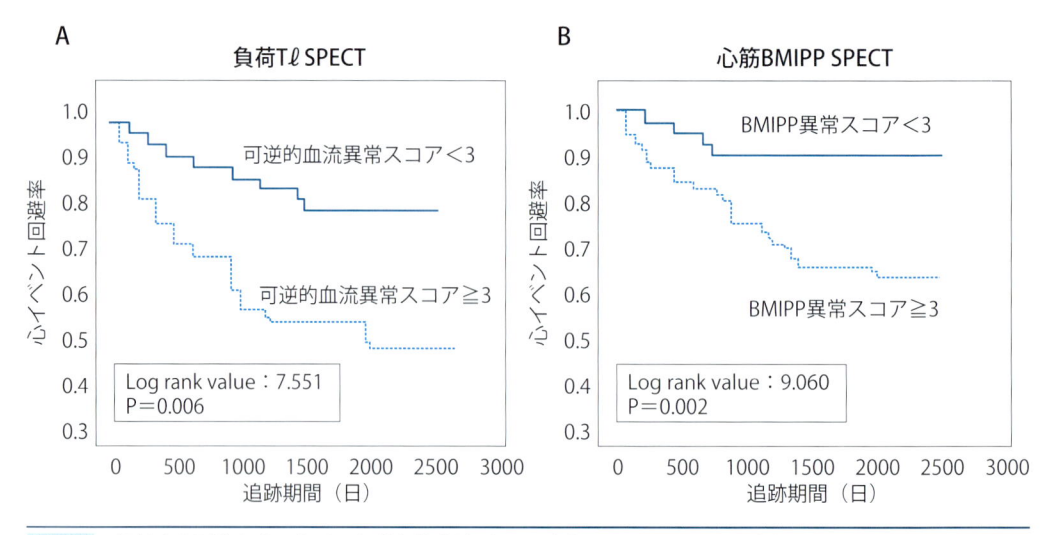

図11 慢性安定型狭心症における負荷心筋血流スコア（A）とBMIPPスコア（B）による予後評価
可逆的血流異常（心筋虚血）と同様に心筋BMIPP異常でも予後が不良である。　　　　　　　　　　　　　　　（文献34より）

5）虚血性心不全・虚血性心筋症

　心不全では，その原因疾患の同定が治療方針の決定・予後推定上不可欠である。明らかな器質的疾患（心肥大・弁膜症・先天性心疾患など）や高血圧性心不全が否定されれば，冠動脈疾患に起因する心不全（虚血性心不全・虚血性心筋症）か否かの鑑別が重要である。負荷心筋血流イメージングは，冠血管再建術の適応基準である可逆的心筋虚血と心筋生存性の両者を評価でき，その有用性は国内外のガイドラインで確立している[1,18]。

　心不全の診断における心筋BMIPPイメージングの有用性は必ずしも高くない（図4）。しかし，血行再建の適応になる可逆的心筋虚血が関与する虚血性心不全では，冠動脈支配領域に対応する安静時心筋血流−BMIPP集積乖離を示す（図9）。また，大きな梗塞に左室リモデリングが関与する心不全（虚血性心筋症）では，梗塞関連領域には心筋生存性や残存虚血を認めず，安静時心筋血流，BMIPP集積とも高度な欠損を認め，乖離を認めない（図5，症例1，2）。このような心筋には冠血管再建術の効果が期待できないと判定できる。また，心不全患者でしばしばみられるように，腎・肺疾患等の合併症により，安全かつ十分な負荷検査が困難な場合，安静時心筋BMIPPイメージングが有用である（図9）。安静時の心筋血流イメージングとBMIPPイメージングの評価から，冠動脈疾患に関連する心不全の診断や治療法の選択が可能である。一方，特発性拡張型心筋症に代表される非虚血性心不全においても，心筋細胞傷害，心内膜下虚血の関与，心筋エネルギー産生障害からBMIPP集積低下や血流−BMIPP集積乖離を示すことがあり，予後とも関連する[35-37]。しかし，その異常は虚血性心不全と比較すると，軽度かつ瀰漫性ないし不均一な異常が多く，冠動脈支配と一致しない点で異なり，虚血性心不全との鑑別点になる。また，非虚血性心不全におけるBMIPP集積異常の機序は様々であり疾患特異性に限界があるため，注意が必要である。

6）透析心

　高齢化や糖尿病の増加を反映し増加している腎不全，透析患者における生命予後は一般に不良である．その原因として石灰化による弁膜症，心肥大のほか，（潜在性をふくめた）冠動脈疾患が特に重要で，突然死や心不全の主因とされている．しかし，腎不全患者で造影検査は容易ではなく（多くは禁忌），さらに形態的には多発性・び漫性の多枝病変，石灰化病変が多いため心筋虚血の責任病変を特定することはしばしば困難である．

　このような場合，安静時安全に施行できる心筋 BMIPP イメージングの有用性は高い．無症候性を含めた虚血性心筋傷害の同定，責任冠血管の特定さらに冠血管再建後の心血管事故の発症・予後予測にも有用である[38-40]．さらに，最近日本における前向き多施設共同研究（B-SAFE 研究）にて，透析患者の予後予測おける心筋 BMIPP イメージングの有用性が明確に示された．

■ おわりに：心筋虚血傷害の病態解明

　冠動脈疾患における臨床的諸問題，可逆的ないし持続性心筋虚血，不可逆的心筋壊死，心筋生存性，局所壁運動異常，心不全，リモデリング，不整脈基質，心臓突然死等の患者レベルでの病態解明が，その診断，リスク層別化と予防，治療，予後改善に重要である．主な冠動脈疾患各種病態における心筋 BMIPP 集積（エネルギー代謝），心筋血流，局所壁運動の関連と標準的治療指針を図 12 にまとめる．冠血管という形態的血管解剖からさらに心筋自体の病態診断へ進み，生命予後をみすえた診断と治療戦略の構築に，心筋 BMIPP イメージングが貢献できる．

	BMIPP 集積（エネルギー代謝）	安静時心筋血流	負荷時心筋血流	安静時壁運動	治療指針
健常心筋	→	→	↑	→	冠疾患一次予防（冠危険因子のコントロール）
虚血心筋（可逆的心筋虚血）	→/↓	→	↓	→（誘発性可逆的低下）	可逆的心筋虚血の解除：薬物・カテーテル治療・バイパス手術
*気絶心筋（急性虚血解除後）	↓↓	→	→	↓↓（可逆的低下）	急性期合併症（不整脈・心不全等）の予防・治療
*慢性虚血 冬眠心筋 虚血性心不全	↓↓	→/↓	↓↓	↓↓（可逆的低下）	心筋虚血の解除：カテーテル治療・バイパス手術
梗塞心筋（一部，虚血性心筋症）	↓↓↓	↓↓↓	↓↓↓	↓↓↓（不可逆的低下）	冠疾患二次予防（冠危険因子のコントロール含む）

図 12　冠動脈疾患各種病態における心筋 BMIPP 集積（エネルギー代謝），心筋血流，局所心機能の関連と標準的治療指針

● 参考文献

1) 玉木長良, 他:日本循環器学会 改定心臓核医学検査ガイドライン 2010;http://www.j-circ.or.jp/guideline/pdf/JCS2010tamaki.h.pdf
2) Knapp FF, Jr., Ambrose KR, Goodman MM. New radioiodinated methyl-branched fatty acids for cardiac studies. Eur J Nucl Med. 1986;12 Suppl:S39-44.
3) Fujibayashi Y, Yonekura Y, Takemura Y, et al. Myocardial accumulation of iodinated beta-methyl-branched fatty acid analogue, iodine-125-15-(p-iodophenyl)-3-(R, S) methylpentadecanoic acid (BMIPP), in relation to ATP concentration. J Nucl Med. 1990;31(11):1818-22.
4) Hashimoto A, Nakata T, Tsuchihashi K, et al. Postischemic functional recovery and BMIPP uptake after primary percutaneous transluminal coronary angioplasty in acute myocardial infarction. Am J Cardiol. 1996;77(1):25-30.
5) Nakata T, Hashimoto A, Eguchi M. Cardiac BMIPP imaging in acute myocardial intarction. Int J Card Imaging. 1999;15(1):21-6.
6) Schwaiger M, Schelbert HR, Ellison D, et al. Sustained regional abnormalities in cardiac metabolism after transient ischemia in the chronic dog model. J Am Coll Cardiol. 1985;6(2):336-47.
7) Kobayashi H, Kusakabe K, Momose M, et al. Evaluation of myocardial perfusion and fatty acid uptake using a single injection of iodine-123-BMIPP in patients with acute coronary syndromes. J Nucl Med. 1998;39(7):1117-22.
8) Franken PR, De Geeter F, Dendale P, et al. Abnormal free fatty acid uptake in subacute myocardial infarction after coronary thrombolysis: correlation with wall motion and inotropic reserve. J Nucl Med. 1994;35(11):1758-65.
9) Fukushima Y, Toba M, Ishihara K, et al. Usefulness of 201TlCl/ 123I-BMIPP dual-myocardial SPECT for patients with non-ST segment elevation myocardial infarction. Ann Nucl Med. 2008;22(5):363-9.
10) Kawai Y, Tsukamoto E, Nozaki Y, et al. Significance of reduced uptake of iodinated fatty acid analogue for the evaluation of patients with acute chest pain. J Am Coll Cardiol. 2001;38(7):1888-94.
11) Morimoto K, Tomoda H, Yoshitake M, et al. Prediction of coronary artery lesions in unstable angina by iodine 123 beta-methyl iodophenyl pentadecanoic acid (BMIPP), a fatty acid analogue, single photon emission computed tomography at rest. Angiology. 1999;50(8):639-48.
12) Takeishi Y, Fujiwara S, Atsumi H, et al. Iodine-123-BMIPP imaging in unstable angina: a guide for interventional strategy. J Nucl Med. 1997;38(9):1407-11.
13) Nakata T, Hashimoto A, Kobayashi H, et al. Outcome significance of thallium-201 and iodine-123-BMIPP perfusion-metabolism mismatch in preinfarction angina. J Nucl Med. 1998;39(9):1492-9.
14) Kudoh T, Tadamura E, Tamaki N, et al. Iodinated free fatty acid and 201Tl uptake in chronically hypoperfused myocardium: histologic correlation study. J Nucl Med. 2000;41(2):293-6.
15) Tamaki N, Kawamoto M, Yonekura Y, et al. Regional metabolic abnormality in relation to perfusion and wall motion in patients with myocardial infarction: assessment with emission tomography using an iodinated branched fatty acid analog. J Nucl Med. 1992;33(5):659-67.
16) Sato A, Aonuma K, Nozato T, et al. Stunned myocardium in transient left ventricular apical ballooning: a serial study of dual I-123 BMIPP and Tl-201 SPECT. J Nucl Cardiol. 2008;15(5):671-9.
17) Hashimoto A, Nakata T, Tamaki N, et al. Serial alterations and prognostic implications of myocardial perfusion and fatty acid metabolism in patients with acute myocardial infarction. Circ J. 2006;70(11):1466-74.
18) Klocke FJ, Baird MG, Lorell BH, et al. ACC/AHA/ASNC guideline for the clinical use of cardiac radionuclide imaging -executive summary: a report of the ACC/AHA/ASNC Task Force on Practice Guidelines. J Am Coll Cardiol 2003;42:1318-1333.
19) Yamabe H, Abe H, Yokoyama M, et al. Resting 123I-BMIPP scintigraphy in diagnosis of effort angina pectoris with reference to subsets of the disease. Ann Nucl Med. 1998;12(3):139-44.
20) Fukuzawa S, Ozawa S, Shimada K, et al. Prognostic values of perfusion-metabolic mismatch in Tl-201 and BMIPP scintigraphic imaging in patients with chronic coronary artery disease and left ventricular dysfunction undergoing revascularization. Ann Nucl Med. 2002;16(2):109-15.
21) Dilsizian V, Bateman TM, Bergmann SR, et al. Metabolic imaging with beta-methyl-p-[(123)I]-iodophenyl-pentadecanoic acid identifies ischemic memory after demand ischemia. Circulation. 2005;112(14):2169-74.

22) Ueshima K, Miyakawa T, Taniguchi Y, et al. The incidence of discrepant regional myocardial uptake between 201 thallium and 123 I-BMIPP SPECT in patients with coronary heart disease. Int J Cardiovasc Imaging. 2002；18(4)：273-8.
23) Nakajima K, Shimizu K, Taki J, et al. Utility of iodine-123-BMIPP in the diagnosis and follow-up of vasospastic angina. J Nucl Med. 1995；36(11)：1934-40.
24) Watanabe K, Ohta Y, Toba K, et al. Abnormal fatty acid metabolism in patients with coronary vasospasm. Ann Nucl Med. 1999；13(1)：33-41.
25) Sato H, Iwasaki T, Toyama T, et al. Prediction of functional recovery after revascularization in coronary artery disease using (18) F-FDG and (123) I-BMIPP SPECT. Chest. 2000；117(1)：65-72.
26) Shimonagata T, Nanto S, Kusuoka H, et al. Metabolic changes in hibernating myocardium after percutaneous transluminal coronary angioplasty and the relation between recovery in left ventricular function and free fatty acid metabolism. Am J Cardiol. 1998；82(5)：559-63.
27) Taki J, Nakajima K, Matsunari I, et al. Assessment of improvement of myocardial fatty acid uptake and function after revascularization using iodine-123-BMIPP. J Nucl Med. 1997；38(10)：1503-10.
28) Kawai Y, Tsukamoto E, Nozaki Y, et al. Use of 123I-BMIPP single-photon emission tomography to estimate areas at risk following successful revascularization in patients with acute myocardial infarction. Eur J Nucl Med. 1998；25(10)：1390-5.
29) Hashimoto A, Nakata T, Tamaki N, et al. Serial alterations and prognostic implications of myocardial perfusion and fatty acid metabolism in patients with acute myocardial infarction. Circ J. 2006；70(11)：1466-74.
30) Chikamori T, Fujita H, Nanasato M, et al. Prognostic value of I-123 15-(p-iodophenyl)-3-(R, S) methylpentadecanoic acid myocardial imaging in patients with known or suspected coronary artery disease. J Nucl Cardiol. 2005；12(2)：172-8.
31) Nanasato M, Hirayama H, Ando A, et al. Incremental predictive value of myocardial scintigraphy with 123I-BMIPP in patients with acute myocardial infarction treated with primary percutaneous coronary intervention. Eur J Nucl Med Mol Imaging. 2004；31(11)：1512-21.
32) Nakata T, Kobayashi T, Tamaki N, et al. Prognostic value of impaired myocardial fatty acid uptake in patients with acute myocardial infarction. Nucl Med Commun. 2000；21(10)：897-906.
33) Nishimura T, Nishimura S, Kajiya T, et al. Prediction of functional recovery and prognosis in patients with acute myocardial infarction by 123I-BMIPP and 201Tl myocardial single photon emission computed tomography：a multicenter trial. Ann Nucl Med. 1998；12(5)：237-48.
34) Matsuki T, Tamaki N, Nakata T, et al. Prognostic value of fatty acid imaging in patients with angina pectoris without prior myocardial infarction：comparison with stress thallium imaging. Eur J Nucl Med Mol Imaging. 2004；31(12)：1585-91.
35) Ito T, Hoshida S, Nishino M, et al. Relationship between evaluation by quantitative fatty acid myocardial scintigraphy and response to beta-blockade therapy in patients with dilated cardiomyopathy. Eur J Nucl Med. 2001；28(12)：1811-6.
36) Sasaki R, Mitani I, Usui T, et al. Clinical value of iodine-123 beta-methyliodophenyl pentadecanoic acid (BMIPP) myocardial single photon emission computed tomography for predicting cardiac death among patients with chronic heart failure. Circ J. 2003；67(11)：918-24.
37) Yazaki Y, Isobe M, Takahashi W, et al. Assessment of myocardial fatty acid metabolic abnormalities in patients with idiopathic dilated cardiomyopathy using 123I BMIPP SPECT：correlation with clinicopathological findings and clinical course. Heart. 1999；81(2)：153-9.
38) Nishimura M, et al. Influence of diabetes mellitus on diagnostic potential of iodine-123-BMIPP imaging for coronary artery stenosis in hemodialysis patients. J Nephrol. 2006；19：481-91.
39) Nishimura M, Tsukamoto K, Hasebe N, et al. Prediction of cardiac death in hemodialysis patients by myocardial fatty acid imaging. J Am Coll Cardiol. 2008；51：139-45.
40) Nishimura M, Tokoro T, Nishida M, et al. Myocardial fatty acid imaging identifies a group of hemodialysis patients at high risk for cardiac death after coronary revascularization. Kidney Int. 2008；74：513-20.

6 ^{99m}Tc-ピロリン酸（PYP）による心筋壊死イメージング

■ はじめに

　^{99m}Tc-ピロリン酸（^{99m}Tc-pyrophosphate：PYP）は骨シンチグラム用の放射性医薬品であるが，心筋壊死部位を陽性描出することから心筋壊死イメージングに用いられている。心筋梗塞部位への ^{99m}Tc-PYP 集積に関しては，骨との取り込みとの対比から Parkey の分類が用いられ，Parkey＋2 以上を陽性描出とする。

　梗塞巣の描出は発症 3-5 日目が高く，約 1 週間続く。梗塞巣の検出に関する sensitivity, specificity は 85-95％ とされている。また，不安定狭心症でも約 30％ に陽性描出を認める。したがって，心電図や心エコー図で不明な梗塞部位の同定に用いられてきたが緊急検査としては不適なため，急性期治療の進歩に伴い，使用頻度は減少している。最近では，^{99m}Tc-PYP/^{201}Tl 2 核種同時収集による再灌流療法後の心筋傷害の推定などに用いられている。この他に特筆すべきものとして，心アミロイドーシスの診断に用いられている。

1. ^{99m}Tc-PYP の特徴

　^{99m}Tc-PYP の梗塞巣への集積機序は局所血流，カルシウムの沈着および組織損傷に影響される[1,2]。特にカルシウムの沈着に関しては，リン酸化合物とミトコンドリア内でハイドロオキシアパタイトを形成するためとされ，^{99m}Tc-PYP の組織内分布とカルシウム分布は一致している。また，^{99m}Tc-PYP の梗塞巣の陽性描出には，①不可逆的な心筋変性があること，②この組織内に周辺部からの血流供給があること，および③梗塞発症からのイメージングの時期などが関与する。

2. ^{99m}Tc-PYP の検査法および読影・解析法

1）検査法

　一般には 555-740 MBq（15-20 mCi）の ^{99m}TcO$_4^-$ 溶液をピロリン酸キット（ピロリン酸ナトリウム 10 mg を含む）に加え，溶解することにより ^{99m}Tc-PYP を調製する。次いで ^{99m}Tc-PYP 555-740 MBq を肘静脈から注入する。^{99m}Tc-PYP 投与後の撮像時期については本剤による心内腔のプール像が減弱するのを待つため，静注 2-3 時間後に行うのが最適である。

　また，急性心筋梗塞や不安定狭心症では，2 核種同時収集による心筋シンチグラフィを施行することが多い。この場合には ^{99m}Tc-PYP による撮像を行う 15-20 分前に ^{201}Tl の 74-111 MBq 投与を行い，2 核種同時収集 SPECT を施行する。

^{99m}Tc-PYP シンチグラフィでは，梗塞発症 3-6 日目前後で梗塞巣の陽性描出が鮮明であり撮像時期には注意すべきである。

プラナー撮像では，低エネルギー用高分解能もしくは汎用型コリメータを用いて正面，左前斜位 45°および 70°，もしくは左側面から 300-500k カウントもしくは 5-10 分間の計測を行う。心筋 SPECT は各施設で用いられている SPECT 装置を用い，たとえば 5-6 度ごと，32step，1 方向 40-60 秒にて約 20-30 分間のデータ収集を行う。

2）読影・解析法

^{99m}Tc-PYP は骨シンチグラム用イメージング製剤として一般に用いられているものであり，胸骨，肋骨，脊椎骨など正常の骨にも集積するため読影上 ^{99m}Tc-PYP 心筋集積とこれらとの重なりに注意すべきである。

梗塞巣への ^{99m}Tc-PYP 集積は心筋プラナー像にて Parkey の分類[3]に順じ，視覚的に判定することが多い。心筋への集積は全く認めない（+0），ごくわずかの心筋への集積（+1），明らかな心筋への集積があるが，骨の集積より低い（+2），骨の集積と同程度の明らかな心筋への集積（+3）および骨の集積より高い心筋への集積（+4）に分類する。一般には +2 以上の集積を陽性描出として判定する。とりわけ，ドーナツ・パターンは広汎な心筋梗塞で，中心部が壊死に陥り，周辺部が側副路などにより血流供給されることにより認められる現象であり，予後不良のサインである。また SPECT を用いると，骨影との重なりが回避できるため，心筋の陽性描出部位の同定に有用である。

3. ^{99m}Tc-PYP イメージングの臨床応用

1）正常例

通常，正常と考えられる症例において ^{99m}Tc-PYP の心筋集積はほとんど認めない。ところで，梗塞巣における ^{99m}Tc-PYP の陽性描出に関してはいくつかの因子を常に考慮しておく必要がある。偽陰性の因子として，小梗塞を有するとき，イメージングの時期が早すぎるとき（発症 2-3 時間後），遅すぎるとき（2 週間以上）あるいは ^{99m}Tc-PYP の標識率が低いときなどが挙げられる。また，偽陽性の因子として，弁膜石灰化，外傷，除細動器使用後，腫瘍など梗塞巣以外に ^{99m}Tc-PYP が集積することがあり，読影上注意すべきである。

2）虚血性心疾患

前壁心筋梗塞症例にて，発症 4 日目に施行した ^{99m}Tc-PYP 心筋シンチグラムを図 1 に示す。急性心筋梗塞巣（max CPK 2070 U/l）に一致して局限性の陽性描出（Parkey 分類 +3）を認める。一方，下後壁梗塞症例にて発症 3 日目に施行した ^{99m}Tc-PYP 心筋シンチグラムを図 2 に示す。急性心筋梗塞巣（max CPK 3000 U/l）に一致して局限性の陽性描出（Parkey 分類 +3）を認める。

70 歳代女性で心電図異常（Ⅱ，Ⅲ，F で ST 上昇）および心エコー図にて下壁領域の壁運動低下を認め，血液検査上 Trop T も陽性であったため，急性冠症候群と判断された症例を示す。CAG では，責任病変を ♯3 と判断し PCI を施行（♯2-3 に BMS 留置）した。その後，^{99m}Tc-

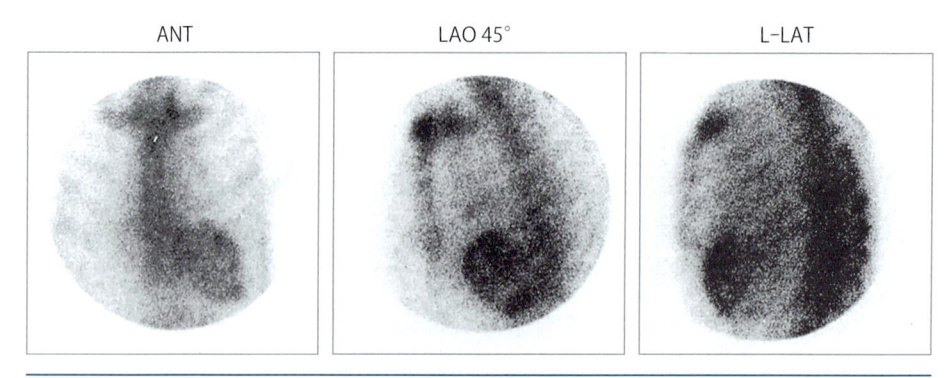

図1 急性前壁梗塞症例における ^{99m}Tc-PYP 心筋シンチグラム
前壁部位に一致して ^{99m}Tc-PYP の集積（Parkey 分類＋3）を認める。

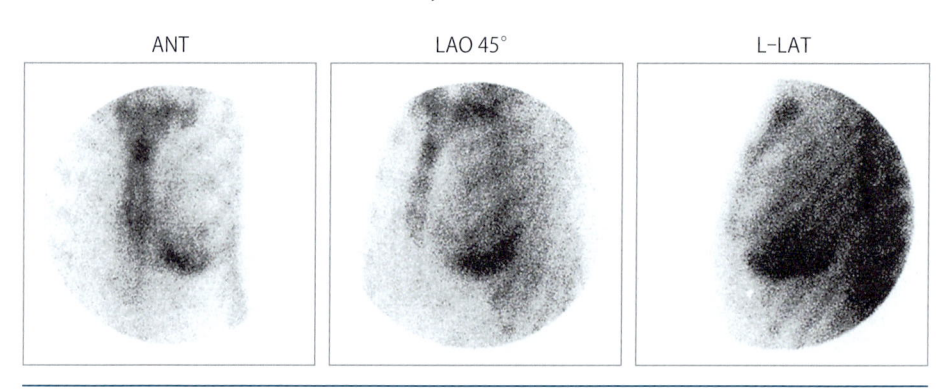

図2 急性下壁梗塞症例における ^{99m}Tc-PYP 心筋シンチグラム
下壁部位に一致して ^{99m}Tc-PYP の集積（Parkey 分類＋3）を認める。

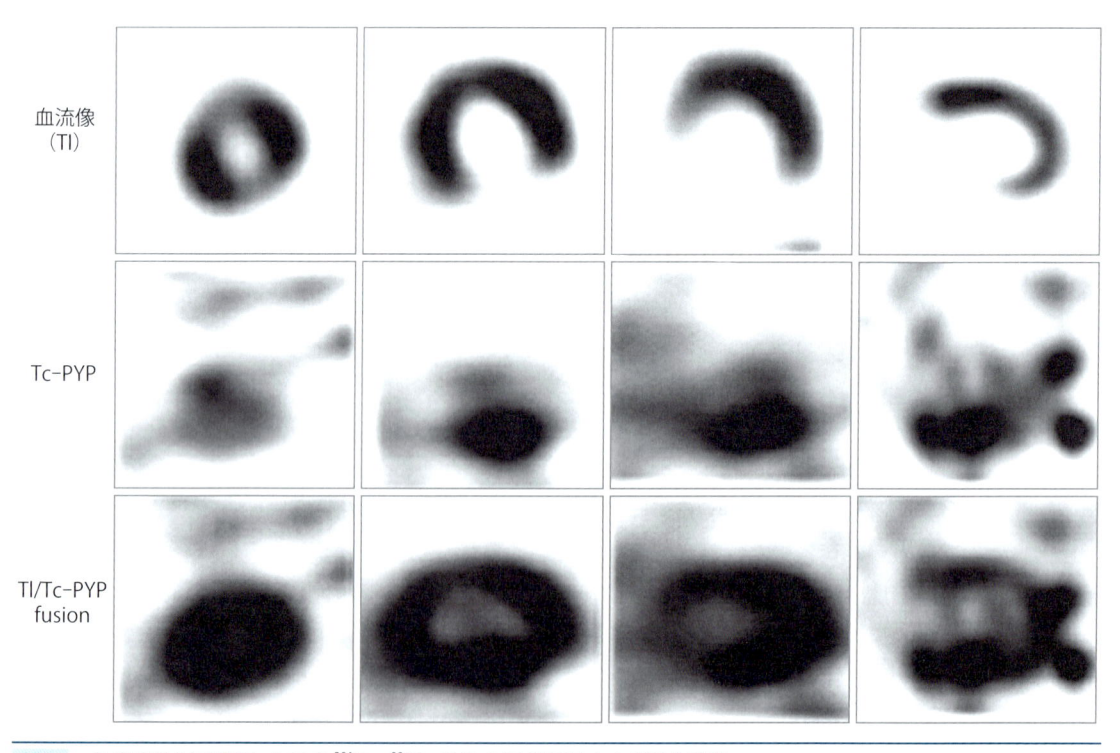

図3 急性下壁心筋梗塞における ^{201}Tl，^{99m}Tc-PYP 心筋 SPECT および融合画像

表1 ⁹⁹ᵐTc-PYP心筋集積（SPECT）と梗塞発症からの日数の関係

梗塞発症から撮像までの日数	陽性率（%）
発症7日以内（40例）	100
8〜30日以内（31例）	29
1〜6ヵ月以内（22例）	5
6ヵ月以後（17例）	0

（文献4より）

PYP/²⁰¹Tl 2核種同時収集をPCI後5日目に行った（図3）。両者の併用により再灌流障害の予後を判定することも報告されている。

⁹⁹ᵐTc-PYP心筋シンチグラフィの適応として最も意義があるのは，心電図上左脚ブロックを有するとき，CPKなど血清逸脱酵素の上昇が少ないとき，心内膜下梗塞を疑うときなどである。このような症例において，⁹⁹ᵐTc-PYPの陽性描出を認めれば心筋梗塞と判定され，しかも部位の拡がりおよびその同定に有用である。

⁹⁹ᵐTc-PYPによる梗塞巣の描出に関するsensitivity，specificityはそれぞれ85-95%前後であり，本法の診断精度は高い。特に，SPECTを用いて⁹⁹ᵐTc-PYPの心筋集積を発症からの日数により分類して検討した報告では，発症1週間以内では100%，1ヵ月以内では29%，6ヵ月以内では5%，6ヵ月以上では0%と日数経過により陽性率が低下する（表1）[4]。この他に，⁹⁹ᵐTc-PYP心筋イメージングが有用なものとして，右室梗塞および術後梗塞における診断があげられる。また，不安定狭心症において⁹⁹ᵐTc-PYPの陽性描出を約30%に認める。

3）その他の心疾患

心アミロイドーシスにおける⁹⁹ᵐTc-PYP心筋イメージングは有用である。図4は70歳代男

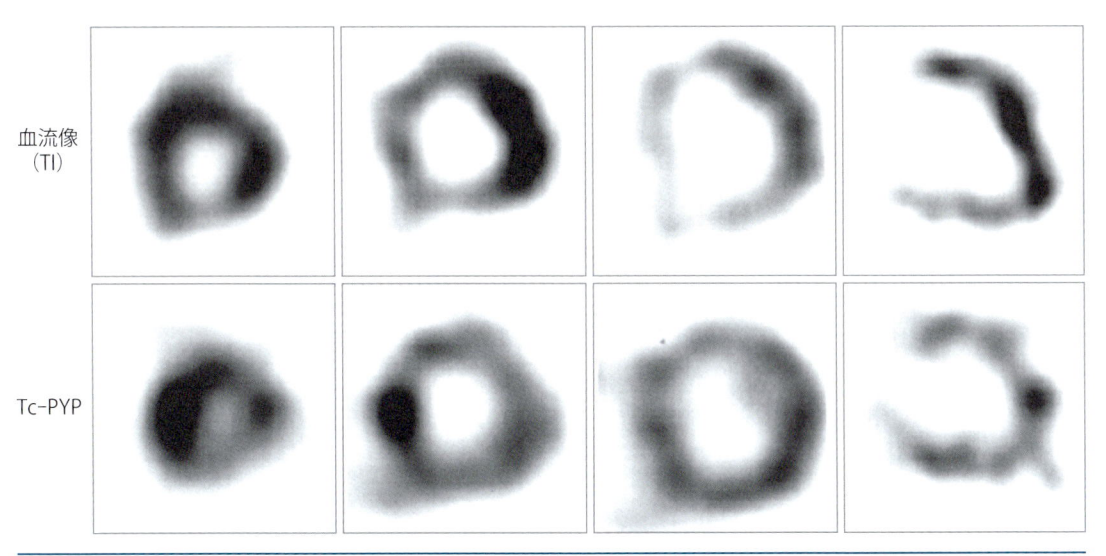

図4 心アミロイドーシスにおける²⁰¹Tl，⁹⁹ᵐTc-PYP心筋SPECT
後者にてび慢性の心筋集積を認める。

性で約10年前に完全右脚ブロックを指摘された．その後，徐々に左室肥大および左心機能低下の進行を認め，最近ではⅡ-Ⅲ度房室ブロックも認められるようになったため，心アミロイドーシスの鑑別目的で^{99m}Tc-PYP心筋シンチグラフィを行った症例である．心筋全体にび慢性集積を認め，原発性アミロイドーシスとして矛盾しない所見が得られた．後日心筋生検が施行され，Congo red陽性＋ATTR陽性と診断された．これらの所見およびアミロイドーシスの家族歴がないことから，老人性アミロイドーシス（normal ATTR）と確認された．

　心アミロイドーシスにおける^{99m}Tc-PYPの心筋集積に関しては，アミロイド沈着に伴う心筋傷害により生じたカルシウム沈着部位，あるいはアミロイド蛋白そのものに取り込まれるとされている．

　原発性，家族性に比し二次性アミロイドーシスでは^{99m}Tc-PYP心筋シンチグラムにて陰性描出を示すことが報告されている[5]．このように，心アミロイドーシスを疑った場合には著明な家族性アミロイドーシス以外に，二次性アミロイドーシスが存在する場合には^{99m}Tc-PYP心筋集積が認められないことも考慮に入れ，心エコー図などの所見と併せ判定する必要がある．

4. その他の心筋壊死イメージング

1）^{111}In-antimyosin Fab

　代表的なものとして，抗心筋ミオシン抗体^{111}In-antimyosin Fabがある[6]．心筋ミオシン重鎖に対する抗体に放射性同位元素を標識し投与すると，抗ミオシン重鎖モノクローナル抗体は細胞膜の破壊されたミオシン重鎖のみに特異的に結合し，放射性同位元素から放出されるγ線をシンチカメラを用い体外計測することにより心筋壊死の拡がりが診断できる．

　^{111}In-antimyosin Fabの方が^{99m}Tc-PYPに比し梗塞巣の拡がりを忠実に反映し，その経時的集積を検討すると，長期間^{111}In-antimyosin Fab心筋集積が持続するため徐々に崩壊する心筋壊死の検出も可能である．

　前壁心筋梗塞における^{111}In-antimyosin Fab，^{201}Tl心筋プラナー左前斜位70°像を図5に示す．

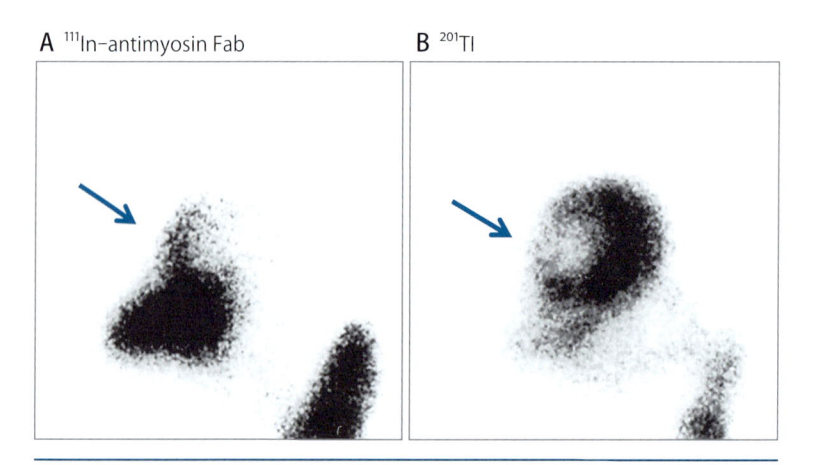

図5 急性前壁心筋梗塞（発症9日目）における（A）^{111}In-antimyosin Fabおよび（B）^{201}Tl心筋プラナー像の対比
^{201}Tl欠損像に一致して^{111}In-antimyosin Fabの陽性描出を認める．

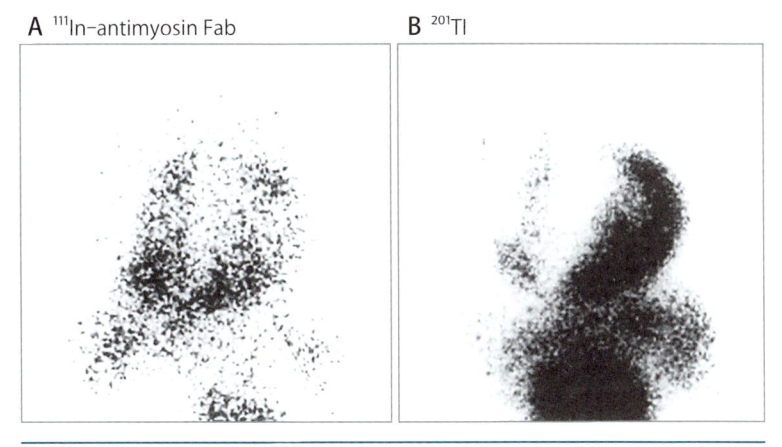

図6 拡張相を示す肥大型心筋症における（A）¹¹¹In-antimyosin Fab, および（B）²⁰¹Tl 心筋プラナー像

²⁰¹Tl では前壁中隔に欠損像を認めるが ¹¹¹In-antimyosin Fab では心筋全体にび漫性集積を認める。

　発症9日目にもかかわらず、前壁中隔に一致して ¹¹¹In-antimyosin の明瞭な集積を認め、同部位は ²⁰¹Tl による灌流欠損像とよく一致する。このように CPK, GOT, LDH などの血清酵素値が正常化した後でも陽性描出できることから、梗塞巣の同定に本法はきわめて有用である。

　拡張相を示す肥大型心筋症における ¹¹¹In-antimyosin Fab による代表的な画像を図6に示す。心筋プラナー左前斜位45°像にて ¹¹¹In-antimyosin Fab の心筋集積をびまん性に認める。一方、²⁰¹Tl では心拡大があり、心尖部から前壁中隔にかけて欠損像を認める。拡張相を示す肥大型心筋症では、²⁰¹Tl 欠損像の拡大や、血清 CPK, LDH 値の上昇を有することから何らかの on-going necrosis の存在が疑われる[7]。この他に、心筋炎、心移植などの臨床応用も行われた。しかし、現時点では放射性医薬品として認可されていない。

2) ⁹⁹ᵐTc-glucarate

　最近新しい心筋壊死イメージング製剤として ⁹⁹ᵐTc-glucarate が開発されている[8]。心筋壊死に対応して nuclear histone に結合することから早期検出の可能性が確認されている。⁹⁹ᵐTc-glucarate は動物実験が行われている段階である。

　今後、急性期梗塞巣あるいは on-going necrosis に対応する新しい心筋壊死イメージングの開発が期待される。

● 文　献

1) Bonte FJ, Parkey RW, Graham KD, et al. A new method for radionuclide imaging of myocardial infarcts. Radiology. 1974 ; 110 : 473-4.
2) Buja LM, Tofe AJ, Kulkarni PV, et al. Sites and mechanisms of localization of technetium-99m phosphorus radiopharmaceuticals in acute myocardial infarcts and other tissues. J Clin Invest. 1977 ; 60 : 724-40.
3) Parkey RW, Bonte FJ, Meyer SL, et al. A new method for radionuclide imaging of acute myocardial infarction in humans. Circulation. 1975 ; 50 : 540-6.
4) Krause K, Kasper W, Zeiher A, et al. Relation of technetium-99m pyrophosphate accumulation to

time interval after onset of acute myocardial infarction as assessed by a tomographic acquisition technique. Am J Cardiol. 1991 ; 68 : 1575-9.
5) Falk RH, Lee VW, Rubinow A, et al. Cardiac technetium-99m pyrophosphate scintigraphy in familial amyloidosis. Am J Cardiol. 1984 ; 54 : 1150-1.
6) Khaw BA, Beller GA, Haber E, et al. Localization of cardiac myosin-specific antibody in myocardial infarction. J Clin Invest. 1976 ; 58 : 439-46.
7) Nishimura T, Nagata S, Uehara T, et al. Assessment of myocardial damage in dilated-phase hypertrophic cardiomyopathy by using indium-111 antimyosin Fab myocardial scintigraphy. J Nucl Med. 1991 ; 32 : 1333-37.
8) Okada DR, Johnson G, Liu Z, et al. Early detection of infarct in reperfused canine myocardium using ^{99m}Tc-glucarate. J Nucl Med. 2004 ; 45 : 655-64.

7　^{18}F-フルオロデオキシグルコース（FDG）による心筋イメージング

■ はじめに

　心筋はエネルギー基質として糖と脂肪酸の両者を使用している。心筋の場合，脂肪酸の代謝に依存する割合が高いが，様々な要因にてその依存の程度が変わってくる。また，虚血や心筋症などの病的な心筋においても変化する。^{18}F-2-fluoro-deoxy-D-glucose（FDG）を用いた心筋糖代謝の評価は心筋梗塞の残存心筋（viability）を検出するために使用されており，保険診療としても認められている。また，心筋症，動脈硬化や心サルコイドーシスに対する臨床応用が報告されている。しかし，その集積は様々なものに影響されるため，個人差や条件による差が著しく，その集積の意味するところは単純に判断することはできない。ここでは^{18}F-FDGの集積機序を含めた特徴を示し，条件の違いによる変化を述べた上で，具体的な検査法，臨床応用に関して概説する。

　FDGは炎症細胞にも集積することが明らかとなっている。循環器領域で代表的な炎症性疾患である血管炎症候群や心サルコイドーシスにおいて，病変局所の活動性を非侵襲的に評価することは困難である。このような炎症性疾患に免疫抑制療法であるステロイド治療を行っても実際に病変局所の活動性が抑制されているか否かを評価することは困難である。ここでは動脈硬化，血管炎症候群や心サルコイドーシスにおける病変局所の活動性や薬物療法の効果をモニタリングする試みについても概説する。

1. ^{18}F-FDG の特徴

　まず図1に通常の D-glucose と ^{18}F-FDG の構造を示す。^{18}F-FDG はグルコースの2位の水酸基を ^{18}F にて置換したものである。FDG はグルコースと同様に細胞膜に存在するグルコーストランスポータを介して取り込まれ，細胞内でヘキソカイネースによりリン酸化を受けFDG-6-phosphate となる。しかしこの化合物は glucose-6-phosphate と異なり，これ以上解糖系やグリコーゲン合成などの経路に入って代謝されないため，そのまま細胞内に留まり，糖の取り込みの程度を画像化することが可能となる（図2）。この様に FDG の集積は，グルコーストランスポータやヘキソカイネースの活性に左右されるわけであるが，それらは食事の状態によってその量が変化する脂肪酸やブドウ糖のようなエネルギー基質や様々なホルモンのバランスによって，正常者の生理的な状況であっても非常に変動が激しい。

　また，グルコースとFDGではこれらの活性に対する反応が幾分か異なり，その違いも様々な因子に影響されると言われている。通常の臓器では glucose-6-phosphate を脱リン酸する酵素はあまり存在しないため，FDG-6-phosphate は FDG の形に戻ることができず，そのまま細胞内に留まってしまう。このため，しばらくの間，放射活性のある ^{18}F が細胞内に存在する

図1 FDGの構造

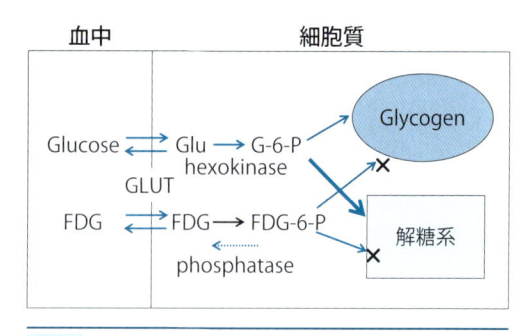

図2 FDGの集積機序

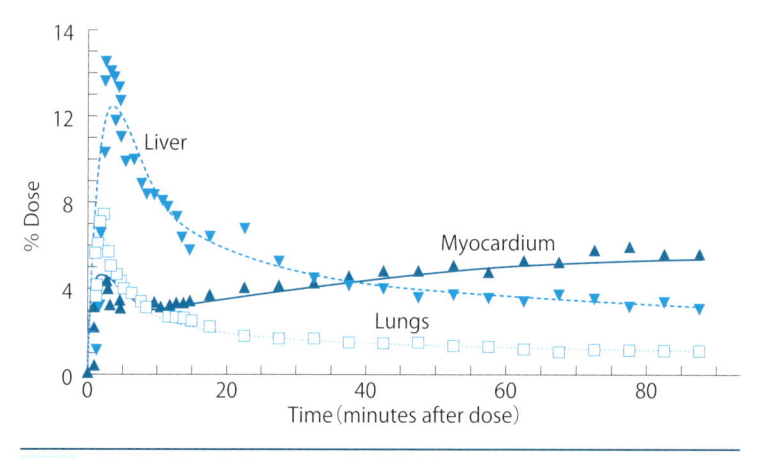

図3 肝，心，肺におけるFDGの経時的変化

ため，イメージングに有利となる。しかし，肝臓などのようにglucose-6-phosphateを脱リン酸する酵素であるphosphataseが存在する場合は，リン酸のとれたFDGが比較的容易に細胞内から出ていくことができ，その臓器におけるFDGの集積は時間が経つと低下していく。図3には肝臓，心筋，肺のFDG集積の時間経過を示している。心筋では時間とともに集積が増加し，ほぼ1時間で頭打ちになるのに対し，肝臓では一旦高集積を示すが，その後集積は低下し始め，投与後45-60分では心筋の集積より低い値となる。そのため，心筋や腫瘍のFDG-PETでは撮像時間を投与後45-60分にするのが一般的である。

2. ^{18}F-FDGの検査法および読影・解析法

1）撮像

^{18}F-FDGによる心筋イメージングは安静空腹時および糖負荷時にて行われる。^{18}F-FDGの画像は正常者であっても食事や安静度により様々に変化する。一般的には空腹かつ安静時であれば正常の心筋はFDGを取り込まない。しかし，そのような状態を作り出すためには12時間以上の絶食および起床時からの安静維持が必要である。十分な空腹状態であっても，検査までに安静が保てなかった場合は心筋の一部または全体に^{18}F-FDGが集積することがしばしば観察される。これはおそらく，神経内分泌系の関与を受けているものと推測される。実際，

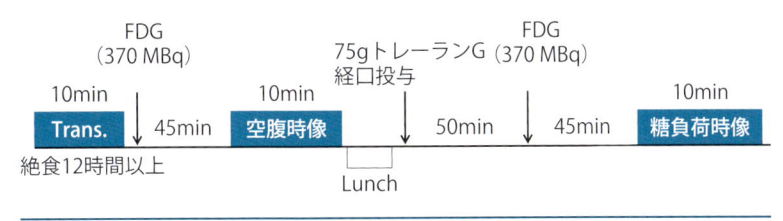

図4 空腹時及び経口糖負荷時のFDG PET撮像プロトコル

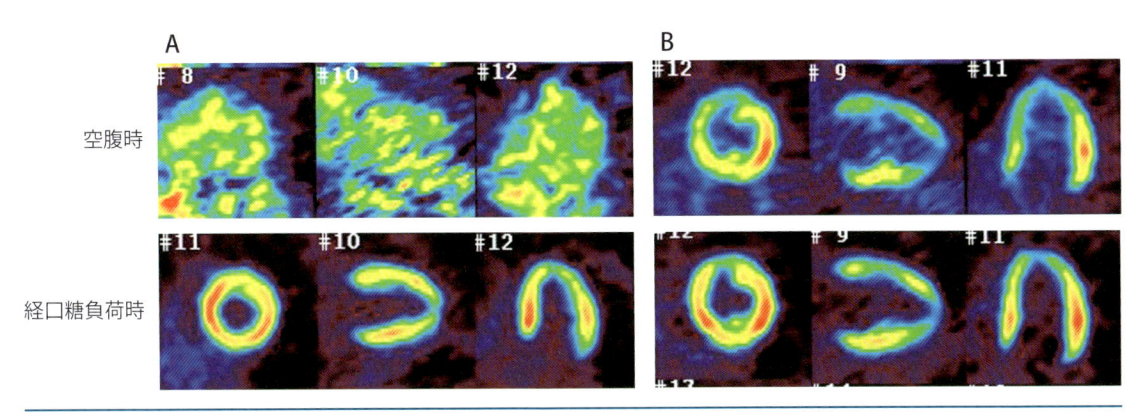

図5 正常者の空腹時および経口糖負荷時の心筋 ^{18}F-FDG PET像
A：空腹時の心筋集積はほぼ認められない通常のタイプ。
B：空腹時にもかかわらず心筋の集積が認められるタイプ。

　FDGの心筋取り込みは，インスリンによって増加するだけでなく，カテコラミンでも増加すると報告されている[1]。アセチルコリンやステロイドなどにも影響される可能性がある。また，運動による影響に関しても，血中の乳酸増加に伴いブドウ糖の取り込みが抑えられるという説や，心筋内のカルシウム増加がブドウ糖の取り込みを促進するという報告など様々あり，その結果は複雑である。一方，十分な糖負荷を行えば，左室心筋において ^{18}F-FDGはほぼ均等に高集積を示す。正常の耐糖能をもつものであれば経口糖負荷および静脈内糖負荷のどちらでも集積は上昇すると考えられるが，不十分な糖負荷では均等な集積像が得られないこともある。

　図4に空腹時及び経口糖負荷時の検査プロトコールの一例を示す。12時間以上すなわちオーバーナイトの絶食状態で ^{18}F-FDGを185-370 MBq静注し，45-60分後に空腹時像を撮像する。ガイドラインでは6時間以上の絶食でも許容されているが，実際には生理的な集積が出現することが多い。吸収補正のため ^{18}F-FDG投与前にトランスミッションスキャンを行うが，PET/CTの場合はCTにて吸収補正が可能であるためトランスミッションスキャンは必要ない。続けて糖負荷を行う場合は，その後にブドウ糖（トレーランG 50-100 g）を経口投与してから約50分で ^{18}F-FDGを空腹時と同様量投与し45-60分後に糖負荷時像を撮像する。図5には異なったパターンを示している正常者の空腹時および経口糖負荷時の心筋 ^{18}F-FDG PET像を示す。

　しかし，厳密な糖負荷をするためにはインスリン，ブドウ糖持続静注によるインスリンクランプ法が用いられることもある[2]。正確に糖代謝率を測定するためには，安定した血糖値とFDGの集積が確保されるこのインスリンクランプ法が必要となる。また，糖尿病患者では経口糖負荷のみではFDGの集積が十分得られないことがしばしば観察され，この様な場合においてもインスリンクランプ法は優れた方法である。速効型インスリンを1 mU/kg/minの速度

で持続静注しながら，10％ブドウ糖液を持続静注し，10分ごとに血糖を測定し，血糖値を100 mg/dLに維持するようにブドウ糖液の投与スピードを調節する。血糖値が安定した時点でFDGの投与を行う。しかし，この方法は非常に煩雑であるため実用的ではなく，経口糖負荷にインスリンの少量静注を追加する簡略化された方法を用いることによって，ある程度は耐糖能異常の患者に対応できる。実際には経口糖負荷後45分で血糖値を測定し，^{18}F-FDG投与後，血糖値が130 mg/dLを超えた場合に，血糖値10 mg/dLごとに1単位の速攻型インスリンを静注する。この場合，低血糖に注意する必要があり，症状に注意するとともに撮像前に血糖値の測定が勧められる。American Society of Nuclear Cardiology（ASNC）のガイドラインにはこれらの方法が具体的に述べられている[3]。

2) 定量

FDGの集積は視覚的に判断することも少なくないが，アンモニアや血流SPECT製剤などで求められた血流イメージとの対比により相対的に定量されることもある。また，投与量に対する心筋への集積の割合である％ injected dose uptakeやSUV（Standardized Uptake Value）の様な指標を用いることもある。しかし，厳密な定量のためには3コンパートメントモデルを用いて求められる心筋グルコース利用率（regional myocardial glucose utilization rate：rMGU）を測定しなければならない。

a. 相対的指標

梗塞領域の残存心筋量を推定する手段として，正常心筋の^{18}F-FDG集積量に対する割合で表現する方法が良く用いられている。この場合どのような状態での^{18}F-FDG画像を用いるのかということと，正常心筋をどのように定義するのかということが問題となる。前者に関しては通常糖負荷時の画像が用いられる。耐糖能異常がない症例においては，経口糖負荷にて正常の心筋に十分な集積が得られると考えられ，正常領域に対してどの程度の糖摂取があるかで，残存心筋量を推定しようとするものである。しかし，実際は虚血領域における心筋細胞は正常領域の心筋細胞より糖の摂取が亢進しているため，残存心筋量を過大評価してしまう可能性がある。この傾向は空腹時像にて判断すればさらに著しいものとなる。つまり，真の残存心筋量を推定するためには正常心筋が最大限に集積を示す状態であるインスリンクランプ下の画像を用いることが必要である。

ただし，臨床の場で必要なことはいくら心筋が残存しているかということよりも，梗塞領域に機能回復を期待できる心筋があるかどうかということである。この場合，正常心筋として最大の^{18}F-FDG集積を示す領域と定義するよりも，アンモニアPETなどで正常の血流を示す領域を基準に，その領域におけるFDG集積に対して梗塞領域にどれだけ集積しているかという指標を用いた方が現実的である。それにより，正常領域の^{18}F-FDG集積が十分でなくても，残存心筋の有無を判定するためには感度の良い指標になると考えられる。このような場合，逆に梗塞領域の集積のほうが正常領域を上回りhotの画像として表現されることもある。

b. 投与量に対する集積率

前者の相対的な評価では正常領域における^{18}F-FDG集積が，その定量値に大きな影響を与える。正常心筋の^{18}F-FDGの集積は様々な要因の影響を受け変化するため，それを基準とした定量値も非常に変化することが予想される。心筋全体に影響を及ぼす疾患の評価や生理的な要因による集積の変化を評価する場合，正常心筋に対する相対値を用いるのではなく，それ自

体絶対的な意義を持つ指標が必要と考えられる．その簡易的な指標として，投与量に対する心筋への集積率がある．一般に腫瘍の領域でよく利用されている SUV は以下の式で求められる．

$$\mathrm{SUV} = (心筋\,\mathrm{FDG}\,集積量\,\mathrm{Bq/mL} \times 体重\,\mathrm{g})/(\mathrm{FDG}\,投与量\,\mathrm{Bq})$$

また，同様の指標である％ injected dose uptake は心筋 100 g あたりに投与量の何％が集積したのかを表している[4]．

$$\%\,\text{injected dose uptake} = (心筋\,\mathrm{FDG}\,集積量\,\mathrm{Bq/100\,g})/投与量\,\mathrm{Bq} \times 100 \times 体重\,\mathrm{kg}/60\,\mathrm{kg}\,(\%) \fallingdotseq \mathrm{SUV}/6$$

我々の施設にて計測した正常者における経口糖負荷時の値は $0.83 \pm 0.15\%$ であった．これらの指標の良いところは心筋の局所的な異常を評価するのではなく，びまん性の心筋障害を評価することが可能であり，糖摂取率の簡易的な指標と考えても良い．しかし，全身における $^{18}\mathrm{F}$-FDG の分配に左右され，生理的な条件により個体間，個体内のばらつきが出現し，その意義についての評価が困難なこともある．

c．心筋グルコース利用率

さらに厳密な定量値として rMGU がある[5]．これは FDG 静注直後より約 60 分の動態イメージングを行い，心プールの放射能を入力関数として左室心筋の時間放射能曲線より求めるものである．脳のグルコース利用率を求めるため Sokoloff が考案した方法[6]であり，動脈血中の FDG（C^*_P），心筋組織内の FDG（C^*_E），同 FDG-6 リン酸（C^*_M）の 3 コンパートメントを想定した代謝モデルを用いて求められる．

$$\mathrm{rMGU} = C_P/\mathrm{LC} \times k^*_1 k^*_3/(k^*_2 + k^*_3)$$

C_P は血糖値を，LC（lumped constant）は一括定数といわれる定数でグルコースと FDG との取り込みやすさの割合を表しているとされている．非線形最小二乗法による曲線近似を行うが，一般には計算のしやすいパトラックグラフ解析法を用いることが多い[7]．この指標は定量法として非常に優れた方法ではあるが，問題点として計測中血糖値が一定である必要がある．撮像中絶えず血糖が変化する経口糖負荷法のような方法では正確な測定はできず，空腹時やインスリンクランプ法の時のみ計測可能である．また，長時間の dynamic scan による撮像が必要であり，被検者の負担が大きい．さらに LC はいろいろな生理的条件で変化するといわれているにもかかわらず，現時点では動物実験より求められた固定値を用いて済まされているという問題点も存在する[8]．インスリンクランプ下で測定された正常心筋の rMGU は 73.7 ± 2.9 $\mu\mathrm{mol}/100\,\mathrm{g/min}$ であったと報告されている[2]．

3. $^{18}\mathrm{F}$-FDG の臨床応用（虚血性心疾患，心不全など）

1）虚血性心疾患

心筋梗塞の症例において虚血の有無を評価することに加えて，生存心筋がどの程度存在するのかを評価すること，つまり心筋 viability の評価は，治療方針を決定する上で非常に重要である．心筋血流 SPECT でも心筋 viability の評価はかなり正確にできるものと考えられるが，

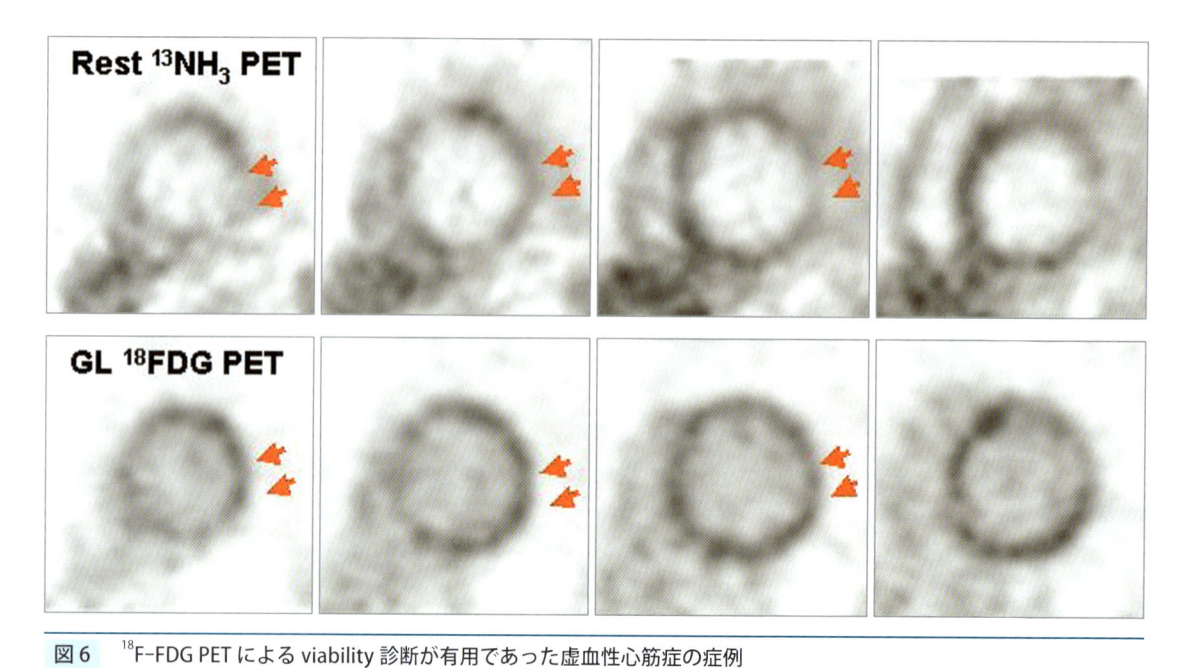

図6 ^{18}F-FDG PET による viability 診断が有用であった虚血性心筋症の症例

冠動脈造影では LAD：#6（100％），#9-1（90％），LCX：#12-2（100％），#13（90％），#14-1（90％），#14-3（90％），RCA：#1（75％）の三枝病変を示し，壁運動は全周性に障害されており拡張型心筋症様であった。^{13}NH$_3$ 血流 PET では側壁，心尖部に欠損を認めたのに対し，^{18}F-FDG PET では十分な集積が有ったため，心筋 viability 有りと診断され，CABG を施行された。術前はうっ血性心不全の状態であったが，術後には改善した。

（福地一樹先生提供）

　血流のみでは viability を過小評価してしまう可能性がある。そこで ^{18}F-FDG PET による viability 評価が注目され，感度・特異度に優れた検査として用いられる。

　PET 検査のうちで，循環器領域にて日常診療に応用され保険適用が認められているのが ^{18}F-FDG PET による心筋 viability 診断である。ただし，その適応は「慢性虚血性心疾患で左室機能が低下している場合に血行再建を施行することによって，左室機能が改善するかどうかを予測するために用いる。ただし，血流 SPECT にて判断が付かない場合に限る」とされており，厳密には非常に限られた症例のみが適応となる。図6 に左室機能の低下した冠動脈多枝疾患例において ^{18}F-FDG PET を施行された症例を示す。

　^{18}F-FDG の心筋集積は検査の条件，特に食事の状態によって様々に変化し，個人差も多い。現在，心筋 viability を評価する場合には一般に経口糖負荷（75 g ブドウ糖）の状態で行われる。以前は空腹時，虚血領域に FDG が集積することを利用して，陽性像として評価しようとする試みもされたが，正常領域の集積に個人差があるため，FDG 集積の解釈が困難であると考えられるようになった。そのため，正常領域にも FDG を取り込ませる方法である糖負荷法を採用することが多くなった。しかし，糖尿病では経口糖負荷にて十分な FDG の集積が期待できない症例があり，そのような症例には前項で示したようにインスリンとブドウ糖の両者を同時に静脈から投与するインスリンクランプ法が勧められる。しかし，インスリンクランプ法は非常に手間がかかる方法であるため，経口糖負荷の後，血糖が高い場合には少量の速効型インスリンを静注することによって，FDG を取り込ませようとする方法がよく用いられる。

　viability の有無を判断する基準に関しては，血流 SPECT または血流 PET との対比を行い，血流イメージに比較して FDG の集積が高いという代謝・血流ミスマッチが存在する場合を viability 有りと判断することが多い。FDG のみの画像で正常心筋の約 50％以上の集積がある場合を viability ありとするような基準もあるが，正常心筋が FDG を十分に取り込んでいるかどうか保証できないため，あまり用いられなくなってきた。図7に viability の有無の代表例を挙げ，心筋 viability の診断基準を示した。

ところで ^{18}F-FDG PET はどの程度 viability を正確に診断できるのかということが問題である。虚血のために収縮が障害されている状態の心筋を冬眠心筋と呼ぶが，このような心筋は血行再建を行ってやると，収縮能が回復すると期待される。^{18}F-FDG PET の心筋 viability 診断とは，このような冬眠心筋の存在をいかに検出するかということを意味している。同様の目的にてドブタミン負荷心エコーが施行される。ドブタミン負荷心エコーに比較して ^{18}F-FDG PET はやや感度が高いとされているが，特異度に関しては心エコーの方が勝っているようで

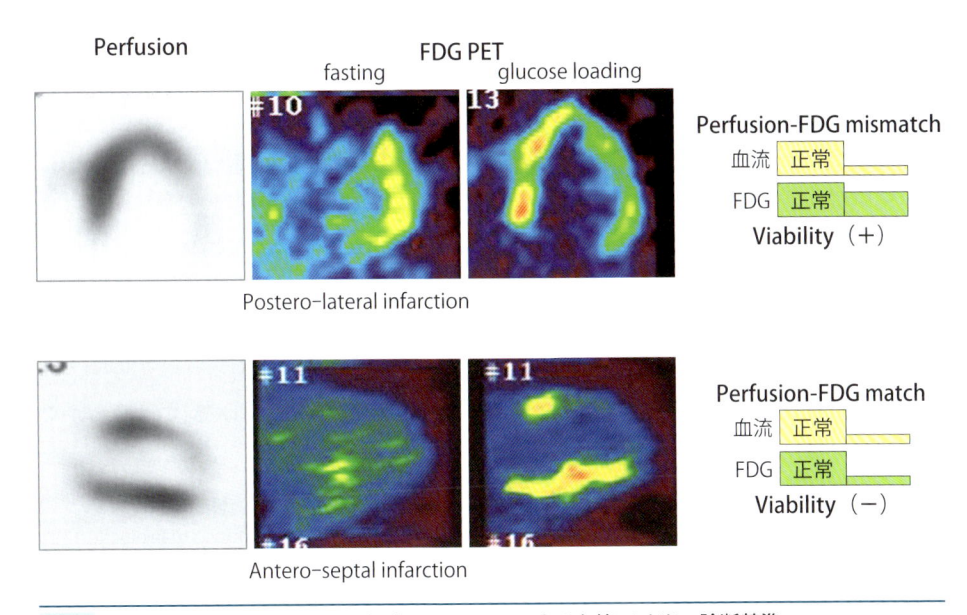

図7　心筋血流 SPECT と比較した場合の FDG PET による心筋 viability 診断基準

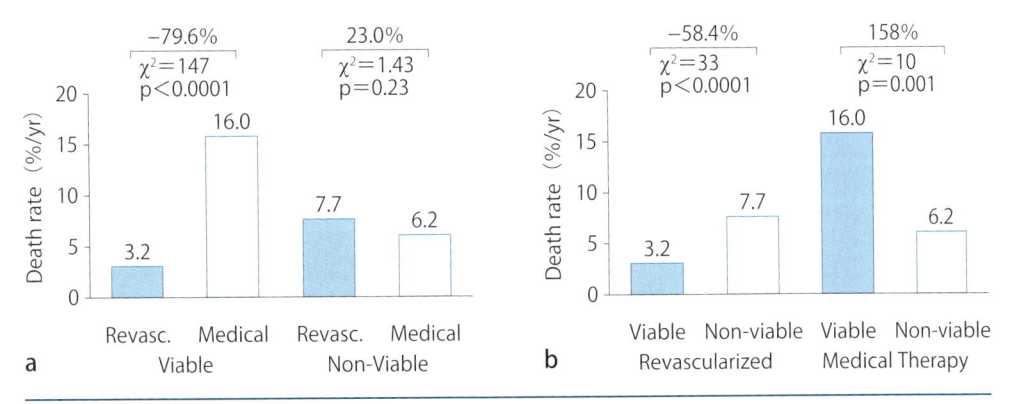

図8　心筋 viability 診断と予後
心筋 viability ありと判断された場合は，血行再建にて有意に死亡率が改善されたが，心筋 viability が無いと判断された場合は血行再建による予後改善効果は認められなかった。
（文献9より）

ある。つまり，^{18}F-FDG PET で viability 有りと判断された症例でも，血行再建後心機能が改善しない症例が存在すると言うことである．FDG の集積のみから判断するとこのような傾向が認められやすいが，十分な糖負荷を行った上での血流とのミスマッチにて判断した場合にはかなり特異性も上昇するものと考えられる．

虚血性心疾患において PET は優れた検査法であるが，その設備の特殊性や検査の煩雑さのため，あまり普及していないのが現状である．しかし，^{18}F-FDG PET に関しては腫瘍の PET の普及に伴い，実施可能な施設が増えつつある．^{18}F-FDG PET，血流 SPECT，ドブタミンエコーによる心筋 viability 評価に従って治療方針を決定すれば予後が改善されるという報告もあり（図8）[9]，正確な viability の評価は重要であるため，必要な症例には是非 ^{18}F-FDG PET が施行されることを期待する．

2）心筋症

特発性心筋症に対する PET の有用性は，まだ確立されたものがない状態である．心筋血流量や冠血流予備能を ^{13}N-NH$_3$ や ^{15}O-H$_2$O にて測定した報告や ^{18}F-FDG の集積を検討した報告，^{11}C-acetate にて酸素代謝を検討した報告，自律神経系の検討などいくつかの論文が出てはいるが，まとまった成績は存在しない．この章では拡張型心筋症や肥大型心筋症において大阪大学附属病院の症例を提示しながら，いくつかの報告を紹介する．

それ以外の心筋疾患に関し PET の有用性が注目されているものに，心サルコイドーシスがある．特に ^{18}F-FDG PET によるサルコイドーシスの診断は有用であり，このほど保険適用も認められたが，詳細は別の項に譲ることとする．

a．拡張型心筋症

特発性拡張型心筋症（idiopathic dilated cardiomyopathy：DCM）は明らかな原因の特定で

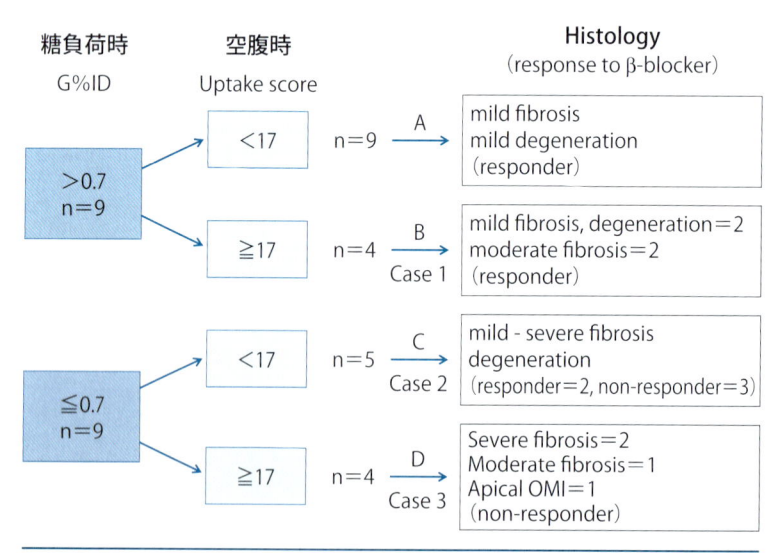

図9 DCM 患者における，空腹時・糖負荷時の ^{18}F-FDG 集積のパターンと組織学的所見および β ブロッカー療法に対する反応性との関係
G% ID（global % injected dose uptake）：75 g ブドウ糖経口負荷時における心筋 1 g への集積率（投与量に対する）．Uptake score：空腹時における集積を左室心筋に均等に強く集積した場合を 60 としたときの集積スコア．

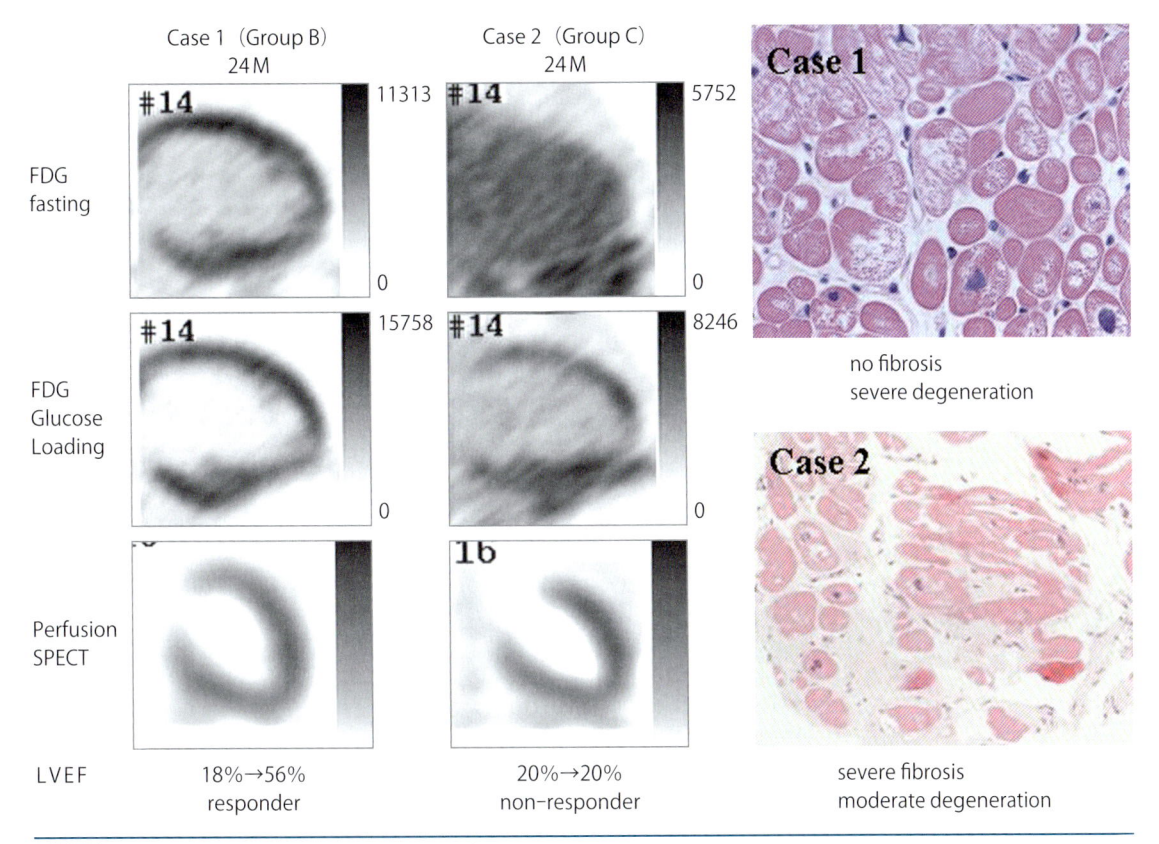

図10 DCMにおける血流・代謝イメージング①

Case 1：空腹時，糖負荷時ともに ^{18}F-FDG が良く集積した症例（図9 Group B）であり，線維化の程度は軽く，βブロッカー療法に対して良好に反応した。

Case 2：空腹時，糖負荷時ともに ^{18}F-FDG の集積は少ない症例（図9 Group C）であり，広範な線維化を示しており，βブロッカーに対する反応も良くなかった。

きない心内腔の拡張，収縮能の低下を特徴とし，うっ血性心不全の状態を呈する疾患群である。その予後は一般に不良であり，病態の把握をはじめとし，重症度の判定や予後予測，治療効果判定などのために PET が有効であるかどうかの報告がいくつかある。また，虚血性心疾患や心サルコイドーシスなどとの鑑別のために ^{18}F-FDG PET が有効であるとする報告もなされている。

　DCM は様々な病態を示す疾患群であり，その病因に関しても構造蛋白の異常，ミトコンドリアの異常，心筋炎後の症例など様々なものが考えられる。^{18}F-FDG PET の所見に関してもそれぞれの症例によって異なっており，一定の傾向を見いだすことが比較的困難である。我々は空腹時と経口糖負荷時の ^{18}F-FDG 集積を検討することによって，その集積パターンと組織学的所見およびβブロッカー療法に対する反応性との関連を検討してみた[10]。図9にはその結果をまとめた。空腹時の集積が少なく，糖負荷時の集積が高い正常に近いパターンを示す症例は軽症例が多く，空腹時の集積が亢進しているものでも，糖負荷時に十分な集積のあるタイプはβブロッカーに対する反応性が良い傾向にあった（図10, Case 1）。それに対し糖負荷時の集積が低い症例は，空腹時の集積にかかわらずβブロッカーに対する反応性が悪く，予後不良であることがわかった（図10, Case 2）。また，空腹時の集積が局所的に高い症例は，低

Case 3（Group D）
26 F

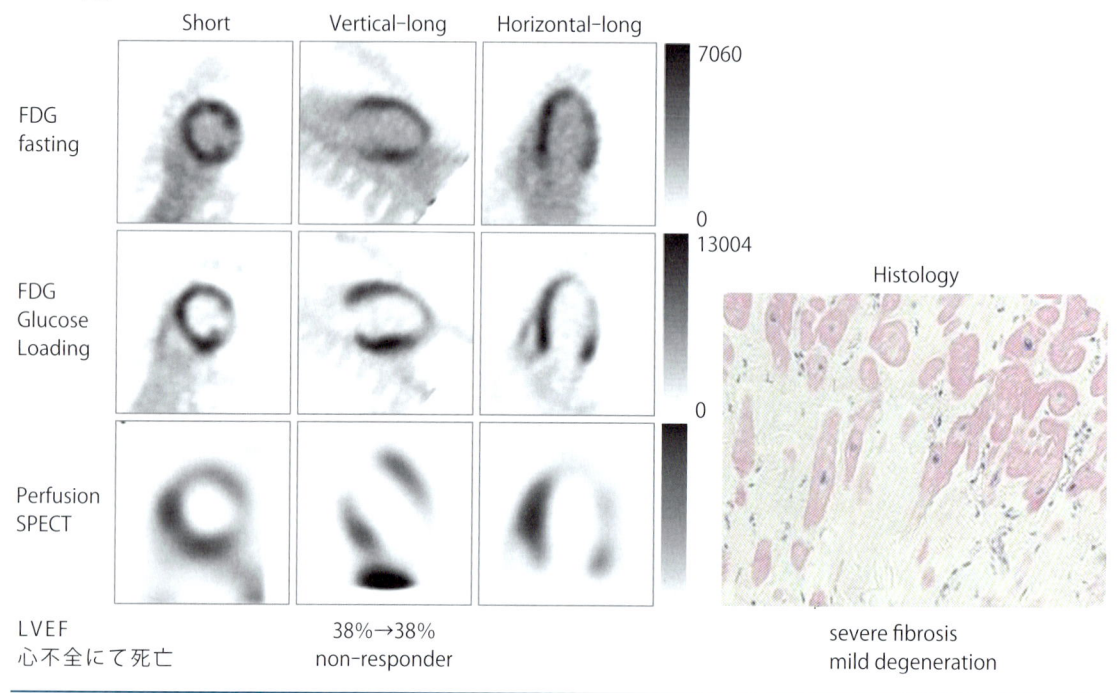

	Short	Vertical-long	Horizontal-long	
FDG fasting				7060 — 0
FDG Glucose Loading				13004 — 0
Perfusion SPECT				

Histology

LVEF
心不全にて死亡　　38%→38%　　severe fibrosis
　　　　　　　　 non-responder 　mild degeneration

図 11　DCM における血流・代謝イメージング②
Case 3：血流 SPECT にて広範な集積低下を示し，^{18}F-FDG PET に関しては空腹時に残存している心筋に強い集積を示しているにもかかわらず，糖負荷時の集積は広範な欠損のため，全体の平均では集積率が低下している症例（図 9 Group D）。組織では広範な線維化を伴い，β ブロッカー療法に対する反応性は悪く，心不全のため死亡された。

下している領域の線維化は強く，その周囲の残存している心筋に FDG が集積するものと思われ，重症心筋炎後のような状態が示唆された（図 11）。ウイルスや自己免疫などによる心筋炎は急性の経過をたどることが多いが，炎症が活発に起こっている状態では FDG の集積は亢進すると言われている[11]。しかし，その後炎症が治まったにもかかわらず，高度の心機能障害を残す症例に関しては局所的ではあるが広範囲の線維化を残し，Case 3 のようなパターンをとる可能性があると思われる。

　Yokoyama らは，左室心筋の FDG 集積が不均一である症例は予後が悪いと報告しており[12]，石田らは絶食状態でヘパリンにより血中遊離脂肪酸量を上昇させることにより，正常心筋の集積を抑えても FDG が集積する症例は重症であるとの報告を行っている[13]。この様に，症例や検討によりその結果は様々であり，DCM の多様性を物語っているものと思われる。

　虚血性心筋症を鑑別するために空腹時および糖負荷時の FDG が有用であるという報告もある。空腹時には虚血を伴う心筋梗塞の領域にて集積が亢進し，糖負荷時では正常領域にて集積が高くなる逆転現象が認められることが多く，特発性心筋症では空腹時と糖負荷時の集積は程度の差であり，パターンは変化しないとされている[14]。

b. 肥大型心筋症

　肥大型心筋症（hypertrophic cardiomyopathy：HCM）に関しても，DCM と同様に ^{18}F-FDG PET の検討がなされている[15]。HCM の肥大心筋ではエネルギー代謝が脂肪酸より糖に変化することがしばしば認められ，さらに障害が進むと線維化が起こり，心筋細胞は脱落して

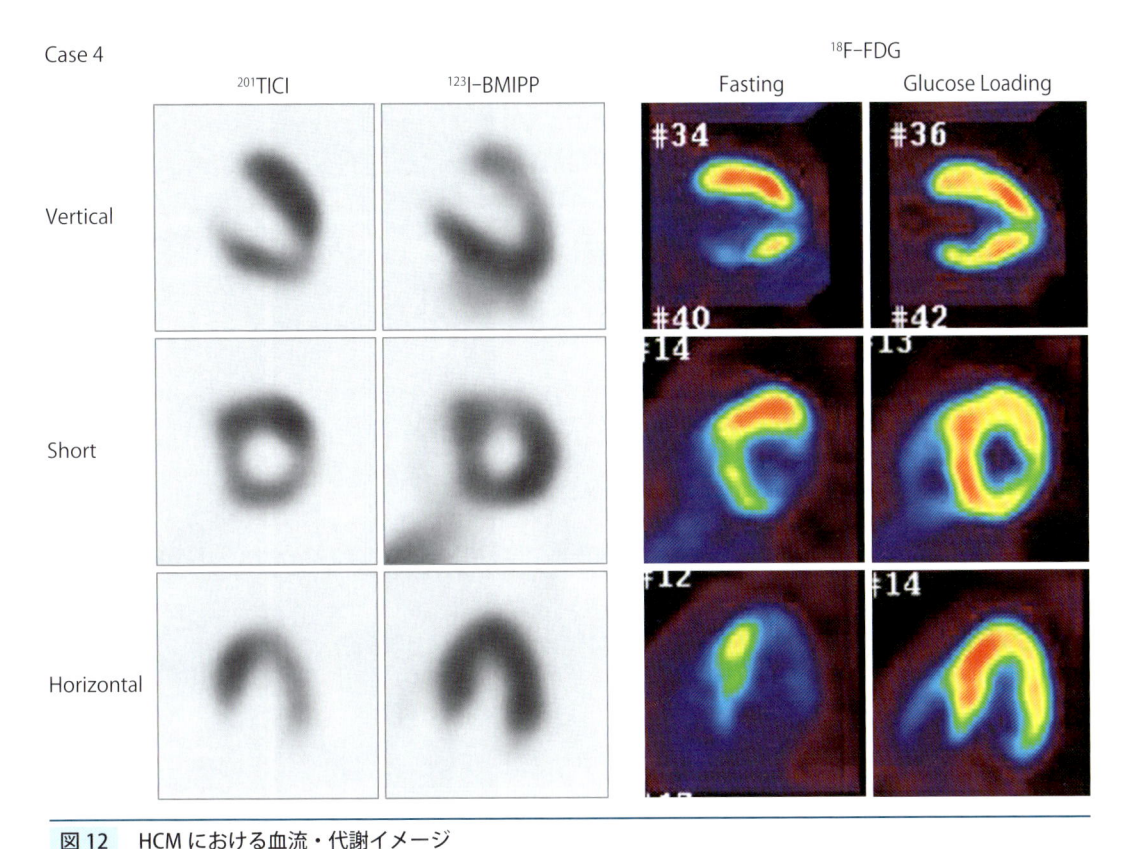

図 12　HCM における血流・代謝イメージ
Case 4：²⁰¹Tl SPECT では肥大を認める前壁で集積の亢進を示すが，¹²³I-BMIPP SPECT では同領域にて低下を示す。¹⁸F-FDG PET では肥大を示す領域にて糖代謝の亢進が認められ，特に空腹時の集積が著しい。

いく。その変化を心筋血流，脂肪酸代謝，糖代謝に関し心臓核医学検査で評価した場合の例を図 12，13 に示す。この 2 例は一卵性双生児の患者であり，Case 4（図 12）よりも症例 Case 5（図 13）の方が障害の進展が早く拡張相に移行してしまっている。つまり Case 4 のように初期の段階では肥大を示す前壁中隔の領域は部分容積効果のため ²⁰¹Tl の集積が高く見える。しかしその領域に BMIPP の欠損が認められ，FDG（空腹時）の集積が亢進している。これはエネルギー基質が脂肪酸代謝から糖代謝に変化してきたものだと考えられる。それに対して，Case 5 のように障害が進行すると ²⁰¹Tl の集積も低下しはじめ，BMIPP はさらに低下する。この時期では前壁中隔の集積は 3 核種とも低下し，その中でもっとも低下しているのは BMIPP であることがわかる。糖負荷時の FDG では虚血性心疾患と同様に心筋の viability を反映して集積しているものと考えられる。また，肥大心筋では ¹³N-NH₃ にて計測した冠血流予備能が低下しているという報告もなされている[16]。

　心筋症における FDG PET の有用性はまだ確立されたものとは言い難いが，心筋の代謝という面では評価できる手段であり，様々な心筋の病態を把握するためにも興味深い情報を与えてくれる可能性はあると思われる。

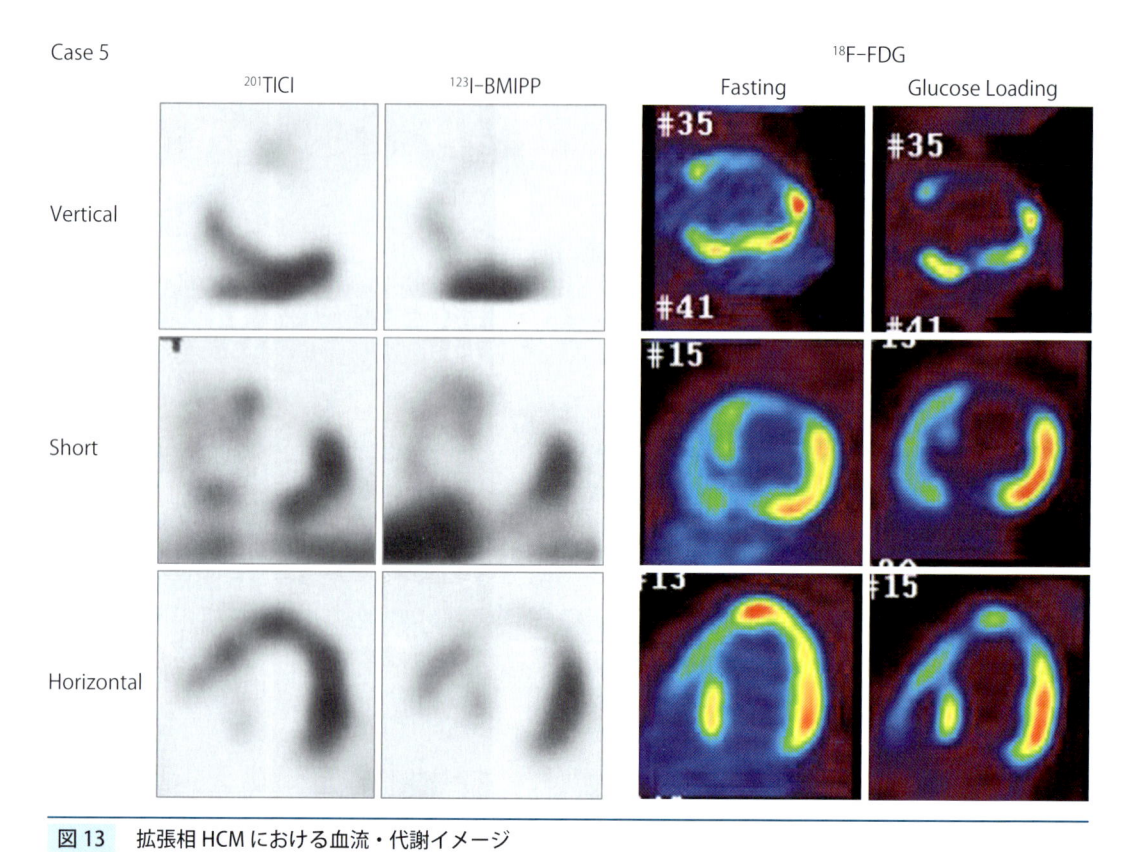

図13　拡張相 HCM における血流・代謝イメージ

Case 5：Case 4 と一卵性双生児の関係にある症例であるが，進行が早く，拡張相の状態に移行している。^{201}Tl SPECT でも前壁・中隔（右室接合部）を中心に集積低下，欠損を認め，^{123}I-BMIPP SPECT ではさらに集積低下の領域が広範になっている。^{18}F-FDG PET では心筋の viability に相当する集積を認める。

4. その他の臨床応用

1）活動性の高い炎症血管と動脈硬化プラークの検出

　血管の炎症性疾患である高安大動脈炎例において，血清の炎症反応が高値を示していても CT 等の通常検査では，病変局所の活動性は明らかではない（図14 上段左）。高安大動脈炎例に対して FDG PET を用いて動脈炎の活動性や範囲の評価を行ったところ，動脈炎症の活動性が高い例では，図14 上段中央・右，図14 下段左に示すように血管壁に一致して FDG が高度に集積していることが明らかであった[17]。次に，FDG が局所的に異常集積した頸動脈硬化病変の横断像を図15A に示す[18]。また，頸動脈エコーと動脈造影にて内頸動脈に高度狭窄を認め，FDG が局所的に集積した動脈硬化病変の側面像を図15B に示す。FDG PET と造影 CT の融合画像により FDG が動脈硬化性プラークに一致して集積し，プラーク炎症の活動性を示していることがわかる。

　頸動脈エコーと FDG PET を対比させた検討では，FDG が集積する不安定プラーク（図16 上段）と FDG が集積しない安定プラーク（図16 下段）の鑑別が可能であった[19]。FDG PET を用いることにより動脈エコーや CT などの従来の検査方法のみではわからなかった血管壁や

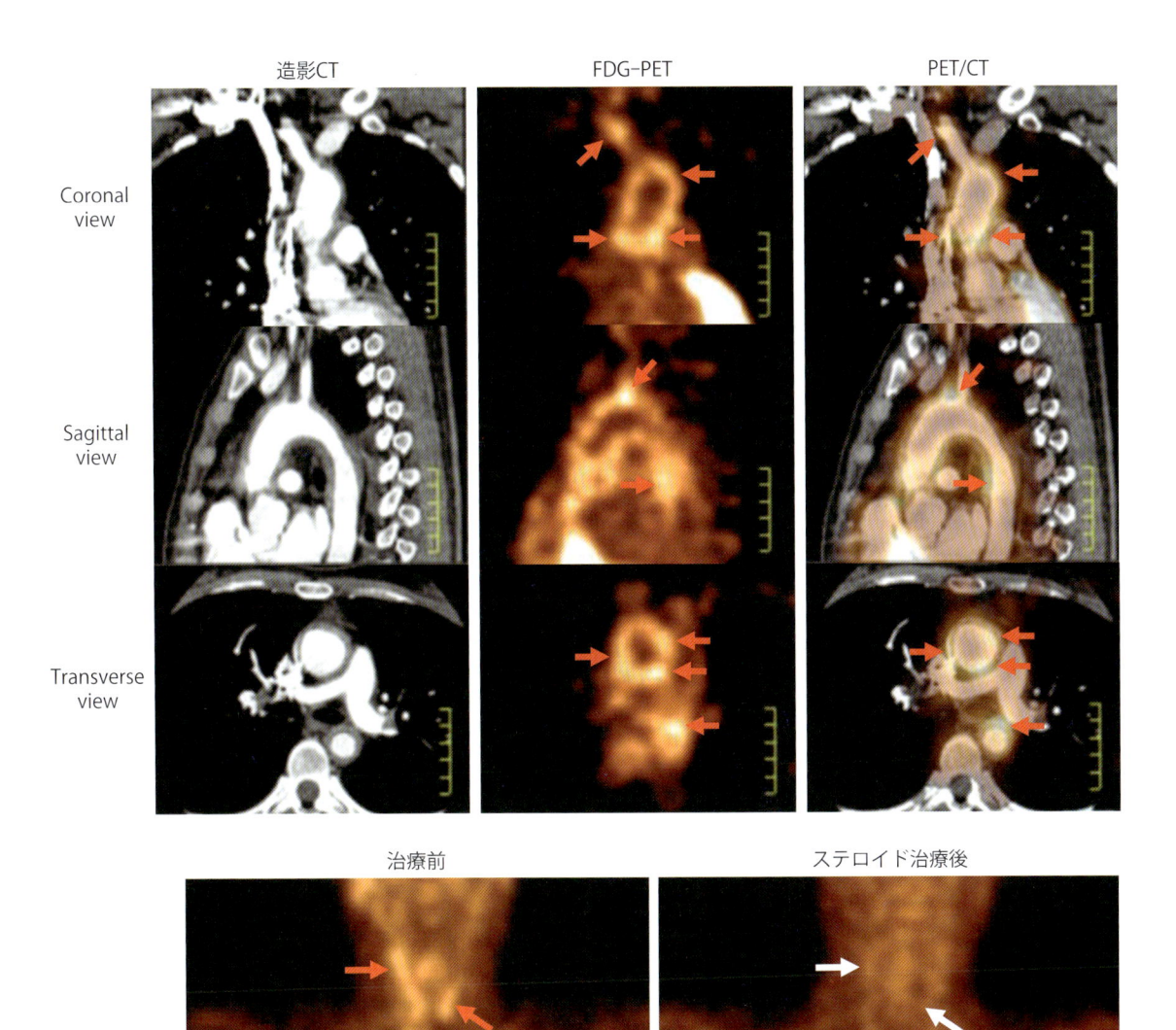

図 14　FDG 集積を認める高安大動脈炎例
上段：高安大動脈炎例の造影 CT, FDG PET, PET/CT 画像
　左：治療前の造影 CT　血管壁の肥厚，胸部大動脈の狭窄を認める。
　中央：治療前の FDG PET。
　右：治療前の造影 CT と FDG PET の融合画像。
　赤矢印：血管壁に集積した FDG。
下段：高安大動脈炎に対するステロイド治療前後の FDG PET 画像。
　左：治療前，右：ステロイド治療後。
　赤矢印：血管壁に集積した FDG，白矢印：ステロイド治療により血清炎症所見は改善，FDG の集積が軽減している。
　CRP＝C-reactive protein；ESR ＝ erythrocyte sediment rate.

（文献 17 より）

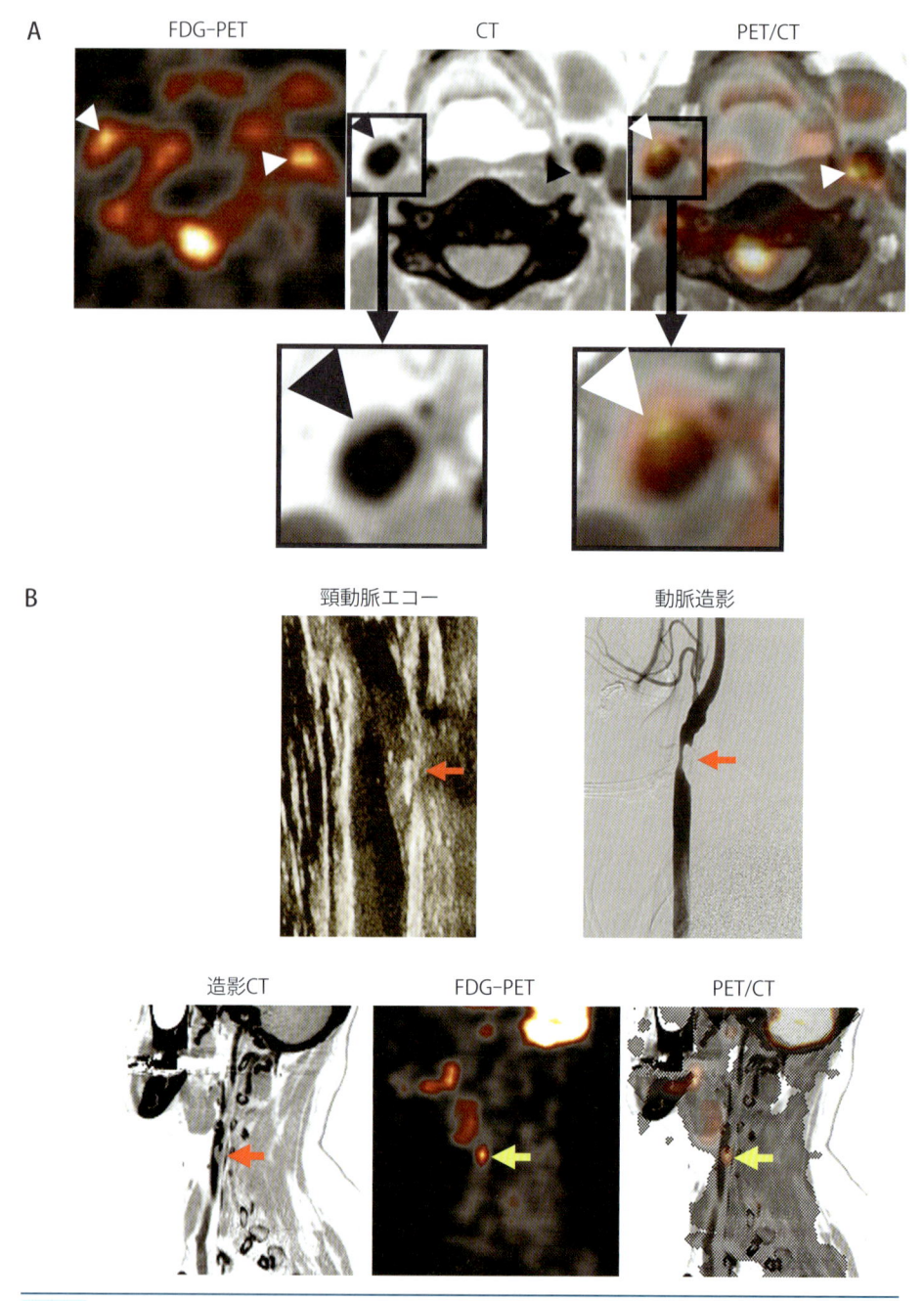

図15 FDG集積を認める動脈硬化プラーク
A：FDG集積を認める頸動脈プラーク。
　左：FDG PET, 中央：造影CT, 右：PETとCTの融合画像（PET/CT）
　黒矢頭：プラーク，白矢頭：FDG集積。
　頸動脈プラークに一致してFDGが高集積している。
B：FDG高集積を認める内頸動脈狭窄病変。
　上段：頸動脈エコーと動脈造影にて内頸動脈に高度狭窄を認める。
　下段 左：造影CT, 中央：FDG PET, 右：PETとCTの融合画像（PET/CT）。
　赤矢印：内頸動狭窄脈病変，黄矢印：FDG集積。
内頸動脈狭窄脈病変に一致してFDGが高集積している。

（文献18より）

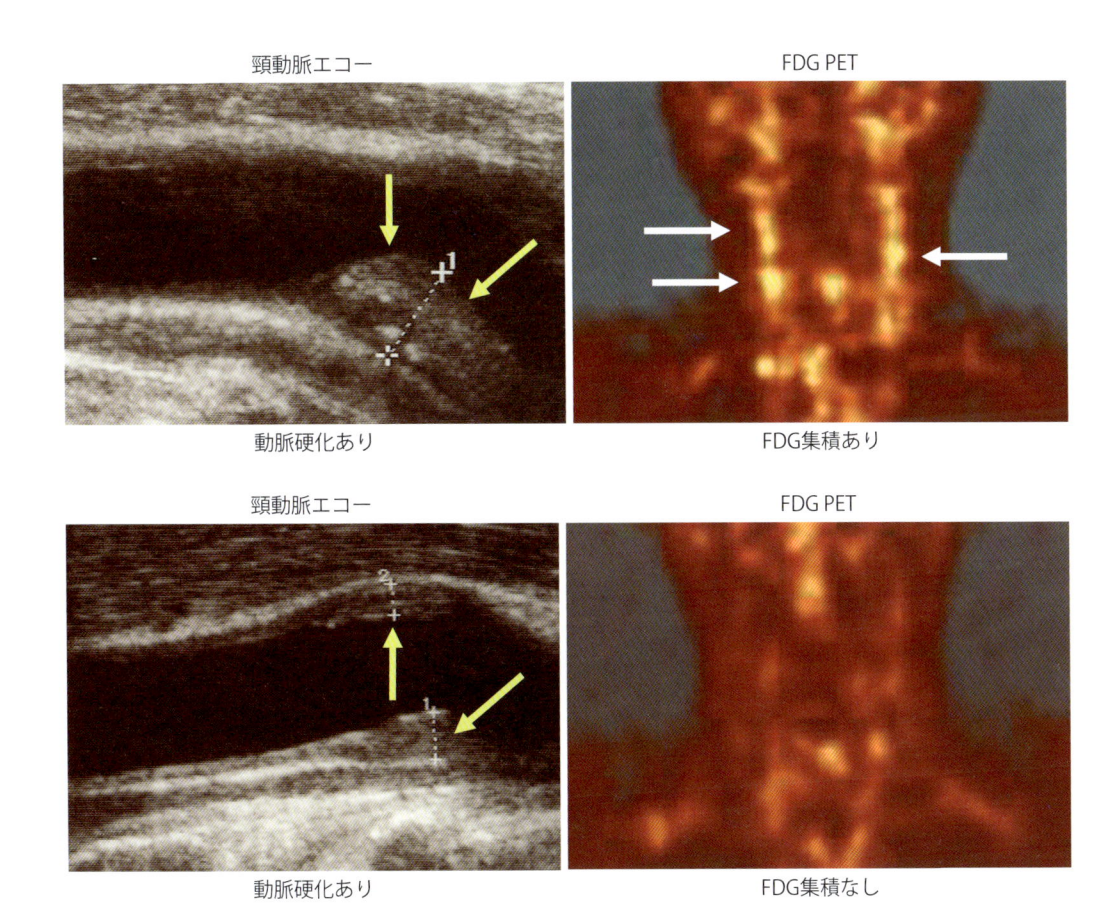

図16 頸動脈エコーとFDG PETとの対比
A：FDG集積のある頸動脈プラーク。
B：FDG集積のない頸動脈プラーク。

(文献19より)

動脈硬化プラークの炎症が非侵襲的に可視化され，活動性や範囲の評価に有用であると考えられた。ただし，動脈硬化へのFDGの臨床応用は現時点では保険適用されていない。

2) FDG PETによる治療効果の判定

動脈炎症の活動性が高い高安大動脈炎例に対してステロイド治療を行った後，FDG PETにて血管炎症の活動性を評価したところ，図14下段右に示すようにステロイド治療により血管炎症の活動性が抑制されたことが可視化して証明することが可能であった[17]。

脂質低下目的に用いられるスタチンは，LDLコレステロール低下作用のみでなく，全身の炎症性マーカーを軽減させ，動脈硬化巣の炎症をも軽減させることが多くの試験により示されている[20]。抗炎症効果を有するスタチンが，プラーク局所の炎症を抑制するかをFDG PETを用いて検討したところ，頸動脈や大動脈のプラークにFDG集積のあった例に対して3カ月間のスタチン治療によるLDLコレステロール低下療法を行った。図17に示すように，食事治療ではプラークのFDG集積は変化がないか，または増加しているのに対して，スタチン治療ではプラークのFDG集積は明らかに軽減した[18]。

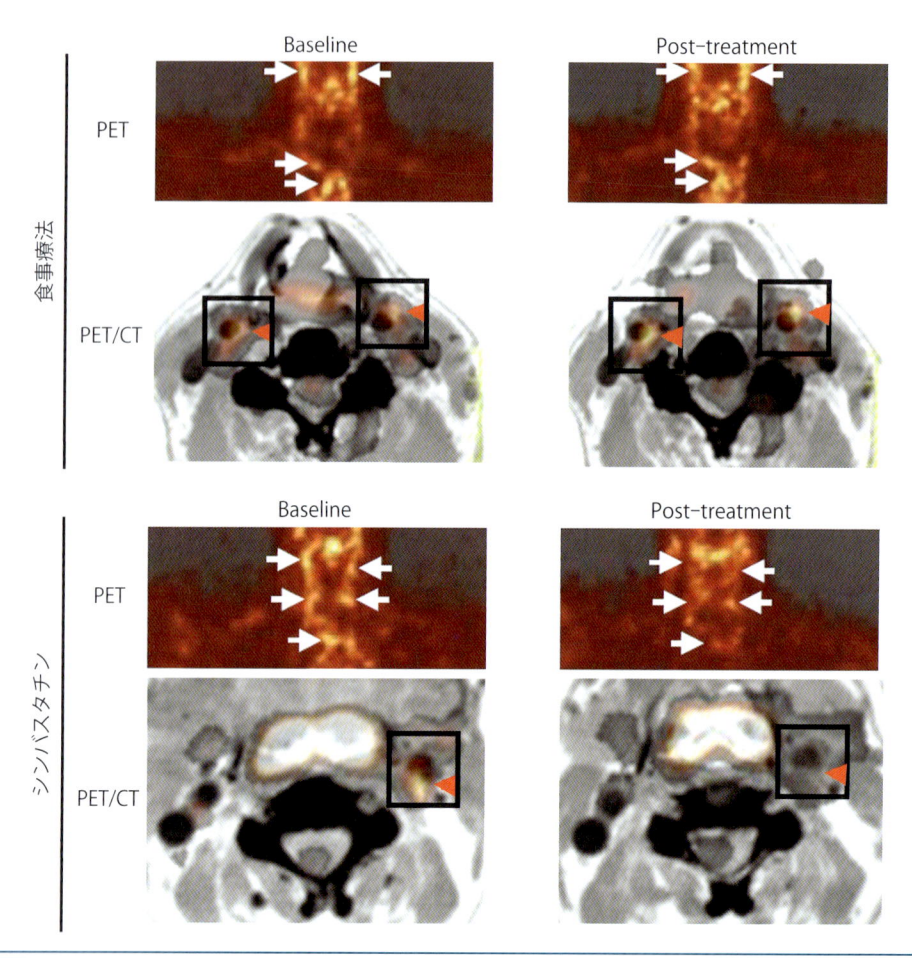

図17 食事治療・スタチン治療前後の FDG PET 画像

食事治療・スタチン治療前後の FDG PET 画像と FDG PET と CT 融合画像（PET/CT）。スタチン治療により頸動脈や大動脈の FDG 集積は軽減している（白矢印）。PET/CT において左頸動脈プラークの FDG 集積（赤矢印）は，ほとんど消失している。

(文献18より)

3）心サルコイドーシス

　心サルコイドーシスの確定診断は，心内膜心筋生検にて非乾酪性類上皮細胞肉芽腫の存在を証明することにより行われるが，その陽性率は約20％と低い[21]。これまで，サルコイドーシスにおける心病変の検出は心電図，ホルター心電図，心エコー，核医学検査，心臓カテーテル検査，心内膜心筋生検などにより行われてきたが，診断精度は未だ十分ではなく，2006年に診断の手引きが改訂され，FDG PET の所見が付記された[22]。近年，FDG PET が心サルコイドーシスの活動性炎症を診断する有用なモダリティであることが報告され[23-26]，2012年4月から FDG PET が心サルコイドーシスにおける炎症部位の診断に対して保険収載されるようになった。

　心サルコイドーシスにおいてガリウムシンチグラフィで心臓に集積を認める例では，躊躇することなくステロイド治療を開始することができるが，ガリウムシンチグラフィによる診断感

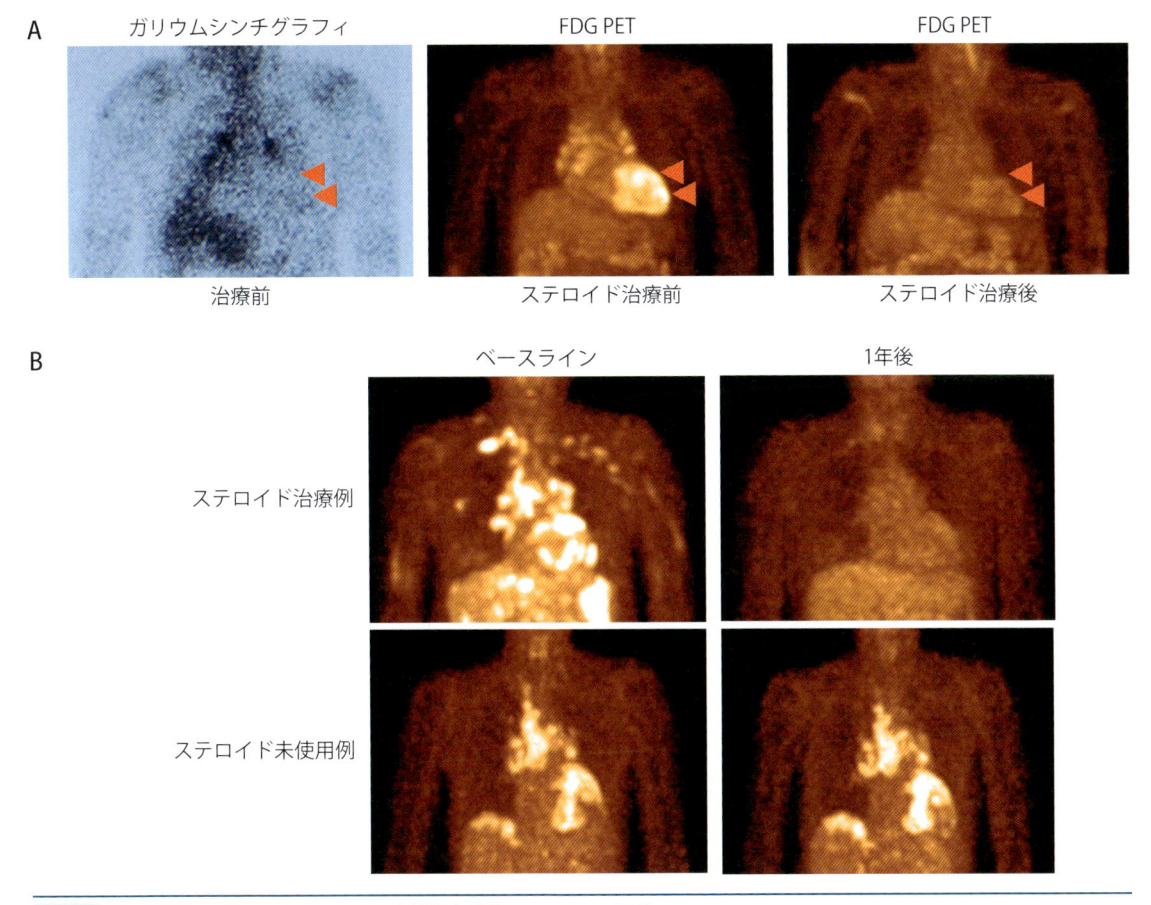

図18 心サルコイドーシスのステロイド治療前後の FDG PET 画像
A：ガリウム陰性・FDG 陽性を示す心サルコイドーシス例
　左：心臓にガリウムの集積を認めない。
　中央：心臓に不均一な FDG 集積を認める。
　右：ステロイド治療により，FDG 集積が消失している。
B 上段：ステロイド治療例 心サルコイドーシス例におけるステロイド治療前後の FDG-PET 画像
　ステロイド治療により心臓の不均一な FDG 集積は消失している。
B 下段：ステロイド未使用例 心サルコイドーシス例におけるステロイド未治療の FDG-PET 画像経時変化
　ステロイド未治療1年後には，心臓の FDG 集積は増加している。

度は高くなく，ガリウムの集積を認めない場合にはステロイド治療を行うか否か治療方針の決定に苦慮することがある。サルコイドーシスの活動性心病変にはFDGが高集積し[23,24]，心臓におけるFDG集積が不均一な例ほど心臓への波及頻度が高率であることが報告されている[25,26]。FDG PETは，これまで汎用されてきたガリウムシンチよりもサルコイドーシスの心病変を検出する診断感度が高く[24-26]，ステロイドの治療効果についても評価が可能である[26]（図18）。FDG PETは心サルコイドーシスの活動性の評価のみならず，治療方針の決定や治療効果の判定においても有用であると考えられる。また，特発性拡張型心筋症と比べると，心サルコイドーシスでは心臓におけるFDG集積の不均一性が強く，FDG PETは心サルコイドーシスと特発性拡張型心筋症との鑑別診断にも有用である可能性がある[26]。

● 参考文献

1) Collins-Nakai RL, Noseworthy D, Lopaschuk GD, et al. Epinephrine increases ATP production in hearts by preferentially increase glucose metabolism. Am J Physiol. 1994；267：H1862-71.
2) Knuuti MJ, Nuutila P, Ruotsalainen U, et al. Euglycemic hyperinsulinemic clamp and oral glucose load in stimulating myocardial glucose utilization during positron emission tomography. J Nucl Med. 1992；33：1255-62.
3) Bacharach SL, Bax JJ, Case J, et al. American Society of Nuclear Cardiology Practice Guidelines -PET myocardial glucose metabolism and perfusion imaging- Part 1- Guideline for patient preparation and data acquisition. J Nucl Cardiol. 2003；10：543-54.
4) Tamaki N, Yonekura Y, Kawamoto M, et al. Simple quantification of regional myocardial uptake of fluorine-18-deoxyglucose in the fasting condition. J Nucl Med. 1991；32：2152-7.
5) Ratib O, Phelps ME, Huang SC, et al. Positron tomography with deoxyglucose for estimating local myocardial glucose metabolism. J Nucl Med. 1982；23：577-86.
6) Sokoloff L, Reivich M, Kennedt C, et al. The [^{14}C] deoxyglucose method for the measurement of local cerebral glucose utilization：theory, procedure, and normal values in the conscious and anesthetized albino rat. J Neurochem. 1977；28：897-916.
7) Gambir SS, Schwaiger M, Huang SC, et al. Simple noninvasive quantification method for measuring myocardial glucose utilization in humans employing positron emission tomography and fluorine-18-deoxyglucose. J Nucl Med. 1989；30：359-66.
8) Hashimoto K, Nishimura T, Imahashi K, et al. Lumped constant for deoxyglucose is decreased when myocardial glucose uptake is enhanced. Am J Physiol. 1999；276：H129-33.
9) Allmam KC, Shaw LJ, Hachamovitch R, et al. Myocardial viability testing and impact of revascularization on prognosis in patients with coronary artery disease and left ventricular dysfunction：a meta-analysis. J Am Coll Cardiol. 2002；39：1151-8.
10) Hasegawa S, Kusuoka K, Maruyama K, et al. Myocardial positron emission computed tomographic images obtained with fluorine-18 fluoro-2-deoxyglucose predict the response of idiopathic dilated cardiomyopathy patients to β-blockers. J Am Coll Cardiol. 2004；43：224-33.
11) Tokita N, Hasegawa S, Maruyama K, et al. ^{99m}Tc-Hynic-annexin V imaging to evaluate inflammation and apoptosis in rats with autoimmune myocarditis. Eur J Nucl Med. 2003；30：232-8.
12) Yokoyama I, Momomura S, Ohtake T, et al. Role of positron emission tomography using fluorine-18 fluoro-2-deoxyglucose in predicting improvement in left ventricular function in patients with idiopathic dilated cardiomyopathy. Eur J Nucl Med. 1998；25：736-43.
13) 石田良雄：III 臨床　第 2 章　心臓　1．心筋不全の代謝診断：^{18}F-FDG PET の意義：クリニカル PET ハンドブック：105-16　編集：鳥塚莞爾ほか　技術経済研究所
14) Yamaguchi H, Hasegawa S, Yoshioka J, et al. Characteristics of myocardial ^{18}F-fluoro-deoxyglucose positron emission computed tomography in dilated cardiomyopathy and ischemic cardiomyopathy. Ann Nucl Med. 2000；14：33-8.
15) Tadamura E, Tamaki N, Matsumori A, et al. Myocardial metabolic changes in hypertrophic cardiomyopathy. J Nucl Med. 1996；37：572-7.
16) Gistri R, Cecchi F, Choudhury L, et al. Effect of verapamil on absolute myocardial blood flow in hypertrophic cardiomyopathy. Am J Cardiol. 1994；74：363-8.
17) Tahara N, Yamagishi SI, Mizoguchi M, et al. Demonstration of the efficacy of statins in resolution of plaque inflammation by serial FDG imaging. Immun, Endoc & Metab Agents in Med Chem. 2008；8：183-8.
18) Tahara N, Kai H, Ishibashi M, et al. Simvastatin attenuates plaque inflammation：evaluation by fluorodeoxyglucose positron emission tomography. J Am Coll Cardiol. 2006；48：1825-31.
19) Tahara N, Kai H, Nakaura H, et al. The prevalence of inflammation in carotid atherosclerosis：analysis with fluorodeoxyglucose-positron emission tomography. Eur Heart J. 2007；28：2243-8.
20) Baigent C, Keech A, Kearney PM, et al；Cholesterol Treatment Trialists' (CTT) Collaborators：Efficacy and safety of cholesterol-lowering treatment：prospective meta-analysis of data from 90,056 participants in 14 randomised trials of statins. Lancet. 2005；366：1267-78.
21) Uemura A, Morimoto S, Hiramitsu S, et al. Histologic diagnostic rate of cardiac sarcoidosis：evaluation of endomyocardial biopsies. Am Heart J. 1999；138：299-302.
22) 日本眼科学会．サルコイドーシスの診断基準と診断の手引き―2006．日本眼科学会誌 2007；111：118-

22.
23) Yamagishi H, Shirai N, Takagi M, et al. Identification of cardiac sarcoidosis with (13) N-NH (3)/(18) F-FDG PET. J Nucl Med. 2003；44：1030-6.
24) Okumura W, Iwasaki T, Toyama T, et al. Usefulness of fasting 18F-FDG PET in identification of cardiac sarcoidosis. J Nucl Med. 2004；45：1989-98.
25) Ishimaru S, Tsujino I, Takei T, et al. Focal uptake on 18F-fluoro-2-deoxyglucose positron emission tomography images indicates cardiac involvement of sarcoidosis. Eur Heart J. 2005；26：538-43.
26) Tahara N, Tahara A, Nitta Y, et al. Heterogeneous myocardial FDG uptake and the disease activity in cardiac sarcoidosis. JACC Cardiovasc Imaging. 2010；3：1219-28.

B 心臓核医学の実際

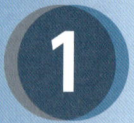

1 負荷心筋血流 SPECT が虚血重症度判定に有用であった CKD 患者の一例

● 症 例

年齢・性別	70 歳代・男性
主　　訴	労作時胸痛
冠危険因子	高血圧（＋）高脂血症（＋）糖尿病（－）家族歴（＋）喫煙歴（＋）
既 往 歴	1年前：微小変化型ネフローゼ症候群発症。ステロイド治療にて寛解。
家 族 歴	父：膵臓がん，母：心筋梗塞，兄：糖尿病
現 病 歴	約1年前より歩行などの労作で時々胸痛を自覚，数分の安静で治まっていた。上記リスクファクターの他にネフローゼ症候群治療後でCKD stage Ⅲに相当する状態であったため，労作性狭心症などの虚血性心疾患が疑われ，その精査目的で運動負荷心筋血流 SPECT が依頼された。

● 所 見

運動負荷所見

エルゴメーター	125 w で下肢倦怠感にて終了
血圧（mmHg）	（安静時）134/77 ⇒（最大負荷時）198/72
脈拍（bpm）	（安静時）74 ⇒（最大負荷時）100
心電図	特記すべき変化なし
胸痛	なし

核医学画像所見

運動負荷心筋血流 SPECT（図1）の所見としては下壁に比較的広範な虚血性変化を認め，右冠動脈病変が疑われた。重症度としては SSS＝13/SRS＝0/SDS＝13[*1]，% myocardium ischemic[*2] で 16.3％という結果から重症冠動脈疾患と診断され冠血行再建の適応と判断された。後日，冠動脈造影検査が施行され，右冠動脈#2：90％が判明し，同部に薬剤溶出性ステントが留置された。その後の経過には問題はなく，8カ月後のフォローアップでの負荷心筋血流 SPECT では図2に示すように虚血所見は認められなかった。

解 説

本症例は既往歴にネフローゼ症候群があり，ステロイド治療にて寛解したとはいえ，Cr＝1.04 mg/dL で eGFR による計算では CKD stage Ⅲの状態であった。CKD は心血管疾患の独立した危険因子であることや CKD 患者の心血管イベントの予後予測に負荷心筋血流 SPECT の有用性も報告されている[1]。

注）*1：SSS：summed stress score；負荷後のスコアの合計。梗塞・虚血もしくはリスク心筋の量を示す。
SRS：summed rest score；安静時（再分布時）のスコアの合計。梗塞あるいは冬眠心筋の量を示す。
SDS：summed difference score；SSS-SRS。虚血あるいはリスク心筋の量
これらのスコアリングは 0＝normal～4＝perfusion defect と算出される。
*2：% total myocardium ischemic：心筋全体に対する虚血量の半定量評価法。今回は 20 セグメントモデルを用いているため，全セグメントが血流欠損であった場合のスコア 4×20 セグメント＝80 を分母とし，虚血を示すスコアである SDS＝13 を分子として計算する。13/80＝16.3％

断層像　　　　　　　　　　　　　　　　　　　　　　　　　極座標表示

負荷時　　　　　　　　　　　　　　　　　　　　　　　　　負荷時

再分布　　　　　　　　　　　　　　　　　　　　　　　　　再分布

心尖部 ←　短軸像　→ 心基部　　　　　垂直長軸像

SSS＝13/SRS＝0/SDS＝13
％ total myocardium ischemic＝16.3％

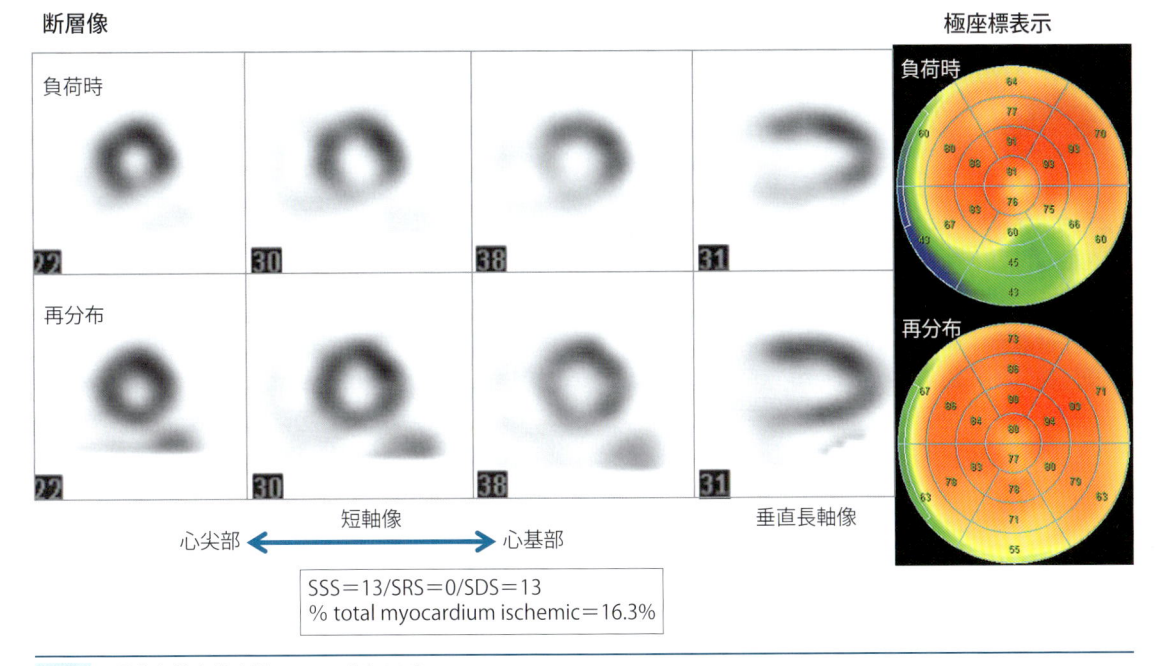

図1　運動負荷心筋血流 SPECT（Tl-201）

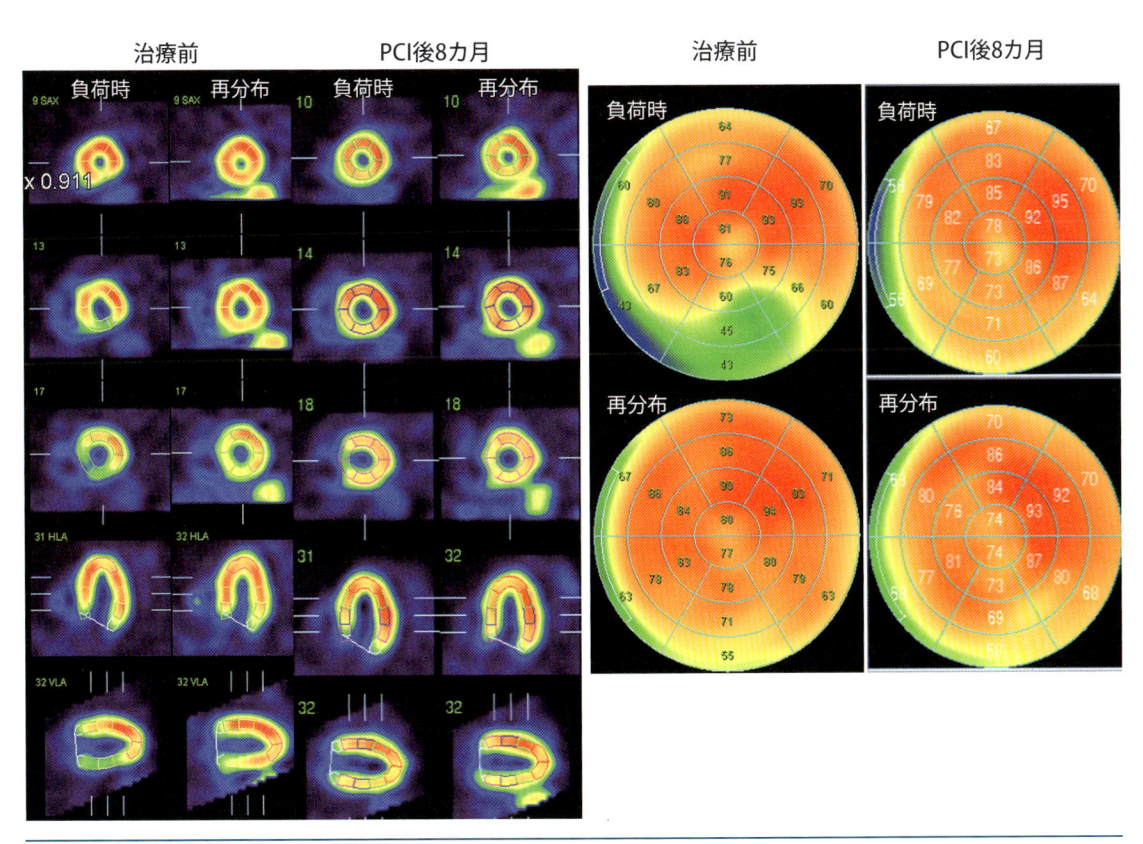

治療前　　　PCI後8カ月　　　　　　治療前　　　PCI後8カ月

負荷時　再分布　負荷時　再分布　　　負荷時　　　負荷時

再分布　　　再分布

図2　治療前後での負荷心筋血流 SPECT の比較
PCI 治療後8カ月での運動負荷心筋血流 SPECT は全く虚血所見を認めず，PCI が著効しており，再狭窄もないことが示唆される。

2　PCI後のフォローアップ検査が新規病変検出に有効であった一例

● 症　例

年齢・性別	50歳代・男性
主　　訴	労作時胸部圧迫感
冠危険因子	高血圧（＋）高脂血症（＋）糖尿病（＋）家族歴（＋）喫煙歴（＋）
既 往 歴	約4年前に下壁梗塞（右冠動脈＃2閉塞に対してbare metal stent（BMS）留置。なお、その際に残存狭窄。左前下行枝＃6近位部に対しても薬剤溶出性ステント留置。
現 病 歴	4年前の心筋梗塞加療後は特に症状なく外来通院していた。1年前にも運動負荷心筋血流SPECTが施行されていたが、虚血所見は認められていなかった。約2カ月前から時折労作時に一過性の胸部圧迫感を自覚し、数分の安静で軽快していた。前回治療部の再狭窄や新たな冠動脈病変出現が疑われ、その精査目的で運動負荷心筋血流SPECTが施行された。

● 所　見

運動負荷所見

エルゴメーター	125Wで胸痛及び心電図変化にて終了
	運動負荷中、労作時同様の胸痛（5/10）あり
血圧（mmHg）	（安静時）151/106 ⇒ （最大負荷時）158/106
脈拍（bpm）	（安静時）84 ⇒ （最大負荷時）140
心電図	負荷中にⅡⅢaV$_F$V4-6誘導で水平型ST低下（最大－0.25 mV）

核医学画像所見

　負荷時には前壁中隔から前側壁にかけて広範な中等度〜高度血流低下を認め、再分布像ではほぼ完全再分布を呈しており、重症虚血症例と判断された（図3）。この所見は前回（1年前）の検査では認められていなかったもので、今回の胸部症状の原因と考えられ、左前下行枝近位部の高度狭窄が疑われた。一方、下壁中隔は固定性の血流低下を認め、その範囲や血流低下の程度も前回とほぼ同様である（図4）。

経　過

　後日入院の上冠動脈造影検査を施行されたところ、4年前にBMSが留置された左前下行枝＃6の近位部から主幹部にかけて新たな狭窄（主幹部：50％〜＃6：90％；連続病変）を認めた。引き続きPCIを追加し、前回留置したステントに一部重なるように薬剤溶出性ステントが新たに留置された。

解　説

　心筋梗塞PCI治療後、高リスク患者であったため定期的に負荷心筋血流SPECTがフォローアップされており、それが新規病変の検出並びにその重症度評価に有用であった。

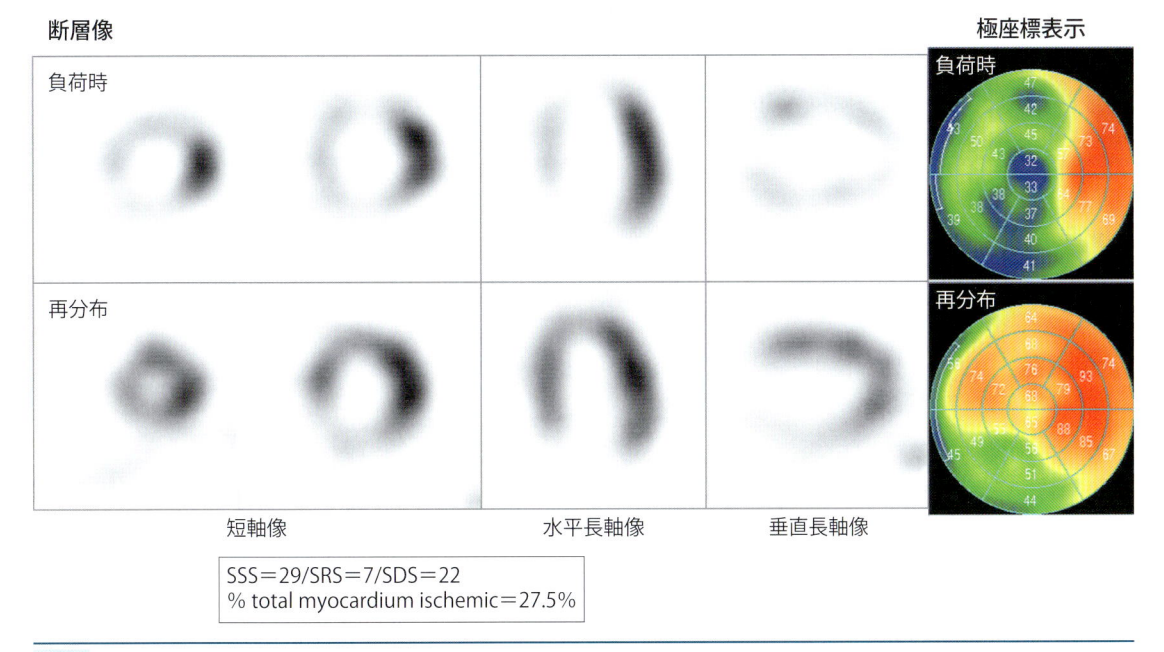

図3 運動負荷心筋血流 SPECT（Tl-201）
SDS＝22，％ total myocarium ischemic＝27.5％と非常に重症な虚血であることが示唆される。

SSS＝29/SRS＝7/SDS＝22
％ total myocardium ischemic＝27.5％

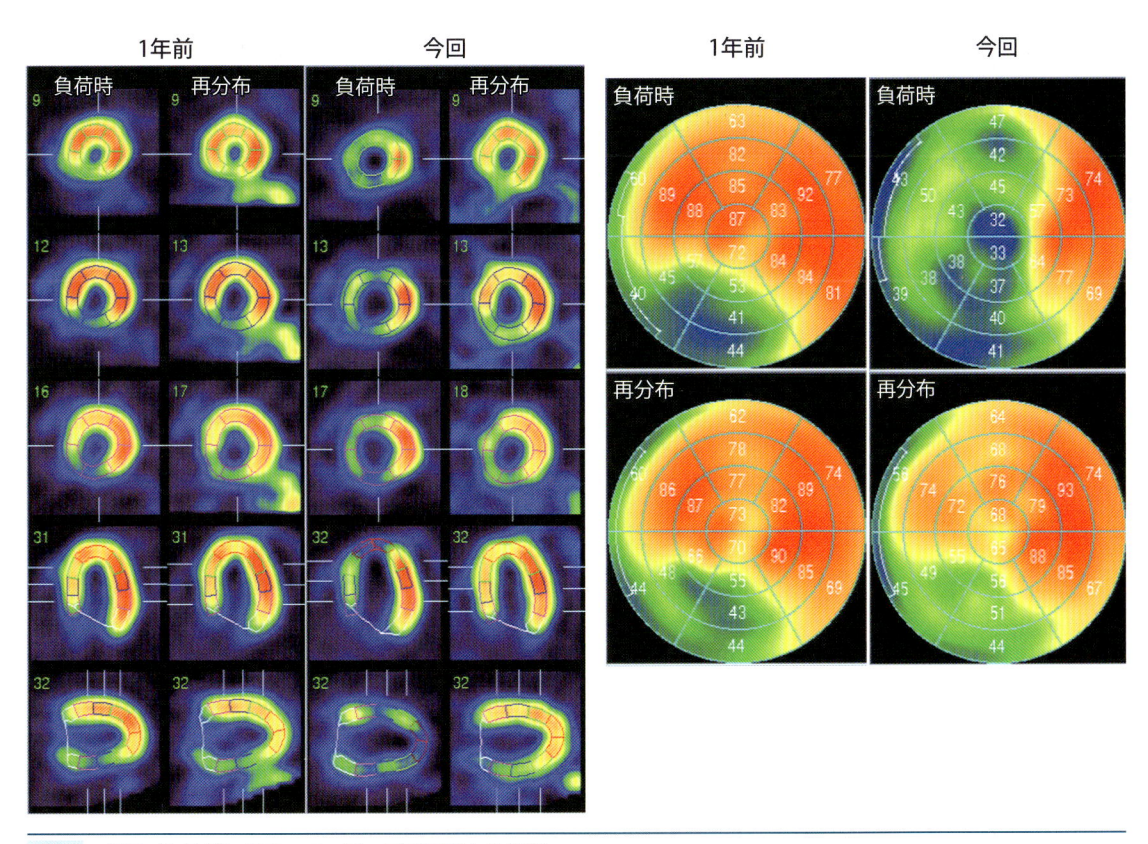

図4 前回（1年前）のフォローアップの所見との比較

3 post stress stunning が認められた3枝病変の一例

● 症 例

年齢・性別	70歳代・女性
主　　訴	労作時胸部圧迫感
冠危険因子	高血圧（＋）高脂血症（＋）糖尿病（＋）家族歴（−）喫煙歴（−）
既 往 歴	7年前に腎膿瘍
身　　長	155 cm，体重：66 kg，BMI：27.5
現 病 歴	数カ月前から労作時の胸部圧迫感あり。上記に示すとおり冠危険因子も多数あることから，労作性狭心症が疑われ薬剤負荷心筋血流 SPECT が依頼された。

● 所 見

薬剤負荷所見

アデノシン投与量（体重：66 kg）＝ 48 mg

	薬剤負荷時に労作時同様の胸痛あり
血圧（mmHg）	（安静時）151/69 ⇒（薬剤負荷時）107/60
脈拍（bpm）	（安静時）86 ⇒（薬剤負荷時）100
心電図	負荷中にⅡⅢ aV$_F$ V4-6 誘導で水平型 ST 低下（最大 −0.2 mV）

核医学画像所見

　SPECT 画像上は前側壁〜側壁領域に軽度の虚血所見（血流スコア：SSS＝6/SRS＝0/SDS＝6）を認めるのみ（図5）であるが，負荷誘発の心機能低下が著明（＝post stress stunning，図6）であることや，薬剤負荷中に再現性のある胸痛並びに有意な虚血性心電図変化を認めたことから，多枝病変などの重症冠動脈病変が疑われる。後日，冠動脈造影検査にて左冠動脈主観部病変を含む重症3枝病変と判明し，冠動脈バイパス術が選択された。

解 説

　薬剤負荷自体は冠動脈の拡張及び充血状態を惹起するだけで，通常は虚血の誘発にまでは至らないことが多い。しかし，重症冠動脈病変においては薬剤負荷による盗血現象が生じ，虚血が誘発されることが知られている。そこで，薬剤負荷中の心電図変化や虚血症状出現は多枝病変・重症虚血を示唆する情報として注意を要する。また，同様に負荷による一過性の左室内腔拡大や駆出率低下は高度の虚血症例で見られることが多い[2]。

郵 便 は が き

113-8790

215

料金受取人払郵便

本郷局承認

1905

差出有効期間
平成31年7月
31日まで

（切手不要）

（受取人）
東京都文京区湯島2丁目31番14号

金原出版株式会社　編集部行

フリガナ		男・女
お名前		（　　）歳
ご住所	〒　　－	
E-mail	@	
ご職業など	勤務医（　　　　　　　　科）・開業医（　　　　　　　　科） 研修医・薬剤師・看護師・技師 (検査/放射線)・PT/OT/ST 企業・学生・患者さん その他（　　　　　　　　　　　　　　　　　　　　　　）	

※このハガキにご記入頂く内容は、アンケートの収集や関連書籍のご案内を目的とするものです。ご記入頂いた個人情報は、アンケートの分析やデータベース化する際に、個人情報に関する機密保持契約を締結した業務委託会社に委託する場合がございますが、上記目的以外では使用致しません。以上ご了承のうえご記入をお願い致します。

◆ 弊社の図書目録（郵送）を　　　□ 希望する　□ 希望しない
◆ 弊社からの書籍案内（メール）を　□ 希望する　□ 希望しない

金原出版　愛読者カード

本書をお買い求め頂きありがとうございます。皆さまのご意見を今後の企画・編集の資料とさせて頂きますので、下記のアンケートにご協力ください。
ご協力頂いた方の中から抽選で**図書カード1,000円分(毎月10名)**を進呈致します。
なお、当選者の発表は発送をもって代えさせて頂きます。

① 本のタイトル、購入時期をご記入ください。

(　　　年　　月購入)

② 本書をどのようにしてお知りになりましたか？(複数回答可)
- ☐ 書店・学会場で見かけて(書店・学会名：　　　　　　　　　　　　　　)
- ☐ 知人から勧められて　☐ 病院で勧められて
- ☐ 宣伝広告・書評を見て　(紙誌名：　　　　　　　　　　　　　　　　　)
- ☐ インターネットで　(サイト名：　　　　　　　　　　　　　　　　　　)
- ☐ ダイレクトメールで
- ☐ その他(　　　　　　　　　　　　　　　　　　　　　　　　　　　　　)

③ 本書のどのような点に興味を持ち、お買い求め頂きましたか？(複数回答可)
- ☐ タイトル　☐ 編著者　☐ 内容　☐ 価格　☐ 表紙　☐ 誌面レイアウト
- ☐ サイズ(大きさ・厚さ)　☐ その他(　　　　　　　　　　　　　　　　)

→ お選び頂いた項目について、何が良かったかを具体的にお聞かせください。
(　　　　　　　　　　　　　　　　　　　　　　　　　　　　　　　　　　)

④ 本書の感想をお聞かせください。
- ◆内　容　　　[満足／まあ満足／どちらともいえない／やや不満／不満]
- ◆難易度　　　[ちょうどよい／難しい／簡単すぎる]
- ◆価　格　　　[ちょうどよい／高い／安い]
- ◆表　紙　　　[とてもよい／まあよい／普通／よくない／どちらともいえない]
- ◆誌面レイアウト[とてもよい／まあよい／普通／よくない／どちらともいえない]

⑤ 本書の中で役に立ったところ、役に立たなかったところをお聞かせください。
- ◆役に立ったところ(　　　　　　　　　　　　　　　　　　　　　　　　)
  - → その理由(　　　　　　　　　　　　　　　　　　　　　　　　　　)
- ◆役に立たなかったところ(　　　　　　　　　　　　　　　　　　　　　)
  - → その理由(　　　　　　　　　　　　　　　　　　　　　　　　　　)

⑥ 注目しているテーマ、今後読みたい・買いたいと思う書籍等がございましたらお教えください。また、弊社へのご意見・ご要望など自由にご記入ください。

(

ご協力ありがとうございました。

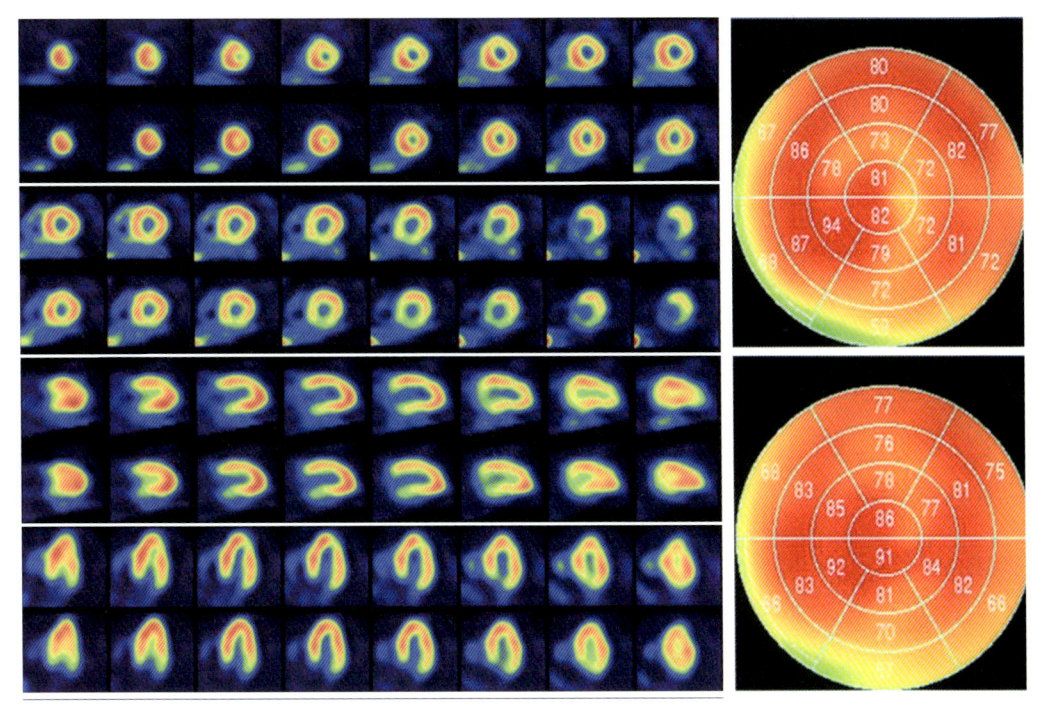

上段：負荷時，下段：安静時

図5 薬剤負荷心筋血流 SPECT

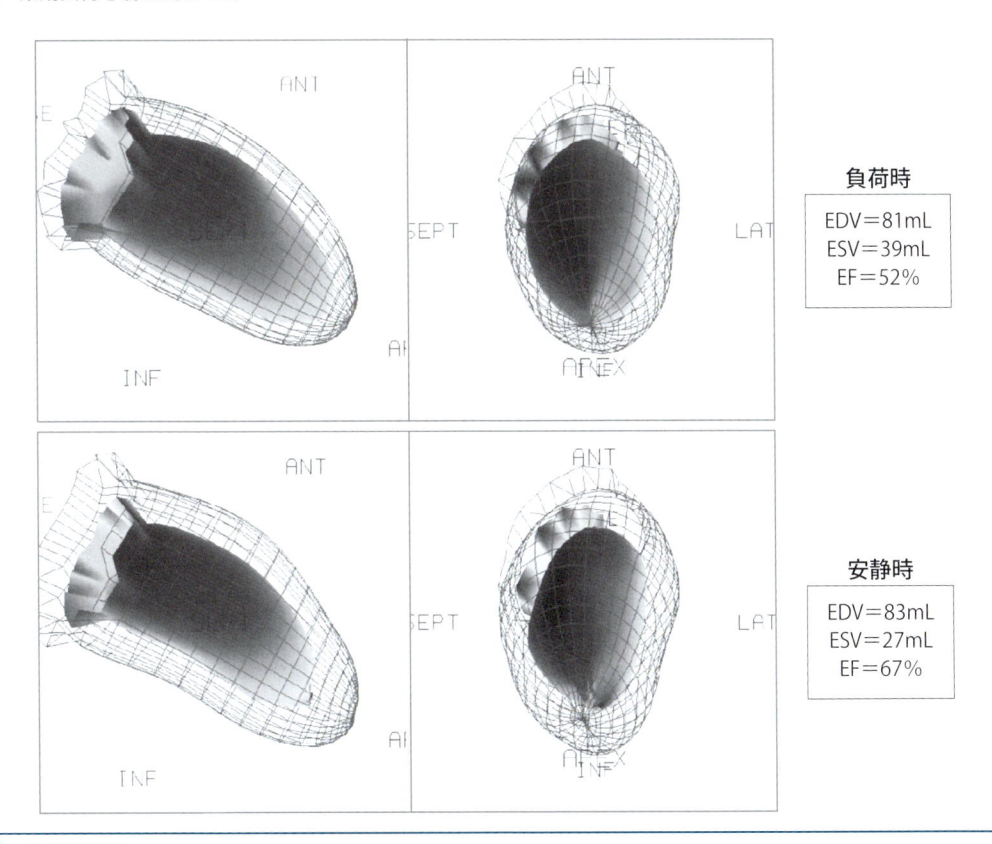

負荷時
EDV＝81mL
ESV＝39mL
EF＝52％

安静時
EDV＝83mL
ESV＝27mL
EF＝67％

図6 心機能情報
心機能に関しては薬剤負荷時の EF が安静時よりも 15％ も低下しており，著明な「post stress stunning」を認める。

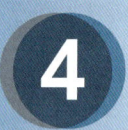

4 ¹²³I-BMIPP が虚血性心筋症の診断に有用であった重症心不全の一例

● 症　例

年齢・性別	60歳代・男性
主　訴	労作時息切れ
冠危険因子	高血圧（−）高脂血症（＋）糖尿病（＋）家族歴（＋）喫煙歴（＋）
現病歴	数年前より慢性心不全の診断で不定期に近医の治療を受けていた。半年ほど前より徐々に労作時息切れが増悪してきたため，精査・加療目的で当センター紹介となった。

● 所　見

核医学画像所見

　心筋血流像では著明な心拡大と機能低下を認め，血流低下も下壁心尖部に限局して認められるのみであった（図7）。この所見のみでは拡張型心筋症（DCM）に矛盾しない画像所見であるが，慢性心不全の病因として虚血の要素を評価しなくてはならない。しかし，病状としては心不全が安定せず，負荷がかけられない状態であったため I-123 BMIPP による心筋脂肪酸代謝評価が施行された。その結果，広範な血流−代謝ミスマッチが認められ（図8），虚血性心筋症（ICM）の疑いが強まり，冠動脈造影検査が施行された。その結果，重症3枝病変と診断され，冠動脈バイパス術（CABG）が施行された。

解　説

　慢性重症心不全患者において，その病態鑑別で重要な病因として虚血が挙げられる。虚血にさらされた心筋では早期から脂肪酸代謝の低下が知られており，DCM と ICM の鑑別にも本症例のような血流−脂肪酸代謝ミスマッチが有用であることが報告されている[3]。本症例のように負荷検査が不適な症例においては，安静時の検査のみでできる「心筋血流」と「脂肪酸代謝」の評価が有用である。

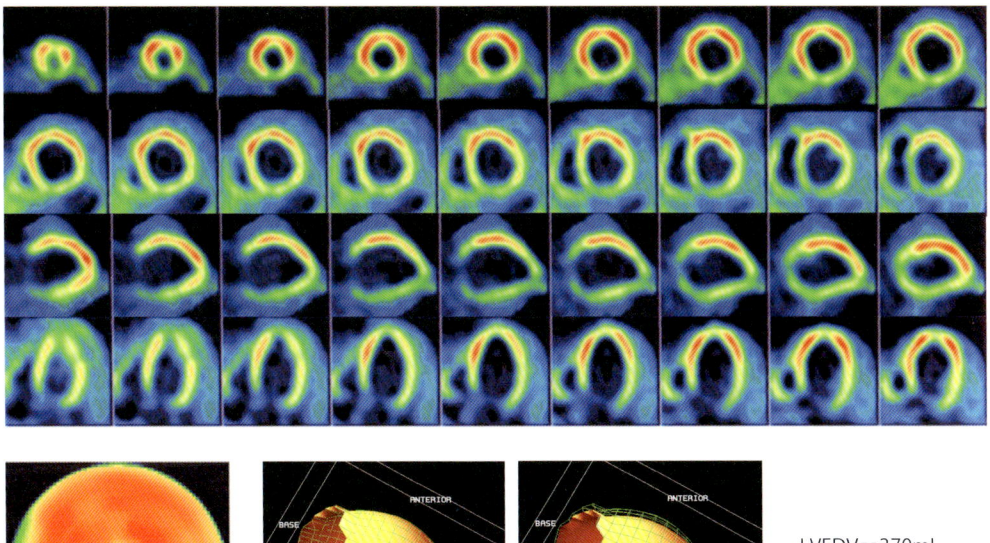

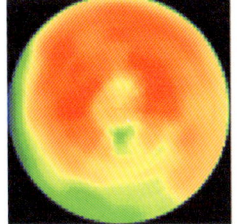

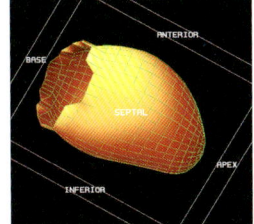

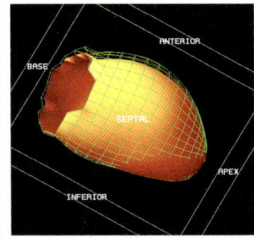

LVEDV=370mL
LVESV=325mL
LVEF=12%

図7 安静時心筋血流 SPECT
心筋血流は下壁領域で軽度〜中等度の低下を認めるが，この所見のみでは心拡大に伴い強調された横隔膜による吸収アーチファクトでも説明可能な程度である．心機能においても，著明な左室容積の拡大と駆出率の低下を認め，壁運動はびまん性に高度低下している．

安静時心筋血流SPECT　　　　　　　　　　　^{123}I-BMIPP SPECT

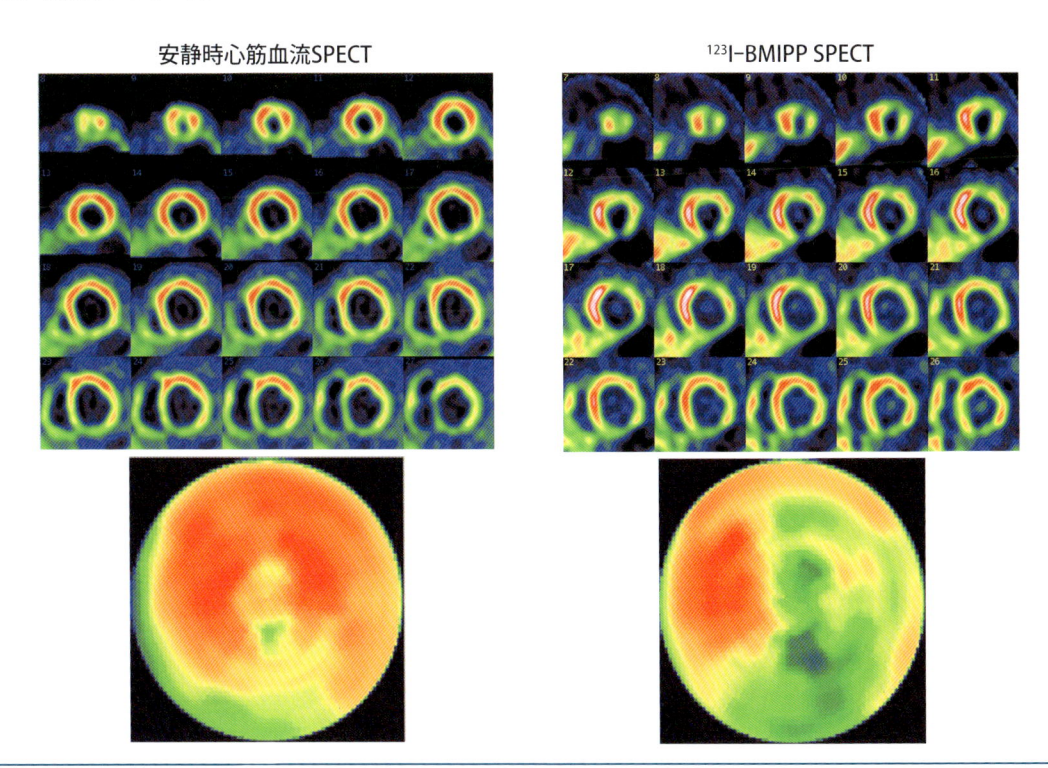

図8 血流 - 脂肪酸代謝ミスマッチ
左図の心筋血流と比較して，右図のI-123 BMIPPの画像では前側壁〜側壁〜下後壁と広範かつ高度な脂肪酸代謝障害を認めており，いわゆる「血流－脂肪酸代謝ミスマッチ」が生じていることが明白である．

5 ¹²³I-MIBG による交感神経活性のモニターが有用であった拡張型心筋症の一例

● 症 例

年齢・性別	40歳代・男性
主　　訴	主訴：労作時息切れ・夜間呼吸苦
既 往 歴	20歳代：seminoma（手術＋化学療法）
	高血圧を指摘された時あり（治療歴なし）
冠危険因子	高血圧〔現在は（−）〕高脂血症（−）糖尿病（−）家族歴（＋）喫煙歴（＋）
家 族 歴	父親：心筋梗塞
現病歴・経過	労作時息切れ・夜間呼吸苦を主訴に近医受診。心不全の診断で加療され，心臓超音波検査所見から拡張型心筋症（DCM）を疑われ当センター紹介。心筋生検を含む各種検査からDCMと診断された。

● 所 見

核医学画像所見

心筋血流像（図9）

局所的な組織障害を示唆するような血流低下所見は認められないが，著明な心拡大と機能低下（LVEF＝13％）を認め，形態・機能的にはDCMとして矛盾しない画像所見である。

心筋交感神経活性評価（I-123 MIBG）（図10）

プラナー像による評価で心縦隔比（H/M比）は後期像で1.9と低値（自施設正常値：3.21±0.26）を示し，洗い出し率は58.7％（自施設正常値：27.3±0.26％）と非常に高値を示し，交感神経活性の上からも重症の心不全であることが示唆された。

経　　過

その後，β遮断薬のカルベジロールの投与が開始され，その1年後の経過においては心機能の改善（左室容積の縮小及び駆出率の増大）を認め，さらにI-123 MIBG所見においてはH/M比及び洗い出し率の正常化が認められ，交感神経活性の点からも心不全が代償されていることが示唆された。

解　　説

心不全におけるI-123 MIBGによる交感神経活性評価は心不全の重症度や予後評価に有用で，駆出率などの心機能と負の相関を示す[4]。またH/M比が低い症例は予後が悪く，その予測性はLVEFよりも良好であること[5]などが報告されている。本症例でもI-123 MIBGの評価により心不全の重症度を把握でき，治療効果判定にも有用であった。

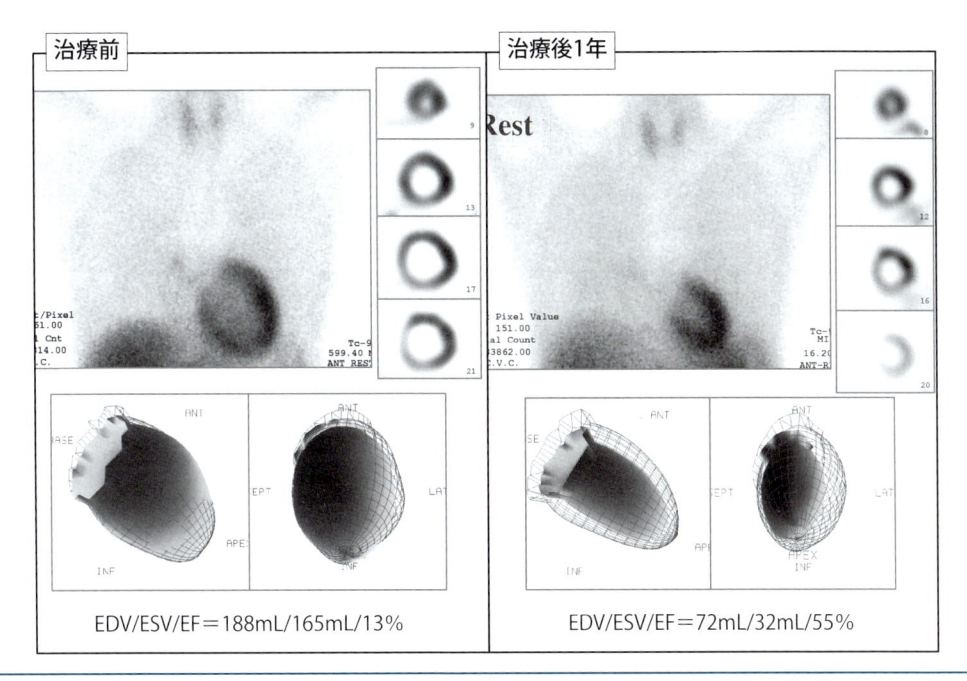

図9　安静時心筋血流 SPECT
治療前後でプラナー像及び SPECT 短軸像ともに著明な左室容積の縮小を認める。また，QGS による心機能解析では左室容積縮小以外に駆出率も著明な改善を認める。

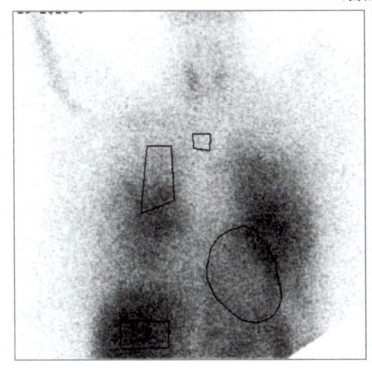

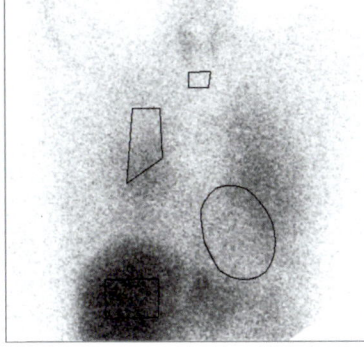

図10　I-123 MIBG シンチグラフィ
治療前は後期心縦隔比（H/M 比）が 1.9 と低値を示していたが，治療後 1 年の段階では 2.5 と改善している。また，洗い出し率（washout rate）に関しても 58.7%から 39.1%へと正常化が図られており，心臓交感神経活性からも心不全の状態が代償され，安定していることが示唆された。

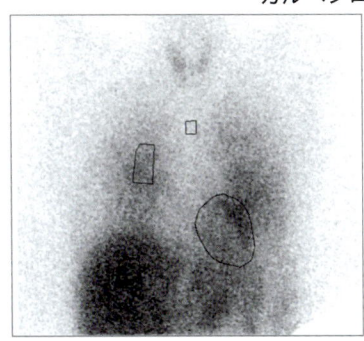

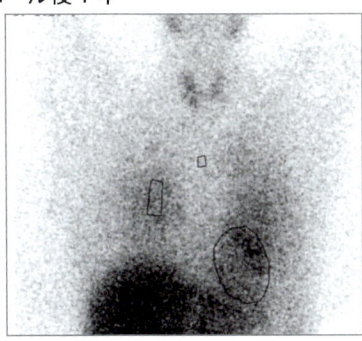

6 不整脈源性右室異形成症／心筋症（ARVD/C）の一例

● 症　例

年齢・性別	40 歳代・男性
主　　訴	労作時息切れ
冠危険因子	家族歴，高血圧（−）高脂血症（−）糖尿病（−）家族歴（＋）喫煙歴（−）
家 族 歴	父：心筋梗塞，母：心肥大（詳細不明）
既 往 歴	40 歳頃帯状疱疹・肺結核（内服加療）
現 病 歴	高校生時より心電図異常を指摘。20 歳頃から労作時息切れを自覚，その後近医にて心機能低下を指摘された。慢性心不全の診断で内服治療が開始されたが，その後も徐々に労作時息切れが増悪。また，動悸や失神の既往があり，前医における精査では右心不全優位の慢性心不全と診断されたことから不整脈源性右室異形成症／心筋症（arrhythmogenic right ventricular dysplasia/cardiomyopathy：ARVD/C）などが疑われ，その精査加療目的で当センター紹介。

● 所　見

核医学画像所見

　初回循環法において，著明な右心系拡大及び右室駆出率の低下を認める（図 11）。このような右心不全・右心負荷が顕著にもかかわらず心筋血流 SPECT 像では右心壁の描出を全く認められない（図 12）ことから，ARVD/C に特徴的な画像所見と判断された。そのほか，左室心筋においても心尖部及び下側壁〜後側壁の組織障害が示唆された。MRI では右室壁の脂肪浸潤も認められ，生検においても ARVD/C として矛盾しない所見を得られ，Revised Task Force Criteria[6] の診断基準を満たし，ARVD/C の左室浸潤例と診断された。

解　説

　図 12 に示すように，慢性肺血栓塞栓性肺高血圧症（CTEPH）などの右心負荷状態では，右室機能低下の他に SPECT 画像上右室壁の描出を認めることが多いが，ARVD/C に関しては脂肪浸潤などを反映し，右室壁の描出を認めないことが多い。このように心筋血流 SPECT は，ARVD/C の鑑別に有用である。

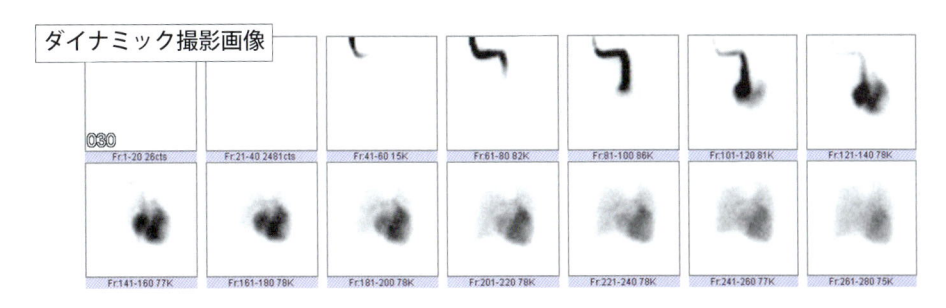

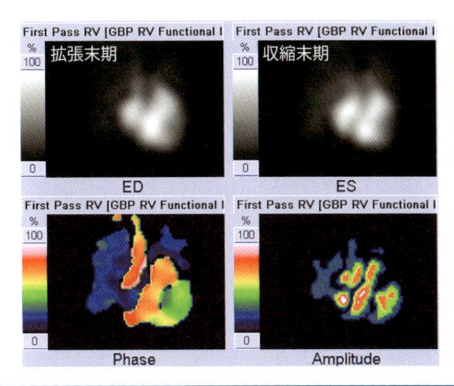

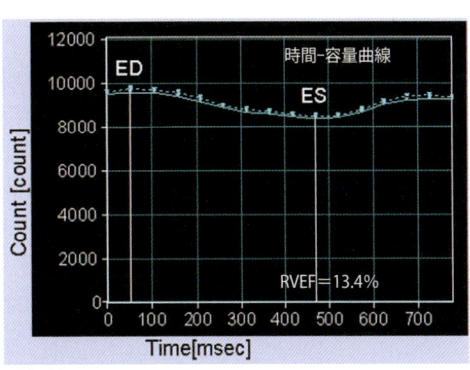

図11 初回循環法による右心系機能評価
ダイナミック撮影による右心形態評価では右房・右室の著明な拡大を認める。右室に関心領域をおいて，右室駆出率を計測したところ13.4%と著明な収縮能の低下を認めた。

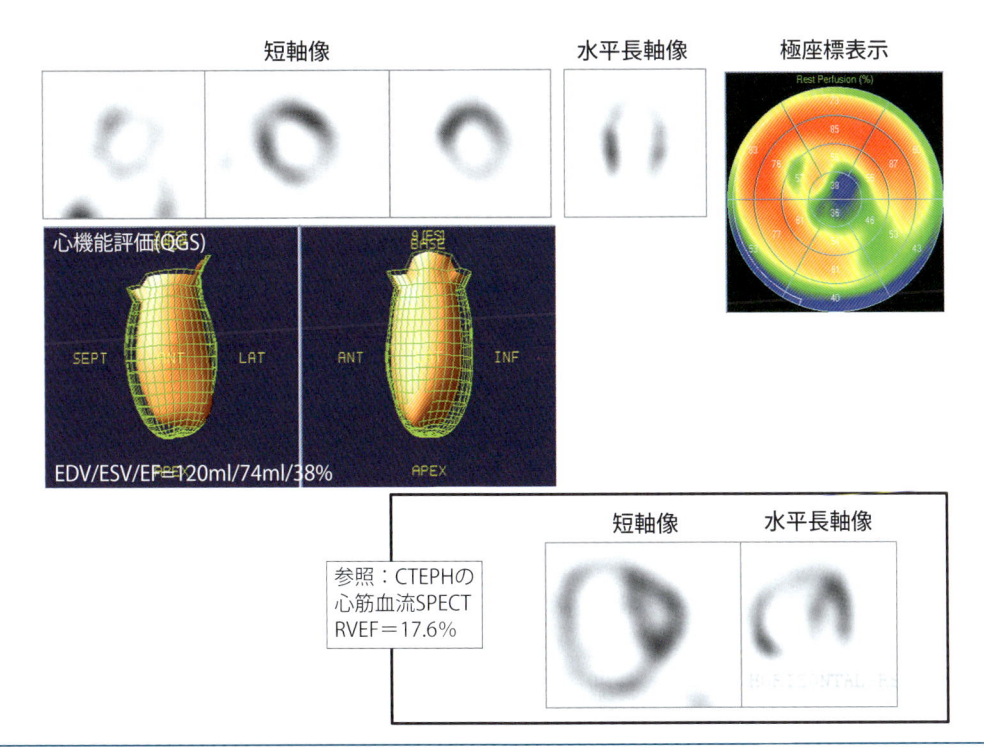

参照：CTEPHの心筋血流SPECT RVEF＝17.6%

図12 安静時心筋血流SPECT（慢性肺血栓塞栓性肺高血圧症：CTEPH症例との比較）
短軸像及び水平長軸像においては右室心筋の描出は全く認められない。一方，下段のCTEPH症例では本症例と同様に右室機能の低下が見られるが，SPECT像では右室壁の明瞭な描出を認め，右室心筋への著明な負荷が示唆される。また，左室に関しても心尖部～下後側壁に組織障害を認め，左室機能の低下も見られる。

6 不整脈源性右室異形成症/心筋症（ARVD/C）の一例 • 123

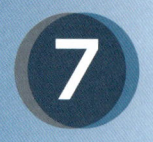

7 たこつぼ心筋障害の一例

● 症例

年齢・性別	70歳代・女性
主　　訴	呼吸苦
冠危険因子	高血圧（＋）高脂血症（＋）糖尿病（－）家族歴（＋）喫煙歴（＋）
既　往　歴	60歳代：脳動脈瘤指摘（保存的経過観察）・5年前白内障手術
家　族　歴	母：突然死（詳細不明・40歳代），姉：突然死（詳細不明・50歳代）
現　病　歴	これまで心疾患の既往なし。約1週間前に腰椎圧迫骨折を生じ，強い腰痛で生活に支障を来していた。4月某日朝より全身倦怠感が強く，同日夕方から息切れも自覚した。翌朝には呼吸苦が増悪し，昼前にヘルパーが訪問した際には起座呼吸・喘鳴・冷汗著明であったため，救急搬入された。

経　過

搬入時の身体所見・検査所見から急性非代償性心不全（CS3；cold & wet）と診断され，カテコラミン投与・非侵襲的陽圧換気（NPPV）等の加療が開始された。急性期の心臓超音波検査において「心基部の過収縮＋心室中部～心尖部の全周性の無収縮」を認めたことから，「たこつぼ心筋障害」が疑われ，心不全が安定した後に冠動脈CT検査や核医学検査が施行された。冠動脈CT検査では有意狭窄は認められず，核医学検査においても下記のような所見が得られ，経過に関しても短期間で心尖部の壁運動異常や心機能が改善していることなどから最終的に「たこつぼ心筋障害」と診断された。

● 所見

核医学画像所見

発症後7日目の安静時心筋血流SPECTでは心尖部に限局した中等度の血流低下を認め，QGS解析においても心尖部の壁運動低下が認められる。I-123 BMIPP/MIBGでは，いずれも心尖部に限局する集積低下を認め，さらに後期像で心尖部を中心とした洗い出しの亢進を認め，血流像とのミスマッチが確認された（図13，14）。

解　説

たこつぼ心筋障害は急性心筋梗塞類似の症状で急性発症する原因不明の左室心尖部の無収縮を特徴とする病態で，精神的・身体的ストレスが誘因の一つと考えられている。一般的には短期間に壁運動及び機能改善が見られるが，その病因としてカテコラミン心筋障害説，多枝攣縮説，微小循環障害説などが挙げられている。核医学画像所見からは血流＜BMIPP＜MIBGとの順で集積異常が強くなる傾向があり，また血流とBMIPPに関しては心筋梗塞再灌流後の画像経過に類似して比較的早期に正常化することから，上記病因の中でも多枝攣縮や微小循環障害等に起因する急性虚血の関与が疑われている。

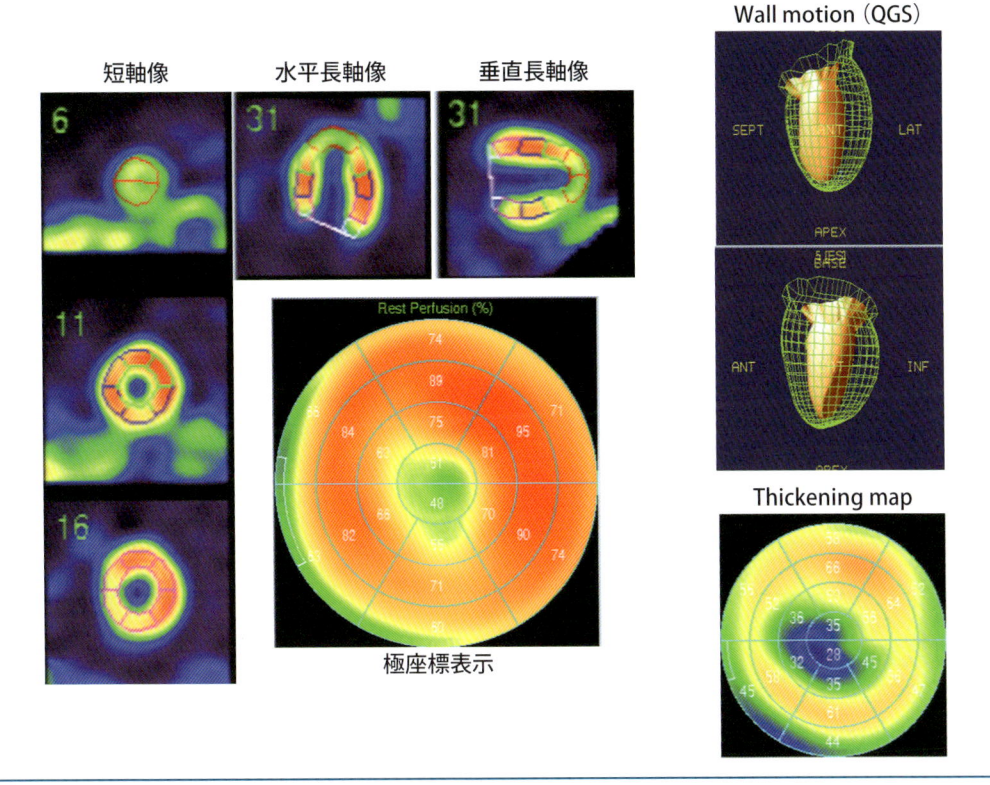

図13 安静時心筋血流 SPECT（発症後7日目）
心筋血流像では心尖部に限局した中等度血流低下を認める。右図に示す3D表示での壁運動及び thickening map では心尖部の壁運動低下が認められ，たこつぼ心筋障害に矛盾しない画像所見である。

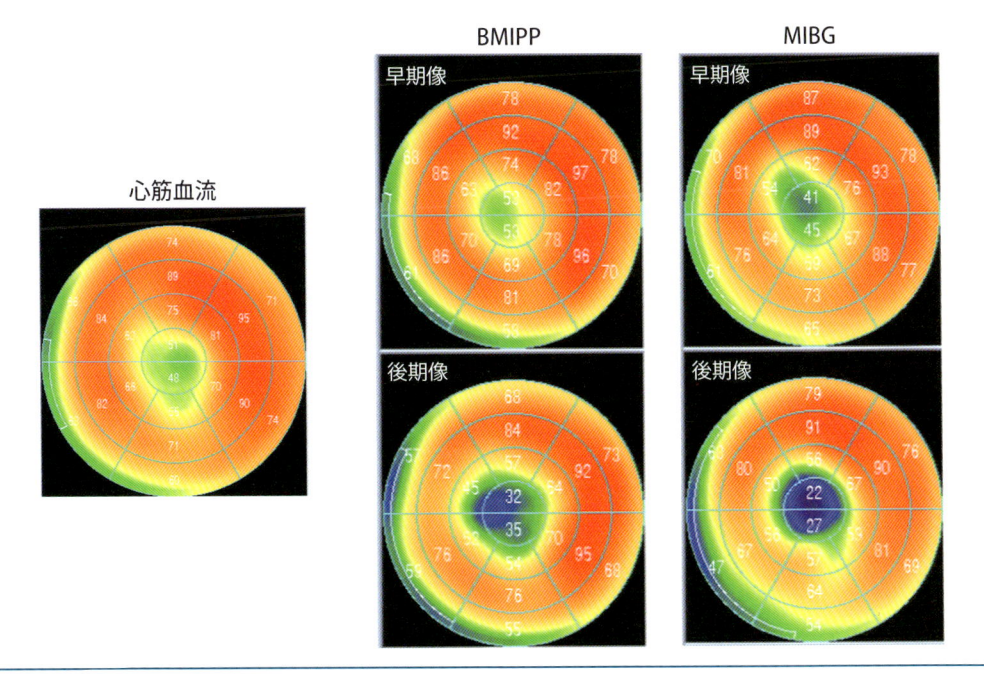

図14 心筋血流・I-123 BMIPP（発症後11日目）/MIBG（発症後15日目）の極座標表示比較
いずれの核種においても心尖部に限局する集積低下を認める。さらに，BMIPP・MIBGにおいては後期像において心尖部を中心とした洗い出しの亢進が認められ，集積低下領域が拡大し，血流像とのミスマッチが顕著になっている。

8 心サルコイドーシスの一例

● 症　例

年齢・性別	60 歳代・女性
主　　訴	失神
冠危険因子	高血圧（－）高脂血症（－）糖尿病（－）家族歴（－）喫煙歴（－）
既　往　歴	3 年前より甲状腺機能亢進症・発作性心房細動にて近医通院
家　族　歴	特記事項なし
現　病　歴	失神精査で入院。完全房室ブロックが原因と判明し，恒久ペースメーカー植え込み術が施行された。病因検索目的で安静時心筋血流 SPECT が依頼された。

● 所　見

核医学画像所見

心筋血流 SPECT

　心基部中隔に組織障害を示唆するような血流低下領域（青矢印）を認めたため，房室ブロックの一因と考えられる心サルコイドーシスが疑われ，心筋の炎症の局在及び活動性について評価するためガリウム（Ga）シンチグラフィや F-18 FDG PET が施行された（図 15）。

Ga-67 シンチグラフィ

　全身像及び断層像において，心基部を中心に強い Ga 集積を認め，同部の炎症細胞浸潤が疑われる（図 16）。

FDG PET

　Ga シンチグラフィ同様に FDG PET においても心基部の前壁～中隔に強い集積を認める。心筋血流 SPECT との比較では血流欠損（＝組織障害）の領域に一致して FDG 集積を認めることから，組織障害が炎症の進行に伴って生じていることが示唆され，心サルコイドーシスの病態に矛盾しない画像所見と判断された（図 16）。

解　説

　心サルコイドーシスの診断や治療適応決定において，炎症の局在と活動性の評価は非常に重要であるがその診断は困難な症例が多い。その中で Ga シンチグラフィや FDG PET は炎症の評価に有用であることが多く，「診断の手引き[7]」にも診断基準の項目としてあげられている（厳密には Ga シンチグラフィの心筋集積所見は主徴候の一つとしてあげられているが，FDG PET の心筋集積所見は参考所見として付記されているにとどまっている）。また，2012 年 4 月からは心サルコイドーシスの診断に FDG PET が保険適用として認められることとなり，今後その有用性についてさらなる検証が進むものと思われる。

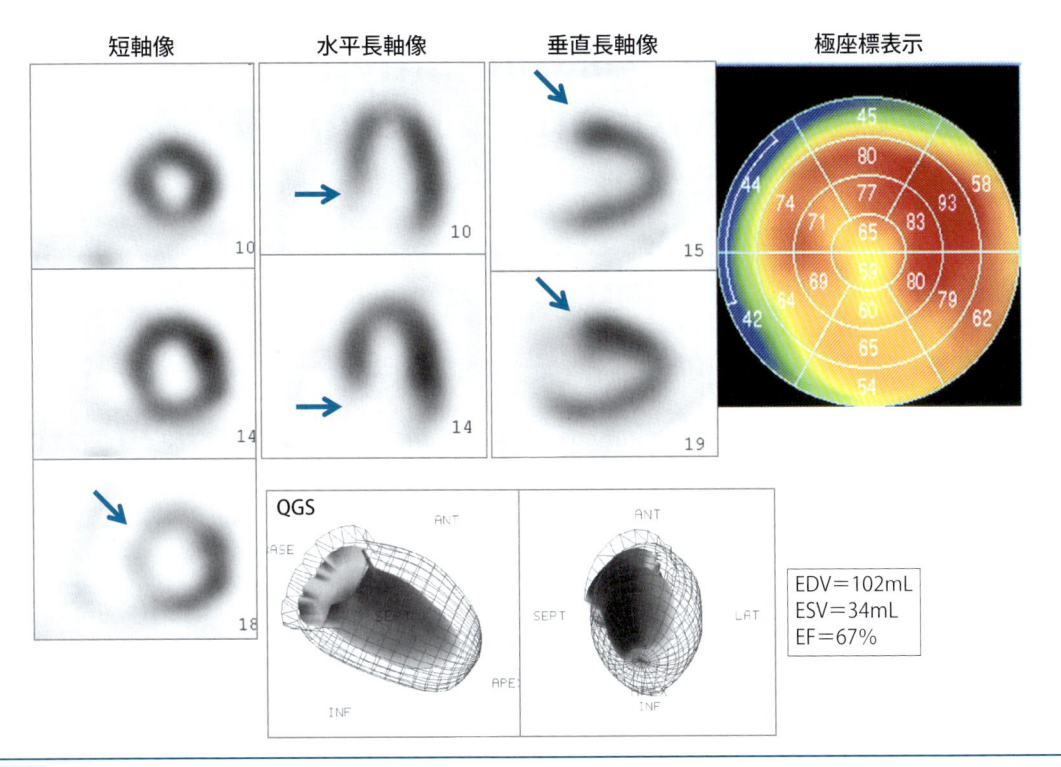

図15　安静時心筋血流 SPECT
青矢印で示すとおり，心基部中隔に高度の血流低下を認め，同部の組織障害が疑われる。

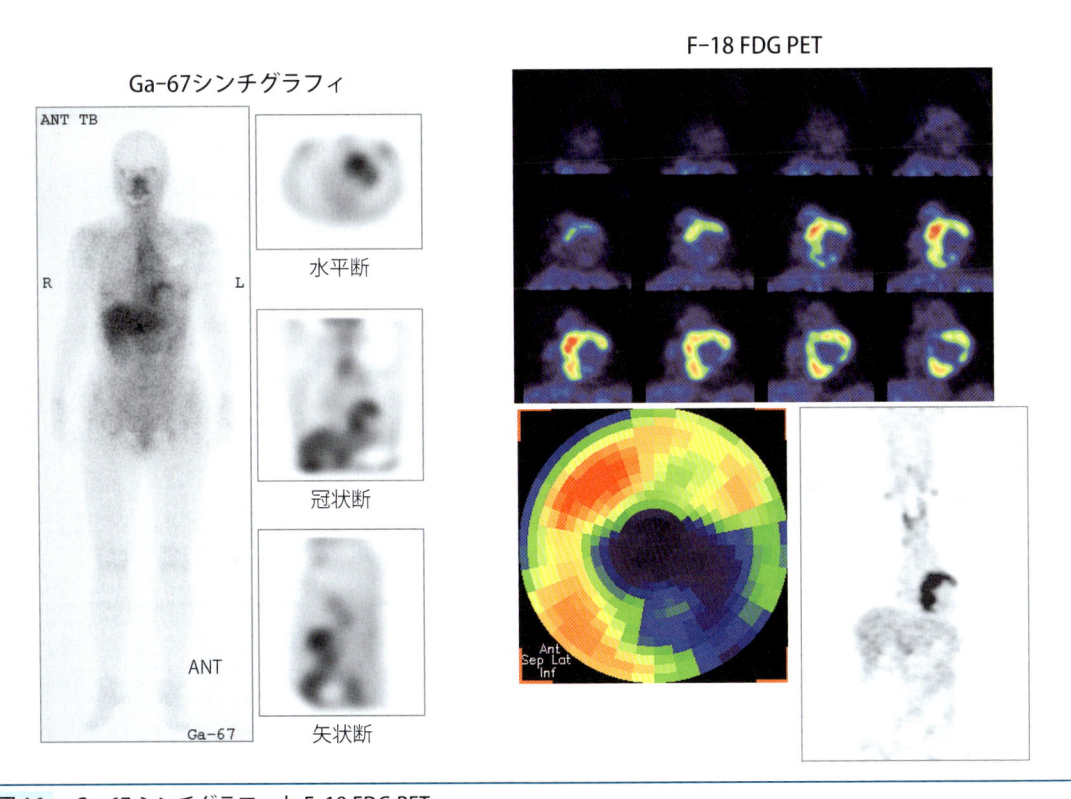

図16　Ga-67 シンチグラフィと F-18 FDG PET
Ga シンチグラフィと F-18 FDG PET の両画像において心基部の異常集積を認める。

8　心サルコイドーシスの一例　●　127

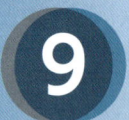

9 家族性肥大型心筋症（hypertrophic cardiomyopathy：HCM）の一例

● 症　例

年齢・性別	10歳代・男性
主　　訴	自覚症状なし・HCM精査目的入院
冠危険因子	高血圧（−）高脂血症（−）糖尿病（−）家族歴〔冠動脈疾患については（−）〕喫煙歴（−）
既 往 歴	特記すべき事項なし。失神歴なし
家 族 歴	父：拡張相HCMにて心移植歴あり。父方祖母：HCM・60歳代出自宅で死亡。祖母の妹：HCM
現 病 歴	7歳時に学校検診で心電図異常を指摘。上記家族歴のため，近医の総合病院で精査を受けHCMと診断されたが，無症状であったため経過観察されていた。今回本人の希望にて当センター紹介受診，HCMの精査加療目的で入院となり，安静時心筋血流SPECT及び心筋脂肪酸代謝；BMIPP SPECTが依頼された。

● 所　見

核医学画像所見

安静時心筋血流SPECT（図17）

1) 前壁中隔から前側壁にかけてRI集積の著明な亢進を認め，その内部は不均一集積を呈しており，非対称性心筋肥大（ASH）を反映していると考えられる（青矢印）。
2) 後側壁に関しては軽度〜中等度の血流低下所見が見られるが，QGSでは同部の壁運動が保たれていることより，中隔領域での集積亢進に伴う相対的な血流低下所見と推察される。
3) QGSでは前壁領域の壁運動低下も認められる。ただし，著明な肥大を有する症例においては心筋トレースが不正確（図17右下：収縮末期トレース画像参照）なため，心室容積を過大評価し，駆出率や壁運動を過小評価傾向にあり注意を要する。

I-123 BMIPP（図18）

1) 前壁中隔から前側壁にかけてBMIPP集積低下を認める（青矢印）。
2) 心筋血流SPECTとの比較では肥大領域である前壁中隔でBMIPP集積とミスマッチ（BMIPP集積が血流よりも低下）を呈している。
3) 血流SPECTで血流低下が疑われた後側壁においてもBMIPP集積は正常であることから，同部の血流低下様所見は相対的なもので，真の組織障害を示唆するものではないと判断される。

解　説

肥大型心筋症では血流−代謝ミスマッチの頻度が高く，またBMIPPの欠損の大きさが大きいほど予後が悪いことも知られている[8,9]。本症例は若年であるにもかかわらず，すでにBMIPP集積欠損を認めることから，予後を考える上で今後も十分な経過観察が必要と判断される。なお，各種検査から突然死のリスクは現段階では低いと判断され，運動制限などの生活指導の上，β遮断薬等の内科療法にて経過観察の方針となった。

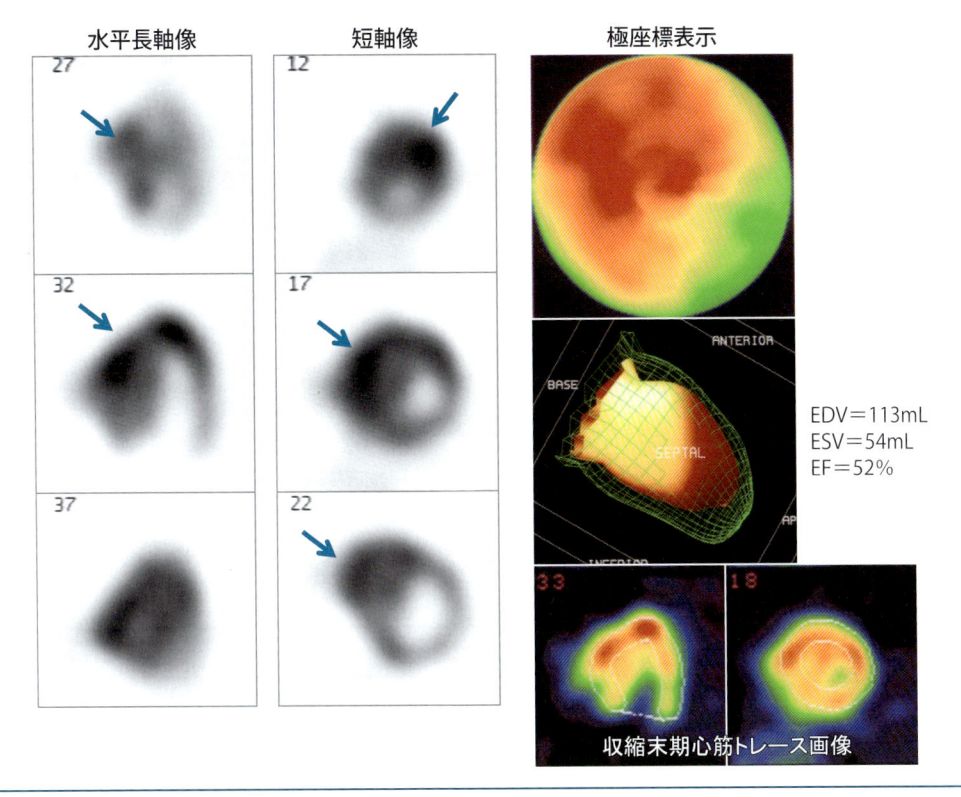

図17 安静時心筋血流 SPECT
3D 表示の壁運動評価が像においては中隔の一部が dyskinesis を示している。また，収縮末期心筋トレース画像においては白実線で示されるコンピューターで認識された心筋輪郭が，実際の心筋輪郭から大きく逸脱していることが見て取れる。

EDV＝113mL
ESV＝54mL
EF＝52%

収縮末期心筋トレース画像

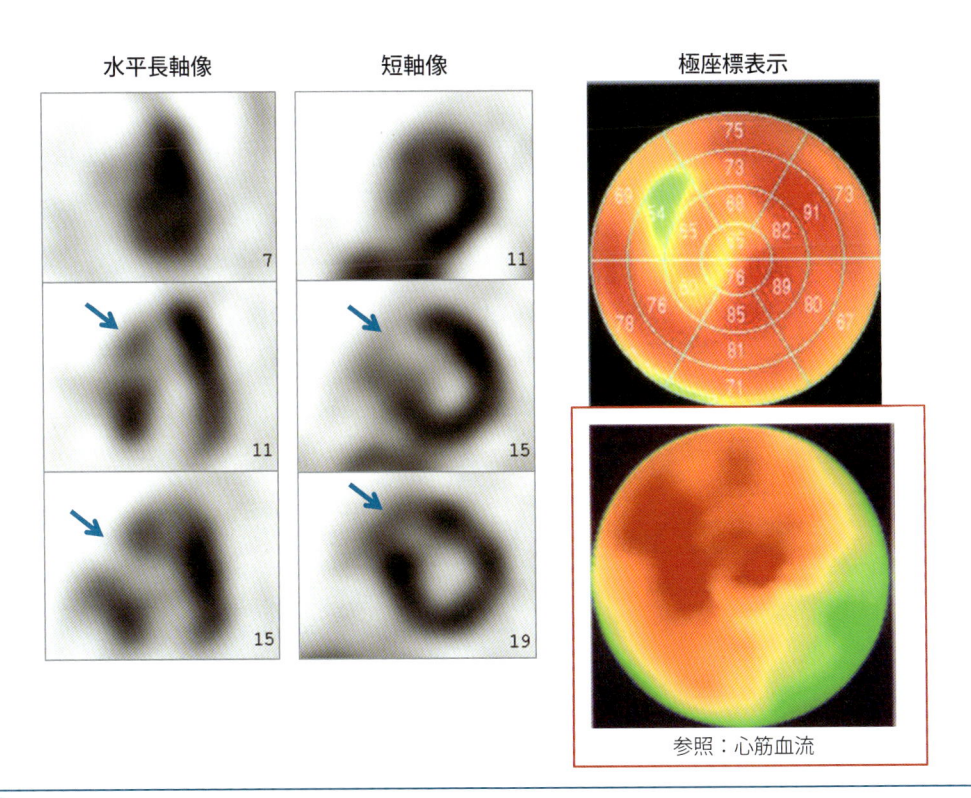

参照：心筋血流

図18 I-123 BMIPP

9 家族性肥大型心筋症（hypertrophic cardiomyopathy：HCM）の一例 • 129

10 ¹³N アンモニア PET が治療選択に有用であった一例

● 症 例

年齢・性別	70 歳代・女性
主　　訴	労作時心窩部違和感
冠危険因子	高血圧（＋）高脂血症（－）糖尿病（＋）家族歴（－）喫煙歴（＋）
既 往 歴	40 歳代：虫垂炎手術，緑内障
現 病 歴	50 歳代前半から高血圧を指摘され，近医で薬物療法が開始された。しかしその後も血圧コントロールは不良で，さらに 1 年ほど前からは登坂時などの労作に伴い胸部圧迫感を自覚するようになった。今回，高血圧及び労作時の胸部症状の精査・加療目的で当センター入院。胸部症状については労作性狭心症が疑われ，運動負荷心筋血流 SPECT が依頼された。

● 所 見

運動負荷所見：SPECT 撮影時

エルゴメーター	75W×2 分で下肢倦怠感にて終了
血圧（mmHg）	（安静時）166/83 →（最大負荷時）201/86
脈拍（bpm）	（安静時）58 →（最大負荷時）84
心電図	有意な虚血性変化なし

運動負荷心筋血流 SPECT 所見

　下側壁～後側壁の不完全再分布を伴う中等度の血流低下を認め，同部の非貫壁性梗塞＋虚血が示唆される（図 19）。また，血流画像上は明らかでないが，洗い出しマップでは前壁中隔の洗い出しが低下していることから同部の虚血も否定できない。

経　過

　上記所見を踏まえて冠動脈造影検査を行ったところ 3 枝病変と判明したが，運動負荷心筋血流 SPECT 上は後側壁の虚血が主体であったため，他の領域の虚血について詳細に評価すべく薬剤（ジピリダモール）負荷 N-13 アンモニア PET が依頼された。

薬剤負荷所見：PET 撮影時

　ジピリダモール 30 mg 投与。

血圧（mmHg）	（安静時）124/63 →（薬剤負荷時）104/51
脈拍（bpm）	（安静時）57 →（薬剤負荷時）64
心電図	負荷終了時～負荷後にⅡⅢ aVF V4-6 誘導で sagging type の ST 低下（最大低下：1.5 mm）
胸　痛	負荷終盤で 2/10 出現。アミノフィリンの投与により症状消失

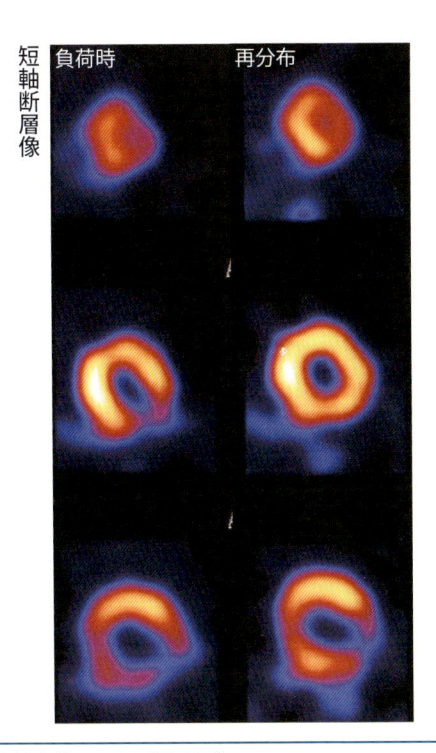

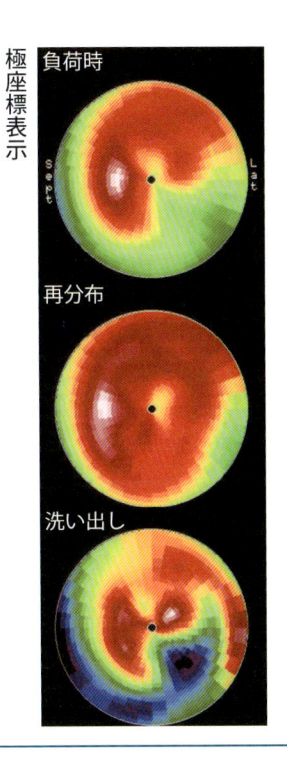

図19　運動負荷心筋血流 SPECT（Tl-201）

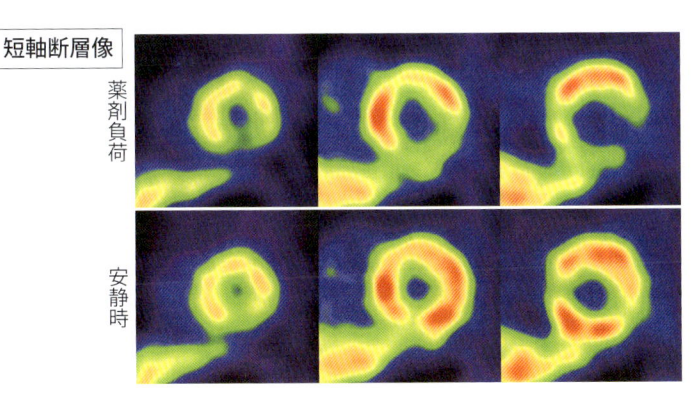

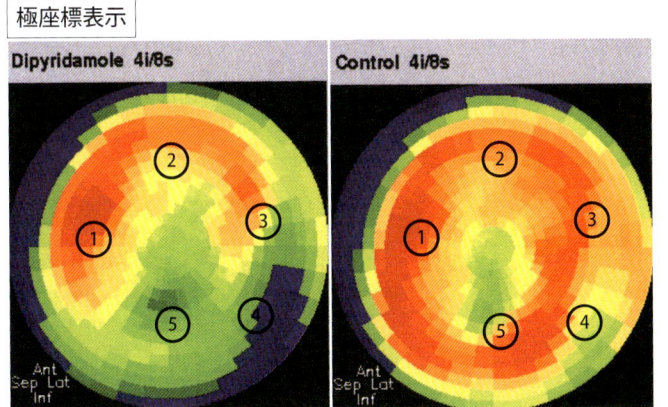

	MBF：D/R	MFR
① Sept.	151/94	1.6
② Ant.	77/82	0.9
③ Lat.	86/81	1.1
④ Post.	53/96	0.6
⑤ Inf.	83/64	1.3

MBF：mL/100g/min

図20　N-13 アンモニア PET
MBF：D/R＝薬剤負荷時 MBF/ 安静時 MBF
MFR の定量においてはいずれの領域も 2.0 を下回り虚血が示唆される。さらに前壁領域や後壁領域は MFR＜1.0 と高度に低下しており，盗血現象が示唆される。

N-13 アンモニア PET 所見

　定性画像上は運動負荷心筋血流 SPECT 同様に下側壁〜後側壁の広範な虚血＋梗塞所見を認め，さらに前壁においても虚血性変化が認められた（図20）。さらに心筋血流量（myocardial blood flow：MBF）・心筋血流予備能（myocardial flow reserve：MFR）の計測からは3枝領域全てにおいて高度の虚血所見が得られたため，治療方針として冠動脈バイパス術が選択された。

解　説

　心筋血流 PET は SPECT と比較して空間分解能に優れるため，定性画像においても虚血診断能の向上が知られているが，最も有用な点は心筋血流量（MBF）を定量することが可能で，その結果心筋血流予備能（MFR）を評価できることである。今回のような多枝病変例では血流 SPECT による定性画像評価は虚血の重症度を過小評価することがあるが，心筋血流 PET を用いた定量評価により詳細かつ正確な虚血の重症度を判定できる。ただし，N-13 アンモニアや O-15 水等の PET 核種は自施設内にサイクロトロンが必要であり，施行施設数が限られている。なお，アンモニア PET に関しては 2012 年 4 月より虚血性心疾患診断に関して保険適用の認可が下りており，今後の利用促進が期待される。

参考文献

1) Hatta T, Nishimura S, Nishimura T. Prognostic risk stratification of myocardial ischaemia evaluated by gated myocardial perfusion SPECT in patients with chronic kidney disease. Eur J Nucl Med Mol Imaging. 2009；36：1835-41.
2) Heiba SI, Santiago J, Mirzaitehrane M, et al. Transient postischemic stunning evaluation by stress gated Tl-201 SPECT myocardial imaging：Effect on systolic left ventricular function. J Nucl Cardiol. 2002；9：482-90.
3) Ishida Y, Yasumura Y, Nagaya N, et al. Myocardial imaging with 123I-BMIPP in patients with congestive heart failure. Int J Card Imaging. 1999；15：71-7.
4) Yamashina S, Yamazaki J. Neuronal imaging using SPECT. Eur J Nucl Med Mol imaging. 2007；34 Suppl 1：S62-73.
5) Merlet P, Valette H, Dubois-Rande JL, et al. Prognostic value of cardiac metaiodobenzylguanidine imaging in patients with heart failure. J Nucl Med. 1992；33：471-7.
6) Marcus FI, McKenna WJ, Sherrill D, et al. Diagnosis of arrhythmogenic right ventricular cardiomyopathy/dysplasia：proposed modification of the task force criteria. Circulation. 2010；121：1533-41.
7) 津田富康, 石原麻美, 岡本祐之, 他. サルコイドーシスの診断基準と診断の手引き（2006）. サルコイドーシス/肉芽腫性疾患. 2007；27：89-102.
8) Shimizu M, Ino H, Okeie K, et al. Cardiac dysfunction and long-term prognosis in patients with non-obstructive hypertrophic cardiomyopathy and abnormal (123) I-15- (p-Iodophenyl) -3 (R,S) -methylpentadecanoic acid myocardial scintigraphy. Cardiology. 2000；93：43-9.
9) Shimonagata T, Nishimura T, Uehara T, et al. Discrepancies between myocardial perfusion and free fatty acid metabolism in patients with hypertrophic cardiomyopathy. Nucl Med Commun. 1993；14：1005-13.

C 心臓核医学の展開

1 新しいデータ収集法

■ はじめに

　近年のSPECT機器の進歩に伴ってデータ収集法については注目できるいくつかの点がある。多検出器型ガンマカメラを利用したGated SPECTは，日常臨床の中に定着しており現在は標準的な収集方法となっているが，半導体検出器を用いる心筋イメージング方法や，心臓専用コリメータの開発に伴い，短時間収集や放射性医薬品の投与量の減少が図られるようになった。また，SPECT-CTが次第に普及する中で，心筋血流と冠動脈との融合画像作成に加えて，冠動脈の石灰化を定量するカルシウムスコアリングも臨床で利用されるようになった。SPECTデータの定量性を改善し減弱アーチファクトを軽減するためには，減弱と散乱の補正が不可欠であるが，SPECT-CTによりこれらの点でも進歩が見られる。これらのデータ収集に関する技術的進歩について，その最新の動向と方向性について考えてみよう。

1. 短時間収集と投与量低減

1) 従来の SPECT の標準的収集法

　心筋SPECTのデータ収集法は基本的には確立しており，最近では2検出器型SPECTが主流となっている。2検出器の配列は，対向配置で360度収集か，あるいは90度直交または76度配置で検査が行われる。後者のカメラ配置は心臓のある側のデータを重視した180-208度での収集に適しており，心筋部分での収集カウントの増加と感度の改善を目指している。国内では360度収集と180度収集が用いられているが，米国では180度収集が標準的な収集法である。心電図同期（Gated）SPECTにおける心拍の分割数は，16分割あるいは8分割を用いている施設が多い。原理的には更に分割数を増やすこともでき，拡張機能の評価には最低限16分割が望ましいが，分割数を増やすことによりノイズが増加することが問題であった。

　心臓の検査における放射性医薬品の投与量は，国内では^{99m}Tc標識製剤すなわちmethoxyisobutylisonitrile（MIBI）やtetorofosminを用いた負荷検査では740-1,110MBqが，^{201}Tlでは74-111MBqが用いられる。米国では更に投与量が多くなっているのが現状である。心臓検査が核医学検査の多数を占める米国では，他の放射線検査とも合わせて全体的な被曝線量を減らしたいという要請もある。

2) 短時間収集法の意義

　このような背景の中で，高感度で心臓に適したSPECT装置が必要とされ，短時間収集可能な装置が開発されてきた。本項では，半導体カメラと心臓専用コリメータを有する装置の2つ

の流れを紹介する。

a. 心臓用半導体カメラ

核医学領域では半導体カメラの提案は以前よりあったが，心臓専用機器として実用に入ったのが，GE 社製 Discovery NM530c である。従来のアンガー型ガンマカメラではヨウ化ナトリウム（NaI）結晶を用いて，3-6 度毎の多方向投影像から断層の再構成を行うが，この半導体カメラでは収集方法が全く異なっている（図1）。テルル化亜鉛カドミウム（CdZnTe または CZT）結晶の検出器を用い，19 個の検出器が 180 度方向から弧状に心臓を捉え，Z 軸方向にも頭足の両方向から 3 列で心臓を捉える構造で検出器が配置されている（図2）。半導体結晶厚は 5 mm，ピクセルサイズは 2.46 mm であり，空間分解能は中心で 6.5 mm 以下，接線方向で 4.7 mm 以下，放射方向で 4.7 mm 以下と高分解能である。さらに，エネルギー分解能が 6.2% と良好であるために，放射性核種の光電ピークを狭いウィンドウできれいに収集することができる。感度は，技術データを参照すると 17.38 counts/sec/mCi で，同じく心臓専用の小型カメラを用いた機種である Ventri の 3-4 倍の感度と報告されている。

このような高分解能，高感度，高エネルギー分解能の特徴を生かすと可能になる収集として

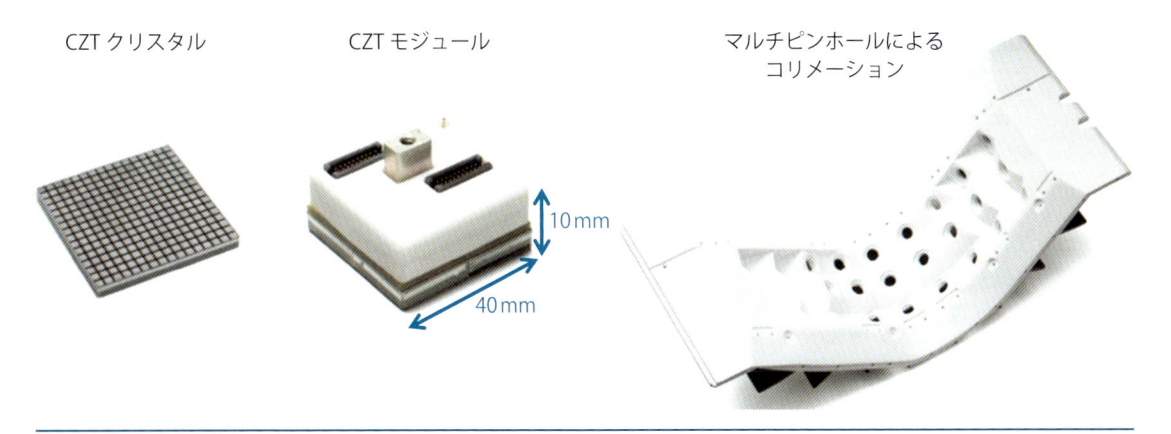

CZT クリスタル　　　CZT モジュール　　　マルチピンホールによるコリメーション

10 mm
40 mm

図1　CZT 半導体カメラでのクリスタルと CZT モジュールの形状
下段は検出器に装着する多孔ピンホール型のコリメーションを示す。　　〔GE ヘルスケア（株）提供〕

XY 方向　　　　Z 方向

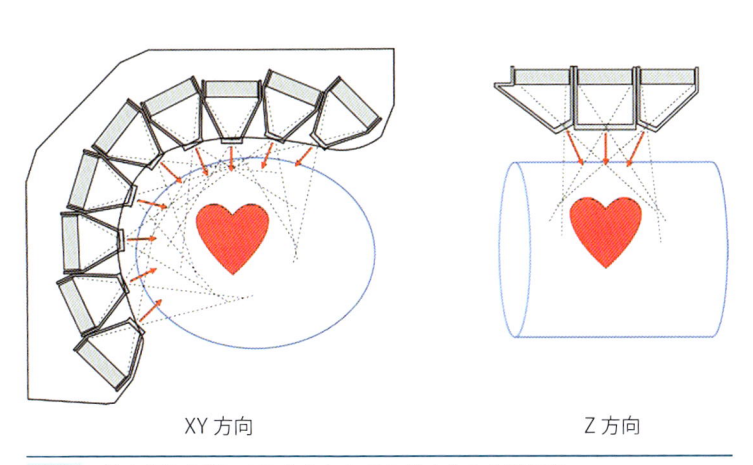

図2　検出器と心臓の XY 方向および Z 軸方向の位置関係
全てのピンホールコリメーションが心臓方向を向き集束するように設計されている。　　〔GE ヘルスケア（株）提供〕

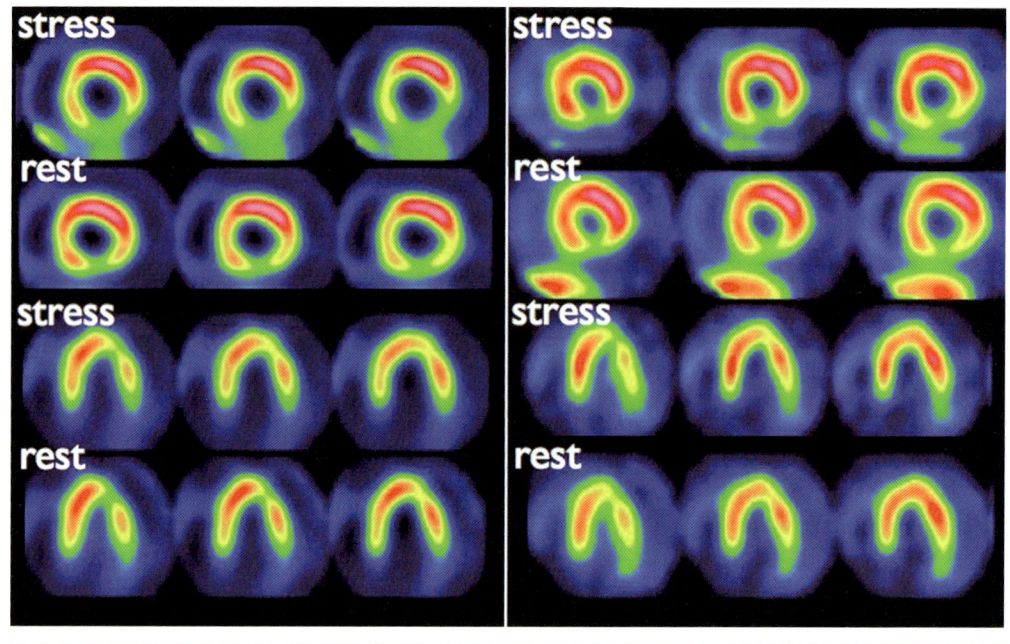

図3 半導体カメラによるデータ収集と従来型カメラの比較
症例は70歳男性で陳旧性梗塞があり，右冠動脈（#3）の狭窄を認める症例である．半導体カメラでは収集時間が従来型の半分であるが，分解能が良好であり，さらに下側壁の虚血も検出されていることに注目できる．
（愛媛大学放射線科・望月輝一先生のご好意による）

は短時間収集がある[1]。通常のSPECT収集は特にゲート検査では15-20分くらいが標準であるが，本機種では4分程度の収集時間が可能であり，核医学検査は時間がかかるという常識を変えるものになる。典型的な短時間収集の画像を愛媛大学のデータより図3に示す。一方，収集時間を通常通りに設定しても良いのであれば，投与量を減らすことで被曝の軽減にも繋がる利点がある[2]。この投与量と収集時間の関係は適切なバランスを施設で決定することができる。さらに，動態SPECT収集による時系列データの解析の可能性もある。筆者らも，1990年当時早い心筋集積とクリアランスを示す^{99m}Tc-teboroximeを用いて，3検出器型SPECTで動態解析を施行した経験があるが，1回のSPECTで30秒が限界であった[3]。さらに動態解析ができれば，放射性医薬品を用いた血流や代謝などのカイネティクスを解析できる可能性が出てくる。実用面から見ても，CTの多列化により短時間で冠動脈CTが施行できるように進歩している中で，それと比較してSPECT検査は時間がかかるのが弱点であった。しかしながら心筋SPECTが短時間収集で施行できるようになれば，外来の短時間で狭窄と虚血を評価できるという利点も生まれてくるであろう。

b．心臓専用コリメータと再構成

旧来型のアンガー型カメラを用いる場合でも，同様に高分解能と高感度イメージングを目指す方法があり，心臓専用のコリメータと再構成の利用が上げられる。シーメンス社ではSMARTZOOMコリメータが開発され，ファンビームに近い型で心臓に最適化されたコリメーションが設計されている（図4）。同社ではSMARTZOOMコリメータによる投影像に対して3次元的に補正を行う。減弱と散乱の補正を行った後に測定データを比較して逆投影する過程

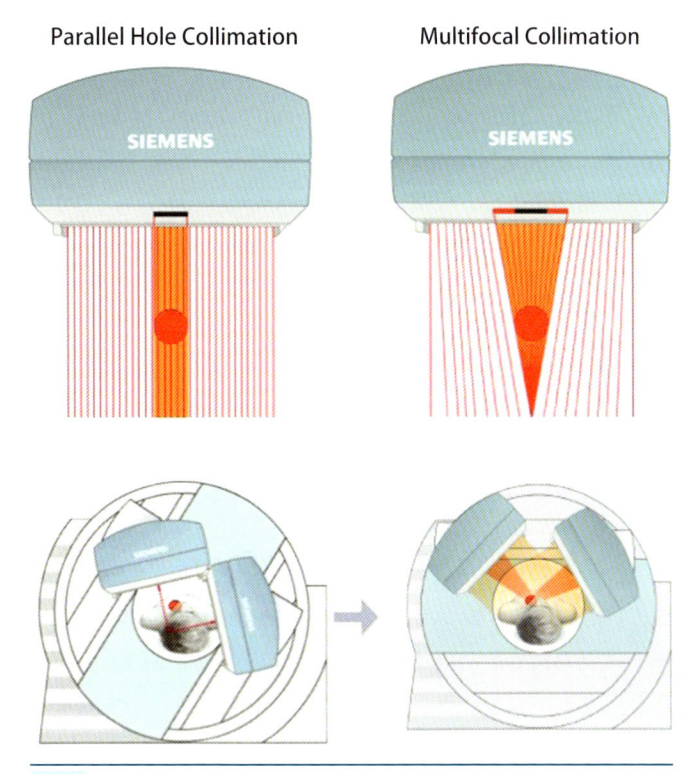

図4 IQ-SPECTにおける心臓専用コリメータ
左は平行孔コリメータ，右は心臓に焦点を当てた専用コリメータである。　　　　　　　　　　　　　　　〔シーメンス・ジャパン（株）提供〕

を繰り返す逐次近似法（IQ-SPECT）を用いて，SPECT画像の精度の向上を図っている。本法の採用により，システム分解能7.4 mm（視野中心より2 cmの位置），システム感度285 cpm/μCi（10 cmの位置），810 cpm/μCI（28 cmの位置，実際に使用する回転半径）とされている。因みに低エネルギー高分解能（LEHR）コリメータで，10 cmの位置でのシステム分解能は7.5 mm，システム感度は202 cpm/μCiであるから，同様の分解能で4倍の感度が達成されていることになる（前項の半導体カメラと測定条件が異なるため，直接に値を比較できないので注意されたい）。本装置と再構成方法を短時間収集に利用するとすれば，1/4の時間で同等の画像を得ることができるので，汎用機としての2検出器SPECTの特徴を生かしながらも，コリメータを交換すれば心臓用になるという利点がある。

2. SPECT-CTの活用

1）カルシウムスコアリング

冠動脈の石灰化プラークが非造影CTにより検出できる。冠動脈に石灰化プラークがあることは直ちに狭窄を意味するものではないので，虚血の検出という観点からはその精度は低い。Agatstonらによる冠動脈石灰化プラークの定量方法では，石灰化の面積とCT値（HU）でスコアが算出され，冠動脈ごとに石灰化がスコア化される。計算上，CT値が130 HU以上の面

積を有する石灰化部分を最高のCT値によって重み付けし，130-199 HU＝1，200-299 HU＝2，300-399 HU＝3，400 HU以上＝4とする．重症度分類のひとつは，正常（スコア0-9），軽度（10-99），中等度（100-399），高度（400-999），超高度（1,000以上）で分ける方法である（図5）．一般的には，カルシウムスコア高値の症例では，虚血の頻度は高く，心事故発生に関する予後とも有意に相関することが明らかとなっている（図6）[4]．しかしながら，カルシウムスコアは虚血の判定に関しては特異度や陽性的中率は低く，不安定プラークを見ているものではないことには注意が必要である．高齢者や腎透析患者ではカルシウムスコア高値の人が多くなる．したがって，スクリーニングの一部に組み込むことでの有用性が期待されているが，国内における心筋SPECTと石灰化スコアを組み合わせた報告は比較的少ない．筆者らの検討でも同様にカルシウムスコアが高い症例では，負荷時欠損や安静時欠損スコアが高いことが判明し，日本人でも同様の傾向が示された（図7）[5]．石灰化の多い群では虚血頻度が高くなるため，長期経過観察結果はないが心事故発生の一因となる可能性がある．冠動脈CTでの狭窄と石灰化スコアとSPECTでの虚血は必ずしも一致するものではなく，動脈硬化の異なる側面を見ているといえよう．

　SPECT-CTではカルシウムスコアと心筋血流異常を同時に見ることができる．石灰化が強い症例では冠動脈CTでの評価が難しく，一方心筋SPECTでの異常は虚血に対する治療の意義があることを示している．そこで，カルシウムスコアと心筋SPECTの異常から次の4つの場合が想定される．①カルシウムスコア低値で心筋SPECT正常なら低リスクであり経過観察，②カルシウムスコア低値で心筋SPECT異常なら冠動脈CTや冠動脈インターベンションの適応を考慮，③カルシウムスコア高値でも心筋SPECT正常なら，リスク軽減のための積極的内

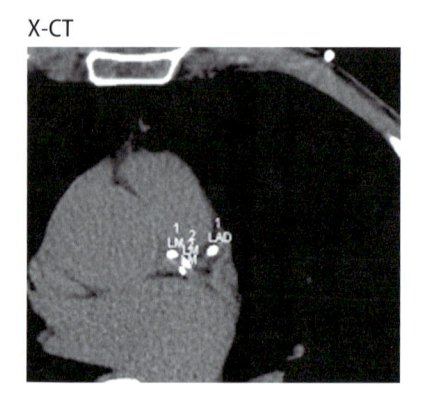

Coronary	CCS
LM	182
LAD	56
LCX	31
RCA	28
Total	297

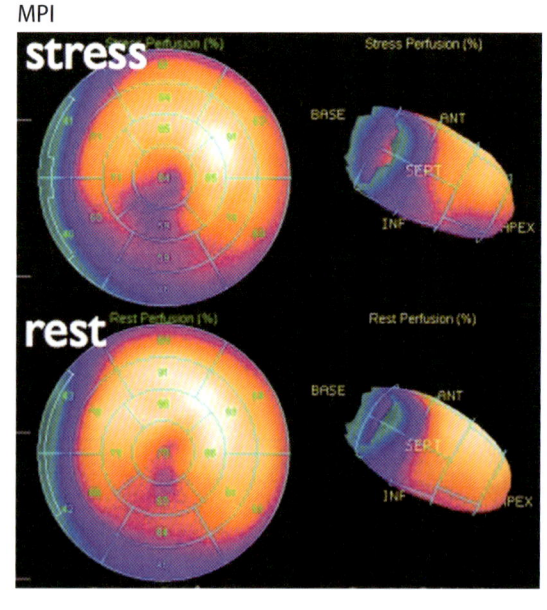

図5　石灰化スコアリングと心筋SPECTの結果
カルシウムスコアは左冠動脈領域（LM-LAD）で高値であるが，虚血は右冠動脈（RCA）領域に生じている．

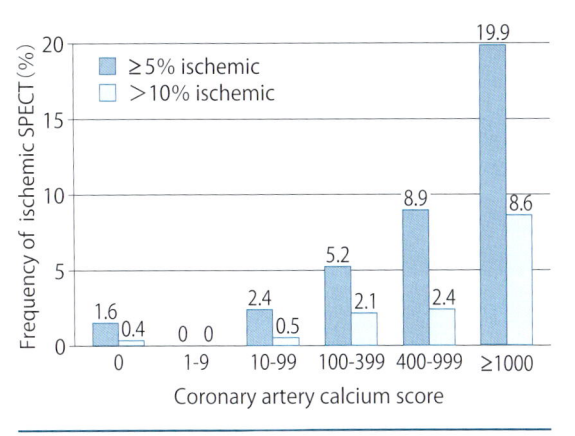

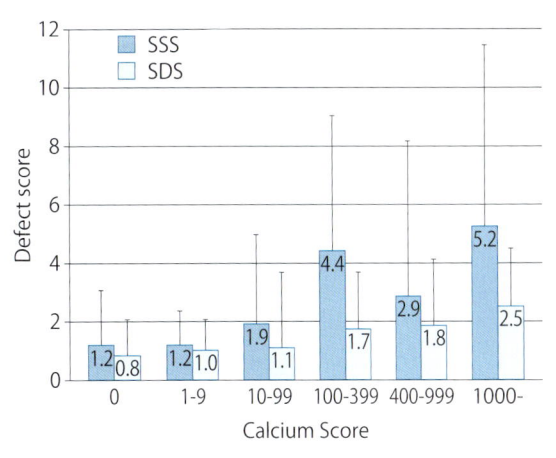

図6 カルシウムスコアリングと虚血の頻度
（文献4より）

図7 負荷時および安静時血流欠損（SSS, SRS）とカルシウムスコア
（文献5より）

科治療，あるいは虚血症状があればカテーテル検査，④両者が異常であればカテーテル検査と血行再建というような，効果的な検査から治療指針への流れを決定する必要がある。

2) 減弱散乱補正

SPECT で深部のカウントが低く算出されることはよく知られており，体内でのガンマ線の減弱が原因である。視覚的評価において問題となるのは，男性での下壁の減弱と，女性での乳房による減弱である。負荷 SPECT 検査を施行している場合には，これらの減弱アーチファクトは負荷と安静の画像を比較して同様のパターンであることが多く，診断の参考となるが，それでも診断精度を下げる一因となってきた。減弱補正は，このような欠点を補う方法として期待されている。米国では外部線源を用いて減弱補正マップを作成し，画像を補整する方法も利用されてきたが，国内では減弱補正の検討がなされたものの，認可され使用する段階には至らなかった。CT と SPECT との一体型装置が開発されるようになって，初めて国内でも減弱補正が実際的に利用できる段階に入ったと言えよう。X 線 CT 利用時の被曝線量を軽減する目的では，X 線線量を診断的 X 線 CT の条件よりも低くする。

減弱補正を行った画像では下壁の集積が増加するという利点があり，下壁の低下が梗塞や虚血と紛らわしい症例では減弱補正が有効である。このため，米国心臓核医学会でも，できるならば減弱補正の利用を推奨している[6]。一方，減弱補正を行うだけでは，下壁の過補正により値が高くなりすぎるため，散乱補正も同時に行なう必要があり，各社が両者を組み合わせて画像再構成を行っている。

散乱補正を行った画像の特徴として，下壁の血流の増加と同時に，心尖前壁でカウントの低下が生じる（図8）。この所見は以前から指摘されており偽所見を生む可能性が指摘されていた。しかしながら，筆者らの検討では心尖の apical thinning を見たときに，実際の心筋の壁厚とも相関しており，減弱補正によって真の値に近づいていることが明らかとなった[7]。さらに apical thinning の現象には，壁運動の大きな心尖部での効果も一因となっている可能性がある。

減弱補正の重要な利点のひとつが定量性の改善である[8]。SPECT は PET 装置に比べて，定量性の点で劣ることが指摘されているが，このような減弱補正と散乱補正に加えて，コリメー

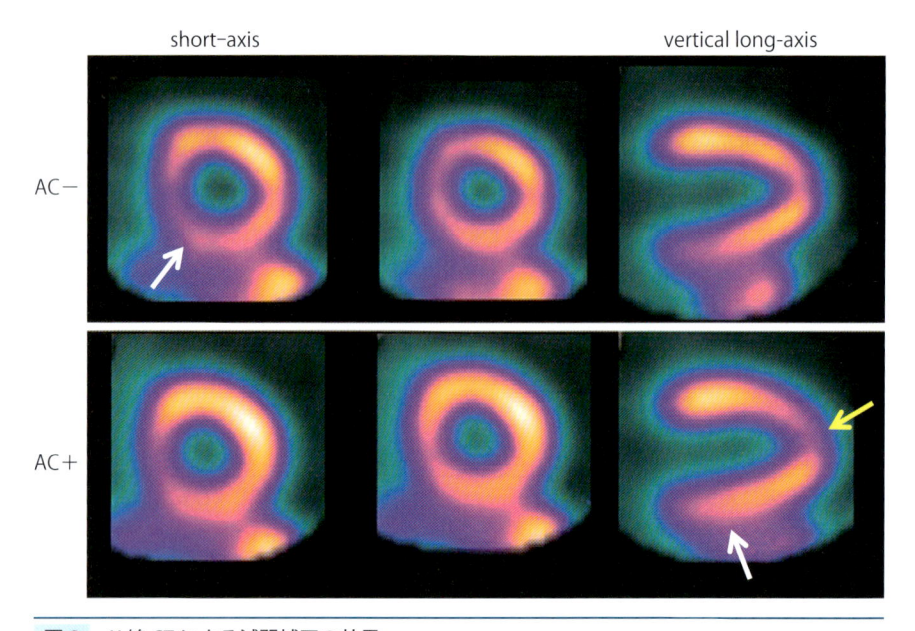

図8 X線CTによる減弱補正の効果
減弱補正あり（AC＋）では補正なし（AC−）に比較して下壁のカウントが補正されている（白矢印）。また，心尖部のカウントは補正後に低く見えることに注意（黄矢印）。

タと測定対象との距離に依存する分解能補正を行うことにより，定量性の改善が図られている。また，polar map による定量を行う際に男性と女性では減弱パターンが異なるので，通常は別の標準データベースを必要とするが，減弱補正を行うとその差が少なくなるので，男女共通のデータベースが利用できるとの報告もある。

　以上のような経緯から，本来であれば真値に近い補正 SPECT のみでも良いが，現状では，従来の画像に付加する形で，異常が疑われる場合に減弱散乱補正を行った画像を併用するという使用方法が一般的である。

3）減弱散乱に関する他の解決策

　このような補正方法を用いない場合の解決策のひとつは，Gated SPECT により壁運動を見る方法である。例えば，男性で下壁の低下が疑われても壁運動が正常であれば梗塞あるいは線維化ではないと考える方法で，女性の乳房での減弱も同様に考えることができる。

　減弱を含むデータであっても正常データベースを構築しておくことにより，領域毎の平均と偏差が分かるので，適切な閾値を設定して異常を検出することにより，診断精度を向上させることができる[9,10]。

　腹臥位でのイメージング（prone imaging）により，身体内での臓器の位置が移動し下壁の減弱を軽減することができる[11]。米国ではこのような収集方法がしばしば用いられており，体格の大きい（減弱の大きい）症例には有効な方法である。通常の背臥位での収集は施行されるので，それに加えて同様にデータ収集あるいは短時間でのデータ収集を追加するという方法が用いられる。

　現在国内で検討されているもう一つの方法は，SSPAC 法である（図9）。この方法は，散乱線領域のデータ収集により体輪郭を決定し，モデル縦隔を加えて，減弱マップを作成する方法

	Female		Male	
	stress	rest	stress	rest

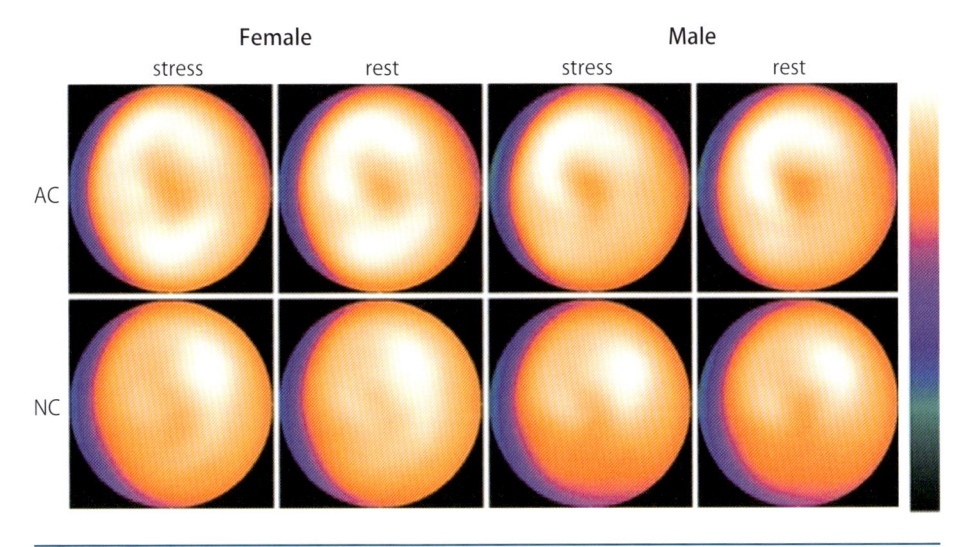

図9 SSPAC法による減弱補正の効果
減弱補正後（AC）と補正無し（NC）を比較して，下壁と心尖での差異に注目できる。

である[12]。この方法の場合には，X線CTで起こるかもしれない心輪郭の位置ずれや横隔膜の呼吸時相による位置ずれの問題がないため，全症例に適応できる利点がある。病的な形状を有する肺，縦隔，胸水，あるいは乳房の減弱をどのように見込むかなどの課題もあるが，検討が進められており，実用的な方法として期待したい。

● 文 献

1) Buechel RR, Herzog BA, Husmann L, et al. Ultrafast nuclear myocardial perfusion imaging on a new gamma camera with semiconductor detector technique : first clinical validation. Eur J Nucl Med Mol Imaging. 2010 ; 37 : 773-8.
2) Nkoulou R, Pazhenkottil AP, Kuest SM, et al. Semiconductor detectors allow low-dose-low-dose 1-day SPECT myocardial perfusion imaging. J Nucl Med. 2011 ; 52 : 1204-9.
3) Nakajima K, Taki J, Bunko H, et al. Dynamic acquisition with a three-headed SPECT system : application to technetium 99m-SQ30217 myocardial imaging. J Nucl Med. 1991 ; 32 : 1273-7.
4) Berman DS, Wong ND, Gransar H, et al. Relationship between stress-induced myocardial ischemia and atherosclerosis measured by coronary calcium tomography. J Am Coll Cardiol. 2004 ; 44 : 923-30.
5) Matsuo S, Nakajima K, Okuda K, et al. The relationship between stress-induced myocardial ischemia and coronary artery atherosclerosis measured by hybrid SPECT/CT camera. Ann Nucl Med. 2011 ; 25 : 650-6.
6) Heller GV, Links J, Bateman TM, et al. American Society of Nuclear Cardiology and Society of Nuclear Medicine joint position statement : attenuation correction of myocardial perfusion SPECT scintigraphy. J Nucl Cardiol. 2004 ; 11 : 229-30.
7) Okuda K, Nakajima K, Matsuo S, et al. Cause of apical thinning on attenuation-corrected myocardial perfusion SPECT. Nucl Med Commun. 2011 ; 32 : 1033-9.
8) Garcia EV. SPECT attenuation correction : an essential tool to realize nuclear cardiology's manifest destiny. J Nucl Cardiol. 2007 ; 14 : 16-24.
9) Nakajima K. Normal values for nuclear cardiology : Japanese databases for myocardial perfusion, fatty acid and sympathetic imaging and left ventricular function. Ann Nucl Med. 2010 ; 24 : 125-35.
10) Nakajima K, Matsuo S, Kawano M, et al. The validity of multi-center common normal database for identifying myocardial ischemia : Japanese Society of Nuclear Medicine working group database. Ann Nucl Med. 2010 ; 24 : 99-105.

11) Nishina H, Slomka PJ, Abidov A, et al. Combined supine and prone quantitative myocardial perfusion SPECT : method development and clinical validation in patients with no known coronary artery disease. J Nucl Med. 2006 ; 47 : 51-8.
12) Okuda K, Nakajima K, Motomura N, et al. Attenuation correction of myocardial SPECT by scatter-photopeak window method in normal subjects. Ann Nucl Med. 2009 ; 23 : 501-6.

2 新しいデータ解析法

はじめに

　心筋血流 SPECT の定量評価方法としては，血流の相対分布を polar map や 3 次元マップとして表示する方法が一般化している。この定量の基礎として，日本人に適切な標準データベースが必要であり日本核医学会作業部会でその構築が進められてきた。また，J-ACCESS 研究などの多施設予後調査研究の成果を元に，日本人の臨床データベースを用いて，将来的な心事故を予測するリスク推定も可能になってきた。Gated SPECT による心機能の解析も，日本人標準データに基づいてその正常範囲が確定されてきた。また，新たに心筋 Gated SPECT の位相解析を用いた収縮不均一性の評価も，再同期療法の発展に伴って利用の可能性が出てきている。さらに，交感神経イメージングでは，心・縦隔比の標準化のためのソフトウェア開発や施設間校正の方法が実用化し，共通のデータ解析結果を提供できるようになった。これらのデータ解析法の進歩を概観する。

1. 血流分布の定量化

1）定量ソフトウェアの発達

　心筋血流分布を読影する基本は視覚的な評価であるが，近年の定量処理ソフトウェアの精度は年々改善しており，視覚的判断を支援する良いツールとなっている。このような診断支援は初心者にとっては診断の精度を上げるものになる。一方，熟練した読影医師であっても，個人的な読影の癖のようなものがあるので（例えば，ある人は慎重に血流欠損所見をとらない傾向があり，別の人は軽度の異常をたくさん指摘するというような），読影者間あるいは施設間のばらつきを軽減させて共通の読影基準に近づけるという利点もある。

　血流分布の定量に関しては，最も広く利用されているソフトウェアが，QPS（Cedars Sinai Medical Center, 米国）であり，異常スコアの算定方法を summed stress score（SSS），summed rest score（SRS），summed difference score（SDS）として算出して，全体あるいは冠動脈領域毎の異常を算出する方法である（図 1）。冠動脈とセグメントの一般的な対応を図中に示しているが，その分布には個人差があるため，必要であれば手動で対応を変更できるように対応したソフトウェアもある。冠動脈との厳密な対応に関しては，別項で扱われる冠動脈と心筋 SPECT の融合画像が有効である。また，自動処理では心基部の含め方によって異常と判定される場合があるので，例えば下壁中隔部で負荷安静ともに 1 点とされる場合は，最終的な summed score で加算しないなどの工夫を行う QPS のようなアルゴリズムも用いられることがある。さらにセグメント単位（17 セグメント）だけでなく，画素毎に判定を行う total

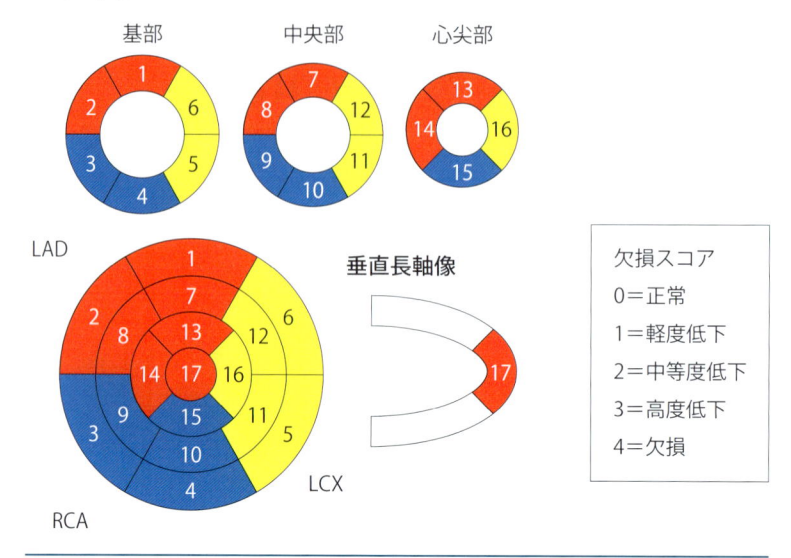

図1 心筋SPECTの17セグメントモデルと半定量欠損スコア

perfusion deficit としての評価方法も用いられている。このほかに，Emory Cardiac Toolbox（Emory大学，米国）や，4D-MSPECT（Michigan大学，米国）なども利用され，診断精度の改善や新しい試みが加えられている[1-3]。ニューラルネットワークを用いた異常の判定方法は，Exini Heart（Exini社，スウェーデン）で開発が進められている[4]。

　国内では，cardioBull（富士フイルムRIファーマ）[5]，Heart Score View（日本メジフィジックス）[6]がPC上のフリーウェアとして利用できる。cardioBullは金沢大学との共同研究として開発されてきたが，その処理の概要は以下のとおりである。まず，負荷と安静のDICOM画像を読み込む。ついで，両者の位置合わせ（コレジストレーション）を自動で行う。負荷と安静の画像についてカウントの正規化を行い，100％点の位置を調整する。各セグメント内の分布から，標準パターン（日本核医学会作業部会：JSNM-WG）と比較して異常のスコアリングを行う。この際に，1セグメントの単なる平均値を標準と比較するのではなく，サブセグメント内のカウントをみてスコアの調整を行う（図2）。負荷，安静，その差に相当するSSS，SRS，SDSや，欠損の範囲と程度の定量を行う。このようなアルゴリズムにより，QPSと同程度の診断精度が達成できている。また，^{99m}Tc-MIBIの洗い出しを計算する仕様を有している。Heart Score Viewでも同様の負荷と安静のコレジストレーションや，JSNM-WG標準を利用している。さらに血流のスコア化に加えて，脂肪酸代謝（^{123}I-BMIPP）とのミスマッチを評価する仕様も含まれている。

　これらの各種のソフトウェアによる定量の結果は，完全に一致するものではなく，それぞれの特性があるが，それぞれ診断精度の改善が図られている[1,3,7-9]。図3は，3つのソフトウェア（QPS，cardioBull，Heart Score View）で同一症例を処理した場合のpolar mapの計算とスコアリングの例である[10]。また，予後評価をこれらのスコアに基づいて行う場合には，欠損の程度を正常，軽度異常，中等度異常，高度異常といった4段階程度に分類するならば，おおよその一致は得られるため最終的なリスク判定に与える影響は小さい[11]。

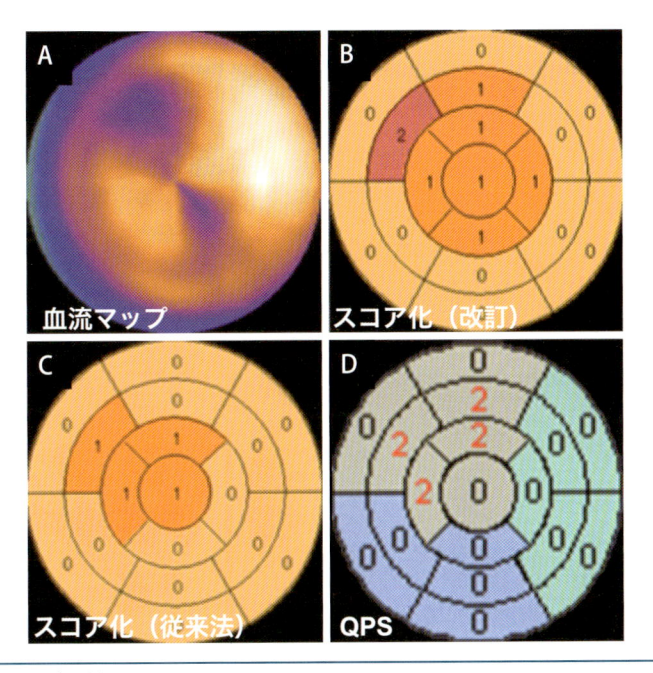

図2　欠損スコアリングの例
Aは血流 polar map，BはcardioBullで採用したサブセグメント利用のスコア，Cは各セグメントの平均値のみを利用したスコア，DはQPSによる欠損スコア。　　　　　　　　　　　　　　　　　　　　　　　（文献5より）

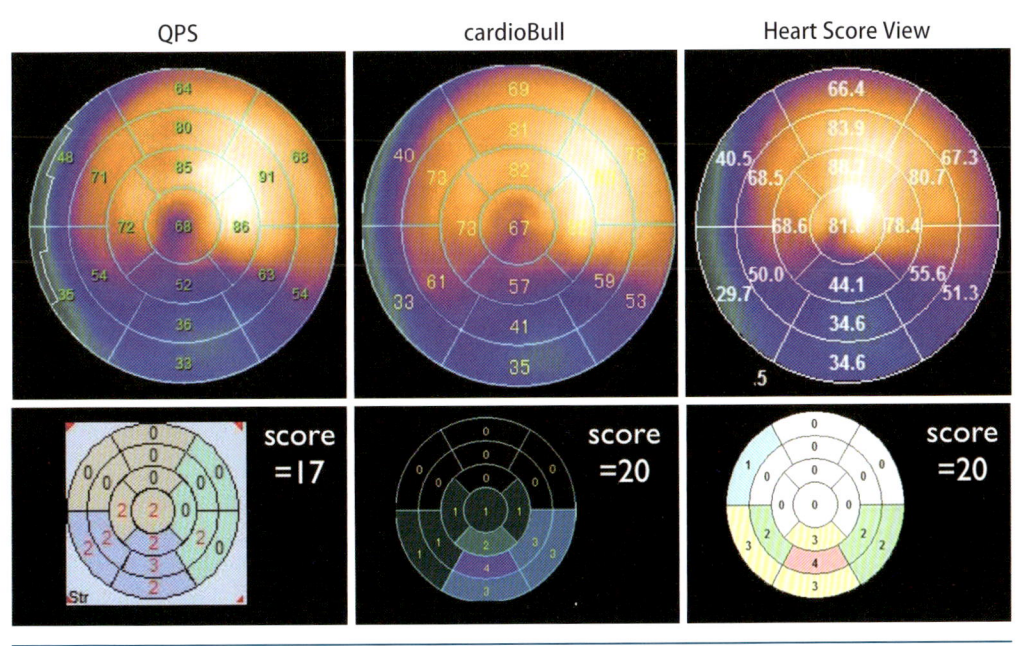

図3　3種類のソフトウェアによるスコア化の例　　　　　　　　　　　　　　　　　　　　　　　　（文献10より）

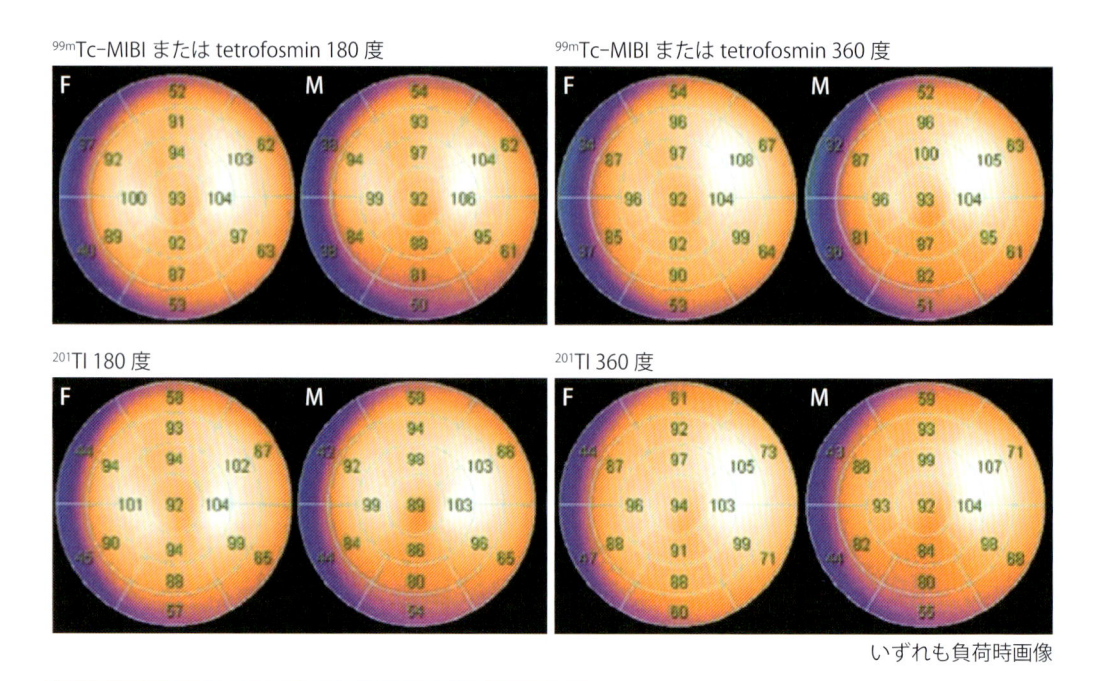

図4 血流SPECTにおける負荷時の標準データベース
左は180度収集，右は360度収集，上段は ^{99m}Tc 血流製剤，下段は ^{201}Tl による。　　　　（文献13より）

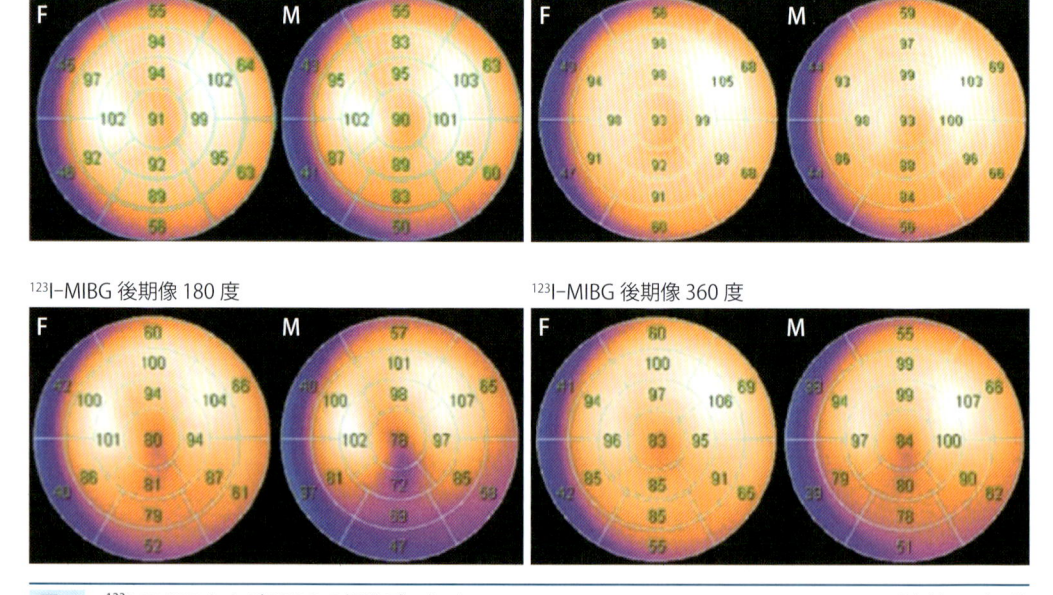

いずれも負荷時画像

図5 ^{123}I-BMIPP および MIBG の標準データベース　　　　（文献13より）

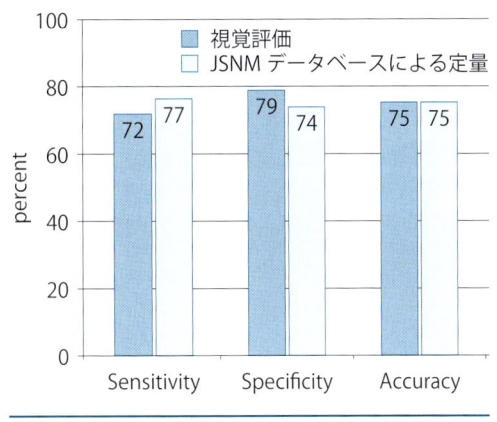

図6 JSNM-WG標準データベースによる冠動脈疾患の診断率と各施設での専門医による読影の比較 （文献15より）

2) polar mapの正常データベース

　これらの定量に当たっては，正常と考えられる群での平均と偏差（標準偏差あるいは平均偏差）を数十例で登録する必要がある．この正常パターンは米国で作成されたデータの場合，米国人の標準が搭載されており，それを流用することもできる．ただし，日本人を対象にする場合には，それに適した対照群で正常データベースを構築する必要がある．このような観点から，2007年に核医学会ワーキンググループの作業として，11施設（日本医科大学，国立循環器病センター，東京女子医科大学，慶應義塾大学，北海道大学，金沢循環器病院，駿河台日本大学病院，東邦大学医療センター大森病院，虎の門病院，静岡県立静岡がんセンター，金沢大学）の協力の下に，心筋SPECTの血流（^{99m}Tc-MIBIとtetrofosmin, ^{201}Tl），^{123}I-BMIPP，^{123}I-MIBGの正常群を集計して，360度と180度収集および男性と女性に分けて正常データベースを構築した[12,13]．このようにして作成した日本人でのデータベースは，体格の違いによる減弱の差やばらつきを考慮したものになっており診断率の向上が図られる（図4）．また，^{123}I-BMIPPと^{123}I-MIBGについても同様に標準パターンが作成され提供できるようになっている（図5）．国内の施設においてSPECTで360度収集を行っている症例を対象に，米国人180度収集，日本人180度収集と360度収集の3種類のデータベースの診断精度を検討したところ，その施設の収集方法に適したデータベースを用いることで，感度と特異度の改善が得られた[14]．また，複数の施設において判定した心臓核医学のエキスパートの読影に匹敵する結果も，共通データベースにより得ることができた（図6）[15]．

2. 心事故リスク推定

　心筋血流イメージングの目的のひとつは冠動脈疾患の診断であるが，さらに狭窄が既知であっても生理的虚血の有無を知ることにある．さらに心臓核医学検査が有効な領域として注目されているのが，将来的に心事故を発生する危険性がどの程度あるのか推定すること，すなわち低リスク，中リスク，高リスクの患者を層別化して，患者毎の最適な治療指針を決定するこ

表1 J-ACCESS study における多変量解析の結果

	変数	ハザード比	p
全イベント	年齢	1.031	<0.0001
	SDS	1.071	<0.0001
	EF	0.969	<0.0001
	糖尿病の有無	1.315	0.0331
	血行再建の既往	1.582	0.0002
主要イベント	年齢	1.056	<0.0001
	SSS	1.222	0.0081
	EF	0.981	0.0378
	ESV	1.009	<0.0001
	糖尿病の有無	2.242	<0.0001
ハードイベント	年齢	1.052	<0.0001
	EF	0.972	0.0171
	ESV	1.008	0.0176
	糖尿病の有無	2.085	0.0008

EF：駆出分画　ESV：収縮末期容積　SDS：summed difference score　SSS：summed stress score
主要イベント：心死亡，非致死的心筋梗塞，重症心不全
ハードイベント：心死亡，非致死的心筋梗塞

（文献17より）

とである。一般的には，心事故リスクは，年齢，性別や胸部症状などの基本的な情報に加えて，負荷時の運動耐容能や心電図の虚血性変化の有無を参考に検査前リスクが推定される。その上で，特に中リスク以上の患者では，心臓核医学検査や冠動脈CTによる非侵襲的診断法の適応となる。その結果により，さらに将来的な心事故リスク評価を加えて，積極的な薬物療法や血行再建に進むかどうかの判定がなされる。

　このようなリスク判定の予測因子が，国内で2001年より施行されている負荷心筋とGated SPECTの解析を用いたJ-ACCESS多施設共同研究（研究代表者：西村恒彦）の中で検討されてきた[16]。J-ACCESS多施設研究において，臨床情報や核医学検査の結果を基に多変量解析を行うと，主要心事故（major cardiac event；心死亡，非致死的心筋梗塞，入院を要する重症心不全）を予測する有意の因子は，年齢，負荷時心筋血流欠損（SSS），駆出分画（EF）あるいは収縮末期容積（ESV），糖尿病の有無であった（表1）[17]。この結果より，多変量ロジスティック解析を施行して，主要心事故発生確率を予測するモデルを作成した[18]。すなわち，

予測モデル1

$$\text{Risk}(\%/3\text{年}) = 1/(1+\text{Exp}[-(-4.8125+0.8858\times\text{糖尿病の有無 }(0 \text{ or } 1)+0.0558\times\text{年齢}+0.1941\times\text{SSS カテゴリー }(0, 1, 2 \text{ or } 3)-0.0475\times\text{EF}(\%))])\times 100$$

であった。このデータを元に，3年間の心事故を推定するソフトウェアHeart Risk Viewを作成した（図7）[19]。このソフトウェアは，心筋血流の17セグメントあるいは20セグメントモデルに相当するスコアを付け，そのスコア値による欠損の重症度分類を決定し，次いでその他の臨床情報を追加することにより，心事故発生確率を表示するものである。さらに，同年齢対照群の心事故発生確率に対して何倍のリスクがあるかを相対リスクとして表示する。この考え方を，リスクチャートして表示したものが，Heart Risk Tableであり，簡便に予後予測指標を提供できる[18]。

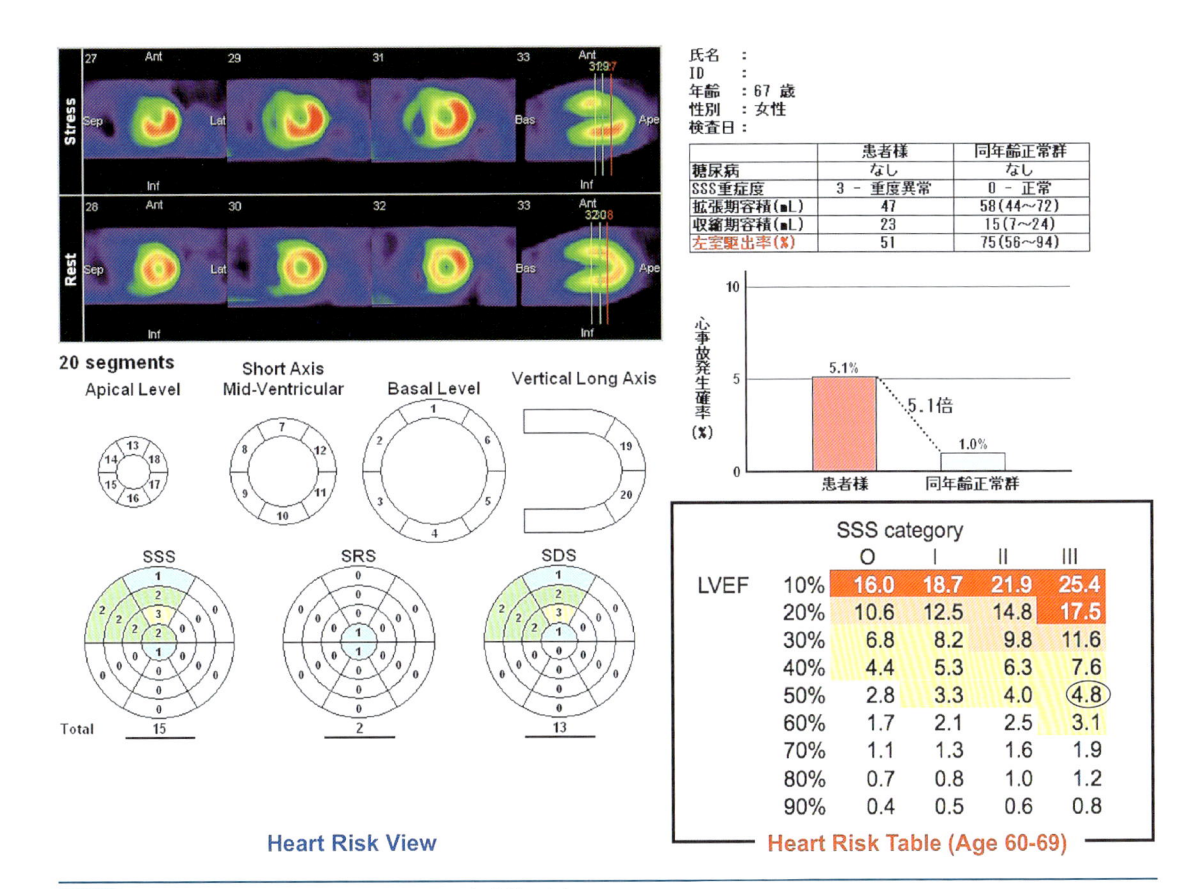

図7 Heart Risk View ソフトウェアによる心事故予測
前壁中隔に欠損を有する症例であり，右下に示す Heart Risk Table（症例の年齢の表を抜粋）と同等のリスク値を示している。

その後の J-ACCESS 研究のサブ解析の中で慢性腎疾患の関与についての検討がなされ，推定糸球体濾過値（eGFR）が糖尿病の因子とともに重要なイベント予測因子になることが示された。同様に，主要心事故を予測する多変量名義ロジステック解析を施行したところ，以下の主要心事故発生確率を予測したモデルが作成された[17]。

予測モデル 2

Risk（%/3年）= $1/(1+\mathrm{Exp}(-(-4.699-0.0151 \times \mathrm{eGFR}+0.7998 \times 糖尿病の有無（0\ \mathrm{or}\ 1）+0.0582 \times 年齢+0.697 \times \mathrm{SSS}\ カテゴリー（0,1）-0.0359 \times \mathrm{EF}(\%)))) \times 100$

前記の予測モデル1とこのモデルを比較したところ，両者の予測値は近似的には同様の結果を示すが，eGFR の因子を加えることで，腎機能を含めたより詳細な予測ができることが示された（図8）。

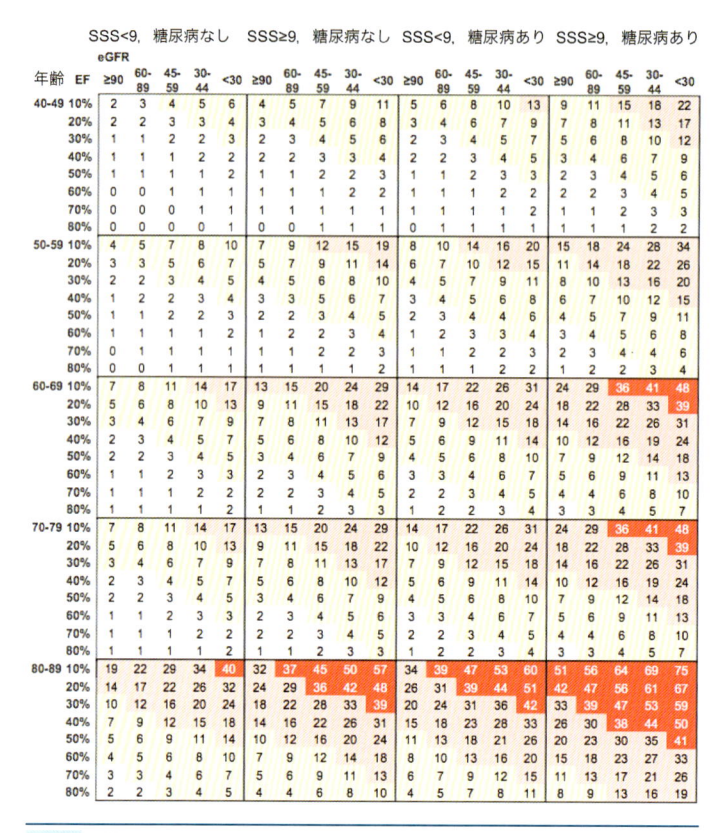

		SSS<9, 糖尿病なし				SSS≥9, 糖尿病なし				SSS<9, 糖尿病あり				SSS≥9, 糖尿病あり			
	eGFR	≥90	60-89	45-59	30-44	<30	≥90	60-89	45-59	30-44	<30	≥90	60-89	45-59	30-44	<30
年齢	EF															
40-49	10%	2	3	4	5	6	4	5	7	9	11	5	6	8	10	13	9	11	15	18	22
	20%	2	2	3	3	4	3	4	5	6	8	3	4	6	7	9	7	8	11	13	17
	30%	1	1	2	2	3	2	3	4	5	6	2	3	4	5	7	5	6	8	10	12
	40%	1	1	1	2	2	2	2	3	3	4	2	2	3	4	5	3	4	6	7	9
	50%	1	1	1	1	2	1	2	2	3	1	1	2	3	3	2	3	5	6	7
	60%	0	0	1	1	1	1	1	2	2	1	1	1	2	2	2	2	3	4	5
	70%	0	0	0	1	1	1	1	1	1	1	1	1	2	1	1	2	3	4
	80%	0	0	0	0	1	0	0	1	1	0	1	1	1	1	1	2	2
50-59	10%	4	5	7	8	10	7	9	12	15	19	8	10	14	16	20	15	18	24	28	34
	20%	3	3	5	6	7	5	7	9	11	14	6	7	10	12	15	11	14	18	22	26
	30%	2	2	3	4	5	4	5	6	8	10	4	5	7	9	11	8	10	13	16	20
	40%	1	2	2	3	4	3	3	5	6	7	3	4	5	6	8	6	7	10	12	15
	50%	1	1	2	2	3	2	2	3	4	5	2	3	4	4	6	4	5	7	9	11
	60%	1	1	1	1	2	1	2	2	3	4	1	2	3	3	4	3	4	5	6	8
	70%	0	1	1	1	1	1	1	2	2	3	1	1	2	2	3	2	3	4	4	6
	80%	0	0	1	1	1	1	1	1	1	2	1	1	1	2	2	1	2	3	3	4
60-69	10%	7	8	11	14	17	13	15	20	24	29	14	17	22	26	31	24	29	36	41	48
	20%	5	6	8	10	13	9	11	15	18	22	10	12	16	20	24	18	22	28	33	39
	30%	3	4	6	7	9	7	8	11	13	17	7	9	12	15	18	14	16	22	26	31
	40%	2	3	4	5	7	5	6	8	10	12	5	6	9	11	14	10	12	16	19	24
	50%	2	2	3	4	5	3	4	6	7	9	4	5	6	8	10	7	9	12	14	18
	60%	1	1	2	3	3	2	3	4	5	6	3	3	4	6	7	5	6	9	11	13
	70%	1	1	1	2	2	2	2	3	4	5	2	2	3	4	5	4	4	6	8	10
	80%	1	1	1	1	2	1	1	2	3	3	1	2	3	3	4	3	4	5	6	7
70-79	10%	7	8	11	14	17	13	15	20	24	29	14	17	22	26	31	24	29	36	41	48
	20%	5	6	8	10	13	9	11	15	18	22	10	12	16	20	24	18	22	28	33	39
	30%	3	4	6	7	9	7	8	11	13	17	7	9	12	15	18	14	16	22	26	31
	40%	2	3	4	5	7	5	6	8	10	12	5	6	9	11	14	10	12	16	19	24
	50%	2	2	3	4	5	3	4	6	7	9	4	5	6	8	10	7	9	12	14	18
	60%	1	1	2	3	3	2	3	4	5	6	3	3	4	6	7	5	6	9	11	13
	70%	1	1	1	2	2	2	2	3	4	5	2	2	3	4	5	4	4	6	8	10
	80%	1	1	1	1	2	1	1	2	3	3	1	2	3	3	4	3	4	5	6	7
80-89	10%	19	22	29	34	40	32	37	45	50	57	34	39	47	53	60	51	56	64	69	75
	20%	14	17	22	26	32	24	29	36	42	48	26	31	39	44	51	42	47	56	61	67
	30%	10	12	16	20	26	18	22	28	33	39	20	24	31	36	42	33	39	47	53	59
	40%	7	9	12	15	18	14	16	22	26	31	15	18	23	28	33	26	30	38	44	50
	50%	5	6	9	11	14	10	12	16	20	24	11	13	18	21	26	20	23	30	35	41
	60%	4	5	6	8	10	7	9	12	14	18	8	10	13	16	20	15	18	23	27	33
	70%	3	3	4	6	7	5	6	9	11	13	6	7	9	12	15	11	13	17	21	26
	80%	2	2	3	4	5	3	4	6	8	10	4	5	7	8	11	8	9	13	16	19

図8 糖尿病と eGFR を統合した主要心事故リスクの予測
年齢，駆出分画，糖尿病，eGFR により3年間の主要心事故率（%）を予測できる。 （文献20 より）

3. 心機能の定量

1）心機能評価の標準的手法は Gated SPECT

　機能評価の標準としては心電図同期心プールシンチグラフィが用いられており，左室内のカウント変化と左室外側に設定したバックグラウンド領域を元に容積曲線を算出する方法により，再現性の良い駆出分画（EF）が算出できる。このため，経時的な経過観察を必要とする，化学療法に伴う心機能障害の検出においては，米国の心臓核医学ガイドラインでもクラス1としてその有用性が示されている。一方では，Gated SPECT の普及に伴って，心筋血流と同時に EF と容積が算出できる心筋 SPECT がその標準的方法として置き換わってきた。この EF と容積は，造影剤による左室造影法，心プールシンチグラフィ，心エコー法，心 MRI 法と比較検討されてきたが，良い相関が得られている。また，国内での J-ACCESS 研究に関連して，多施設で個別に計算された定量値が信頼できるのかどうかが検討された[20]。大欠損があり EF 30%，欠損なしあるいは小欠損があり EF 50%，および欠損がない EF 70% の症例について107施設で，SPECT 再構成から QGS ソフトウェアによる EF と拡張末期容積（EDV），収縮末期容積（ESV）の算出を行い，その変動を検討した。その再現性を調査したところ，EF に

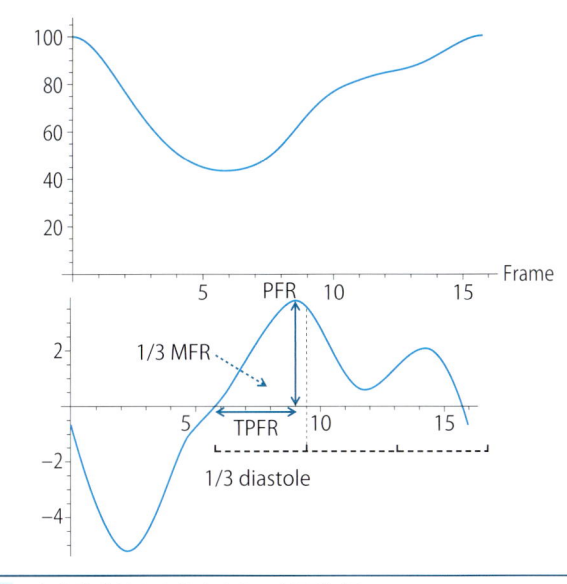

図9 心容積曲線から算出される拡張指標

ついては平均で5%以内，EDVに関しても平均で10%以内に収まることが明らかとなった。したがって，多施設研究に用いて各施設で日常的に適切と考える処理を行ったとしても，その再現性は良好と考えられる。しかしながら，同様の心機能処理に関しても様々なソフトウェアが用いられているために，相互の互換性という点では注意を要することもソフト間の比較で明らかになっている。

一般的には Gated SPECT での機能算出に当たって，注意すべき点として以下のような項目が挙げられる。第一に，大欠損を有する症例では欠損部の輪郭トレースが不適切になる場合があり確認を必要とすること，第二に心内腔の容積が小さい症例では ESV の過小評価に伴い EF が過大評価される傾向があることである。

2）拡張能

左室の拡張能に関しては，核医学的には拡張期の容積曲線の形態からみるかあるいは微分曲線において図9のようなパラメータを計算できる。最大充満速度(peal filling rate, PFR, 単位：/sec)，収縮末期より PFR に達するまでの時間（time to peak filling rate, TPFR, 単位：msec），拡張早期1/3平均充満速度（1/3 mean filling rate, 単位：/sec）などが利用されている。一般的には，容積曲線に Fourier fitting のような関数近似を行い，その関数を微分することによって得られる dV/dt 曲線から計算されることが多い。

3）日本人における標準値

EF，左室容積については上記の J-ACCESS データベースから正常者データ（虚血，梗塞や心疾患の既往がなく心事故発生のなかった対象），および JSNM-WG で正常者（同様に心疾患が否定された正常に近い対象）について検討された結果がある（表2）[10,13,21]。欧米で検討された EF や容積の標準値と比較して，特に女性で EF が高く，容積が小さい傾向があることに注

表2　心電図同期SPECTより算出される心機能指標の標準値

	JSNM-WG		J-ACCESS 研究	
	男性	女性	男性	女性
EF（%）	64±7	69±7	63±7	74±9
正常範囲	50-78	54-84	49-78	55-92
EDV（mL）	80±16	64±13	88±23	59±17
正常範囲	49-112	39-90	42-134	25-93
ESV（mL）	29±9	20±7	33±13	17±10
正常範囲	12-47	7-34	6-60	0-36
EDVI（mL/m^2）	47±9	42±7	51±12	39±11
正常範囲	30-64	29-55	28-75	18-61
ESVI（mL/m^2）	17±5	13±4	19±7	11±6
正常範囲	8-27	5-22	5-33	0-24

EF：駆出分画　ESV：拡張末期容積　EDV：収縮末期容積
EDVI：EDV index　ESVI：ESV index

表3　心電図同期SPECTより計算された拡張機能指標の標準値

	<60歳 （平均50歳）	≥60歳の健常者での異常の頻度 （平均70歳）
PFR（/sec）	2.79±0.53	0%
正常範囲	1.73-3.85	
1/3 MFR（/sec）	1.68±0.30	22%
正常範囲	1.08-2.28	
TPFR（msec）	159±26	19%
正常範囲	108-210	
TPFR/RR	0.17±0.02	33%
正常範囲	0.13-0.22	

PFR：最高充満速度　1/3MFR：1/3平均充満速度　TPFR：PFRまでの時間
TPFR/RR：TPFR/心電図RR間隔

目でき，体格の相違による所見と考えられた．拡張能の正常値に関しては，JSNM-WGで作成されたデータを同様に記載した（表3）．拡張能に関しては生理的にも年齢に伴って，若年のデータを元にすれば異常と判定される頻度が高くなるので，その判定には注意を要する．

4）収縮と拡張の不均等性（dyssynchrony）の指標

各画素の時間放射能曲線にFourier変換を施行して，基本波成分の位相（phase）と振幅（amplitude）を求める方法は，心プールシンチグラフィに対して用いられ，位相解析（phase analysis）として利用されてきた．この方法は古くは心室壁運動異常の評価やWolff-Parkinson-White症候群の早期興奮部位の推定にも用いられてきたものである[22,23]．その後，心筋血流Gated SPECTに応用され，心筋の壁の移動距離，あるいは心筋壁のカウント変化を元にして位相を計算して類似の解析が行われるようになった．左室心筋収縮のばらつきについては，中隔と側壁の収縮時間差，位相ヒストグラムのバンド幅，標準偏差，収縮の最低と最高の差，エントロピーなど，様々なパラメータが提案されてきた．一般的にばらつきの大きさは視覚的

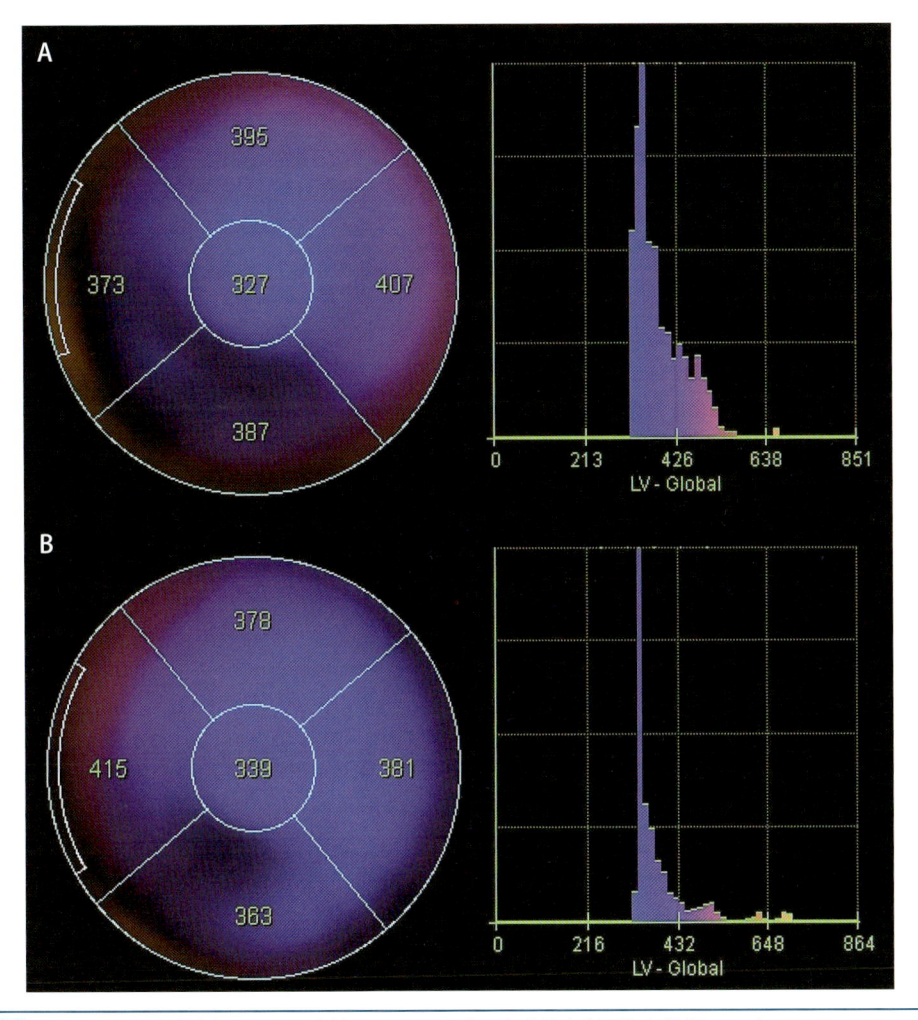

図 10　再同期療法適応患者における心筋 SPECT のカウント変化を利用した位相マップ
A は心室ペーシング前，B はペーシング後である。位相ヒストグラムではペーシング後に位相のばらつきが小さくなっていることが分かる。

にも位相画像や領域毎の曲線から評価できるが，それを定量化する際にいかなるパラメータで表現するかが単純ではなく，検討が進められている（図 10）。本法を再同期療法の適応となる患者に利用した結果をみると，心室内の収縮時相の変動の大きい症例では再同期療法の効果が期待できるとする報告が多い[24-26]。心筋をセグメント分割して，その不均等性あるいは dys-synchrony をみるソフトウェアも cardioGRAF（富士フイルム RI ファーマ）として開発されており，セグメント間の収縮の差や偏差を用いることによりその dyssynchrony の指標を算出できる（図 11）。これらの検討は現在進行中であり，ソフトウェア相互のパラメータの関連や最適パラメータの選択，あるいはエコーなどの他検査との比較を含めて今後の展開に期待したい。

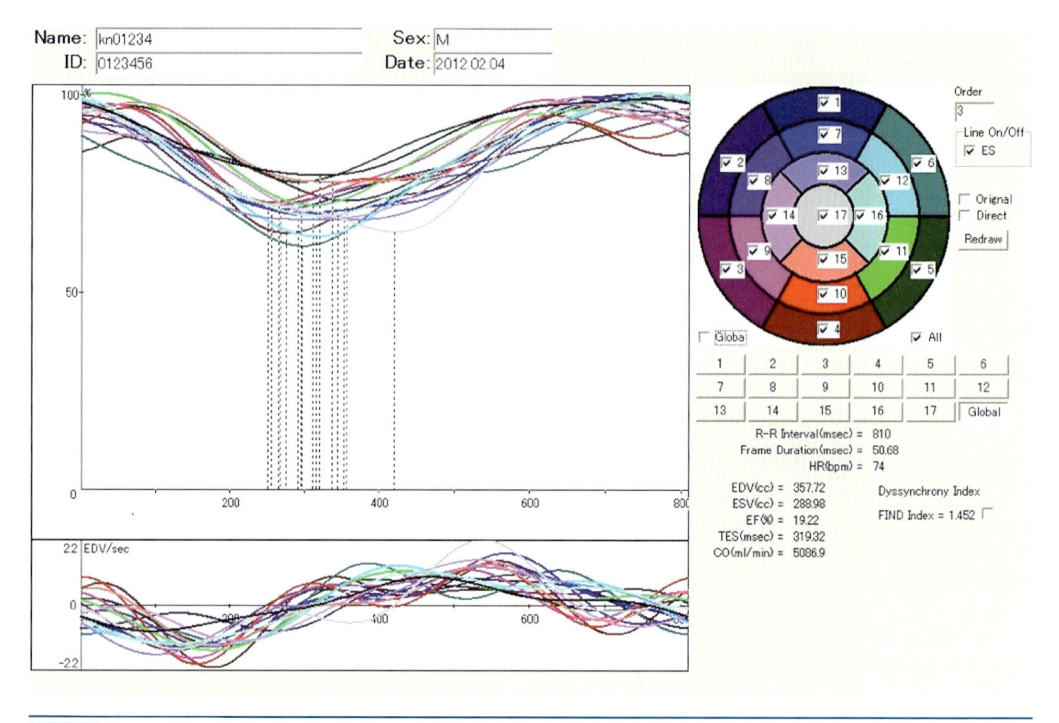

図11 cardioGRAF による dyssynchrony の解析例
17 セグメントの領域の容積曲線をみると，収縮時相のずれがあることが示されている．

4. MIBG 定量の標準化

^{123}I-MIBG の心集積の定量は一般的には，シンチグラフィ前面像を用いた心・縦隔（heart/mediastinum：H/M）比で求めることが多い．処理方法は単純であり，心臓の輪郭あるいは一部と縦隔上部に関心領域（ROI）をとって，その平均カウントの比を計算する．しかしながら，ROI の形や位置に関しての厳密な規準がないために，H/M 比の変動をしばしば経験する．そこで，心筋 MIBG の H/M 比を半自動で処理するアルゴリズムを開発した（smartMIBG として頒布）[27]．図 12 はそのアルゴリズムの概要を示している．心臓の設定は円形 ROI を原則としてマニュアルで心臓の中心におく．その後，体輪郭の右縁を決定，体の中心線を決定，身体の左縁を決定，縦隔上部の決定，ROI のサイズを決定と進む一連のフローで，縦隔 ROI が自動設定できる．このソフトウェアを利用することで，検者間あるいは施設間の変動を改善できるものと期待している．

次いで，カメラあるいはコリメータ間での H/M 比の違いが指摘されていた．一般的に低エネルギーコリメータでは，中エネルギーコリメータに比べて隔壁通過の割合が多いために，バックグラウンドが高くなり，H/M 比としては低く算出される．また，低エネルギー用でも高分解能と汎用で隔壁の仕様が異なるため，H/M 比に差が出る可能性がある．これを克服する方法としては，複数エネルギーウィンドウ法，隔壁通過のデコンボリューション法などが検討されてきたが，筆者らはより簡単にどの施設でも応用できる方法として，平面撮像用の H/M 比校正ファントムを作成し，それに基づくカメラ—コリメータ間の校正方法を提案した（図13）[28]．実際に，MIBG 正常データベースをコリメータ間で補正すると，低エネルギーコリメー

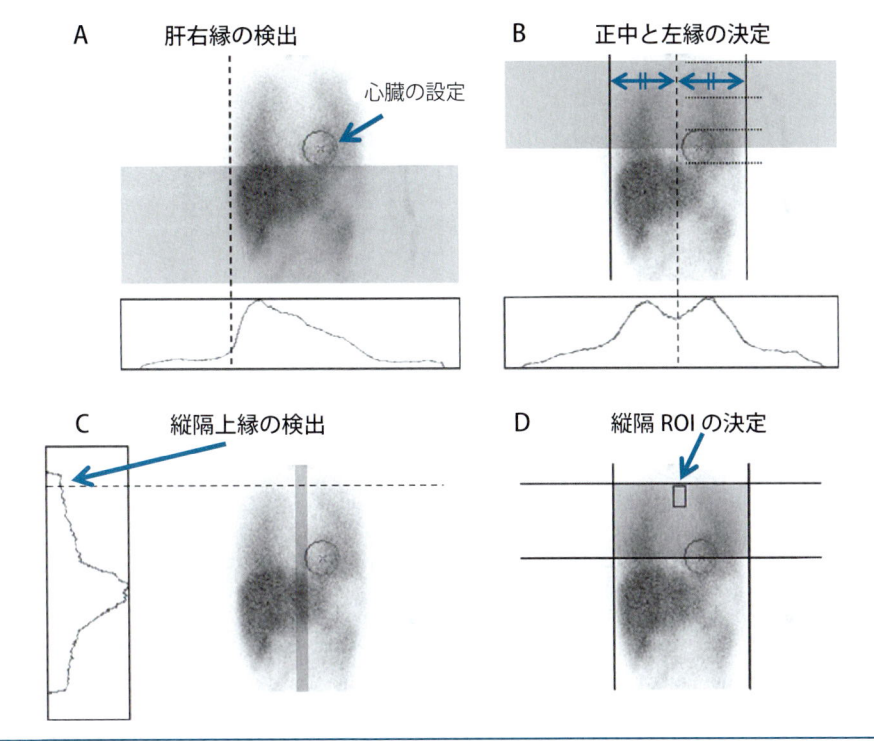

図12 MIBG定量ソフトウェアのアルゴリズム　　　　　　　　　　　　　　　　　　　　　（文献27より）

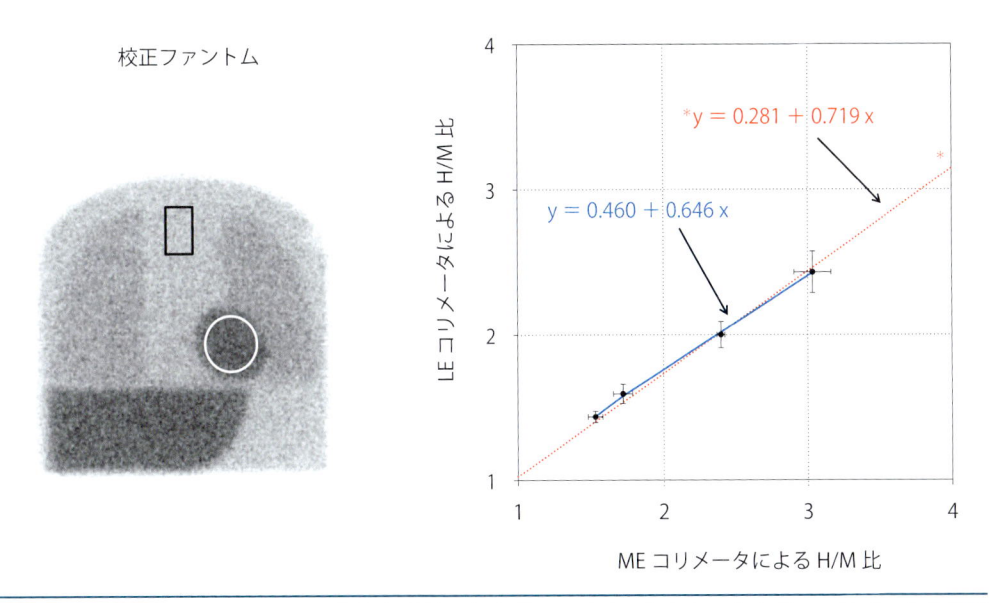

図13 MIBG校正ファントムの画像および低エネルギーコリメータと中エネルギーコリメータの比較
（文献28より）

タと中エネルギーコリメータで同様の値に変換され，中エネルギーコリメータを規準として，共通の正常値を用いることができる可能性が示された。複数施設間でレヴィー小体病群とアルツハイマー病群に適応して，両群間の統計的分離が有効であることが確認された。なお，欧州核医学会心血管委員会では結果の安定している中エネルギーコリメータの使用を推奨している

が[29]．実際には多くの施設が低エネルギーコリメータを使用しており，またメーカー間での仕様も同一でないため複数施設を統合するためには，上記のような校正方法を含めて何らかの補正を必要とする．

● 文　献

1) Germano G, Kavanagh PB, Slomka PJ, et al. Quantitation in gated perfusion SPECT imaging：the Cedars-Sinai approach. J Nucl Cardiol. 2007；14：433-54.
2) Garcia EV. SPECT attenuation correction：an essential tool to realize nuclear cardiology's manifest destiny. J Nucl Cardiol. 2007；14：16-24.
3) Ficaro EP, Lee BC, Kritzman JN, et al. Corridor4DM：the Michigan method for quantitative nuclear cardiology. J Nucl Cardiol. 2007；14：455-65.
4) Gjertsson P, Johansson L, Lomsky M, et al. Clinical data do not improve artificial neural network interpretation of myocardial perfusion scintigraphy. Clin Physiol Funct Imaging. 2011；31：240-5.
5) Okuda K, Nakajima K, Hosoya T, et al. Quantification of myocardial perfusion SPECT using freeware package (cardioBull). Ann Nucl Med. 2011；25：571-9.
6) Yoshinaga K, Matsuki T, Hashimoto A, et al. Validation of automated quantitation of myocardial perfusion and fatty acid metabolism abnormalities on SPECT images. Circ J. 2011；75：2187-95.
7) Johansson L, Lomsky M, Marving J, et al. Diagnostic evaluation of three cardiac software packages using a consecutive group of patients. EJNMMI Res. 2011；1：22.
8) Nakajima K, Higuchi T, Taki J, et al. Accuracy of ventricular volume and ejection fraction measured by gated myocardial SPECT：comparison of 4 software programs. J Nucl Med. 2001；42：1571-8.
9) Garcia EV, Faber TL, Cooke CD, et al. The increasing role of quantification in clinical nuclear cardiology：the Emory approach. J Nucl Cardiol. 2007；14：420-32.
10) 中嶋憲一，松尾信郎，奥田光一，他．心臓核医学から見た日本人におけるSPECTと心機能の標準データベース．J Cardiol Jpn Ed（日本心臓病学会誌）．2012；7：1-7.
11) Nakajima K, Matsuo S, Okuda K, et al. Estimation of cardiac event risk by gated myocardial perfusion imaging and quantitative scoring methods based on a multi-center J-ACCESS database. Circ J. 2011；75：2417-23.
12) Nakajima K, Kumita S, Ishida Y, et al. Creation and characterization of Japanese standards for myocardial perfusion SPECT：database from the Japanese Society of Nuclear Medicine Working Group. Ann Nucl Med. 2007；21：505-11.
13) Nakajima K. Normal values for nuclear cardiology：Japanese databases for myocardial perfusion, fatty acid and sympathetic imaging and left ventricular function. Ann Nucl Med. 2010；24：125-35.
14) Nakajima K, Okuda K, Kawano M, et al. The importance of population-specific normal database for quantification of myocardial ischemia：comparison between Japanese 360 and 180-degree databases and a US database. J Nucl Cardiol. 2009；16：422-30.
15) Nakajima K, Matsuo S, Kawano M, et al. The validity of multi-center common normal database for identifying myocardial ischemia：Japanese Society of Nuclear Medicine working group database. Ann Nucl Med. 2010；24：99-105.
16) Nishimura T, Nakajima K, Kusuoka H, et al. Prognostic study of risk stratification among Japanese patients with ischemic heart disease using gated myocardial perfusion SPECT：J-ACCESS study. Eur J Nucl Med Mol Imaging. 2008；35：319-28.
17) Nakajima K, Matsuo S, Okuyama C, et al. Cardiac event risk in Japanese subjects estimated using gated myocardial perfusion imaging, in conjunction with diabetes mellitus and chronic kidney disease. Circ J. 2012；76：168-75.
18) Nakajima K, Nishimura T. Prognostic table for predicting major cardiac events based on J-ACCESS investigation. Ann Nucl Med. 2008；22：891-7.
19) 西村恒彦，中嶋憲一，塚本和正．本邦のEBMに基づいた心筋SPECTによる心事故発生確率の推定─Heart Risk Viewソフトウェアの開発─．映像情報MEDICAL．2008；40：430-35.
20) Nakajima K, Nishimura T. Inter-institution preference-based variability of ejection fraction and volumes using quantitative gated SPECT with 99mTc-tetrofosmin：a multicentre study involving 106 hospitals. Eur J Nucl Med Mol Imaging. 2006；33：127-33.
21) Nakajima K, Kusuoka H, Nishimura S, et al. Normal limits of ejection fraction and volumes deter-

mined by gated SPECT in clinically normal patients without cardiac events: a study based on the J-ACCESS database. Eur J Nucl Med Mol Imaging. 2007 ; 34 : 1088-96.
22) Pavel DG, Byrom E, Lam W, et al. Detection and quantification of regional wall motion abnormalities using phase analysis of equilibrium gated cardiac studies. Clin Nucl Med. 1983 ; 8 : 315-21.
23) Nakajima K, Bunko H, Tada A, et al. Nuclear tomographic phase analysis: localization of accessory conduction pathway in patients with Wolff-Parkinson-White syndrome. Am Heart J. 1985 ; 109 : 809-15.
24) Chen J, Henneman MM, Trimble MA, et al. Assessment of left ventricular mechanical dyssynchrony by phase analysis of ECG-gated SPECT myocardial perfusion imaging. J Nucl Cardiol. 2008 ; 15 : 127-36.
25) Morishima I, Sone T, Tsuboi H, et al. Demonstration of left ventricular dyssynchrony and resynchrony by ECG-gated SPECT with cardioGRAF in a patient with advanced heart failure and narrow QRS complex. J Interv Card Electrophysiol. 2009 ; 24 : 151-4.
26) Kiso K, Imoto A, Nishimura Y, et al. Novel algorithm for quantitative assessment of left ventricular dyssynchrony with ECG-gated myocardial perfusion SPECT: useful technique for management of cardiac resynchronization therapy. Ann Nucl Med. 2011 ; 25 : 768-76.
27) Okuda K, Nakajima K, Hosoya T, et al. Semi-automated algorithm for calculating heart-to-mediastinum ratio in cardiac Iodine-123 MIBG imaging. J Nucl Cardiol. 2011 ; 18 : 82-9.
28) Nakajima K, Okuda K, Matsuo S, et al. Standardization of metaiodobenzylguanidine heart to mediastinum ratio using a calibration phantom: effects of correction on normal databases and a multicentre study. Eur J Nucl Med Mol Imaging. 2012 ; 39 : 113-9.
29) Flotats A, Carrio I, Agostini D, et al. Proposal for standardization of 123I-metaiodobenzylguanidine (MIBG) cardiac sympathetic imaging by the EANM Cardiovascular Committee and the European Council of Nuclear Cardiology. Eur J Nucl Med Mol Imaging. 2010 ; 37 : 1802-12.
30) Nakajima K, Nishimura T. Cardiovascular events in Japan: Lessons from the J-ACCESS multicenter prognostic study using myocardial perfusion imaging. Circ J. 2012 ; 76 : 1313-21.

3 冠動脈 CT と SPECT の融合

■ はじめに

　体内の生理的あるいは生化学的な薬物動態が画像化される核医学検査は，ほかの画像診断では得られない機能的な情報を提供する一方で，空間分解能が低く形態的な情報を得にくいことが弱点である．これに対して，CT や MRI などの空間分解能の高い形態的な画像との融合を図ることで，精密な位置情報や精細な形態的情報を補強することが可能である．

　融合画像では膨大な画像データの処理が必要であるが，近年，テクノロジーの飛躍的な進歩によって画像処理の高速化が進み，実用性が高まったことで，融合画像は様々な領域で臨床的に用いられるようになっている．このなかでも特に有用性の高かった例として，悪性腫瘍の診断における PET/CT 検査が挙げられる．従来の PET 単体では困難であった正確な位置情報の把握を，空間分解能の高い CT によって補完し，診断能の著しい向上が見られた．循環器領域では心筋 SPECT が冠動脈の走行や狭窄の位置といった形態的情報を獲得できないことで，真の集積異常とアーチファクトとの鑑別や責任冠動脈の同定に苦慮することが少なくない．冠動脈 CT や冠動脈 MRA（MR angiography）と SPECT の融合画像を利用することで，虚血性心疾患の診断，治療方針決定，予後評価等への有用性が期待されている．

1. 融合画像の作成・処理法

　冠動脈 CT と心筋 SPECT の融合画像を作成するには，2 種類の方法が存在する．一つは，ハイブリッド・スキャナーと呼ばれるマルチスライス CT（multi-slice computed tomography：MSCT）とガンマカメラの一体型器を用いて，一度の検査で冠動脈 CT と心筋 SPECT の両画像を同時に得る方法である．もう一つは，各々別の検査枠で撮影された冠動脈 CT と心筋 SPECT の画像を用いて，検査後にワークステーション上で専用のソフトウェアを使用して融合画像を得る方法である．前者に関しては，心筋 SPECT の画像において生じる吸収，減弱といったアーチファクトを，CT を用いて吸収補正を行うことが可能であるが，これについては詳細を他項に譲る．また，SPECT と CT の位置情報を共有でき，両画像の位置合わせが容易となることもハイブリッド・スキャナーを用いる利点である．一方で，冠動脈 CT は理想的には 64 列以上の MSCT で撮影されることが好ましく，現時点では 64 列以上の MSCT を搭載したハイブリッド・スキャナーがほとんど普及していないこと，個別の検査枠で撮影された画像を用いたほうが症例の選択や臨床的なスループットの自由度が高いことがあり，現時点では後者のソフトウェア・フュージョンと呼ばれる方法が主流である．

　以降はソフトウェア・フュージョンについて記述する．融合画像を作成するソフトウェアはメーカー数社よりリリースされており，その多くが冠動脈 CT で得られた左室心筋のボリュー

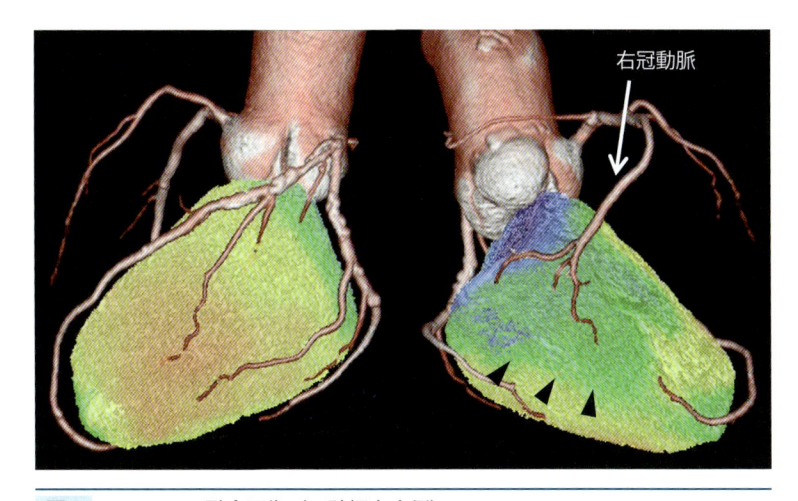

図1　SPECT/CT融合画像（下壁梗塞症例）
冠動脈と左心室のVR像のみが表示され，心外膜上にカラースケールのSPECTデータが表示されている。下壁の集積低下（黒矢頭）は右冠動脈が灌流している。

ム・レンダリング（volume rendering：VR）画像，あるいは左室心筋に類似する形状の心筋模型の表面に心筋SPECTの情報を表示する形式をとっている。筆者らの施設で使用しているGE社製ソフトウェア，CardIQ Fusion™ を用いた融合画像を図1に示す。CTのVR画像で得られた左室心筋の表面に，レインボースケールで表したSPECTの心筋集積が表示されている。心房や右室は画像から削除され，冠動脈と左室心筋との関係が中隔側を含めて明瞭に画像化されている。

　融合画像の作成手順を記す。ソフトウェア・フュージョンでは個別の単体の検査として撮影された心筋SPECTと冠動脈CTのデータを利用するため，各モダリティよりワークステーションに画像情報を転送し，専用のソフトウェアを使用して両画像の位置合わせを行う。CT画像は空間分解能が高く，冠動脈と心筋だけでなく周囲の縦隔・胸郭構造を参照できるが，SPECTでは集積のほとんどが左室心筋にあり，分解能も約1cmと低いことから，位置合わせにおいては心尖部と淡く集積する右室心筋とで認められる心室間溝を目安として両画像の重なりを調整する（図2）。冠動脈CTは呼吸静止下において，多くは拡張中期あるいは収縮末期の心時相で撮影されているのに対し，心筋SPECTは自然呼吸下においてすべての心時相を含む画像であるため，両画像の輪郭は完全には一致しない。次に，SPECT画像の投影先となる左室心筋および冠動脈のVR画像を，一般的な3D-CTで行われるのと同様に作成し，SPECT画像は最終的にcircumferential profile analysisによって，左室内腔の仮想の中心点から左室心筋の心外膜上に向かって放射状に集積の最大値を貼り付けられる（図3）。SPECT画像はカラー表示されることで，背景のCT画像と判別されるが，このときに最初のSPECT画像と同様のカラースケール（ウィンドウ幅およびレベル）を用いることが重要である。

　従来からSPECTの補助画像として広く利用されているBulls' eye map（極座標表示）では，本来3次元データとして収集されたSPECT情報を円盤状の2次元画像として表現するため，中心から遠ざかるほど面積が大きく表示されることとなり，画像で認められる集積欠損の範囲をそのまま実際の虚血あるいは梗塞心筋の範囲とすると，過大評価あるいは過小評価することがあった。これに対して，融合画像では実際の心臓の形態（左室心筋のVR画像上）に

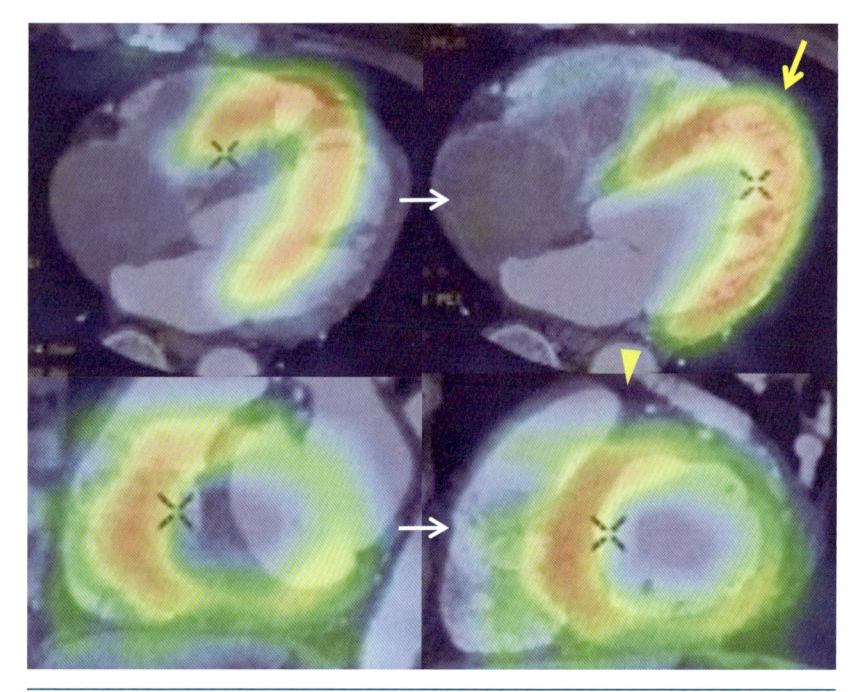

図2　SPECTとCTの位置合わせ
ソフトウェア上で，心尖部（黄矢印）と心室間溝（黄矢頭）を目安に，SPECTとCTの位置合わせを行う。

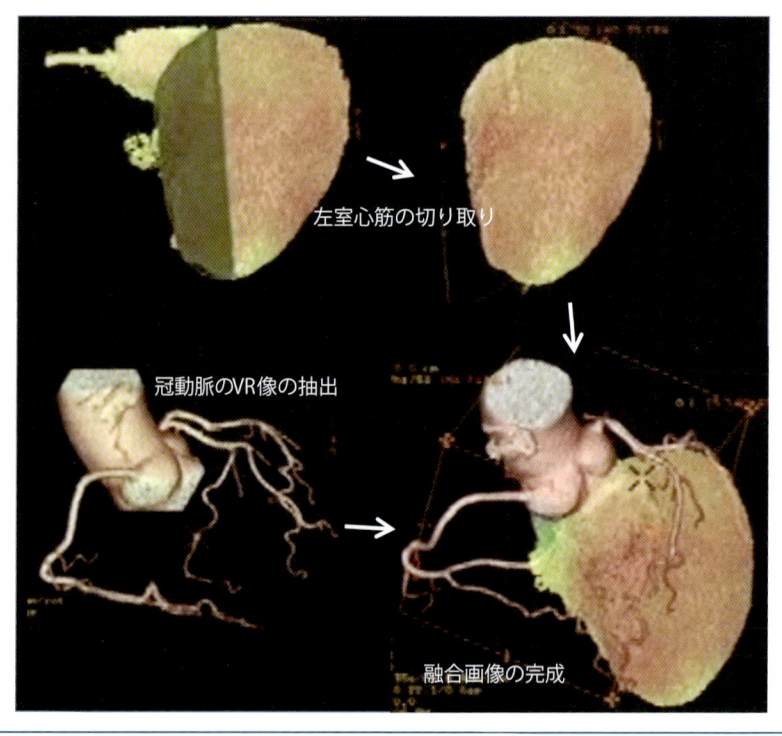

図3　左心室心筋の切り取りと冠動脈の抽出
SPECT画像を投影する左心室心筋と冠動脈のVR像を作成し，融合画像を完成させる。

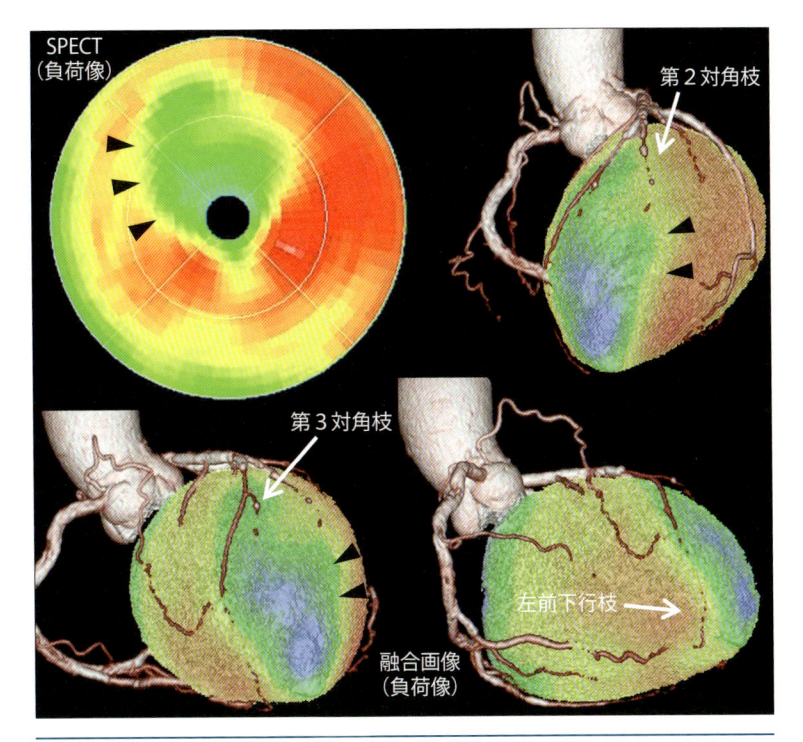

図4 極座標表示と融合画像
融合画像では3D上にSPECT画像が表示される。極座標表示では前壁から心尖部の集積低下（黒矢頭）は左前下行枝領域と思われたが，融合画像では対角枝領域と一致していることが明らかになった。

SPECT画像が表示されるため，集積欠損の領域をより正確な形状と面積として視覚的に評価できる。さらには冠動脈の走行も同時に表示されるため，冠動脈の狭窄部位と集積欠損の領域を関連づけて観察することが可能である（図4）。融合画像の作成に要する時間は使用するソフトウェアや使用者の熟練度，CT画像のクオリティ（アーチファクトの少ないCT画像ではVR画像の作成に手間取らないため）などに左右されるが，1症例あたりおおよそ15〜30分程度である。

2. 融合画像の臨床応用

1）診断における有用性

心臓領域においてSPECT/CT融合画像が開発された経緯からすると，融合画像が最も有効性を発揮するのは，虚血性心疾患の診断ではなく，SPECTで心筋虚血が認められていることを前提とした正確な責任冠動脈の同定にある。心筋SPECT単体での読影では，左室心筋を灌流する冠動脈枝の標準的な走行を想定して，心筋の集積低下部位と対応する冠動脈狭窄の位置を推定する。しかし，冠動脈の走行は非常に個人差が大きいことが知られており，標準的な冠動脈支配と異なる分布を示す症例も多い。また，侵襲的冠動脈造影（interventional coronary angiography：ICA）や冠動脈CTで得られた冠動脈の走行や狭窄の情報を参照し得ても，虚

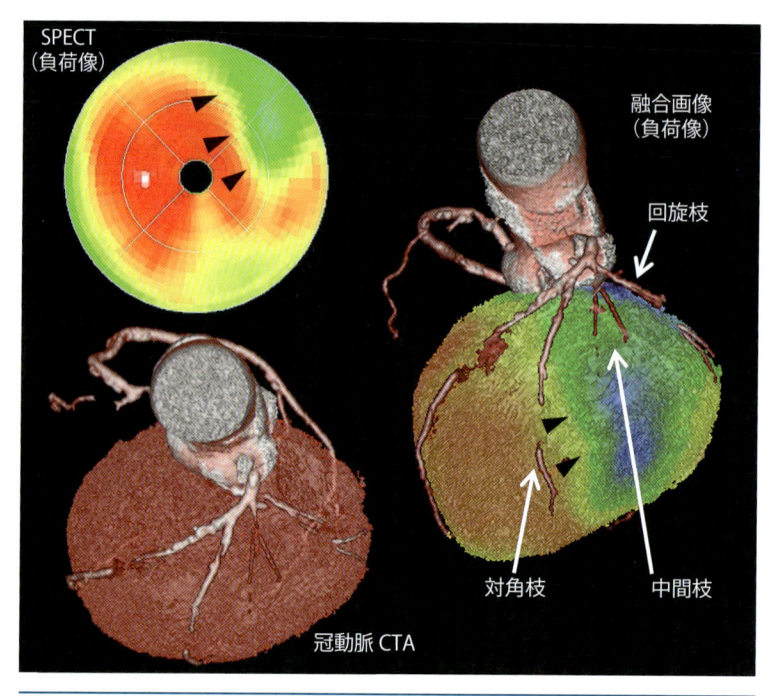

図5　融合画像による責任冠動脈診断（高位側壁の虚血症例）
CT画像を参照しても高位側壁の虚血（黒矢頭）と対応する冠動脈枝の判定は難しいが，融合画像では中間枝と対応していることが診断される。

血心筋と対応する責任冠動脈狭窄の同定に苦慮することも少なくない。頭の中で想像するのとは異なり，融合画像では冠動脈の走行と灌流される心筋領域の対応が実際に画像化されるため，対象となる虚血心筋を灌流する冠動脈の同定が容易である（図5）。

　Gaemperliらは，心筋SPECTと冠動脈CT両者が施行され，SPECTで少なくとも1領域以上に集積低下が認められた症例において，CTの情報を参照しつつSPECTを読影して責任冠動脈を推定した場合と，実際に融合画像を作成し診断した場合とを比較した。CTを参照したものの責任冠動脈と同定し得なかった40セグメントのうち，融合画像を用いると14セグメント（35％）が責任冠動脈病変，10セグメント（25％）が責任冠動脈でないとそれぞれ診断された。当初は責任冠動脈と思われたが，融合画像では責任冠動脈ではないと判定された病変，あるいはその逆のものも加えると，合計で124狭窄病変のうち27病変（22％），38症例中13例（32％）で融合画像が責任冠動脈の同定に有用であった（図6）[1]。また，融合画像が有用であった症例の多くが多枝に狭窄を有する症例であり，SPECTで見られた集積低下が前壁から側壁にかけての対角枝に関与するような症例であったと分析している[1]。さらにSlomkaらは，右冠動脈と左回旋枝が関与する領域の集積低下において，融合画像の有用性が高かったとしている[2]。すなわち，多枝に冠動脈狭窄があり，対角枝，中間枝（Ramus動脈）および鈍角枝を含む回旋枝の間で責任冠動脈を迷う高位側壁の集積低下，または，右冠動脈と左回旋枝との分水嶺領域である後下壁から側壁の集積低下を認める症例で融合画像の有用性が高い。

　冠動脈バイパス術後症例では，生理的な順行性の血流のほかに，複数の狭窄・閉塞病変によって発達した側副血行路，逆行性のグラフトからの血流といった複雑な冠動脈の血行動態があり，冠動脈支配領域と一致しないような形状・分布の集積低下をきたすことがある。通常の

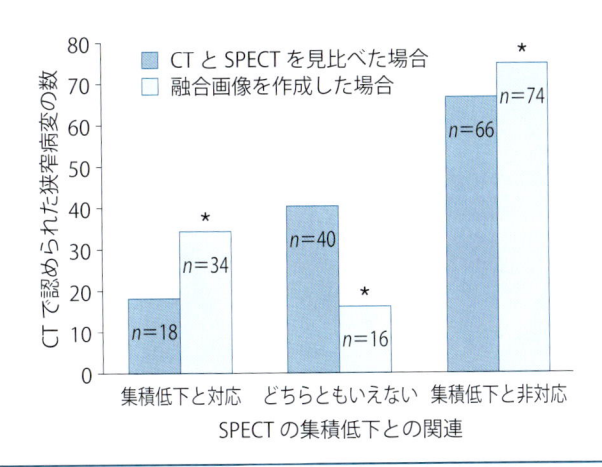

図6　責任冠動脈診断における融合画像の有用性
CTとSPECTを見比べた場合に責任冠動脈かどうか判定し得なかった40セグメントのうち，融合画像によって24セグメントが責任冠動脈かどうか判定し得た。

（文献1より）

　SPECTの読影は冠動脈支配に一致すると考えられる集積低下を真の血流低下，そうでないものをアーチファクトと区別しているため，真の集積低下であるのか困難な症例が存在する。そのような症例においても融合画像を用いることで，冠動脈の走行と集積低下部位・領域との比較から，アーチファクトとの鑑別が可能である（図7）。

　虚血性心疾患の有無の診断においても融合画像の有用性は報告されている。64列以上のMSCTが多く普及した現在では冠動脈CTの成功率は高く，侵襲的冠動脈造影（coronary angiography：CAG）と比較しても遜色のない冠動脈狭窄の診断が得られる一方で[3]，不整脈によるmotion artifactや高度の冠動脈石灰化を有する症例では内腔評価が困難である。Satoらは，ICAによる＞50％狭窄をgold standardとした場合に，CT単体では十分な内腔評価が不可能であった症例に対し，SPECTの情報を加味することで虚血性心疾患の診断能は向上したことを報告している[4]。

　SPECTの技術的側面の問題として，左室心筋のなかでもっとも集積の高い領域をリファレンスとして相対的な集積の度合いを評価するため，多枝病変において集積低下を過小評価する可能性が報告されている[5]。さらに，左室心筋を灌流するすべての冠動脈枝に同等の集積低下をきたしているバランス症例において，SPECTでは集積低下として捉えられないことが頻度は少ないが報告されている[6-8]。このような症例に対しても融合画像でCTの情報を補うことの有用性が示唆される。また，SantanaらはSPECTを正常と判定する際に，SPECT単体による診断よりもCTの情報を加えることで，確信をもってSPECTが正常と判定し得たと報告している[9]。

2）予後評価および治療戦略における有用性

　慢性冠動脈疾患の診断の過程で冠動脈狭窄が認められた場合に，その狭窄が心筋虚血を引き起こす機能的な狭窄病変であるかは形態的画像である冠動脈CTで判定することはできない。実際に著者らの施設において，融合画像を用いて冠動脈狭窄と集積低下領域の対応を調べたところ，CTで評価可能であった741セグメントのうち204セグメントに＞50％狭窄が認められ

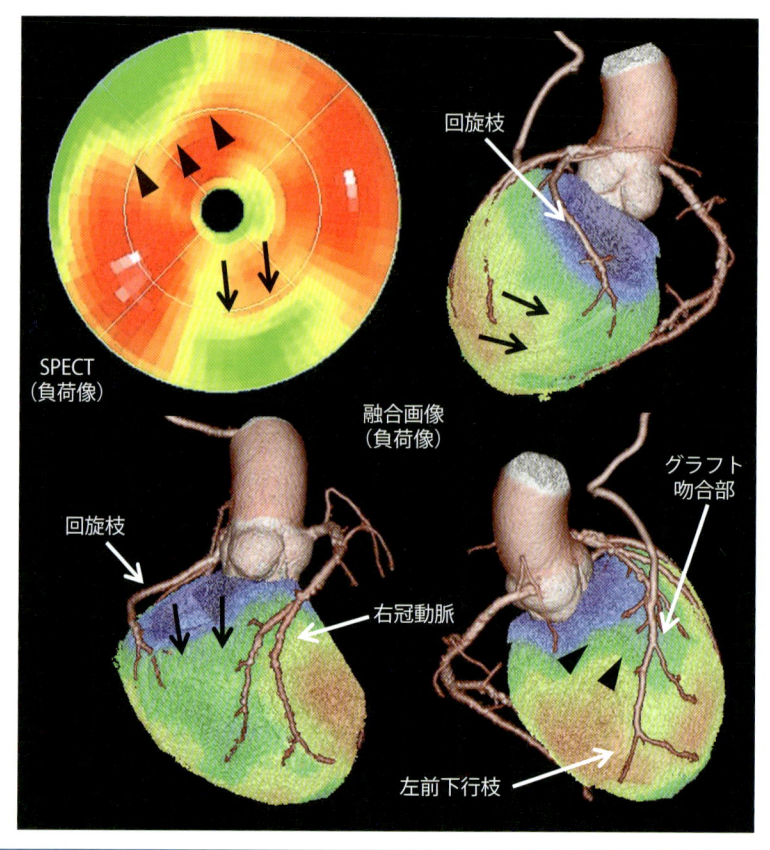

図7　冠動脈バイパス術後症例における融合画像診断（内胸動脈-左前下行枝バイパス症例）
極座標表示では近位の前壁から中隔（黒矢頭）と下壁（黒矢印）に集積低下を認める。前者の集積低下（黒矢頭）は，前下行枝のグラフト吻合部より近位側の冠動脈の灌流領域に一致している。下壁の集積低下（黒矢印）は，右冠動脈と左回旋枝が灌流している。

たが，そのうち45セグメント（22％）のみがSPECTで認められた集積低下に関与していた（図8）。Gaemperliらの報告でも，冠動脈枝ごとの解析を行い，CTで評価可能であった310枝のうち＞50％狭窄が91枝に認められ，そのうち29枝（32％）のみがSPECTで認められた集積低下に関与したと報告している[10]。

SPECTで認められる心筋血流の異常所見は，ICAや冠動脈CTで認められる狭窄病変以上に予後と密接な関係があることが過去の多くの研究によって示されており[11,12]，心筋虚血の存在を証明し，中等度〜重度の虚血を有した場合において経皮的冠動脈形成術（percutaneous coronary intervention：PCI）や冠動脈バイパス手術（coronary artery bypass graft surgery：CABG）といった再灌流療法を行って虚血を解除することが症例の予後を改善する[13,14]。すなわち狭窄病変に対して再灌流療法を考慮する場合には，心筋虚血の量が中等度〜高度であることと，心筋虚血と対応する狭窄病変が治療可能な位置に存在することの両者を満たすことが必要で，SPECT/CT融合画像を用いて責任冠動脈狭窄を正確に同定し治療することによって予後の改善が期待される。

一方，SPECT検査で正常または軽微な異常と診断された場合，年間の心事故発生が1％以下と短期から中期的予後が良好であることが示されている[11,12]。しかし，SPECTは虚血また

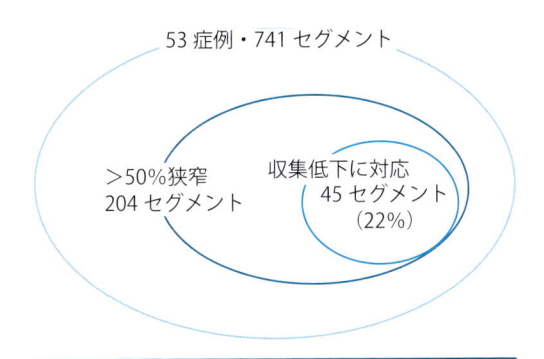

図8 解剖学的狭窄と機能的狭窄との乖離
解剖学的に有意狭窄（＞50％狭窄）と判定された病変のうち，22％のみがSPECTで認められた集積低下と対応．

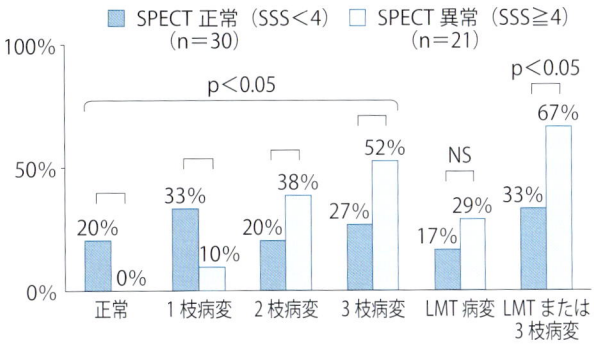

図9 SPECT正常例および異常例における冠動脈狭窄
SPECT正常例では異常例に比較して狭窄を有する冠動脈枝は少ないが，SPECT正常例であっても3枝病変や左主幹部（left main trunk：LMT）病変が含まれる．　　（文献16より）

は心筋梗塞を生じた心筋を評価する画像検査であるので，虚血を生じる以前の冠動脈病変に関しては評価することができない．また，心臓死あるいは心筋梗塞を生じた症例において，至近のSPECT検査の約3-4割が正常または軽微な異常であったことも報告されている[11,15]．実際にSPECT検査が施行されるような中等度〜高度の心血管リスクまたは虚血性心疾患のprobabilityを有する症例においては，SPECTで正常と診断された場合にも無視できない割合で冠動脈狭窄が存在する（図9）[16]．そのため，心筋虚血や梗塞が認められないsub-clinicalな冠動脈病変についての情報をCTで補うことは，より高い精度でのリスク評価が期待される．

　CTでの予後に関わるエビデンスはSPECTと比較するとまだまだ十分とは言えないが，CTは通常のICAで評価できない冠動脈壁の情報も有することから，狭窄の数・位置だけでなく冠動脈プラークの質や量を加味して予後を判定できる．十分なエビデンスを有する評価項目としては冠動脈石灰化スコア（coronary artery calcium scoring：CACS）があり，CACSが高いほどイベント発生が高いとされる[17]．また，SPECTとCT両者を受けた500症例以上の追跡調査を行った研究では，SPECTで集積低下を認めなかった場合でも，CTで冠動脈狭窄を有した症例（年間心事故発生率3.8％）ではCTで有意狭窄を認めなかった症例（年間心事故発生率1.0％）よりもイベント発生率が有意に高かったことが報告されており，予後評価におけるCTの付加的価値を支持するデータといえる[18]．逆に陰性的中率の高い冠動脈CTで狭窄を認めなかった症例は，心事故発生率が極めて低いことが報告されており[19]，これはSPECT正常例より心事故発生率は低い．すなわち，前述のSPECTのエビデンスと一見矛盾するようであるが，短期から中期的な予後と相関が強いSPECTが正常あるいは軽微な異常であった場合でも，CACSが高い症例や狭窄病変を有する症例では注意深く経過観察や積極的に薬物療法を行うことで，長期的な予後を改善させる可能性がある．

3）放射線被曝の問題点

　SPECT/CT融合画像では様々な有用性が期待される一方で，検査による放射線被曝の問題が存在する．詳細は他項に譲るが，^{201}TlClを111MBq使用した場合では，有効被曝線量は18.8mSv程度と高い．対して，^{99m}Tc製剤では1日法か2日法か，負荷と安静像の撮影順で投

与量も異なるが，1日法で740MBqから1110MBqの投与量であれば，6-9mSv程度と^{201}TlClの2分の1から3分の1の被曝線量である[20]。被曝の観点からは^{99m}Tc製剤を使用することが望ましい。負荷―安静法の検査順では，負荷のみで集積異常がなければ検査を終了する施設もあり，被曝が軽減される。技術的には今後，高感度・高分解能である半導体カメラの導入によって検査薬の投与量の減量も期待される。

CTに関しては，従来から多くの技術を用いた被曝への取り組みが試みられており，主なもので体格や体厚によって管電流を調整する自動管電流制御や，心電図同期によって収縮期に管電流を低減する調整機能などが挙げられる。CACSのための単純CTの撮影で約2mSv，冠動脈CTのための造影CTで8-15mSv程度である[21]。また，ヘリカルスキャンで撮影後に再構成を行う心時相を決める従来のretrospective gating法でなく，心電図同期により撮影心時相のみにstep and shoot方式に撮像を行うprospective gating法では著しく被曝線量は低減され，1-3mSvとされている[22]。今後は時間分解能の高い256列あるいは320列MSCTや2管球CTにより，さらなる被曝低減が期待される。

3. 冠動脈MRとSPECTの融合

1）虚血性心疾患における形態と機能の融合画像について

心筋SPECTは心筋血流および虚血評価として長年にわたり広く用いられており，豊富なエビデンスに基づく評価が可能で有用とされてきたが，形態評価に限界があるという側面を持っている。この弱点を補うように，最近では64列CTを用いた心臓CTが急速に普及し，形態と機能の融合画像である冠動脈CTと心筋SPECTとの融合画像による評価の有用性が多く報告されるようになってきた。ところが虚血性心疾患における評価症例においては，しばしば腎機能障害や造影剤アレルギーのため造影が困難な場合に遭遇する。このような場合に心臓CTで必要としている情報は，3次元的な冠動脈の走行のみであるため非造影MRAが十分にその代用になりうる。ここでは，冠動脈MRと心筋SPECTの融合画像の有用性について述べたい。

2）冠動脈形態画像における造影CTと非造影MRIの使い分け

まず融合画像における形態画像側のfirst choiceはMRIではなくCTである。これは，検査成功率が高いこと，空間分解能が高いこと，融合画像を行う際のワークステーションのソフトウェアの普及度などの理由で，MRIとは現行ではかなりの差があると言わざるを得ない。

そこで，MRI-SPECT融合画像の適応となる場合には，心臓CTの限界を考えれば理解しやすい。前述した腎機能障害や造影剤アレルギーに造影が困難症例はその代表である。その他にも，冠動脈高度石灰化症例で冠動脈内腔評価困難症例や息止め困難症例（MRIでは息止め不要）が挙げられる。これらの症例では積極的に非造影MRAを施行し，融合画像を作成することにより臨床に役立てることが可能となる。

非造影MRIの限界としては，撮像自体が呼吸および心電図に同期させるため撮像条件の悪い症例は画質が劣化する点が挙げられる。このためスクリーニング検査に向いているが，精査には撮像条件が悪いことも多く，画質不良症例もしばしば経験される。石灰化症例については心臓CTより情報量は多いが，ステント挿入症例においては内腔評価ができない点も限界とし

て挙げられる。

3）冠動脈MRIとSPECT融合画像の実際

『冠動脈病変の非侵襲的診断法に関するガイドライン』[23]によれば，胸部症状を有する患者において運動負荷心電図で中等度リスクもしくは判定不能な場合に，冠動脈CTもしくは負荷SPECTが推奨されている。この場合にCTの施設要件・患者要件で選択することを推奨しているが，SPECTが選択される場合は50歳未満の女性・著しい冠動脈石灰化が予想される・腎機能障害・造影剤アレルギー・喘息等の患者要件が挙げられている。このような理由で心筋SPECTが施行され心筋虚血が証明され治療が予定される場合に，治療戦略として事前にvolume dataとしての冠動脈の情報が必要となり，心臓CTが適応されにくい患者群であるがゆえに冠動脈非造影MRIが推奨される。

その後，形態画像としての冠動脈MRIと機能画像としての心筋SPECTを融合する作業に入る。現時点ではこの融合作業の手法はほぼ同様であるが，SPECT-CTが半自動であるのに対しSPECT-MRIでは手動の部分が多い。作成時間もSPECT-CTが約5分に対して，SPECT-MRIは約30分程度である。今後，SPECT-MRIも普及し半自動で解析できる環境が望ましい。

非造影冠動脈MRIは，最近では多チャンネルコイルの開発で検査精度が上がってきている[24]が64列以上CTには及ばない現状である。ただし虚血性心疾患に関して真の治療適応を決定する要素は形態（狭窄）よりも機能（虚血）であるのであくまでも主役は心筋SPECTであり，その意味で冠動脈MRIが多少画質に関して劣るとしても冠動脈の解剖が3次元的に再構成可能な点で融合画像としては必要かつ十分な条件と考えられる。

4）冠動脈MRIとSPECT融合画像の臨床応用例

a．症例1（図10）：労作性狭心症，70歳代男性

約5年前にCABG（Ao-RCA, LITA-LAD）の既往あり，最近になり胸痛を自覚するように

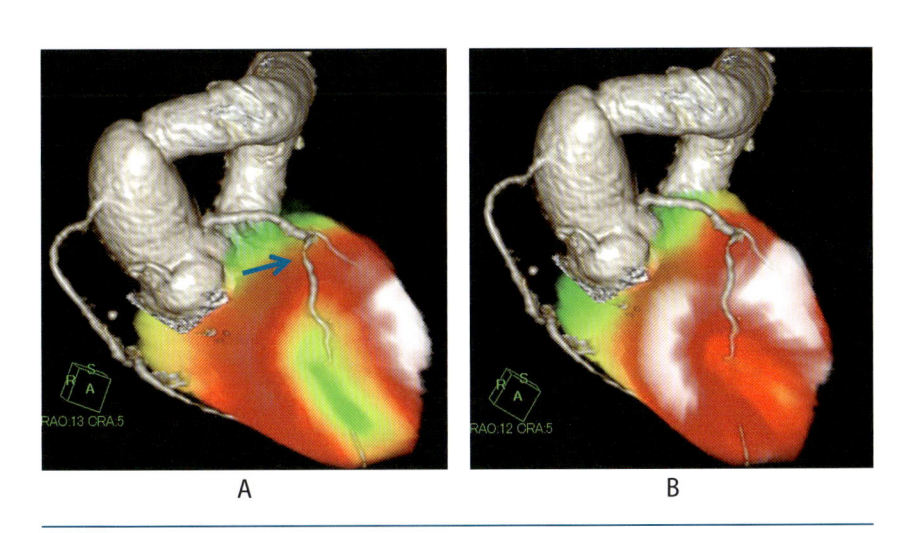

図10　70歳代男性，労作性狭心症
A：MRIと負荷心筋SPECTとの融合画像，B：MRIと安静心筋SPECTとの融合画像。
LAD #7の有意狭窄部位（→）とその支配領域の虚血（再分布所見）が明瞭化している。

なった。腎機能障害（e-GFR=24.1）および造影剤アレルギーがあるため，心臓CTではなく非造影冠動脈MRIが選択された。冠動脈MRIにてLITA-LAD閉塞，Ao-RCA開存，LAD #7およびLCxに有意狭窄が疑われた。治療の適応を検討するために心筋シンチが施行された。負荷心筋シンチでは前壁心尖部に虚血が疑われた。冠動脈MRIでは2枝病変疑いであったが，融合画像により労作性狭心症の責任血管はLADと診断された。

b．症例2（図11）：透析中の血圧低下，70歳代男性

透析中の血圧低下が時々あるため虚血性心疾患の関与精査が予定されたが，透析中のためか冠動脈は高度石灰化のため評価できず，冠動脈MRIが施行された。CTではLAD #7，#9のいずれも高度石灰化であったが，冠動脈MRIでは#9のみ有意狭窄であった。後日施行され

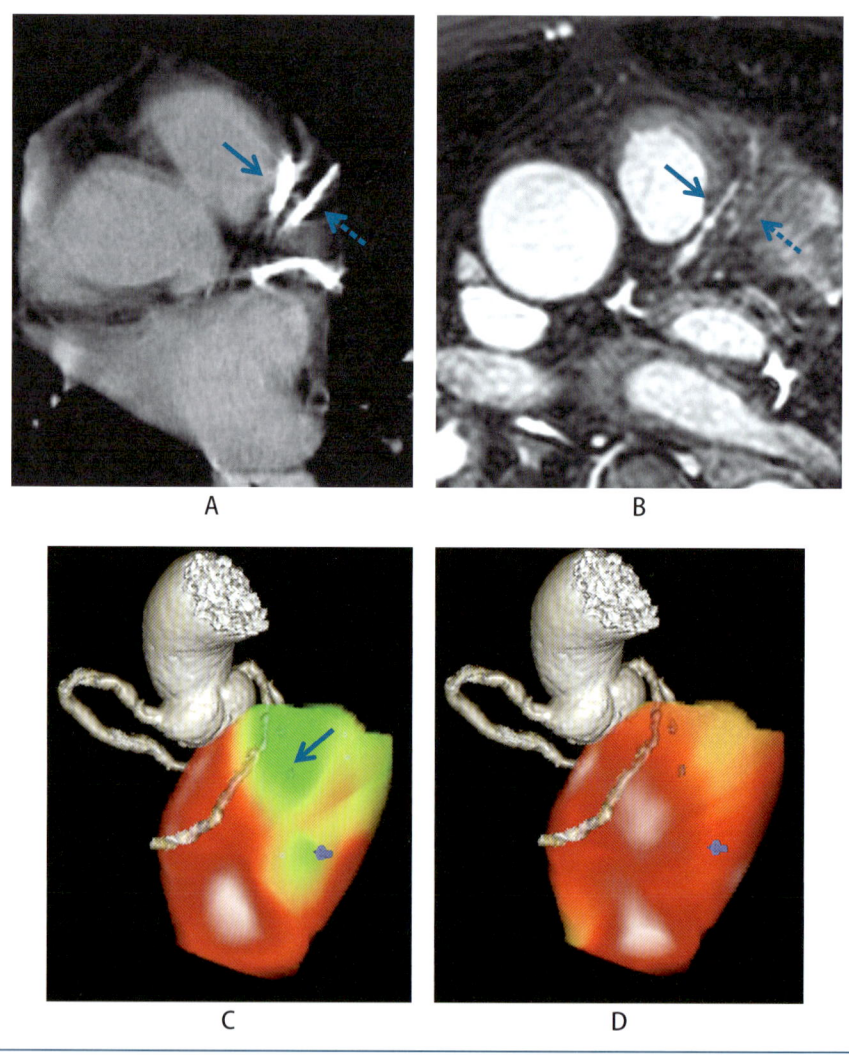

図11　70歳代男性，狭心症疑い
A：CTではLAD #7（実線矢印），#9（破線矢印）は石灰化高度で内腔の評価は難しい。
B：MRIではLAD #7には有意狭窄はないが，LAD #9に有意狭窄ありと診断可能。
C：MRIと負荷心筋SPECTとの融合画像。
D：MRIと安静心筋SPECTとの融合画像。
LAD #9の有意狭窄部位（→）とその支配領域の虚血（再分布所見）が明瞭化している。

た負荷心筋シンチでは，前壁に虚血が疑われた。責任血管同定のため冠動脈MRIと心筋SPECTの融合画像が作成され，LAD #9が虚血の責任血管と診断された。

● 参考文献

1) Gaemperli O, Schepis T, Valenta I, et al. Cardiac image fusion from stand-alone SPECT and CT： clinical experience. J Nucl Med. 2007；48：696-703.
2) Slomka PJ, Cheng VY, Dey D, et al. Quantitative analysis of myocardial perfusion SPECT anatomically guided by coregistered 64-slice coronary CT angiography. J Nucl Med. 2009；50：1621-30.
3) Budoff MJ, Dowe D, Jollis JG, et al：Diagnostic performance of 64-multidetector row coronary computed tomographic angiography for evaluation of coronary artery stenosis in individuals without known coronary artery disease：results from the prospective multicenter ACCURACY (Assessment by Coronary Computed Tomographic Angiography of Individuals Undergoing Invasive Coronary Angiography) trial. J Am Coll Cardiol. 52：1724-32, 2008
4) Sato A, Nozato T, Hikita H, et al. Incremental value of combining 64-slice computed tomography angiography with stress nuclear myocardial perfusion imaging to improve noninvasive detection of coronary artery disease. J Nucl Cardiol. 2010；17：19-26.
5) Ragosta M, Bishop AH, Lipson LC, et al. Comparison between angiography and fractional flow reserve versus single-photon emission computed tomographic myocardial perfusion imaging for determining lesion significance in patients with multivessel coronary disease. Am J Cardiol. 2007；99：896-902.
6) Fujimoto S, Wagatsuma K, Uchida Y, et al. Study of the predictors and lesion characteristics of ischemic heart disease patients with false negative results in stress myocardial perfusion single-photon emission tomography. Circ J. 2006 Mar；70(3)：297-303.
7) Afonso L, Mahajan N. Single-photon emission computed tomography myocardial perfusion imaging in the diagnosis of left main disease. Clin Cardiol. 2009；32：E11-5.
8) Chung SY, Lee KY, Chun EJ, et al. Comparison of stress perfusion MRI and SPECT for detection of myocardial ischemia in patients with angiographically proven three-vessel coronary artery disease. AJR Am J Roentgenol. 2010；195：356-62.
9) Santana CA, Garcia EV, Faber TL, et al. Diagnostic performance of fusion of myocardial perfusion imaging (MPI) and computed tomography coronary angiography. J Nucl Cardiol. 2009；16：201-11.
10) Gaemperli O, Schepis T, Valenta I, et al. Functionally relevant coronary artery disease：comparison of 64-section CT angiography with myocardial perfusion SPECT. Radiology. 2008；248：414-23.
11) Hachamovitch R, Berman DS, Shaw LJ, et al. Incremental prognostic value of myocardial perfusion single photon emission computed tomography for the prediction of cardiac death. Circulation. 1998；97：535-43.
12) Nishimura T, Nakajima K, Kusuoka H, et al. Prognostic study of risk stratification among Japanese patients with ischemic heart disease using gated myocardial perfusion SPECT：J-ACCESS study. Eur J Nucl Med Mol Imaging. 2008；35：319-28
13) Hachamovitch R, Hayes SW, Friedman JD, et al. Comparison of the short-term survival benefit associated with revascularization compared with medical therapy in patients with no prior coronary artery disease undergoing stress myocardial perfusion single photon emission computed tomography. Circulation. 2003；107：2900-7.
14) Shaw LJ, Berman DS, Maron DJ, et al；COURAGE Investigators. Optimal medical therapy with or without percutaneous coronary intervention to reduce ischemic burden：results from the Clinical Outcomes Utilizing Revascularization and Aggressive Drug Evaluation (COURAGE) trial nuclear substudy. Circulation. 2008；117：1283-91.
15) Ragosta M, Bishop AH, Lipson LC, et al. Comparison between angiography and fractional flow reserve versus single-photon emission computed tomographic myocardial perfusion imaging for determining lesion significance in patients with multivessel coronary disease. Am J Cardiol. 2007；99：896-902.
16) Kiriyama T, Toba M, Fukushima Y, et al. Discordance between the morphological and physiological information of 64-slice MSCT coronary angiography and myocardial perfusion imaging in patients with intermediate to high probability of coronary artery disease. Circ J. 2011；75(7)：1670-7.
17) Greenland P, Bonow RO, Brundage BH, et al. ACCF/AHA 2007 clinical expert consensus document

on coronary artery calcium scoring by computed tomography in global cardiovascular risk assessment and in evaluation of patients with chest pain : a report of the American College of Cardiology Foundation Clinical Expert Consensus Task Force (ACCF/AHA Writing Committee to Update the 2000 Expert Consensus Document on Electron Beam Computed Tomography) developed in collaboration with the Society of Atherosclerosis Imaging and Prevention and the Society of Cardiovascular Computed Tomography. J Am Coll Cardiol. 2007 ; 49 : 378-402.
18) van Werkhoven JM, Schuijf JD, Gaemperli O, et al. Prognostic value of multislice computed tomography and gated single-photon emission computed tomography in patients with suspected coronary artery disease. J Am Coll Cardiol. 2009 ; 53 : 623-32.
19) Hulten EA, Carbonaro S, Petrillo SP, et al. Prognostic value of cardiac computed tomography angiography : a systematic review and meta-analysis. J Am Coll Cardiol. 2011 Mar 8 ; 57(10) : 1237-47.
20) Thompson RC, Cullom J. Issues regarding radiation dosage of cardiac nuclear and radiography procedures. J Nucl Cardiol. 2006 ; 13 : 19-23.
21) 循環器病の診断と治療に関するガイドライン（2007-2008年度合同研究班報告）冠動脈病変の非侵襲的診断法に関するガイドライン．Circulation Journal. 2009 ; 73 Suppl. III : 1019-89.
22) Husmann L, Valenta I, Gaemperli O, et al. Feasibility of low-dose coronary CT angiography : first experience with prospective ECG-gating. Eur Heart J. 2008 ; 29 : 191-7.
23) 日本循環器学会編．冠動脈病変の非侵襲的診断法に関するガイドライン．Circ J. 2009 ; 1019-89
24) Nagata M, Kato S, Kitagawa K, et al. Diagnostic accuracy of 1.5-T unenhanced whole-heart coronary MR angiography performed with 32-Channel cardiac coils : Initial single-center experience. Radiology. 2011 ; 259 : 384-92.

4 他のモダリティとの比較

■ はじめに

　虚血性心疾患の心臓画像診断法に関しては，スクリーニング検査としての断層心エコー法やCT/MRI，SPECT/PET，そして最終診断法として冠血行再建術（PCI/CABG）の判定に必要な冠動脈造影に到るまで数多く存在する。これらの各種モダリティの性能および有用性につき比較する。

　また検査手順，すなわちどのように虚血性心疾患にアプローチするのかを，頻度の高い安定狭心症および疑い患者について，『冠動脈病変の非侵襲的診断法に関するガイドライン』[11]（日本循環器学会編，班長：山科章・東京医科大学循環器内科主任教授）を参考にして述べる。このようなガイドラインを踏まえた上での検査手順は望ましいものであるが，各施設において各装置の性能が一定水準以上であること，読影や放射線被曝に関する知識を有する循環器医，放射線・核医学医がいることなどが必要であり，精度の高い診療を行っていくことが望まれる。

　また，各種モダリティの安全性と放射線被曝に関する知識は重要である。断層心エコー法，単純CT，非造影MRIはスクリーニング検査として優れている。しかし，CT/MRIでは高齢者・糖尿病患者・腎障害患者に造影剤を用いる場合，注意すべきことが多い。CT造影剤では造影誘発性腎症，MRI造影剤では腎性全身性線維症の出現に留意すべきである。

　放射線被曝に関しては，現在汎用されているX線CTでは約10 mSvと高いが，種々の被曝低減の努力や，256-320列など多列化を向上させたマルチスライスCTが開発されている。一方，放射性医薬品を用いる核医学検査は，一般にX線CTと比べて放射線被曝は少ないとされているが，医療従事者の放射線防護と管理（外部および内部被曝）にも留意すべきである。放射線防護と管理に基づく基本原則では，放射線使用に関する正当化，最適化のもとに行われるため医療被曝には線量制限が定められていない。しかし，患者の利益にとっても各検査法の被曝低減や適正な使用法を心掛けることが肝要である。

1. 各種モダリティの比較

　虚血性心疾患はその疑いも含め，循環器診療において最も頻度の高いものである。本疾患において各種画像診断の果たす役割は大きい。スクリーニング検査としてより，むしろ臨床検査に近い断層心エコー法からCT/MRI，SPECT/PET，そして冠血行再建術（PCI/CABG）に必須である冠動脈造影まで各種のモダリティがある。各々の特徴を整理し，表1，2に，これらの各種モダリティの性能および有用性を示す。

表1　虚血性心疾患の診断に用いられる各種モダリティの性能比較

性能	冠動脈造影	心エコー図	SPECT	PET	X線CT	MRI
低侵襲性	×	◎	◎	○	○	○
実時間表示	○	◎	△	△	○	○
負荷試験	△	○	◎	○	△	△
技術的容易さ	×	○	◎	○	○	○

表2　虚血性心疾患の診断に用いられる各種モダリティの有用性に関する比較

有用性	冠動脈造影	心エコー図	SPECT	PET	X線CT	MRI
冠動脈形態	◎	△	×	×	◎	△
心機能	◎（LVG）	○	○	△	○	◎
心筋灌流	○（FFR）	○	◎	◎	△	◎
心筋viability	×	○	◎	◎	×	◎
心筋代謝	×	×	○	◎	×	×
特異的機能	×	×	○	◎	×	△

1）断層心エコー法

　断層心エコー法は簡便かつ繰返し実施できる利点があり，安静時法はスクリーニング検査として壁運動異常や心機能評価に用いられている[1]。負荷断層心エコー法は冠動脈病変の検出率は80％前後とされている。さらに，2012年にはドブタミン断層心エコー法の保険適用が認められ，心筋生存性（viability）評価において今後活発に展開されるものと考えられる[2]。冠動脈の直接描出は，ドプラ法の進歩により左前下行枝病変の検出は可能（他枝は困難）となってきた。また，speckle trackingや組織ドプラ法によるストレイン心エコー法，3次元心エコー法については未だ発展途上の技術である。

　断層心エコー法の欠点は，術者の主観的要素が入り込む余地があることと，熟練度，経験に依存するため検者間誤差・検者内誤差が大きくなり客観性にやや劣ることである。

2）X線CT

　1995年頃から出現してきたマルチスライスCT（MSCT）は，①検出器の多列化と空間分解能の向上，②ガントリ回転速度の高速化による時間分解能の向上，③画像再構成技術の進歩により，心臓のような速い動態にもかかわらず，冠動脈狭窄のみならず，プラークや石灰化などの血管壁の性状の評価も造影剤の静注のみで可能になってきた[3,4]。冠動脈造影CTでは64列以上が適正とされ，320列MSCTがone-beat machineとして実現化されている。

　冠動脈CTの最大の特徴は，陰性的中率（negative predictive value：NPV）が97-99％と高いことである。したがって，その検出精度（90％以上）とあわせてCTで有意狭窄のない場合，冠動脈狭窄はほぼ否定される。欠点は，石灰化や体動によるアーチファクトによる画質の低下で，やや低い陽性的中率つまり偽陽性の原因になる。また，造影剤使用による副作用にも留意する必要がある。

　一方，単純CTによる冠動脈石灰化重症度の評価は米国ではスクリーニング検査として汎用されており，冠動脈病変の存在，リスク層別化がAgatstonスコア[5]により定量評価できる利点がある。

3) MRI

　心臓 MRI は最近,撮像法や表面コイルの進歩により one-stop-shopping 法として期待されている。冠動脈疾患においてシネ MRI による心機能評価（拡張期も含め），遅延造影 delayed enhancement による梗塞巣の同定（最も正確とされる），負荷心筋パーフュージョン MRI による心筋虚血の検出（ただし Gd-DTPA およびアデノシンの保険適用は未承認），whole heart coronary MRA による冠動脈造影（CMRA）などがある[6-8]。とくに表面コイルが 32 チャンネルになってきた現在,造影剤を使用しなくとも冠動脈 CT に匹敵する冠動脈形態画像が得られる可能性が出てきた。今後検査時間・画像処理時間の高速化が望まれる。

4) SPECT/PET

　心臓核医学検査,とくに心筋血流 SPECT は運動負荷,薬剤負荷（アデノシンの保険適用は心筋 SPECT のみ）とあわせて心筋血流および viability 評価が行える。また,診断のみならずリスク層別化,予後評価においても豊富なエビデンスが蓄積されている点で優れている[9]。また,放射性医薬品を用いるが副作用はほとんどない。

　心臓核医学検査の最大の特徴は,心機能・心筋血流のみならず心筋代謝（^{123}I-BMIPP），心臓交感神経機能（^{123}I-MIBG）など生化学的診断情報が得られることである。

　心筋 PET に関しては,2002 年に ^{18}F-FDG による心筋 viability 評価,2012 年に ^{13}NH$_3$ による心筋血流定量評価の保険適用が認められ,今後 FDG/NH$_3$ による血流・代謝評価が（サイクロトロンを有する一部の施設に制限されるが）日常診療で可能になってきた。

5) 冠動脈造影

　従来より冠動脈疾患の最終診断法として用いられている選択的カテーテル挿入による冠動脈造影は,マルチスライス CT の発達した現在でも冠血行再建術（PCI/CABG）の施行には不可欠な検査法である。また最近,冠動脈造影時に fractional flow reserve（FFR）の計測[10]から冠動脈狭窄に関する機能情報も（操作が煩雑で保険適用に制限があるが）得られるようになってきた。

2. 各種モダリティの検査手順（ガイドラインを踏まえて）

　各種画像診断法の最終目的は,診断・予後推定とともに患者の QOL と予後の改善に寄与することである。日本循環器学会『冠動脈病変の非侵襲的診断能に関するガイドライン』[11]（山科章班長）はこれに沿った形でまとめられており,是非目を通されることをお勧めする。

　検査手順（ガイドラインを踏まえて）に関しては,装置の性能が一定以上であること,循環器医や放射線科医が読影や放射線被曝に関し十分な知識を有することなどが必須である。ただ,日本では欧米のような大規模研究が少なく,日本独自の大規模研究が必要なこと,画像解析法や機器の進歩が著しいために,ガイドラインが発表された頃には新しい手法（たとえば心筋 SPECT/冠動脈 CT 融合画像）が開発されているなどの問題はある。しかし,現時点のエビデンスの蓄積をガイドラインとして採用し,検査手順として臨床の現場に活かすことは重要なことである。

図1 安定狭心症の診断樹：運動が可能な場合　　　　　　　　　　　　　　　　　　　　（文献11より）

※1 心電図，心エコー図所見などから冠動脈疾患が強く疑われる無症状患者もこれに準ずる

※2 冠動脈CT優先実施のための望ましい施設要件
・十分な経験を有している
・64列MDCT以上の機種を有している
・鮮明な画像のもとに，適切なレポーティングシステムが稼働している
・CAGとの比較によりCTの特性が評価されている
・被ばく線量の低減プロトコールに取り組んでいる

※3 冠動脈CT実施のための患者要件
・50歳未満の女性では被ばくに配慮すること
・著しい冠動脈石灰化が予想される患者でないこと（透析患者，高齢者など）
・血清クレアチニンが2.0mg/dL以上でないこと
・eGFRが60mL/min/1.73m² 以下でないこと
・糖尿病患者の場合微量アルブミン尿を含む腎症を認めないこと
・造影剤アレルギーがないこと
・喘息がないこと

※4
・負荷は運動負荷が望ましい
・17ないし20セグメント法による負荷欠損スコアの評価がされている

※5
・薬剤の禁忌に注意
・施設によっては負荷エコーないし負荷 perfusion MRI

※6 冠動脈CT実施のための施設要件
・十分な経験を有している
・64列MDCT以上の機種を有している

＊判定困難
・高度石灰化，motion artifactによる判定困難
・境界的狭窄，末梢の細い枝の狭窄

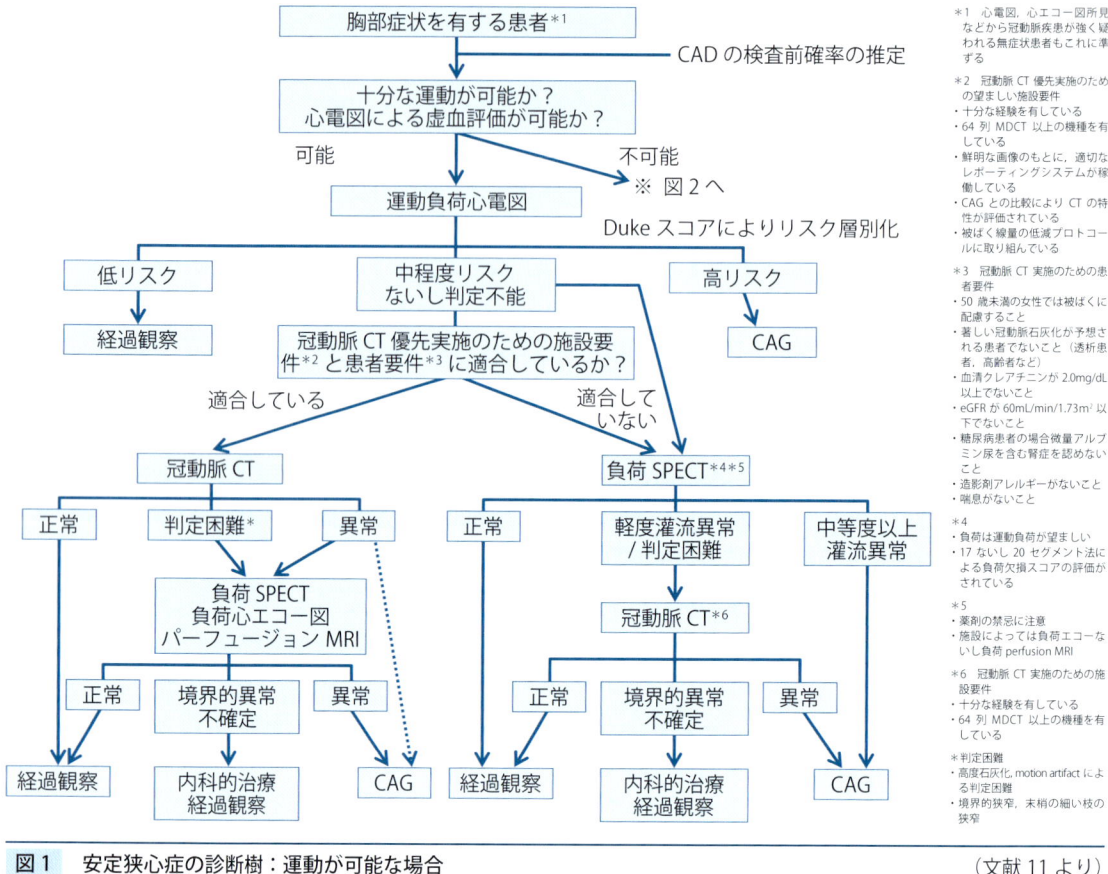

1）心筋虚血有無の診断

　ここでは，前述したガイドライン[11]から核医学診断法が汎用される安定狭心症の疑われる患者における診断樹を参考に紹介する．胸痛があり安定狭心症が疑われる患者における診断樹を図1，2に示す．

　慢性虚血性心疾患の病態把握および診断においては，治療方針を決定するために心筋虚血の有無の判断が重要である．治療方針の決定においては，冠動脈の解剖学的狭窄よりも虚血の証明が重要で，次にその重症度の評価（リスク層別化）が大切である．そのためには，臨床症状を参考にしながら，適切な検査法を選択しなければならない．

　具体的には，まず患者背景を参考に冠動脈疾患の存在する確率（検査前有病率）を推定する．心筋虚血診断には，簡便性，費用対効果にすぐれ，運動耐容能および予後評価もできる運動負荷心電図検査が最も広く使用されている．運動負荷が適切にできない場合には運動負荷心電図以外の検査法を選択する．運動負荷心電図は虚血診断だけでなく，運動負荷時間，ST低下度，症状（Dukeトレッドミルスコア）により，低リスク群，中リスク群，高リスク群に分類できる．低リスク群であれば予後は良好であり，経過観察でよいが，高リスク群と判断されればカテーテル治療をかねる冠動脈造影検査を優先する．中リスクないしリスク判定が不能と判断されれば，さらなる診断のために次の非侵襲的検査法を選択する．運動負荷心電図に続く非侵襲的検

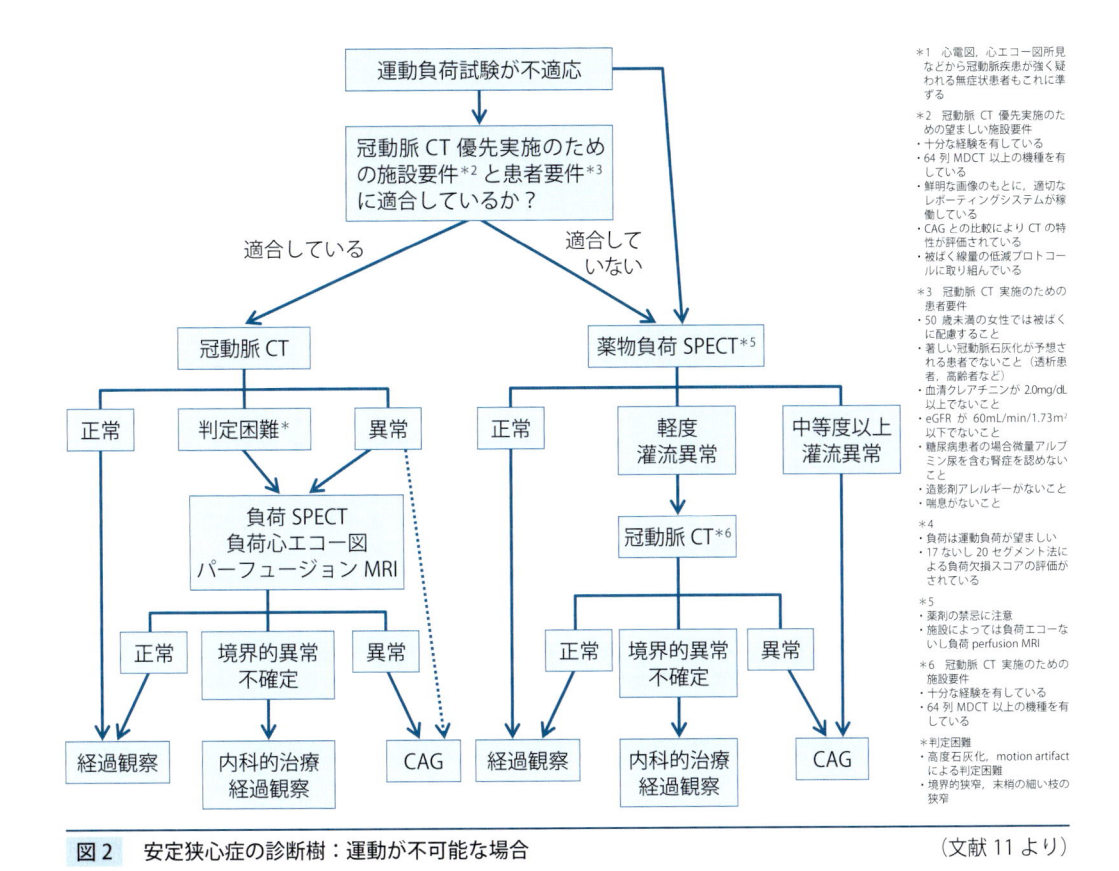

図2　安定狭心症の診断樹：運動が不可能な場合　　　　　　　　　　　　　　　　（文献11より）

査法の選択肢には，負荷心エコー，負荷心筋血流 SPECT，冠動脈 CT と負荷心筋パーフュージョン MRI がある。ただし，日本における普及度，エビデンスを考慮すると，現状では負荷心筋血流 SPECT および冠動脈 CT のいずれかが選択される。

2）冠動脈 CT

　　冠動脈 CT は普及過程でもあり，その施設で良好な画質が安定して得られているかどうか，十分な経験を有しているかが一つの判断の基準となる。患者要件については副作用を十分考慮しなければならない。冠動脈 CT は NPV が高く除外診断能に優れており，中リスク群で特に有用である。冠動脈 CT が正常であれば冠動脈病変がある確率は低く，また冠動脈 CT で軽度の異常であれば虚血を合併することは少なく，いずれの場合も経過観察でよい。一方，冠動脈 CT で判定困難な場合（高度石灰化や体動アーチファクトによる判定困難，境界域の中等度狭窄，末梢の細い枝の狭窄など）にはほかの非侵襲的検査を行う。冠動脈 CT で形態的に有意狭窄と思える病変を認めても，冠動脈血行再建治療の適応となるわけではなく，原則として他の診断法によって虚血を証明することが必要である。

3）負荷心筋血流 SPECT

　　負荷心筋血流 SPECT を選択した場合の診断樹は，正常であれば予後は良好であり，経過観察でよい。軽度の灌流異常か判定困難な場合には，冠動脈 CT を行い冠動脈狭窄病変の有無を

診断する。一方，負荷心筋血流SPECTで中等度以上の異常を認める場合は高リスクであり，冠動脈血行再建術を考慮する所見であり，冠動脈造影を行う。

最近ではCOURAGE trial[12]でPCIの適応に心筋SPECTが有用なこと[13]，冠動脈造影時に行うFFR測定がPCIの適応決定に役立つこと[10]，ドブタミン負荷断層心エコー法[2]が保険適用されたことなどを考慮すれば，PCIを行うには必ず「虚血の証明」が必要になってくる。この意味で，心筋SPECTの果たす役割は大きいと考えられる[14]。

4) 適正な検査を選択するために

近年，心臓の画像診断法は虚血性心疾患患者のマネージメントにおいて十分な意義を有することが確認されてきた。ただ，フォローアップにおいてもSPECTやPETを用いるより冠動脈CTを用いた方が，冠動脈造影を施行する症例が増加することもSPARC研究で明らかにされつつある[15]。したがって，各種画像診断法の特徴をよく理解した上で，患者の利益のために適正な検査手順が必要となってくる。

3. 各種モダリティの安全性と放射線被曝

1) 安全性

スクリーニング検査としての断層心エコー法の安全性に問題はない。X線CTに関しても，単純CTによるカルシウムスコアリングなど造影剤を用いないで行える場合は問題は少ない。

MRIはX線CTと異なり放射線被曝がなく，スクリーニング検査としては断層心エコー法と同様に最適である。しかし，MRIはガントリー内での大きなノイズに加え，閉所恐怖症の患者やペースメーカ植込み患者には不向きである。また，MRIのガントリー内でアデノシンなどによる負荷心筋パーフュージョンMRIを行うときには，施行環境・安全性確保に十分な注意を要する（アデノシンの保険適用は心筋SPECTのみ）。

核医学検査（SPECT/PET）は放射性医薬品を用いるが，比較的安全な検査法である。

2) 造影剤および放射性医薬品による副作用

a. ヨード造影剤

イオン性と非イオン性造影剤の副作用に関してはKatayamaら[16]の大規模調査がある（表

表3 ヨード造影剤による副作用

副作用の程度	非イオン性造影剤 168,363例		イオン性造影剤 169,284例	
	発現件数	発現率（%）	発現件数	発現率（%）
総副作用	5,276	3.13	21,428	12.66
重篤	70	0.04	367	0.22
極めて重篤	6	0.004	63	0.04
死亡	1	0.00	1	0.00

（文献16より）

表4 MRI造影剤による重症副作用件数および死亡件数

推定検査数	9,175,323
重症副作用件数	480
重症副作用率（%）	0.0052
死亡件数	11
死亡率（%）	0.00012

（文献17より）

表5 放射性医薬品副作用調査（2009年6月分アンケート）

投与件数	1,044,677
副作用発現率	12（0.0011%）
非重篤副作用	12（0.0011%）
重篤副作用	0（0.00%）

（文献18より）

3)。非イオン性造影剤の副作用発現率はイオン性造影剤に比べて低い。重篤な副作用の出現率は非イオン性0.004%，イオン性0.04%であった。

b. MRI造影剤

ガドリニウム造影剤の重篤な副作用発現の頻度は，鳴海らの報告[17]では0.0052%，死亡率は0.00012%であった（表4）。

c. 放射性医薬品

放射性医薬品に関しては造影剤と異なり，ほとんど副作用はない。2009年6月のアンケート調査[18]では副作用発現率0.0011%であった（表5）。

3) 造影剤使用における留意点

糖尿病や腎臓病患者における画像検査を行う場合には，注意しなければならないことも多い。腎障害を有する患者は，ヨード系造影剤使用を機に造影剤腎症（contrast-induced nephropathy：CIN）[19]を惹起しやすく，また近年では，腎不全患者に対するMRI造影剤の使用により，腎性全身性線維症（nephrogenic systemic fibrosis：NSF）[20]を起こしやすくなることも指摘されている。このように腎障害を有する患者においては，造影剤の使用が禁忌となることが多い。また，糖尿病患者では潜在性に慢性腎臓病（CKD）を合併していることが多く，ビグアナイド剤使用中の患者においては腎症の有無にかかわらず，ヨード系造影剤の使用により乳酸アシドーシスを惹起しやすくなる。これらのことも含めガイドライン[11]では，冠動脈CT造影の患者要件として，「糖尿病患者の場合，微量アルブミン尿を含む腎機能障害を認められないこと」と明記されている。

4) 放射線被曝

X線CTや冠動脈造影では放射線被曝を伴う[21]。放射線被曝と管理に関する三原則は，①行為の正当化，②防護の最適化，③放射線従事者の線量制限である。患者に関しては①②に基づいてX線CTなどが行われるため，医療被曝には線量限度は定められていない。

CTの被曝に伴うリスクとして様々なものがあるが，心臓CTでは発癌が重要なリスクと考えられている。したがって過去の報告では，心臓CTでは被曝線量は約10 mSv（シーベルト：実効線量当量）であるが，線量低減のためノイズ低減フィルタ，管電流自動制御などが試みられている。これらの被曝低減技術により3-8 mSvと，冠動脈造影（3-6 mSv）と変わらない程度になっている。

一方，放射性医薬品を用いるSPECT/PET検査ではX線CTや冠動脈造影と異なり，放射線被曝の少ない検査である（図3）[22]。また，負荷単独検査や最近の半導体搭載型ガンマカメ

図3　核医学検査の安全性
各放射線検査における患者の被曝線量。　　　　　　　　　　（文献22より）

グラフ内項目：
- 0.3 mSv 胸部X線（間接撮影）
- 2.4 mSv 自然界からの年間放射能
- 3.5 mSv ¹⁸F-FDG PET（5 mCi iv）
- 3～4 mSv 胃腸透視
- 0.3～20 mSv 核医学検査
- 2～50 mSv CT scan
- 50 mSv 医療従事者の限界量
- 60,000 mSv がん治療

実効線量当量 mSv（シーベルト）

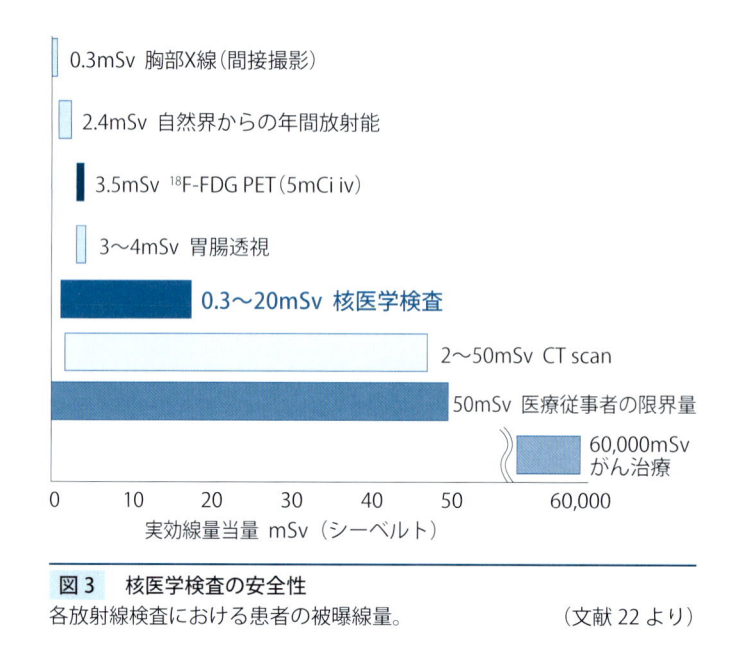

表6　放射線診療従事者の放射線防護—外部被曝と内部被曝を低減する—

[1] 外部被曝の防護：3原則（遮蔽・距離・時間）を遵守する。
①放射線源と身体の間に遮蔽物体を置く。
　バイアルは鉛容器に入れる。鉛遮蔽付きのシリンジを用いて投与する。
　必要に応じて鉛防護衣，鉛衝立を用いる。
②放射線源は体から遠くに置く。
③放射線源の取り扱いは迅速に行う。
　注意：従事者はフィルムバッジなどの個人線量計を装着し，管理区域内にいる間，
　　　　継続して外部被曝線量を測定すること。

[2] 内部被曝の防護
①手袋を装着して放射線医薬品を取り扱う。
②RIが汚染したシリンジ，脱脂綿ほかは所定の容器に回収し，汚染の拡大を防止する。
③管理区域内での飲食，喫煙は行わない。
④整頓
⑤チームワーク

（文献22より）

ラ（SPECT）装置を用いれば，被曝線量は3-4 mSvと半減することが報告されている。
　核医学検査の被曝に関し重要なことは，放射線従事者の放射線被曝を軽減することである。このため表6に示したような外部・内部被曝に関する被曝の低減方法が行われている。東京女子医大・金谷信一先生のデータによると1日平均6件/週で，^{99m}Tc標識心筋血流製剤を用いた検査に従事した場合でも，年間約0.7 mSv/年とされ，ほとんど無視できるものと推定されている[22]。

● 文 献

1) Sciller NB, Shah PM, Crawford M, et al. Recommendations for quantitation of the left ventricle by two-dimensional echocardiography. American Society of Echocardiography Committee on Standards,Subcommittee on Quantitation of Two-Dimensional Echocardiograms. J Am Soc Echocardiogr. 1989；2：358-67.
2) Haque T, Furukawa T, Takahashi M, et al. Identification of hibernating myocardium by dobutamine stress echocardiography：comparison with thallium-201 reinjection imaging. Am Heart J. 1995；130：553-63.
3) Schroeder S, Kopp AF, Baumbach A, et al. Noninvasive detection and evaluation of atherosclerotic coronary plaques with multislice computed tomography. J Am Coll Cardiol. 2001；37：1430-35.
4) Nieman K, Cademartiri F, Lemos PA, et al. Reliable noninvasive coronary angiography with fast submillimeter multislice spiral computed tomography. Circulation. 2002；106：2051-4.
5) Agatston AS, Janowitz WR, Hildner FJ, et al. Quantification of coronary artery calcium using ultrafast computed tomography. J Am Coll Cardiol. 1990；15：827-32.
6) Schwitter J, Wacker CM, van Rossum AC, et al. MR-IMPACT：comparison of perfusion-cardiac magnetic resonance with single-photon emission computed tomography for the detection of coronary artery disease in a multicentre, multivendor, randomized trial. Eur Heart J. 2008；29：480-9.
7) Kim RJ, Fieno DS, Parrish TB, et al. Relationship of MRI delayed contrast enhancement to irreversible injury, infarct age, and contractile function. Circulation. 1999；100：1992-2002.
8) Sakuma H, Ichikawa Y, Chino S, et al. Detection of coronary artery stenosis with whole-heart coronary magnetic resonance angiography. J Am Coll Cardiol. 2006；48：1946-50.
9) Klocke FJ, Baird MG, Lorell BH, et al. American College of Cardiology；American Heart Association；American Society for Nuclear Cardiology. ACC/AHA/ASNC guidelines for the clinical use of cardiac radionuclide imaging-executive summary：a report of the American College of Cardiology/American Heart Association Task Force on Practice Guidelines (ACC/ AHA/ASNC Committee to Revise the 1995 Guidelines for the Clinical Use of Cardiac Radionuclide Imaging). J Am Coll Cardiol. 2003；42：1318-33.
10) Pijls NH, Fearon WF, Tonino PA, et al. Fractional flow reserve versus angiography for guiding percutaneous coronary intervention in patients with multivessel coronary artery disease：2-year follow-up of the FAME (Fractional Flow Reserve Angiography for Multivessel Evaluation) study. J Am Col l Cardiol. 2010；56：177-84.
11) 日本循環器学会．冠動脈病変の非侵襲的診断法に関するガイドライン（班長 山科章）．Cicr J. 2009；73 suppl Ⅲ：1019-89.
12) Boden WE, O'Rourke RA, Teo KK, et al. Optimal medical therapy with or without PCI for stable coronary disease. N Engl J Med. 2007；356：1503-16.
13) Shaw LJ, Berman DS, Maron DJ, et al. Optimal medical therapy with or without percutaneous coronary intervention to reduce ischemic burden：results from the clinical outcomes utilizing revascularization and aggressive drug evaluation (COURAGE) trial nuclear substudy. Circulation. 2008；117：1283-91.
14) Hachamovitch R, Hayes SW, Friedman JD, et al. Comparison of the short-term survival benefit associated with revascularization compared with medical therapy in patients with no prior coronary artery disease undergoing stress myocardial perfusion single photon emission computed tomography. Circulation. 2003；107：2900-7.
15) Hachamovitch R, Nutter B, Hlatky MA, et al. Patient management after noninvasive cardiac imaging results from SPARC (Study of myocardial perfusion and coronary anatomy imaging roles in coronary artery disease). J Am Coll Cardiol. 2012；59：462-74.
16) Katayama H Yamaguchi K, Kozuka T, et al. Adverse reactions to ionic and nonionic contrast media. A report from the Japanese committee on the safety of contrast media. Radiology. 1990；175：621-8.
17) 鳴海善文，中村仁信．非イオン性ヨード造影剤およびガドリニウム造影剤の重症副作用および死亡例の頻度調査．日本医放会誌．2005；65：300-1.
18) 松田博史，荒野泰，岡沢秀彦，他．放射性医薬品副作用事例調査報告 第32報．核医学．2011；48：29-41.
19) Rihal CS, Textor SC, Grill DE, et al. Incidence and prognostic importance of acute renal failure after percutaneous coronary intervention. Circulation. 2002；105：2259-64.

20) Agarwal R, Brunelli SM, Williams K, et al. Gadolinium-based contrast agents and nephrogenic systemic fibrosis : a systematic review and meta-analysis. Nephrol Dial Transplant. 2009 ; 24 : 856-63.
21) Einstein AJ, Moser KW, Thompson RC, et al. Radiation dose to patients from cardiac diagnostic imaging. Circulation. 2007 ; 116 : 1290-305.
22) 日本心臓核医学会編. 日本心臓核医学会地域別教育研修会テキスト. 春恒社（東京）. 2011.

D 心臓核医学のエビデンス

1 心臓核医学エビデンスの重要性と有用性

■ はじめに

　診療ガイドラインは，科学的方法で実施され一定の水準に達した論文から作成される．ガイドラインが示されたことによる，専門家間での標準レベルの認識の共有化（国内，国際的），医療の透明性の確保等についての貢献は多大である．しかしガイドラインでは，多様な臨床状況におけるすべての診療に対応できるものではなく限界がある．それを補うために，様々なクリニカルシナリオ（臨床状況）における適正使用基準も作成されている．今後，さらに求められるエビデンスは，各検査法の有効性比較研究（comparative effective research）である．

1. エビデンスとガイドライン

　誤りのない診療を行うために，無作為大規模試験および観察研究による「科学的根拠に基づく医療（evidence based medicine：EBM）」は英国から始まり約20年の歴史をもつ．各学会からも，EBMを実践するためのガイドラインが提唱されている．心臓核医学検査についても，検査を日常診療で有効かつ効率的に使用するためにガイドラインが発表され，一定の期間後には改定されてきた[1-3]．科学的方法で実施され一定の水準に達した論文を検索し，検査の有用性をクラスⅠ，Ⅱ，Ⅲ，エビデンスレベルはA，B，Cに分けて記載する方法がとられている（表1，2）[4]．2010年に改訂された，日本の心臓核医学検査ガイドラインの内容をエビデンスレベルから見ると，レベルAはなく，Bが多い．推奨度はⅠあるいはⅡa，クラスCでは推奨度Ⅱa，Ⅱbが多い．その理由の一つに，エビデンスレベルAに相当するような，画像検査を用いた質の高い多施設による多数例の研究を行う困難さがある．しかし日本の臨床研究も着実に進歩しており，「日本人の臨床エビデンスを創る，発信する，診療する，評価する，新しい仮

表1　推奨度

推奨度	定義
クラスⅠ	手技，治療が有効，有用，効率的であることエビデンスがあり，見解が広く一致している
クラスⅡ	手技，治療の有効性，有用性に関するエビデンスが混在し，見解に相違がある
クラスⅡa	エビデンス，見解から有用，有効である可能性が高い
クラスⅡb	エビデンス，見解から有用性，有効性がそれほど確立されていない
クラスⅢ	手技，治療が有効，有用でないエビデンスと見解の一致があり，ときには有害である

（文献4より）

表2	エビデンスレベル
レベルA	複数の無作為研究あるいはメタ解析で実証されたデータによる
レベルB	単一の無作為試験あるいは非無作為研究でない大規模研究から実証されたデータによる
レベルC	専門家の意見のコンセンサスあるいは小規模研究，後ろ向き研究，登録研究のデータによる

(文献4より)

説を立てる，検証するという診療の質を向上させるサイクルを回転させて行く」ことが重要である。IT技術の進歩や研究インフラの整備等が進んだ現在，今後の臨床研究の充実が望まれる。

画像検査を用いたエビデンスを確立するには，その検査が診断のみでなく治療法決定に貢献し，アウトカムの改善に有用であったかがどうかが問われる。例を挙げると，「運動負荷心筋シンチを用いて，心筋虚血の誘発により狭窄度の機能的評価ができた上で治療法が選択され，患者の生命予後改善に有用であった」ことを証明することである。しかし，その実行は容易ではない。その理由は，診断の後に治療結果という最も重要かつばらつきの大きい要因が加わるためである。数多く行われているさまざまな画像診断費用の医療費に占める割合は増加しているが，その予後改善の有効性は評価されていない。検査の有用性は，医療経済的観点からの評価されるべきである。

ガイドラインが提唱されたことによる，医療の透明性や専門家間での標準レベルの認識の共有化（国内，国際的）等に対しての貢献は多大である。新しい知見と治療の方向性を短時間で理解でき，有用である。しかし，あくまでガイドラインであり，多様な臨床状況における診療に対応できるものではないという認識も必要である。

2. ガイドラインと検査の適正使用基準（appropriate use criteria）

エビデンスに基づいてあらゆる臨床状況に対応できるわけでなく，様々な臨床状況に応じて，検査法を選択することが求められている。その際には検査の原理，方法等の知識，病態の理解に加えて，患者の検査前有病率，診断能，費用，患者への負担，侵襲度，診療環境（待ち時間等），起こりうる有害事象の多くの要因を考慮した上での選択となる。判断のために，ガイドラインとは別に様々な診療状況（クリニカルシナリオ）における検査の妥当性を評価するための基準が提唱されている。

その一つに，ACCF/ASNC/ACR/AHA/ASE/SCCT/SCMR/SNMから提唱された心臓核医学検査の適正使用基準（appropriate use criteria for cardiac radionuclide imaging, 2009）がある[5]。診療状況に応じてその検査を適切，不確実，不適切に分けた基準である。専門医が，ガイドラインにそって科学的根拠と自分自身の見解に基づき判断し，その一致度を示したものである。しかし，ガイドラインのレベルAの根拠に基づいた事項は少なく，多くはレベルB，Cである。検査の適正使用基準は，診療のゴールドスタンダードでもなく，専門家の意見が完全に一致することもまれで，多くの一致率は平均70％程度である。専門家集団が異なると，一致率も変動する。

この基準使用の注意点は，数多くの診療状況を想定しても，現実の臨床における不確実性や

症例毎の微妙な差異までは想定しきれないという限界があることである。患者の年齢，性別，合併症である糖尿病，腎臓病，脳血管障害の有無までの数多くの要因や内科治療等の内容，治療効果までを組み込んだシナリオを作ることはできない。したがって，この基準を用いることで不確実性が低減するわけではない。逆に，既存の分類への無理な押し込めの危険性，画一的な診療への過度の依存に注意すべきである。治療選択の際には，患者の服用薬を減らしたい，できるだけ活動的に生活したいなどの希望が重要なこともある。他の限界は，新しい知見が基準に反映されるまでに時間的な遅れが生じることである。血行再建の適応について，SYNTAX試験の結果が冠動脈血行再建ガイドラインに記載されるまで1～2年を要した。また，示された基準が妥当であることを前向きに検証した研究は存在しない。

　適正使用基準の目的は，対費用効果にも考慮しながら，患者のアウトカムも改善させることにある。大まかな指標としては有用であり，用いることで患者の転帰はおおむね改善すると考えられる。適正使用基準の公表は，患者，医療費の支払側にとっても有益であり，これらを診療側と共有する意義は今の時代では大きい。

● 文　献

1) 山科章，上嶋健治，木村一雄，他．非侵襲的診断法に関するガイドライン．Cir. J 2009；73：Supple. III：1019-114.
2) 玉木長良，日下部きよ子，汲田伸一郎，他．心臓核医学検査ガイドライン（2010改訂版）．日本循環器学会HP http：//www.j-circ.or.jp/guideline/pdf/ JCS2010tamaki.h.pdf
3) Brindis RG, Douglas PS, Hendel RC, et al. ACCF/ASNC appropriateness criteria for single-photon emission computed tomography myocardial perfusion imaging (SPECT MPI)：a report of the American College of Cardiology Foundation Strategic Direction Committee Appropriateness Criteria Working Group and the American Society of Nuclear Cardiology. J Am Coll Cardiol. 2005；46：1587-1605.
4) Wijns W, Kolh P, Danchin N et al. Guidelines on myocardial revascularization.The Task Force on Myocardial Revascularization of the European Society of Cardiology (ESC) and the European Association for Cardio- Thoracic Surgery (EACTS). Eur Heart J. 2010；31：2501-55.
5) Hendel RC, Berman DS, Di Carli MF, et al. ACCF/ASNC/ACR/AHA/ASE/ SCCT/SCMR/SNM 2009 appropriate use criteria for cardiac radionuclide imaging：a report of the American College of Cardiology Foundation Appropriate Use Criteria Task Force, the American Society of Nuclear Cardiology, the American College of Radiology, the American Heart Association, the American Society of Echocardiography, the Society of Cardiovascular Computed Tomography, the Society for Cardiovascular Magnetic Resonance, and the Society of Nuclear Medicine. J Am Coll Cardiol. 2009；53：2201-29.

2 虚血性心疾患の診断とリスク層別化

■ はじめに

　虚血性心疾患の種々の病態における負荷心筋血流シンチの有用性については，多くの研究に基づくエビデンスが集積されてきた．その最も重要な点は「心臓核医学検査は，中〜高リスクの虚血性心疾患の診断およびリスク層別化には適応があるが，低リスク例へのルーチンのスクリーニングには適していない」ということになる．日本では，^{131}I MIBG，^{131}I BMIPP を用いた数多くの研究が行われてきたが，エビデンスレベル C に留まっている．

1. 虚血性心疾患の既往のない無症候例への適応

1) 診断とリスク評価

　虚血性心疾患の既往のない無症候例に対するルーチンのスクリーニングは有用でないとされている．その主な理由は，有病率が低いために偽陽性が多くなる（Bayes の定理）ことと，心臓突然死が正常例からも 0.5％程度発症することである．放射線被曝も懸念され，高リスク群あるいは高齢者のような有病率が高い群以外では，利益よりも不利益が勝る危険性が高い．1970-80 年代には，健常に見える無症候例へのスクリーニング検査として心筋シンチ検査よりも安価である運動負荷心電図検査が有用か否かが検討された．しかし，この無症候性心筋虚血の検出は，予後改善につながらないとの結論が得られて，現在に至っている．

　日本の心臓核医学検査ガイドラインでは，「無症候で臨床因子（年齢，性別，動脈硬化危険因子の有無，心電図所見）等から低リスクと判断される例では，一般に心臓核医学検査は不要である．」との見解が示されている[4]．ACC/AHA の無症状例における冠動脈疾患のリスク評価のガイドライン（2010）を表1に示した[1]．

　核医学検査に留まらず，無症候例に対する画像診断の意義については一定の見解には至っておらず，診療ガイドライン，学会推奨文の内容には差異がみられる．「フラミングハムリスクスコアから低〜中リスクと診断された例には適応はないが，高リスク例では，負荷心筋シンチを含めた負荷画像診断の適応がある」，あるいは「CT の石灰化スコア評価（被曝線量 2 mSv

表1　無症候例に対する負荷心筋シンチ検査の適応

糖尿病例，虚血性心疾患の濃厚な家族歴を持つ例，CT 検査での石灰化スコアが 400 以上のリスク精査のために考慮しうる	クラスⅡ
負荷心筋シンチ検査は，低 – 中等度リスク症例に適応はない	クラスⅢC

（文献1より）

程度）の適応がある」，「CT の石灰化スコア値には根拠が乏しい」，などの様々な見解に分かれる[2]。虚血性心疾患の有病率が低い日本においては，このような研究はない。スクリーニング検査の有効性を，生命予後改善をエンドポイントとして検証する研究は，例数等から考えて困難かもしれない。しかし，医療資源の効率的活用の観点からは，検証されるべき課題である。

2）治療中の効果判定

無症候例の治療効果を負荷心筋シンチグラフィで検討した研究はほとんどない。研究のプロトコールでは，シンチグラフィで高リスクと診断された例の多くは，冠動脈造影検査から血行再建を受けてしまうためである。

2. 虚血性心疾患疑い例

有症状例とは，非典型症例から典型的な狭心症を有する例に該当する。また，心室頻拍，失神などを認め，臨床背景から虚血性心疾患の疑われる例もこの群に含まれる。

1）診断能

検査陽性後の真の有病率は，その症例の検査前有病率に大きく影響される。検査前有病率の評価から，検査の適応を判断することは，診断効率からは重要である。虚血性心疾患の有無を診断する際には，心筋シンチグラフィの感度，特異度からは，対象が有病率 30-60％の症例に行うのが最も効率的である。典型的な労作性狭心症を有し，検査前有病率が 90％を超えるような男性例に対して，疾患の有無を診断する目的で行う検査は効率的ではない。同じく，検査前の有病率の低い若年女性に対する検査も，検査陽性例の真の有病率は低いために効率的でない。

^{201}Tl あるいは ^{99m}Tc 心筋シンチグラフィでは，運動負荷法も薬物負荷法もほぼ同等の診断能を持つ。運動あるいは薬物負荷を用いた際の心筋梗塞のない虚血性心疾患の診断感度は 70-80％であり，1 枝病変例では 60％程度である。また，多枝病変例における個々の病変検出能は 50-60％で，すべての有意狭窄病変の検出は 30％に留まる。

運動負荷を第一選択にすべきで，運動耐容能，血圧・脈拍の反応や心電図所見等の重要な所見を得ることができる。

2）リスク層別化

検査前有病率が中間の群と高い群においても，シンチグラフィ所見が正常であれば，心臓死，心筋梗塞発症率がそれぞれ 0.3 と 1.7％/年の低値であることがメタ解析から明らかにされている[3-5]。この値は，冠動脈造影所見で有意狭窄を持たない例の心発症率と同等である。日本のエビデンスには，多施設共同研究で三年間の予後を検討した J-ACCESS 研究がある[6]。心電図同期シンチ検査で正常灌流かつ正常左室駆出率群における死亡（心臓死＋非心臓死）および入院を要した心不全の発症率は，0.63％/年と低値であった。心筋灌流評価に，左心機能の評価を加えた検討である（図 1）。

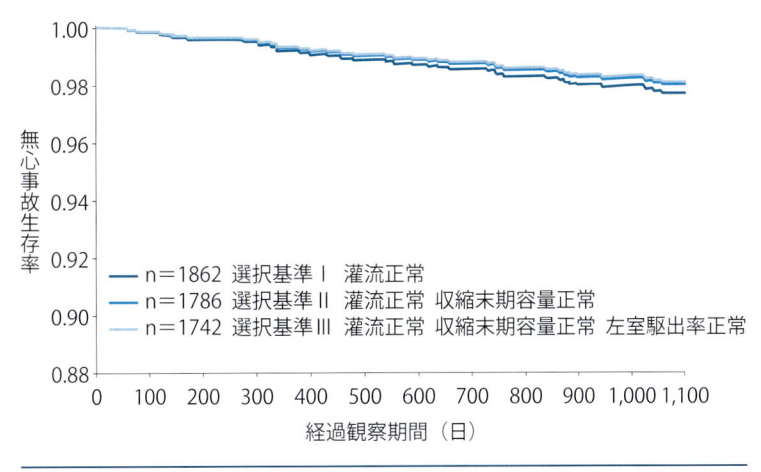

図1　J-ACCESS研究における正常負荷心筋シンチ例（3群）の予後

（文献6より）

3）診断アルゴリズム

　胸痛等を認めた例における診断アルゴリズムを図2に示す[7]。急性冠症候群と診断された例では，基本的に負荷心筋血流シンチの適応はない。図2で，急性冠症候群の可能性に相当するのは，心電図検査で陰性あるいは判断困難（左脚ブロック，ペースメーカーリズム例）で，troponin等の心筋マーカーの上昇を認めない例である。日本では，このチャートの部分で，^{131}I BMIPPによる虚血メモリーを画像化する特性を生かした使用が可能であり，発症後の安定期でも診断根拠となる所見が得られる。

　表2には，虚血性心疾患の診断の際に，負荷心筋シンチの適切使用基準で，適切と診断された例のクリニカルシナリオを示す。

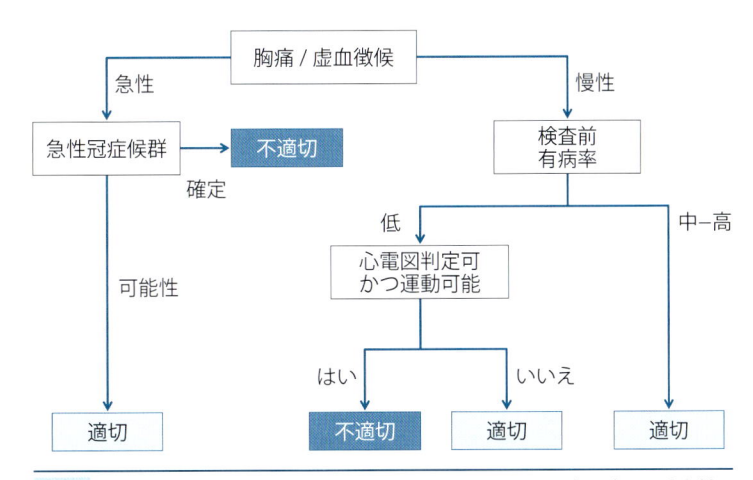

図2　胸痛例における負荷心筋シンチを用いた診断アルゴリズムの妥当性

（文献7より）

表2　虚血性心疾患の診断

虚血性心疾患の診断：虚血の検出（非急性）						検査適応
検査前有病率	低	心電図診断	不可能	運動負荷	不能	適切
検査前有病率	中	心電図診断	可能	運動負荷	可能	適切
検査前有病率	中	心電図診断	不可能	運動負荷	不能	適切
検査前有病率	高	心電図診断	問わず	運動負荷	可能	適切
虚血性心疾患の診断/リスク評価：無虚血症候，無症状						
臨床所見（ATPIIIリスク基準）から高リスク						適切
虚血性心疾患の診断/リスク評価：初発心不全・心機能障害，無虚血徴候						
虚血性心疾患　未検　かつ　冠動脈造影を予定しない場合						適切
虚血性心疾患の診断/リスク評価：無虚血徴候，心室性頻拍症						
臨床所見（ATPIIIリスク基準）から低リスク						適切
臨床所見（ATPIIIリスク基準）から中あるいは高リスク						適切
虚血性心疾患の診断/リスク評価：無虚血徴候，心室性頻拍症，失神						
臨床所見（ATPIIIリスク基準）から中あるいは高リスク						適切

（文献7より）

3. 不安定狭心症の診断

図2に示したように，急性冠症候群と診断された例には，適応はない．診断的意義があるのは，表3に示される例である．

心臓核医学検査の適応となる急性冠症候群は，非ST上昇型で心電図所見からの確診が困難な例である．安静時血流シンチグラフィ検査で，虚血の部位，範囲を診断できるが，このような適応から本検査を行っている施設は，日本では少ない．内科治療後の安定期に，腎不全を合併しているため造影剤の使用が困難な例では，重症度評価に薬物負荷心筋血流シンチグラフィが用いられる．

表3　急性冠症候群の適応例

虚血性心疾患の診断　急性胸痛（安静時撮像）	検査適応
急性冠症候群の疑い，心電図　変化なし，左脚ブロック，心室性期外収縮 低TIMTIスコア　トロポニン境界値：軽度上昇	適切
急性冠症候群の疑い，心電図　変化なし，左脚ブロック，心室性期外収縮 高TIMTIスコア　トロポニン境界値：軽度上昇	適切
急性冠症候群の疑い，心電図　変化なし，左脚ブロック，心室性期外収縮 低TIMTIスコア　トロポニン値：正常	適切
急性冠症候群の疑い，心電図　変化なし，左脚ブロック，心室性期外収縮 高TIMTIスコア　トロポニン境界値：正常	適切
虚血性心疾患の診断　急性胸痛（安静時撮像のみ）	
急性冠症候群の疑い，心電図虚血性変化なし，左脚ブロック，心室性期外収縮 TIMIスコア高値　トロポニン陰性	適切

（文献7より）

安静時 ^{131}I BMIPP シンチグラフィを用いると，症状安定後の 1 週間以内では，虚血後あるいは虚血が進行中の部位に欠損が認められる．入院を要するような有病率が高い重症例での検討では，約 70％の例で虚血メモリーにより狭心痛の責任病変を検出できる[3]．このような虚血メモリーの画像化が可能であるのは，脂肪酸代謝の低下は，虚血に敏感でありかつ比較的長期間に持続するためである．

4. 安定した虚血性心疾患

1）リスク層別化

高リスクの心筋シンチグラフィ所見は，虚血範囲が広範あるいは複数の領域での欠損像（多枝病変所見）を認める所見である．この所見が，日本人 4,031 人を対象とした前向きコホート研究である J-ACCESS で検証された．図 3 に示したように，米国での報告と同様に負荷時欠損度（summed stress score：SSS）から予後が予測できる結果が報告された[8]．心事故率は米国の約 1/3 程度であった．心電図同期シンチでは，左室容量，左室駆出率も評価でき，図 4

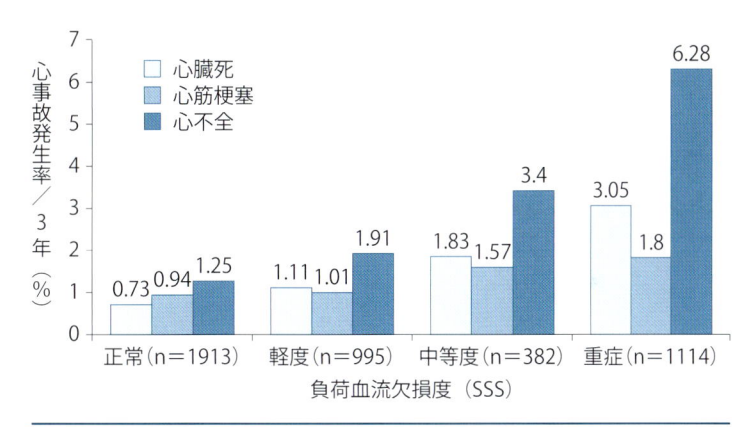

図 3 J-ACCESS：負荷血流欠損度と心事故発症率
負荷血流欠損度（summed stress score：SSS）． （文献 6 より）

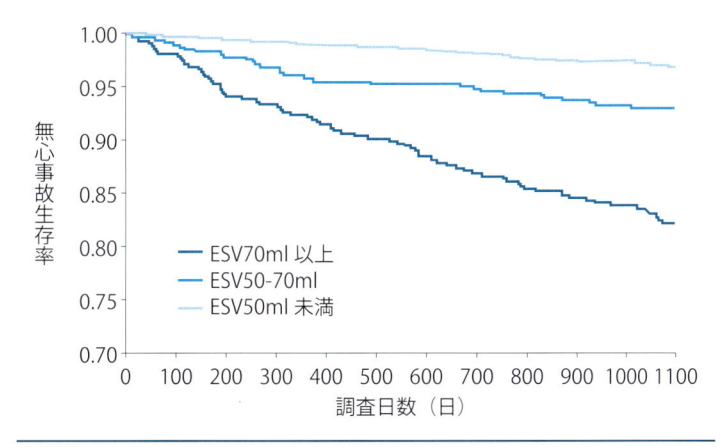

図 4 J-ACCESS：左室収縮末期容量と無心事故生存率
収縮末期容量（end-systolic volume：ESV）． （文献 8 より）

表4　リスク層別化

虚血性心疾患例のリスク層別化：冠動脈造影後	検査適応
臨床的意義が不明の狭窄，解剖学的異常	適切
虚血性心疾患例のリスク層別化：冠動脈石灰化評価後	
高リスク，石灰化スコア 100-400	適切
石灰化スコア 400 以上	適切
虚血性心疾患例のリスク層別化：運動負荷後（デュークトレッドミルスコア）	
中等度リスクのデュークトレッドミルスコア値	適切
高リスクのデュークトレッドミルスコア値	適切

（文献7より）

のようにこれらを用いてもリスク評価が可能であった。表4にリスク層別のための負荷心筋シンチ検査で適切と，判断されているクリニカルシナリオを示した。

2）治療効果の判定とアウトカム

大規模研究である COURAGE において，安定した虚血性心疾患の生命予後は，至適内科治療と PCI 治療との間で差がないことが示された（図5）[9]。COURAGE 核医学サブスタディで，治療効果の判定に心筋シンチグラフィ検査を用いた予後の解析が行われた[10]。1年から1.5年の治療後の再負荷心筋シンチグラフィで，残存虚血範囲が 10% 以上の例では，予後が不良であった（図6）。この結果は，負荷心筋シンチグラフィが効果判定検査として予後予測に有用であることを意味する。また，至適内科治療でも，虚血範囲軽減効果が得られることも証明さ

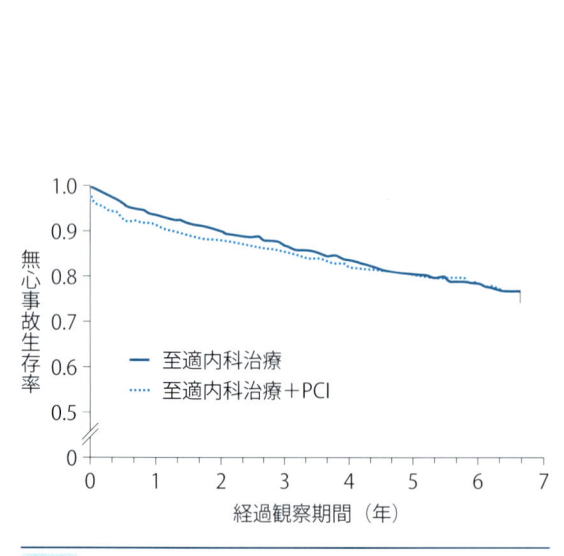

図5　COURAGE 研究における治療と無心事故生存率

（文献9より）

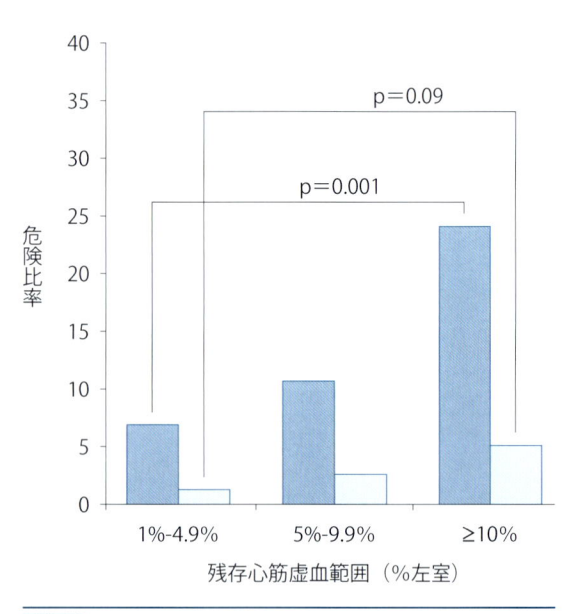

図6　COURAGE 研究心臓核医学サブスタディーにおける負荷心筋シンチで評価した虚血範囲減少効果と予後
研究開始から1年から1年半後の再検査で残存虚血範囲が広範な例ほど予後が不良である。　　（文献10より）

表5　診断あるいは治療後のリスク評価

リスク評価；発症左3か月未満の急性冠症候群；ST上昇型心筋梗塞	検査適応
安定した血行動態，胸痛再発なし，心不全症候なし，負荷検査未施行，冠動脈造影未施行	適切
リスク評価；発症左3か月未満の急性冠症候群；不安定狭心症，非ST上昇型心筋梗塞	
安定した血行動態，胸痛再発なし，心不全症候なし，負荷検査未施行，冠動脈造影未施行	適切
リスク評価；血行再建（CABG, PCI）後，有症状	
虚血有無の評価	適切
リスク評価；血行再建（CABG, PCI）後，無症状	
不完全血行再建例，追加血行再建の可能性評価	適切
CABG後5年以上	適切

（文献7より）

れた。表5に診断後あるいは治療後のリスク評価検査において，適切と判断されているクリニカルシナリオを示した。

3）血行再建の適応決定

　SYTAX研究発表後に，欧州心臓病学会（European Society of Cardiology：ESC）から血行再建ガイドライン（2010）[11]と，ACC/AHA等から血行再建術の適正基準（2012）[12]が発表された。治療方針決定の際には，基本的方法として症状の有無・程度，冠動脈造影検査による解剖学的所見，心筋虚血範囲・程度からリスク評価（負荷心筋シンチあるいは負荷心エコー検査等による）を，心臓チーム（循環内科医，心臓外科医，画像診断医等）で討議して決めることを強く推奨している。この方法はバイアスが少なく，患者の利益につながる方法とされている。負荷心筋シンチの所見の中で，①誘発される虚血の範囲，②虚血の程度，③左心機能障害程度が，予後を規定する因子である。

表6　虚血性心疾患の診断例および疑い例に対する画像診断検査の適応

	無症候（スクリーニング）	有症状 低	有症状 中	有症状 高	陽性例の予後	陰性例の予後
形態評価検査						
観血的冠動脈造影	III A	III A	IIb A	I A	I A	I A
CT冠動脈造影	III B[a]	IIb B	IIa B	III B	IIb B	IIa B
MR造影	III B	III B	III B	III B	III C	III C
機能評価検査						
負荷心エコー	III A	III A	I A	III A[b]	I A	I A
負荷心筋シンチ	III A	III A	I A	III A[b]	I A	I A
負荷MMI	III B	III C	IIb B	III B[b]	IIa B	IIa B
PET（血流）	III B	III C	IIb B	III B[b]	IIa B	IIa B

a：カルシウム値ではなくCT血管造影が望ましい。
b：造影で狭窄病変が認められた例では，機能的検査で，虚血の程度，強さ，部位を評価することが，血行再建治療に有効である。

（文献11より）

表7 安定狭心症,無症候性心筋虚血例に対する血行再建の適応

	形態評価による亜分類	推奨クラス	根拠レベル
予後改善のため	左主幹部(狭窄)>50%	I	A
	左前下行枝近位部(狭窄)>50%*	I	A
	2枝あるいは3枝疾患で左心機能低下	I	B
	広範な虚心筋虚血検出例(10%>左室)	I	B
	単一開存血管の狭窄度>50%*	I	C
	1枝疾患で非前下行枝病変かつ心筋虚血<10%	III	A
症状改善のため	50%以上の狭窄かつ至適内科治療にかかわらず狭心症が持続する例	I	A
	呼吸困難/心不全かつ狭窄度>50%病変領域の>10%心筋虚血/生存心筋	IIa	B
	至適内科治療で無症状	III	C

(文献11より)

表6に,ESCから提唱された虚血性心疾患の診断例および疑い例のリスク層別化のための診断検査法の適応とエビデンスレベルを示した。無症状例への負荷心筋シンチグラフィ検査は,クラスIIIで,適応があるのは,検査前予測有病率が中等度の例である。高率と予測される例では冠動脈造影検査を優先すべきとしている。負荷心筋シンチグラフィは,虚血性心疾患の診断がついていた例,除外された例においても予後予測に有用であり,その適応はクラスIレベルAで,エビデンスレベル,推奨度も高い。

表7では予後改善とQOL向上を目的とした血行再建の適応が示されている。ここでは,負荷心筋シンチで評価した虚血範囲が左室心筋の10%以上例が適応と明記してある。このような定量評価は,心臓核医学検査では容易で,ルーチンの画像処理で可能である。

ACC/AHAからの血行再建術の適正基準における判断も,ESCと同様に解剖学的リスクを基本評価にすえて,症状の程度,非侵襲的検査によるリスク評価,治療内容・効果から行う立場である[12]。重要視されている非侵襲的検査による評価では,運動負荷トレッドミル検査,負荷心筋シンチ,負荷心エコー検査を用いてリスク層別化を行う。診断基準を表8に示すが,主たる評価項目の多くは負荷心筋シンチ所見による評価である。それらは虚血範囲,虚血領域数と部位,一過性内腔拡大,Tl製剤を用いた際の負荷後像での肺への取り込み増加,安静時左心機能,負荷時左心機能等である。

表9-11はその各要因と血行再建の適応の妥当性をまとめたものである[12]。表9:非侵襲的検査から診断された低リスク例と無症状例,表10:非侵襲的検査から診断された中等度リスク例とカナダ心臓病学会労作性狭心症重症度分類で1-II度の狭心症例,表11:非侵襲的検査にから高リスクと診断された例と狭心症重症度分類III-IV度の重症狭心症例における血行再建の適応を適切,不確実,不適切に分類したものである。

左主幹部病変,重症狭心症の多枝病変例等の最重症例を除けば,至適内科治療による治療効果は血行再建に劣らないことを証明した数多くのエビデンスが集積されている。小範囲の心筋虚血のみを認める軽症例に対する血行再建は予後を改善しない。この結論は1980年代のCASS(Coronary Artery Surgery Study)研究から変わりがない。PCI治療は,手技による

表8 非観血的検査によるリスク評価

高リスク（＞3％の年間死亡率）
1 安静時の高度左心機能障害（LVEF＜35％）
2 高リスクのデュークトレッドミルスコア（スコア≦－11）
3 負荷時の高度左心機能障害（負荷 LVEF＜35％）
4 負荷で誘発される広範囲血流欠損（時に前壁）
5 負荷で誘発される複数領域の中等度範囲血流欠損
6 広範囲の固定性血流欠損および左室拡張あるいは肺野取り込み増加（201Tl）
7 負荷で誘発される中等度血流欠損および左室拡張あるいは肺野取り込み増加（201Tl）
8 低用ドブタミン負荷（≦10 mg/kg/min）あるいは低心拍数（＜120 bpm）で出現する壁運動異常（＞2分画以上）

中等度リスク（1–3％の年間死亡率）
1 安静時の軽度－中等度左心機能障害（LVEF35－49％）
2 中等度リスクのデュークトレッドミルスコア（－11から＜5）
3 負荷で誘発される中等度血流欠損かつ左室拡張あるいは肺野取り込み増加がない（201Tl）
4 高濃度ドブタミン負荷検査で2分画あるいはそれ以下の範囲の壁運動異常

低リスク（＜1％の年間死亡率）
1 低リスクのデュークトレッドミルスコア（≧5）
2 安静時あるいは負荷時の正常あるいは小範囲血流欠損
3 負荷時の正常壁運動あるいは安静時の限局した壁運動の負荷時無変化

（文献12より）

表9 低リスクあるいは無症状例における血行再建基準

症状 内科治療	低リスクの非観血検査所見					負荷検査 内科治療	無症状例				
Class III or IV 最大限治療	不確実	適切	適切	適切	適切	高リスク 最大限治療	不確実	適切	適切	適切	適切
Class I or II 最大限治療	不確実	不確実	適切	適切	適切	高リスク 無/最少限治療	不確実	不確実	適切	適切	適切
無症状 最大限治療	不適切	不適切	不確実	不確実	不確実	中リスク 最大限治療	不確実	不確実	不確実	不確実	適切
Class III or IV 無/最少限治療	不適切	不確実	適切	適切	適切	中リスク 無/最少限治療	不適切	不適切	不確実	不確実	適切
Class I or II 無/最少限治療	不適切	不適切	不確実	不確実	不確実	低リスク 最大限治療	不適切	不適切	不確実	不確実	不確実
無症状 無/最少限治療	不適切	不適切	不確実	不確実	不確実	低リスク 無/最少限治療	不適切	不適切	不確実	不確実	不確実
冠動脈形態	1枝完全閉塞のみ	1-2枝病変，前下行枝近位病変なし	1枝病変前下行枝近位病変	2枝病変前下行枝近位病変	3枝病変主幹部病変	冠動脈形態	1枝完全閉塞のみ	1-2枝病変，前下行枝近位病変なし	1枝病変前下行枝近位病変	2枝病変前下行枝近位病変	3枝病変主幹部病変

表10　中等度リスクにあるいは中等度狭心症例における血行再建基準

症状 内科治療	中リスクの非観血的検査所見					負荷検査 内科治療	カナダ心臓病学会労作性狭心症重症度 分類クラスⅠあるいはⅡ				
Class Ⅲ or Ⅳ 最大限治療	適切	適切	適切	適切	適切	高リスク 最大限治療	適切	適切	適切	適切	適切
Class Ⅰ or Ⅱ 最大限治療	不確実	適切	適切	適切	適切	高リスク 無/最少限治療	不確実	適切	適切	適切	適切
無症状 最大限治療	不確実	不確実	不確実	不確実	適切	中リスク 最大限治療	不確実	適切	適切	適切	適切
Class Ⅲ or Ⅳ 無/最少限治療	不確実	不確実	不確実	不確実	適切	中リスク 無/最少限治療	不確実	不確実	不確実	適切	適切
Class Ⅰ or Ⅱ 無/最少限治療	不確実	不確実	不確実	不確実	適切	低リスク 最大限治療	不確実	不確実	不確実	適切	適切
無症状 無/最少限治療	不適切	不適切	不確実	不確実	適切	低リスク 無/最少限治療	不適切	不適切	不確実	不確実	不確実
冠動脈形態	1枝完全閉塞のみ	1-2枝病変，前下行枝近位病変なし	1枝病変前下行枝近位病変	2枝病変前下行枝近位病変	3枝病変主幹部病変	冠動脈形態	1枝完全閉塞のみ	1-2枝病変，前下行枝近位病変なし	1枝病変前下行枝近位病変	2枝病変前下行枝近位病変	3枝病変主幹部病変

表11　高リスクにあるいは重症狭心症例における血行再建基準

症状 内科治療	高リスクの非観血的検査所見					負荷検査 内科治療	カナダ心臓病学会労作性狭心症重症度 分類クラスⅢあるいはⅣ				
Class Ⅲ or Ⅳ 最大限治療	適切	適切	適切	適切	適切	Class Ⅲ or Ⅳ 最大限治療	適切	適切	適切	適切	適切
Class Ⅰ or Ⅱ 最大限治療	適切	適切	適切	適切	適切	Class Ⅰ or Ⅱ 最大限治療	適切	適切	適切	適切	適切
無症状 最大限治療	不確実	適切	適切	適切	適切	無症状 最大限治療	適切	適切	適切	適切	適切
Class Ⅲ or Ⅳ 無/最少限治療	適切	適切	適切	適切	適切	Class Ⅲ or Ⅳ 無/最少限治療	不確実	不確実	適切	適切	適切
Class Ⅰ or Ⅱ 無/最少限治療	不確実	適切	適切	適切	適切	Class Ⅰ or Ⅱ 無/最少限治療	不確実	不確実	適切	適切	適切
無症状 無/最少限治療	不確実	不確実	適切	適切	適切	無症状 無/最少限治療	不適切	不確実	適切	適切	適切
冠動脈形態	1枝完全閉塞のみ	1-2枝病変，前下行枝近位病変なし	1枝病変前下行枝近位病変	2枝病変前下行枝近位病変	3枝病変主幹部病変	冠動脈形態	1枝完全閉塞のみ	1-2枝病変，前下行枝近位病変なし	1枝病変前下行枝近位病変	2枝病変前下行枝近位病変	3枝病変主幹部病変

合併症を0％にはできないリスク，薬剤溶出性ステント（drug-eluting stent：DES）挿入後の遅延性血栓閉塞リスク（0.2〜0.3％/年），2剤の抗血小板療法による大出血のリスク（1％/年）を伴った治療である。

5. 心筋 viability の評価

　虚血性心疾患の中で，低左心機能例あるいは心不全を発症した例は予後不良である．このような例で，冬眠心筋（機能低下を示しているが血行再建で機能回復が得られる心筋 dysfunctional but viable myocardium）の存在を診断し，適切に血行再建を行うことで，局所壁運動，左心機能，症状，生命予後の改善効果が得られる．

　血行再建の適応決定のために，冬眠心筋を診断し，その量（心内膜方向への広がりと冠動脈支配領域への広がり）等を定量的に評価するために，さまざまな画像診断法が用いられている．核種では，^{201}Tl，^{99m}Tc 製剤，^{18}F-FDG PET が使用できる．それぞれの壁運動回復の診断能は，前二者で感度 80％，特異度 60％，PET で感度 90％，特異度 65％ 程度である．メタ解析と PARR2 試験のサブスタディーでは，心筋 viability 評価に基づく適応決定が予後改善につながることが示された[13]．しかし，その診断精度に関して，レベルの高い臨床的根拠が十分に蓄積されているとはいえないとの批判がある．その理由は，研究対象の重症度の差異，効果判定の時期，画像診断の標準化や定量化の問題に加えて，多数例での診断法を直接比較する研究が困難であるためである．

　最近報告された無作為大規模介入研究である STICH 試験サブスタディでは，心筋シンチグラフィあるいはドブタミン負荷検査で心筋 viability の有無が診断され，血行再建と至適内科治療の死亡率が比較されたが，両群間で差が認められなかった[14]．この試験では，対象例が最重症例の除外された比較的軽症，あるいは狭心症を有し心筋 viability ありと診断された例が多く含まれていたことと，後ろ向き研究に比較して内科治療群の死亡率が低率であったことから，実際の臨床で心筋 viability 評価を求められる症例と差異があったと指摘されている．また，心筋 viability の診断基準が施設ごとに大きく異なっていたこともバイアスが働いたのではと懸念されている．

　心筋 viability の評価後の血行再建と内科治療を比較した介入試験である The Heart Failure Revascularization Trial（HEART），The Occluded Artery Trial Viability Ancillary Study（OAT-NUC）においても，両治療群間で生存率に有意差が認められていない．これらの研究の内科治療では，β 遮断薬が高頻度に使用されていた．STICH 試験サブスタディの結果は，「低左心機能例において心筋 viability 診断に，狭心症の有無，心電図所見および左室造影検査所見は必須で，追加の画像検査による評価は，治療法の選択の際に必須のものではない」ことを示唆している．しかし CABG 群では，総死亡と心血管疾患による入院数の低下が認められていることから，低左心機能例では治療方針の決定が困難な場合には，核医学検査により血行再建の適応決定を支持する情報を得ることができると考えられる．

● 文　献

1) Greenland P, Alpert JS, Beller GA, et al. 2010 ACCF/AHA guideline for assessment of cardiovascular risk in asymptomatic adults：a report of the American College of Cardiology Foundation/American Heart Association Task Force on Practice Guidelines. J Am Coll Cardiol. 2010；56：e50-e103.
2) Ferket BS, Genders TSS, Colkesen EB, et al. Systematic review of guidelines on imaging of asymptomatic coronary artery disease. J Am Coll Cardiol. 2011；57：1591-600.
3) 山科章，上嶋健治，木村一雄，他．非侵襲的診断法に関するガイドライン．Cir J. 2009；73：Supple. III：1019-114.
4) 玉木長良，日下部きよ子，汲田伸一郎，他．心臓核医学検査ガイドライン（2010改訂版）．日本循環器

学会 HP http：//www.j-circ.or.jp/guideline/pdf/ JCS2010tamaki.h.pdf

5) Brindis RG, Douglas PS, Hendel RC, et al. ACCF/ASNC appropriateness criteria for single-photon emission computed tomography myocardial perfusion imaging (SPECT MPI)：a report of the American College of Cardiology Foundation Strategic Direction Committee Appropriateness Criteria Working Group and the American Society of Nuclear Cardiology. J Am Coll Cardiol. 2005；46：1587-605.

6) Matsuo S, Nakajima K, Horie M, et al. Prognostic value of normal stress myocardial perfusion imaging in Japanese population. Cir J. 72：4611-7.

7) Hendel RC, Berman DS, Di Carli MF, et al. ACCF/ASNC/ACR/AHA/ASE/ SCCT/SCMR/SNM 2009 appropriate use criteria for cardiac radionuclide imaging：a report of the American College of Cardiology Foundation Appropriate Use Criteria Task Force, the American Society of Nuclear Cardiology, the American College of Radiology, the American Heart Association, the American Society of Echocardiography, the Society of Cardiovascular Computed Tomography, the Society for Cardiovascular Magnetic Resonance, and the Society of Nuclear Medicine. J Am Coll Cardiol. 2009；53：2201-29.

8) Nishimura T, Nakajima K, Kusuoka H, et al. Prognostic study of risk stratification among Japanese patients with ischemic heart disease using gated myocardial perfusion SPECT：J-ACCESS study. Eur J Nucl Med Mol Imaging. 2008；35：319-28.

9) Boden WE, O'Rourke RA, Teo KK, et al. Optimal Medical Therapy with or without PCI for stable coronary disease. N Engl J Med. 2007；356：1503-16.

10) Shaw LJ, Berman DS, Maron DJ, et al. Optimal medical therapy with or without percutaneous coronary intervention to reduce ischemic burden：results from the Clinical Outcomes Utilizing Revascularization and Aggressive Drug Evaluation (COURAGE) trial nuclear substudy. Circulation. 2008；117：1283-91.

11) Wijns W, Kolh P, Danchin N, et al. Guidelines on myocardial revascularization.The Task Force on Myocardial Revascularization of the European Society of Cardiology (ESC) and the European Association for Cardio- Thoracic Surgery (EACTS). Eur Heart. J 2010；31：2501-55.

12) Patel MR, Dehmer GJ, Hirshfeld JW, et al. ACCF/SCAI/STS/AATS/AHA/ASNC/HFSA/SCCT 2012 Appropriate Use Criteria for Coronary Revascularization Focused Update A Report of the American College of Cardiology Foundation Appropriate Use Criteria Task Force, Society for Cardiovascular Angiography and Interventions, Society of Thoracic Surgeons, American Association for Thoracic Surgery, American Heart Association, American Society of Nuclear Cardiology, and the Society of Cardiovascular Computed Tomography. J Am Coll Cardiol. 2012；59：857-81.

13) D'Egidio G, Nichol G, Williams KA, et al. Increasing benefit from revascularization is associated with increasing amounts of myocardial hibernation：a substudy of the PARR-2 trial. JACC Cardiovasc Imaging. 2009；2：1060-68.

14) Bonow RO, Maurer G, Lee KL, et al. Myocardial viability and survival in ischemic left ventricular dysfunction. N Engl J Med. 2011；364：1617-25.

3 虚血性心疾患の治療評価

はじめに

　虚血性心疾患における治療法は内科療法と再灌流療法に大別でき，後者はさらにPCIとCABGに分けられる。治療の目的は短期的には症状や生活の質の改善であり，長期的には予後の改善にある。一般に症状や生活の質の改善にはPCIが優れているとされているが，長期予後においてPCIは内科療法と差がないことがCOURAGE研究により示された[1]。さらに生活の質の改善においても，同研究のサブ解析からPCIが優れていたのは36カ月までで，それ以降は内科療法と差がないことが明らかとなった[2]。そこで治療効果はいかに判定すべきかが問題となる。上記の報告によれば，治療後の症状の改善は長期の生活の質を保証するとは限らない。治療効果を正しく判断することは治療法の変更や追加治療の必要性の判断，治療開始後の予後の推定において非常に重要である。症状の改善や運動耐容能なども参考にはなるが，心臓核医学検査によって得られる残存虚血心筋量や心機能の諸指標は客観的な定量値として得られ，エビデンスもそろっており日常診療に非常に有用である。治療開始前に負荷心筋血流SPECTを行って虚血の重症度を定量化しておき，治療開始後の一定期間後に2回目のSPECTを行い，残存虚血心筋量をもって治療効果を判定する方法が有用である。"狭窄の解除"は内科療法に勝る予後改善効果がない一方で，"虚血の解除"は予後改善と深く関係している。SPECTを用いたCOURAGE研究のサブ解析においても，予後の改善は治療法の違いそのものではなく虚血心筋量の減少の度合いに依存していたことが示されている[3]。ここでは安定狭心症における治療効果の判定を中心に解説し，さらに予後に影響の大きい冠危険因子である糖尿病と慢性腎臓病（CKD）についても治療効果判定に関する主なものを紹介する。最後に急性冠症候群に関しても言及する。

1. 安定狭心症

1）治療法別の効果判定

　抗狭心症薬による内科療法は冠動脈拡張や，心筋酸素消費量低下などにより胸痛の閾値を上昇させ，症状の軽減や運動耐容能の改善が見込まれる。近年ではストロングスタチンによるプラーク退縮効果[4,5]が報告され，古典的な抗狭心症薬だけでなく積極的な脂質低下療法が冠動脈疾患の予後まで改善する可能性が示唆されている。内科治療においてもSPECTを活用すると，虚血心筋量の減少という形で治療効果を定量化することが可能である（図1）[3,6,7]。

　PCIによる治療効果の判定でもSPECTが活用できる。GieddらのレビューではPCI後2～48カ月後（中間値6カ月）に負荷SPECTが行われた8研究640例の調査において，再狭窄

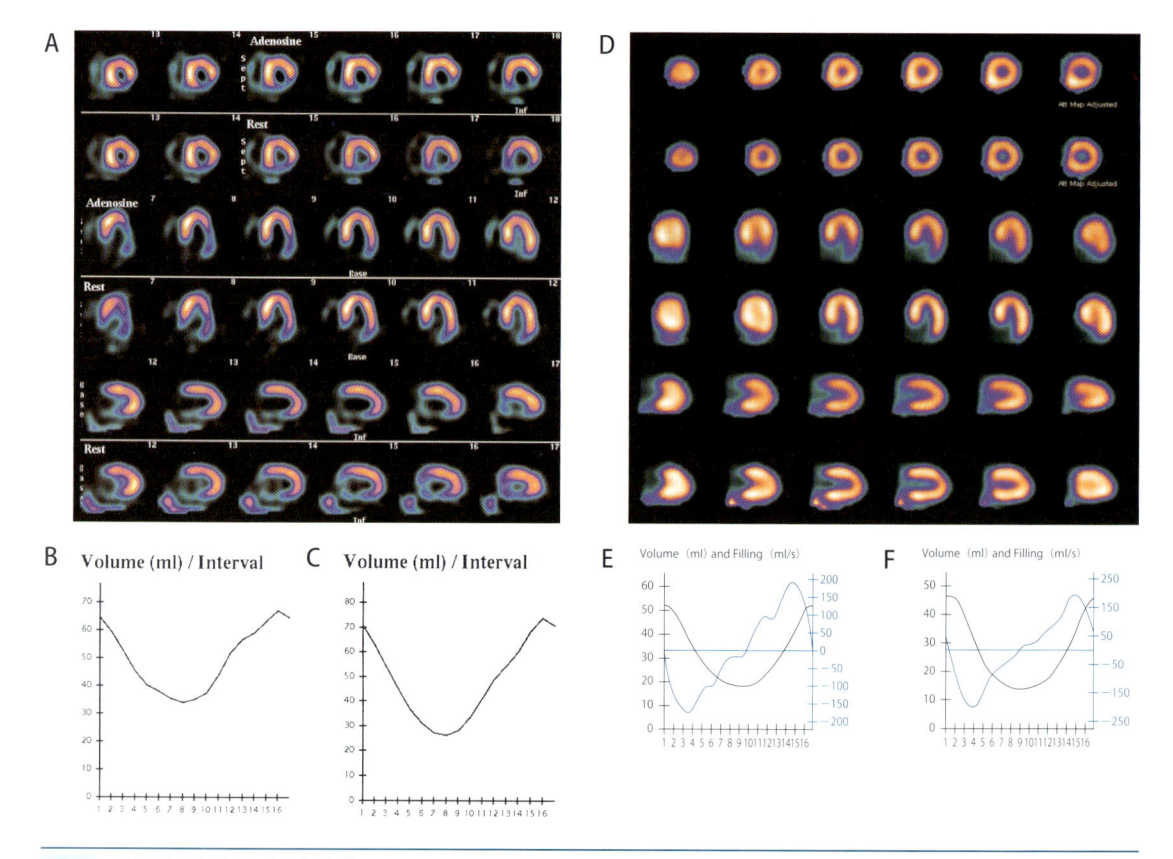

図1 内科治療による虚血の改善
RCA #3 90%, #11 100%の2枝病変を認めるも内科治療を選択した狭心症の78歳女性。治療前には下側壁に高度虚血を認めた（SSS＝13, SRS＝9, SDS＝4）(A)。QGSではEFが負荷時51%, 安静時65%と14%も低下していた（B, C）。5年後に行ったSPECTでは虚血は著しく減少し（SSS＝1, SRS＝0, SDS＝1）(D), 負荷による心機能低下は誘発されなくなった（E, F）。

の検出における感度，特異度，正診率はすべて79%であった[8]。Parisiらは1枝または2枝の冠動脈病変がCAGで確認された328例を，PTCAまたは内科療法にランダムに割付け6カ月後に運動負荷心電図またはSPECTを行った。最低5年間の予後を調査したところ，SPECTを受けた270例においてSPECTで虚血を認めた群の死亡率は20%であったが，虚血を認めなかった群では14%と少なかった（$p<0.03$）[9]。多枝病変例でもSPECTは有用である。AlazrakiらはPCIが行われた症例に1年後に負荷SPECTを行い，その後3年間の予後を調査した。虚血を認めた群では29%に死亡または心筋梗塞を認めたが，虚血のなかった群では14%と半分以下であった（EAST研究）[10]。このように，負荷心筋血流SPECTはPCI後の予後評価において非常に有用である。図2にハイリスク所見を呈した74歳男性の狭心症の例を示す。治療前のSPECTでは下壁から心尖部に高度虚血を認め（SSS＝21, SDS＝14），一過性内腔拡大（TID比1.33）も認めた。QGSでは左室収縮能（LVEF）が53%→37%と負荷により16%も低下し，負荷時には拡張能の低下も認め，ハイリスク所見を呈していた。CAGではRCA #1-3に90%, LAD #6に90%の2枝病変を認めた。2枝に対するPCIに成功し，1年後CAGとSPECTを行った。CAGでは再狭窄がなく，SPECTでは側壁基部にわずかな新規の虚血を認めたが，PCIを施行した前壁や下壁には虚血は認めず，負

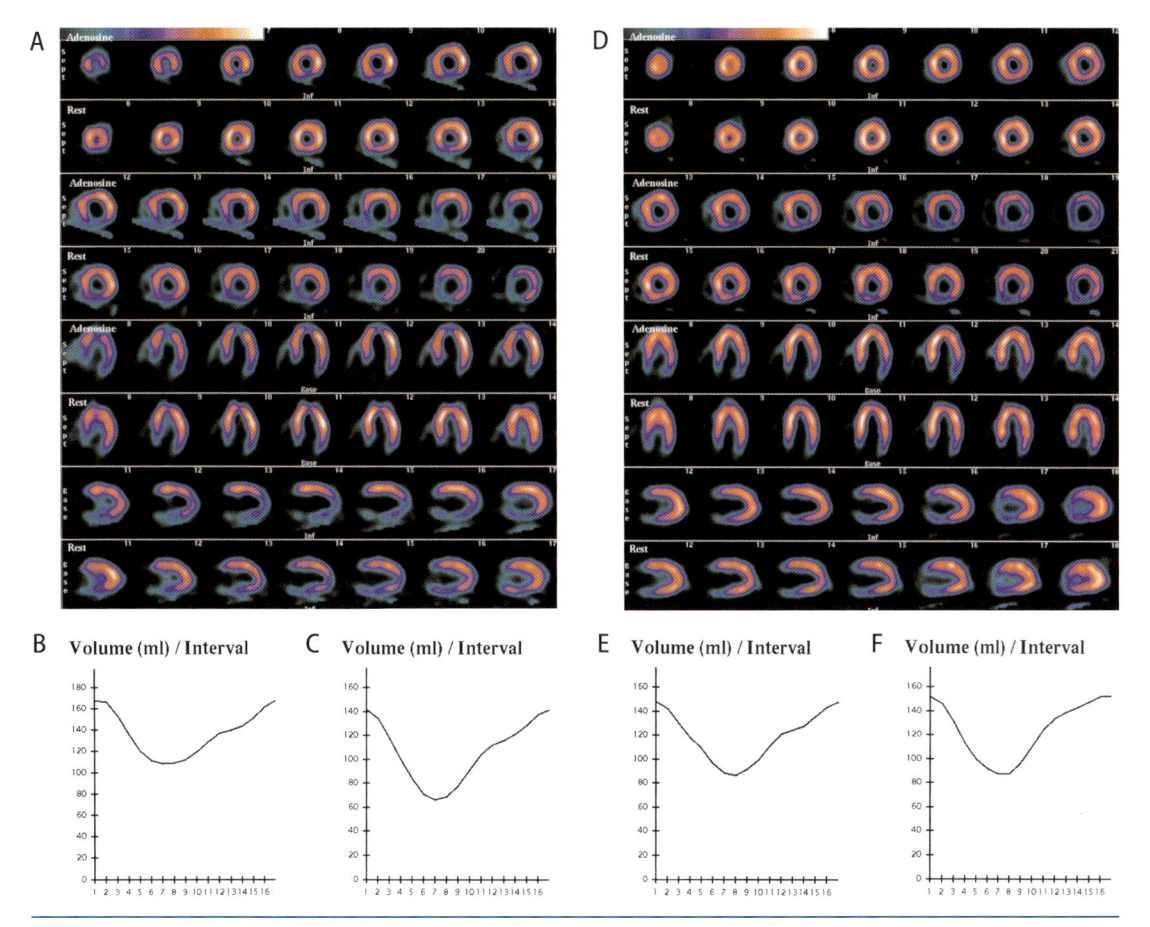

図2　PCIによる虚血改善効果

治療前には下壁から心尖部に高度虚血を認め（SSS＝21, SDS＝14），一過性内腔拡大（TID比1.33）も認めた（A）。QGSではEFが負荷時37％，安静時53％と16％も低下し，負荷時には拡張能の低下も認め（B, C），ハイリスク所見を呈していた。CAGではRCA #1-3 90％, LAD #6 90％の2枝病変を認めた。2枝に対するPCIに成功し，1年後に行ったSPECTでは側壁基部にわずかな新規の虚血を認めたが，PCIを施行した前壁や下壁には虚血は認めず（D），負荷による心機能低下も誘発されなくなった（E, F）。

荷による心機能低下も誘発されなくなった。

　CABGの治療効果判定も同様に可能である[11]。図3に拡張型心筋症様左室による心不全の46歳男性例を示す。心不全改善後の負荷心筋SPECTで下壁，下側壁に大きな梗塞，前壁中隔心尖部に虚血を認め（SSS＝30, SDS＝4），著明な左室内腔拡大とびまん性の壁運動低下（LVEF＝18％）を認めた。CAGではRCA #2 90％, #3 90％, LAD #7, #9, #10に90％, LCX #14 100％の3枝病変を認めた。LITA-#7 distal, GEA-#4PD, SVG-#14のCABGを施行。術後6カ月後のSPECTでは下壁と心尖部を除いて集積が改善し，残存虚血は認めなかった（SSS＝16, SDS＝0）。心機能も著明に改善し，リモデリングの改善も評価可能であった（EF＝18％→38％, EDV＝271 mL→189 mL, ESV＝222 mL→105 mL）。

　このように治療前にSPECTを行うことによって，疾患重症度の評価が行えるのみならず，その結果に基づいた治療法の選択が可能になる。また治療後にSPECTを行えば治療効果の判定として虚血の改善の程度がわかり，心機能やリモデリングの評価が客観的な定量値をもって評価できる。さらに，治療後の残存虚血量や心機能障害の程度によって，その後の予後推定も

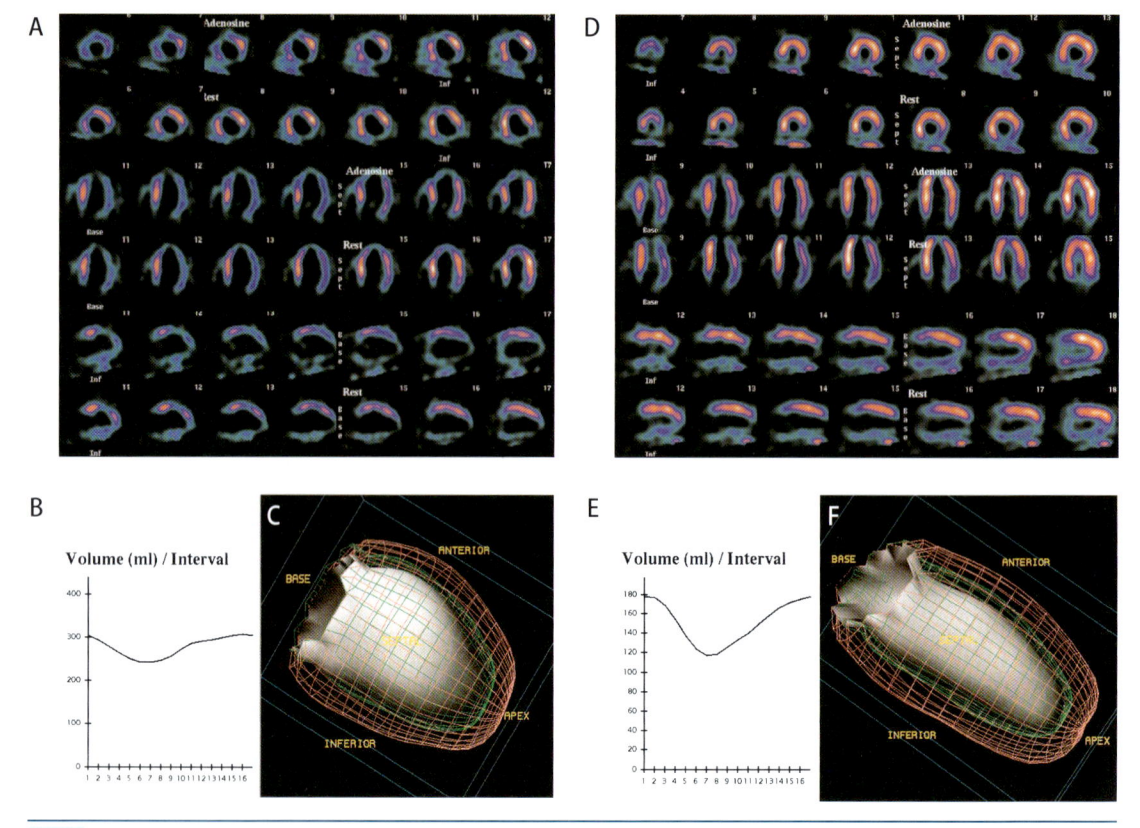

図3 CABGによる虚血および心機能改善効果

心不全改善後の負荷心筋SPECTで下壁，下側壁に大きな梗塞，前壁中隔心尖部に虚血を認めた（SSS＝30, SDS＝4）（A）。QGSでは著明な左室内腔拡大とびまん性の壁運動低下（LVEF＝18％）を認めた（B, C）。CAGではRCA ＃2 90％, ＃3 90％, LAD ＃7, ＃9, ＃10に90％，LCX ＃14 100％の3枝病変を認めた。LITA-＃7 distal, GEA-＃4PD, SVG-＃14のCABG施行。術後6カ月後のSPECTでは下壁と心尖部を除き集積が改善し，残存虚血は認めなかった（SSS＝16, SDS＝0）（D）。QGSでは心機能も著明に改善し，EF＝18％→38％, EDV＝271 mL→189 mL, ESV＝222 mL→105 mLと収縮能の改善に加え，リモデリングの改善も評価可能であった（B, C, E, F）。

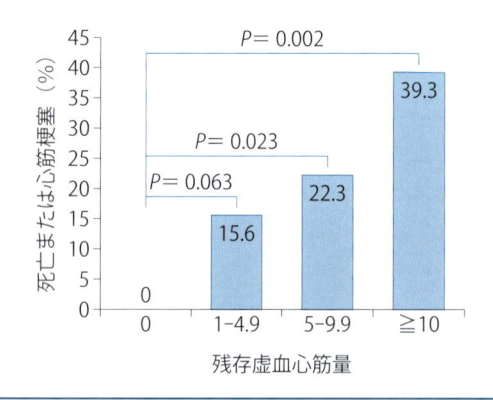

図4 安定狭心症への治療開始1年前後の残存虚血とその後の予後
治療開始後であっても残存虚血心筋量に応じて心事故発生率は高くなる。残存虚血がなくなるとイベント発生率もゼロとなっている。

可能である．図4に，COURAGE研究のサブ解析のデータから治療開始6カ月～18カ月の間に行われたSPECTの結果と，その後の予後との関係を示す．治療開始後であっても残存虚血心筋量が多いほど心事故発生率は上昇している．さらに注目すべきは，残存虚血"ゼロ"ではその後約4年間心事故発生率ゼロであった点である．この研究ではCAG上有意狭窄が証明されている狭心症例が対象となっており，2次予防に近いハイリスク群であるが，それでもSPECTで虚血がなければ心事故も少ないことが改めて証明されたのである[3]．

2）治療法別の効果の比較

　安定狭心症で冠動脈に有意狭窄を認めた場合，PCIにより狭窄を解除した方が予後改善につながると従来信じられてきた．しかしCOURAGE研究により，適切な内科療法とPCI後に同様の内科療法を継続する治療法では予後に差がないことが証明された．しかし，治療前の虚血の程度や治療による虚血改善の程度も予後に関係しないのであろうか．この疑問に答えてくれるのが同研究のSPECTを用いたサブ解析である[3]．治療前に中等度以上の虚血がSPECTにて証明された場合には虚血の改善が予後改善につながる．治療法に関わらず5%以上の虚血改善が1年後のSPECTで確認された群では，その後の心事故発生率が虚血改善の得られなかった群の半分程度に減少し明らかに低率であった（図5）．この検討の中で，PCIの方が内科療法より高率に虚血改善が得られることも示された（図6）．したがって中等度以上の虚血がある場合，PCIは予後改善効果が期待できると推察される．このことはHachamovitchらの報告[12]とも一致しており，10%以上の虚血がある場合にはPCIやCABGによる再灌流療法により予後改善が期待できる．

　一方，臨床の現場においては再灌流療法が適切と判断されて治療が行われても，不完全血行再建となってしまう場合もある．一般にCABGと比べPCIで不完全血行再建の率が高く，CABGでは不完全血行再建であってもハードイベント発生率は増加しないが，PCIで不完全血行再建の場合は予後が悪い[13]．

　低心機能の慢性冠動脈疾患にSPECTを行い内科治療，PCI（不完全血行再建），PCI（完全血行再建）を行って予後を調査した研究では，完全血行再建群を基準とした場合，内科治療が

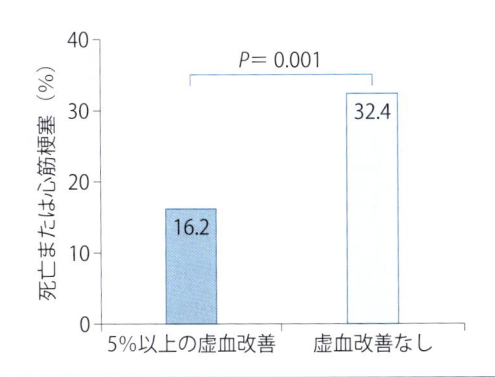

図5　中等度以上の虚血例の治療効果とその後の予後
治療により5%以上の虚血改善が得られた群では，その後の死亡または心筋梗塞発症率が改善しなかった群の1/2に低下した（COURAGE NUCLEAR Substudy）．
（文献3より）

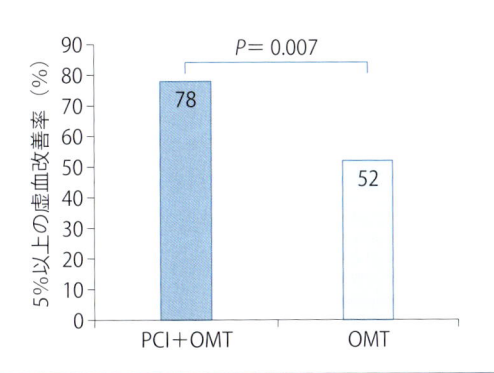

図6　治療法別虚血改善率
治療前中等度以上の虚血を認めた場合，PCI＋OMT群の方がOMT単独群より5%以上の虚血改善を得た割合が大きかった（COURAGE NUCLEAR Substudy）．OMT：Optimal Medical Therapy（内科治療）．　（文献3より）

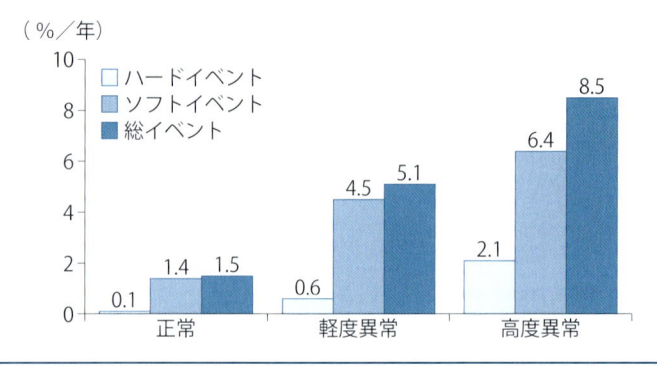

図7 不完全血行再建後の残存虚血量と心事故発生率
不完全血行再建であっても，SPECTが正常であれば総じて心事故発生率は低い。SPECTの欠損の程度に応じて心事故発生率が増加する。軽度異常群ではハードイベントは少ないがソフトイベントは高率に発生する。 （文献15より）

最も予後不良（p＜0.0002）であり，PCIを行っても不完全血行再建では有意に心事故発生率が高かった（p＜0.03）。多変量解析ではviabilityのある壁運動の低下したセグメント数がハザード比1.4で最も強力な予後予測因子であった（p＜0.003）[14]。一方，心機能が保たれた狭心症例において施行されたPCIで，完全血行再建が得られなかった場合にもSPECTは有用である。GalassiらはPCIにて完全血行再建が得られなかった多枝病変連続322例に対し，PCIの5カ月後に施行したSPECT上の欠損の程度と，84カ月（中間値33カ月）までの予後との関連を調査した。負荷時のSPECT欠損スコアから正常群（SSS＜4），軽度異常群（4≦SSS＜8），高度異常群（8＜SSS）に分けたところ，各群の総心事故発生率はそれぞれ1.5％，5.1％，8.5％であった（p＜0.01，図7）[15]。この結果から，不完全血行再建に終わってもSPECTが正常であれば総じて予後良好であり，軽度異常ではソフトイベントが著しく増加するものの，ハードイベントは低率である。このことは軽度異常群であれば，内科治療を強化継続し，小さなイベントが起こってから追加治療を行う戦略や，非侵襲的に経過を追ってハイリスクになってから追加治療を検討するなどの方針も可能である。不完全血行再建となってしまう例では，解剖学的に侵襲的な治療が難しい場合が多いが，SPECTの結果が保存的に見ていてよいのか，あえて難しい侵襲的治療を加えるかの判断に重要な情報を提供してくれる。

3) 予後を規定する冠危険因子と治療効果判定

a. 糖尿病

糖尿病では症状がないまま冠動脈病変が進行することが多く，無症候性心筋梗塞を起こしていることも稀ではない。Wackersらは負荷心筋血流SPECTをスクリーニング検査として用いて，冠動脈疾患の既往や疑いのない2型糖尿病患者522例を対象に無症候性心筋虚血の合併頻度を調査している（DIAD study）[16]。その結果，22％に無症候性心筋虚血が認められ，その29％は中等度以上の虚血であった。3年後に再度負荷心筋血流SPECTを施行し得た358例では，初回SPECTが正常例の90％が正常のままであった。一方，初回虚血例の79％もの多数例において内科治療のみで虚血が改善していた（図8）[17]。虚血の改善例ではスタチン，アスピリン，ACE阻害剤を含む内科治療が強化されており，糖尿病例においても内科治療強化が虚血改善をもたらすことが示された。このように負荷心筋血流SPECTは糖尿病においても治療効果の

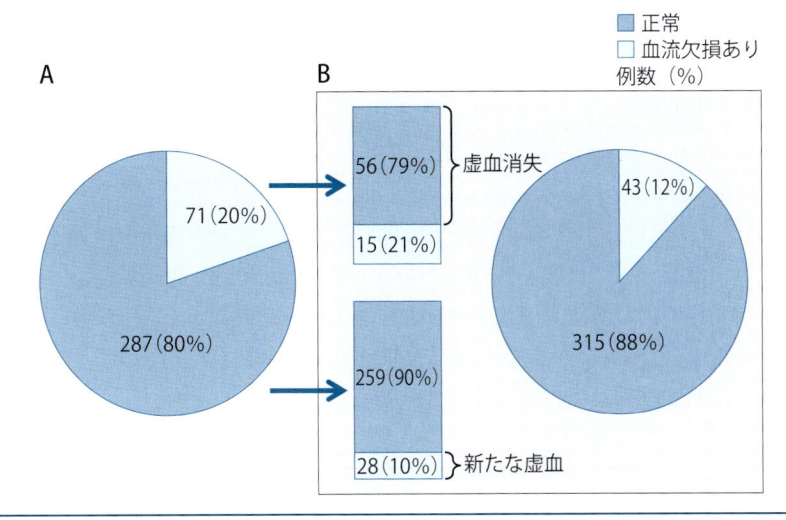

図8 2型糖尿病の内科治療と心筋虚血（DIAD2研究）
A：登録時，B：3年後。冠動脈疾患の既往や疑いのない2型糖尿病患者でSPECTが"異常"を呈した症例の内，実に79％が3年後には虚血が消失し正常化していた。反対に当初正常だった例が新たに虚血所見を呈したのは10％であった。全体では3年間再灌流療法なしで"異常"例は20％から12％に減少していた。（文献17より）

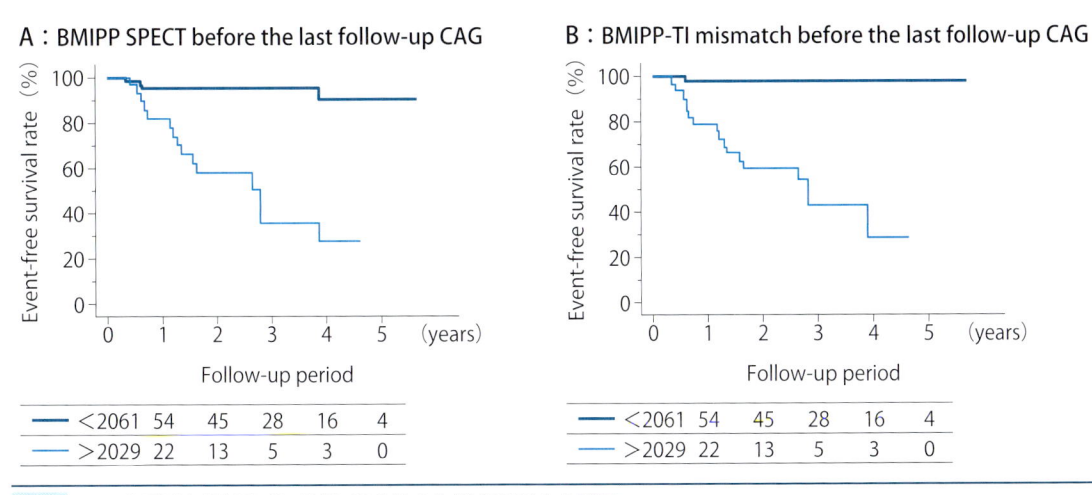

図9 PCIを受けた透析患者の追跡CAG前の心筋SPECTと心臓死
PCI後追跡造影で再狭窄，新規病変とも認めなかった透析症例のSPECT所見と心臓死。A：BMIPP summed score 20以上（淡青），20未満（濃紺）2群間でその後の3年間における心臓死はそれぞれ63.8％，4.9％（p＜0.0001）。B：BMIPP-TI ミスマッチスコア14以上（淡青），14未満（濃紺）2群間でその後の3年間における心臓死はそれぞれ56.9％，1.8％（p＜0.0001）であった。
（文献19より）

判定に有用である。その一方でDIAD studyの4.8年間の追跡調査では心事故発生頻度が低すぎたため，高額である負荷心筋血流SPECTを無症候の糖尿病患者にスクリーニング検査として行う妥当性は示されなかった[18]。

b. 慢性腎臓病

慢性腎臓病も狭心症の症状が現れにくく，症状が出現した時点では多枝病変や高度虚血の場合が少なくない。心電図では左室肥大の合併等によりST-T変化を呈していることも多く，虚血の判定は難しい。再灌流療法後，再狭窄をきたしても症状が出にくく，再狭窄や新規病変の評価は追跡冠動脈造影に頼ることが多い。Nishimuraらは維持透析患者において，PCI後の

追跡造影の時期に I-123 BMIPP 心筋 SPECT を行うと治療効果の判定が可能なだけでなく，その後の心臓死を予測することが可能であると報告している[19]。この研究では，追跡造影で再狭窄や新規病変がないことを CAG にて確認しているが，I-123 BMIPP での欠損スコアが大きい（summed score 20 以上）もしくは Tl とのミスマッチスコアが大きい（BMIPP-Tl ミスマッチスコア 14 以上）と心臓死の発生頻度が高かった（図 9）。心臓死予測の感度と特異度は BMIPP，BMIPP-Tl ミスマッチそれぞれで，78.9％と 80.3％，94.7％と 78.9％であった。すなわち再灌流療法後の予後予測能において，CAG 上有意な病変がなくとも BMIPP で欠損が強ければ予後不良であり，予後予測において BMIPP の方が CAG に勝っていることが示されたのである。したがって，少なくとも透析患者においては追跡造影だけではなく，BMIPP も行っておくことが望ましい。

2. 急性冠症候群

米国等では，急性期の CCU 入室前に安静時血流 SPECT を撮像して重症度を評価したり，あるいは緊急 PCI 後に SPECT を行って area at risk の評価を行うことが有用であると一時期報告されてきたが，近年米国においてもこのような方法はあまり行われなくなっており，日本ではほとんど行われていないことから急性期の SPECT に関しては割愛する。

1）亜急性期安静時心筋血流 SPECT

急性冠症候群においては急性期に primary PCI による再灌流療法が積極的に行われるようになった。初期成功率は 90％を超え，標的冠動脈病変の閉塞や狭窄はその多くが解除できるようになった。しかし冠動脈の拡張に成功しても，PCI に伴う末梢塞栓や再灌流傷害等により，心筋が高度の傷害を受けると左室はリモデリングをきたして拡大し，心機能は低下する。左室リモデリングの程度[20]や LVEF の低下の程度[21]は SPECT で評価した障害心筋量と相関することが知られており，リモデリングが完成する前の亜急性期に SPECT を行えば viability[22]や障害心筋量が評価可能であり，慢性期の心機能や予後を推定することができる[21]。心エコーその他の壁運動を中心とする評価では気絶心筋の影響があり，将来の心機能回復の予測は難し

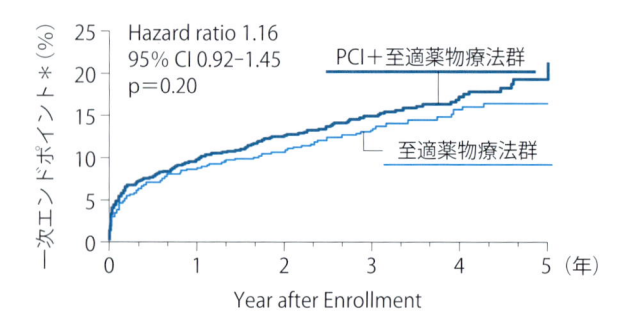

図 10 心筋梗塞亜急性期に梗塞責任血管の完全閉塞を認めた場合の治療法と予後

梗塞責任病変に対する PCI を行った群と薬物療法のみ行った群では，長期予後に差を認めなかった（OAT 研究）。　　　　　　　　　　　　　（文献 23 より）

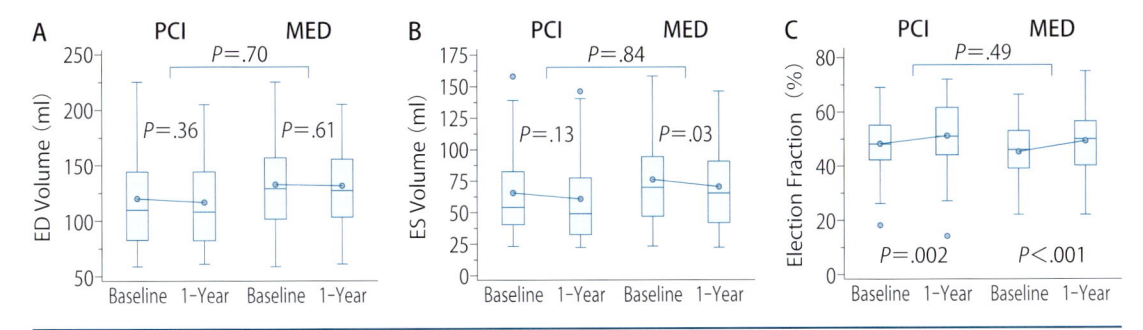

図11 急性心筋梗塞亜急性期に完全閉塞だった梗塞責任病変に対するPCIと内科治療の比較
1年後のEDV（A），ESV（B），LVEF（C）はいずれもPCIと内科治療で差がなかった（OAT-NUC研究）。　　　　　（文献22より）

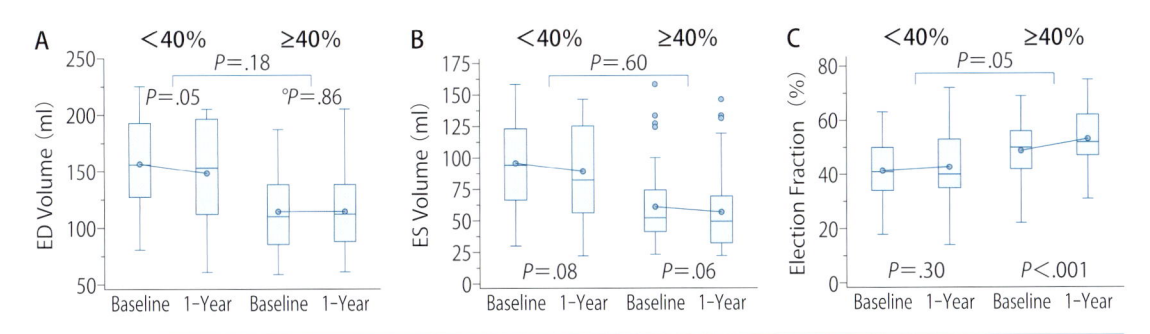

図12 梗塞部viabilityと1年後の心機能
左室容量はviabilityの有無にかかわらず変化はなかった（A, B）。LVEFはviability残存（% uptake≧40%）群でのみ有意に増加した（C）。　　　　　（文献22より）

い。
　急性心筋梗塞の再灌流療法におけるゴールデンタイムを過ぎた発症3〜28日に冠動脈造影が行われ，梗塞責任病変が完全閉塞でその灌流域が左室の25%以上の2166例に対し，PCIを行う群とPCIは行わず内科治療を行う2群に分けて4年以上予後を調査したOAT研究では，PCIと内科療法で心事故発生率に差がなかった（図10）[23]。さらにOAT研究のうちSPECT施行例のサブ解析では，亜急性期と1年後にSPECTを行い得た124例を対象に，1年後の左室リモデリングとLVEFが調査された。結果はやはりPCIと内科治療で差がなく，viabilityが残っていた場合のみLVEFが治療法によらず改善した（図11, 12）[22]。スタチンやRAS系阻害剤，β遮断剤，アスピリン等の優れた内科治療が行える現在，完全閉塞病変であっても，さらにviabilityが残っていても必ずしも内科治療を凌駕するPCIの優位性が示せなかったのである。このようにSPECTは客観的な梗塞の範囲，左室容量（リモデリング），左室収縮能（LVEF）が再現性よく定量的に評価できるため，亜急性期と慢性期に行うことにより治療効果の判定が可能である。

2）亜急性期負荷心筋血流SPECT

　急性期保存療法を行った場合の残存虚血の評価や，多枝病変例の残された治療対象病変の同定などには負荷心筋血流SPECTが有用である。合併症の無い初回急性心筋梗塞では，発症48時間以降であれば安全に薬剤負荷SPECTが施行可能である[24]。Marmarianらは安定している急性心筋梗塞728例を対象に多施設前向きの調査を行った（INSPIRE研究）。発症10日

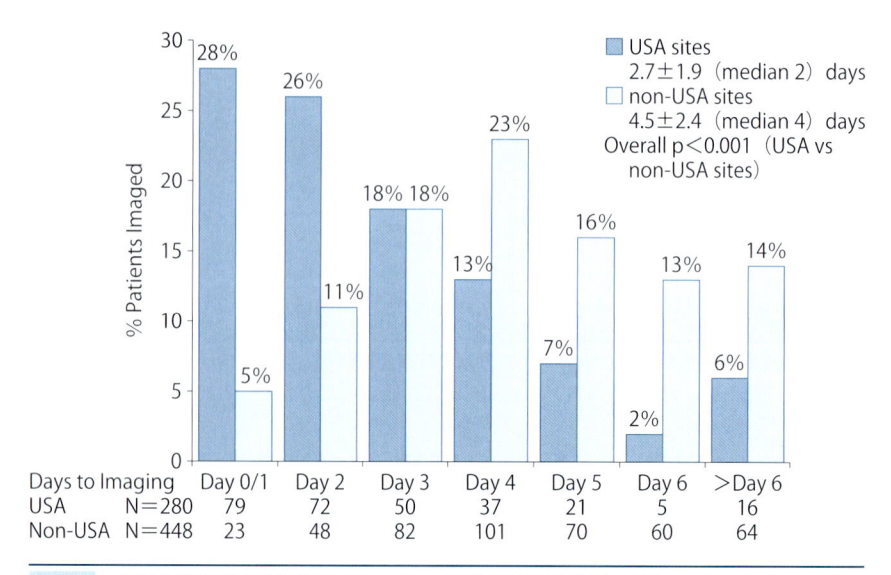

図13 急性心筋梗塞で入院後の Adenosine 負荷 SPECT 実施日の分布
米国の施設では50%以上が入院3日目以内に負荷検査を行っている。　　（文献25より）

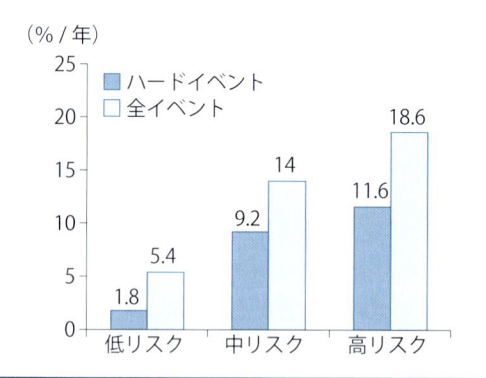

図14 急性心筋梗塞亜急性期に行った負荷心筋血流 SPECT の欠損スコアに基づくイベント発生率
欠損サイズに基づいて低，中，高リスクの3群に分けて1年間の予後を調査。心臓死と再梗塞をハードイベント，これに急性冠症候群や重症心不全を加えたものを全イベント定義したところ，欠損サイズが大きくなるにつれてイベント発生率も増加した（p<0.01）。
（文献14より）

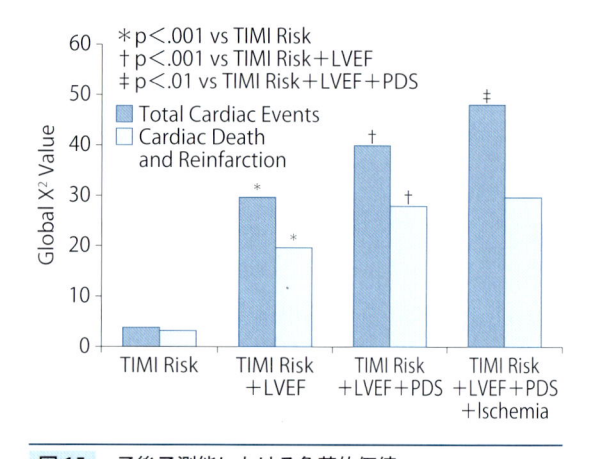

図15 予後予測能における負荷的価値
TIMI リスクスコアに加え，LVEF，負荷時の血流欠損スコア，虚血はそれぞれが予後予測において付加的な価値が認められた。

以内に adenosine 負荷 SPECT を行い，欠損サイズに基づいて低，中，高リスクの3群に分けて1年間の予後を調査。その内12%は入院翌日までに負荷が行われたが，問題となる副作用は生じなかった（図13）。心臓死と再梗塞をハードイベント，これに急性冠症候群や重症心不全を加えたものを全イベントと定義したところ，低，中，高リスク3群のハードイベント，全イベント発生率はそれぞれ，1.8%，5.4%，9.2%，14%，11.6%，18.6%と欠損サイズが大きくなるにつれてイベント発生率も増加した（p<0.01，図14）。予後予測能も TIMI リスクスコアに加え，LVEF，負荷時の血流欠損スコア，虚血はそれぞれが予後予測において付加的な価値が認められ，急性心筋梗塞の急性期に行う負荷心筋 SPECT は予後推定に TIMI リスクスコ

ア以上の予測能があることが証明された（図15）$^{25,26)}$。このように急性冠症候群の亜急性期であっても薬剤負荷 SPECT は安全に試行可能であり，予後推定に有用である。

● 参考文献

1) Boden WE, O'Rourke RA, Teo KK, et al. Optimal medical therapy with or without PCI for stable coronary disease. N Engl J Med. 2007；356：1503-16.
2) Weintraub WS, Spertus JA, Kolm P, et al. Effect of PCI on quality of life in patients with stable coronary disease. N Engl J Med. 2008；359：677-87.
3) Shaw LJ, Berman DS, Maron DJ, et al. Optimal medical therapy with or without percutaneous coronary intervention to reduce ischemic burden：results from the Clinical Outcomes Utilizing Revascularization and Aggressive Drug Evaluation (COURAGE) trial nuclear substudy. Circulation. 2008；117：1283-91.
4) Hiro T, Kimura T, Morimoto T, et al. Effect of intensive statin therapy on regression of coronary atherosclerosis in patients with acute coronary syndrome：a multicenter randomized trial evaluated by volumetric intravascular ultrasound using pitavastatin versus atorvastatin (JAPAN-ACS [Japan assessment of pitavastatin and atorvastatin in acute coronary syndrome] study). J Am Coll Cardiol. 2009；54：293-302.
5) Takayama T, Hiro T, Yamagishi M, et al. Effect of rosuvastatin on coronary atheroma in stable coronary artery disease：multicenter coronary atherosclerosis study measuring effects of rosuvastatin using intravascular ultrasound in Japanese subjects (COSMOS). Circ J. 2009；73：2110-7.
6) Mahmarian JJ, Dakik HA, Filipchuk NG, et al. An initial strategy of intensive medical therapy is comparable to that of coronary revascularization for suppression of scintigraphic ischemia in high-risk but stable survivors of acute myocardial infarction. J Am Coll Cardiol. 2006；48：2458-67.
7) Zoghbi GJ, Dorfman TA, Iskandrian AE. The effects of medications on myocardial perfusion. J Am Coll Cardiol. 2008；52：401-16.
8) Giedd KN, Bergmann SR. Myocardial perfusion imaging following percutaneous coronary intervention：the importance of restenosis, disease progression, and directed reintervention. J Am Coll Cardiol. 2004；43：328-36.
9) Parisi AF, Hartigan PM, Folland ED. Evaluation of exercise thallium scintigraphy versus exercise electrocardiography in predicting survival outcomes and morbid cardiac events in patients with single- and double-vessel disease. Findings from the Angioplasty Compared to Medicine (ACME) Study. J Am Coll Cardiol. 1997；30：1256-63.
10) Alazraki NP, Krawczynska EG, Kosinski AS, et al. Prognostic value of thallium-201 single-photon emission computed tomography for patients with multivessel coronary artery disease after revascularization (the Emory Angioplasty versus Surgery Trial [EAST]). Am J Cardiol. 1999；84：1369-74.
11) Nallamothu N, Johnson JH, Baqheri B, et al. Utility of stress single-photon emission computed tomography (SPECT) perfusion imaging in predicting outcome after coronary artery bypass grafting. Am J Cardiol. 1997；80：1517-21.
12) Hachamovitch R, Hayes SW, Friedman JD, et al. Comparison of the short-term survival benefit associated with revascularization compared with medical therapy in patients with no prior coronary artery disease undergoing stress myocardial perfusion single photon emission computed tomography. Circulation. 2003；107：2900-7.
13) van den Brand MJ, Rensing BJ, Morel MA, et al. The effect of completeness of revasularization on event-free survival at one year in the ARTS trial. J Am Coll Cardiol. 2002；39：559-64.
14) Sciagrà R, Pellegri M, Pupi A, et al. Prognostic implications of Tc-99m sestamibi viability imaging and subsequent therapeutic strategy in patients with chronic coronary artery disease and left ventricular dysfunction. J Am Coll Cardiol. 2000；36：739-45.
15) Galassi AR, Grasso C, Azzerelli S, et al. Usefulness of exercise myocardial scintigraphy in multivessel coronary disease after incomplete revascularization with coronary stenting. Am J Cardiol. 2006；97：207-15. Wackers FJ, Young LH, Inzucchi SE, et al. Detection of silent myocardial ischemia in asymptomatic diabetic subjects：the DIAD study. Diabetes Care. 2004；27：1954-61.
16) Wackers FJ, Young LH, Inzucchi SE, et al. Detection of silent myocardial ischemia in asymptomatic diabetic subjects：the DIAD study. Diabetes Care. 2004；27：1954-61.

17) Wackers FJ, Chyun DA, Young LH, et al. Resolution of asymptomatic myocardial ischemia in patients with type 2 diabetes in the Detection of Ischemia in Asymptomatic Diabetics (DIAD) study. Diabetes Care. 2007 ; 30 : 2892-8.
18) Young LH, Wackers FJ, Chyun DA, et al. Cardiac outcomes after screening for asymptomatic coronary artery disease in patients with type 2 diabetes : the DIAD study : a randomized controlled trial. JAMA. 2009 ; 301 : 1547-55.
19) Nishimura M, Tokoro T, Nishida M, et al. Myocardial fatty acid imaging identifies a group of hemodialysis patients at high risk for cardiac death after coronary revascularization. Kidney Int. 2008 ; 74 : 513-20.
20) Choi JY, Moon DH, Lee CW, et al. Prediction of left ventricular dilatation with thallium-201 SPET imaging after primary angioplasty in patients with acute myocardial infarction. Eur J Nucl Med Mol Imaging. 2002 ; 29 : 728-34.
21) Bassand JP, Machecourt J, Cassagnes J, et al. Multicenter trial of intravenous anisoylated plasminogen streptokinase activator complex (APSAC) in acute myocardial infarction : effects on infarct size and left ventricular function. J Am Coll Cardiol. 1989 ; 13 : 988-97.
22) Udelson JE, Pearte CA, Kimmelstiel CD, et al. The Occluded Artery Trial (OAT) Viability Ancillary Study (OAT-NUC) : influence of infarct zone viability on left ventricular remodeling after percutaneous coronary intervention versus optimal medical therapy alone. Am Heart J. 2011 ; 161 : 611-21.
23) Hochman JS, Lamas GA, Buller CE, et al. Coronary intervention for persistent occlusion after myocardial infarction. N Engl J Med. 2006 ; 355 : 2395-407.
24) Heller GV, Brown KA, Landin RJ, et al. Safety of early intravenous dipyridamole technetium 99m sestamibi SPECT myocardial perfusion imaging after uncomplicated first myocardial infarction. Early Post MI IV Dipyridamole Study (EPIDS). Am Heart J. 1997 ; 134 : 105-11.
25) Mahmarian JJ, Shaw LJ, Olszewski GH, et al. Adenosine sestamibi SPECT post-infarction evaluation (INSPIRE) trial : A randomized, prospective multicenter trial evaluating the role of adenosine Tc-99m sestamibi SPECT for assessing risk and therapeutic outcomes in survivors of acute myocardial infarction. J Nucl Cardiol. 2004 ; 11 : 458-69.
26) Mahmarian JJ, Shaw LJ, Filipchuk NG, et al. A multinational study to establish the value of early adenosine technetium-99m sestamibi myocardial perfusion imaging in identifying a low-risk group for early hospital discharge after acute myocardial infarction. J Am Coll Cardiol. 2006 ; 48 : 2448-57.

4 糖尿病

はじめに

　糖尿病例は，心筋梗塞の既往のある非糖尿病例と同等の心血管死のリスクを持ち，無痛性虚血所見や非典型な症状を呈する。心臓核医学検査は，無症候性・高リスク2型糖尿病のスクリーニングおよび有症状例のリスク層別化に有用である。腎機能低下例，高齢で高度な冠動脈石灰化が予測される例では，運動あるいは薬物負荷心筋シンチが第一選択となる。治療方針決定の際には，重症例ほど，病変形態と虚血の有無・程度を総合的に診断する。

1. 無症候・安静時心電図正常の2型糖尿病のスクリーニング

　糖尿病例は，心筋梗塞の既往のある非糖尿病例と同等の心血管死のリスクを持つと報告されていたが，日本においても，J-ACCESS研究で同様の結果であることが確認された（図1）[1]。このような結果から，「リスクの高い糖尿病例に対して無症候の時期にスクリーニングを行い，血行再建の適応例を抽出できれば，予後を改善できるのではないか」との臨床的仮説が，DIAD（The Detection of Ischemia in Asymptomatic Diabetics）研究で検証された[2,3]。この仮説は，非侵襲的画像診断の進歩と血行再建術の成績向上を背景とし，高リスク群の予後を改善することが全体の心死亡を減らすことに繋がるとする，ハイリスクアプローチに基づくものである。

　DIAD研究では1123人の無症状のDM患者を，アデノシン負荷心筋シンチグラムによるスクリーニング群と非スクリーニング群に割り付けて平均4.8年間のフォローアップを行い，致死的心筋梗塞と心臓死を合わせた主要心血管イベント率が検討された。その率は両群でそれぞ

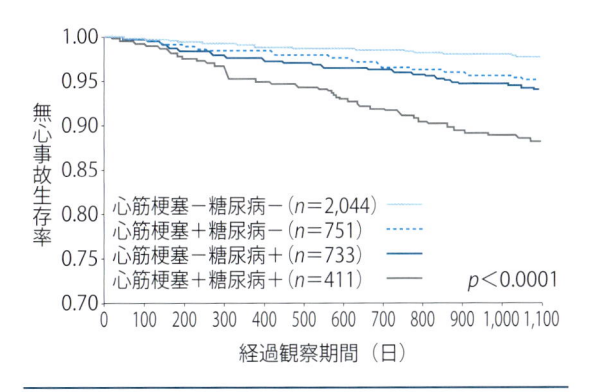

図1 J-ACCESS：糖尿病歴および梗塞歴と心事故発症率
（文献1より）

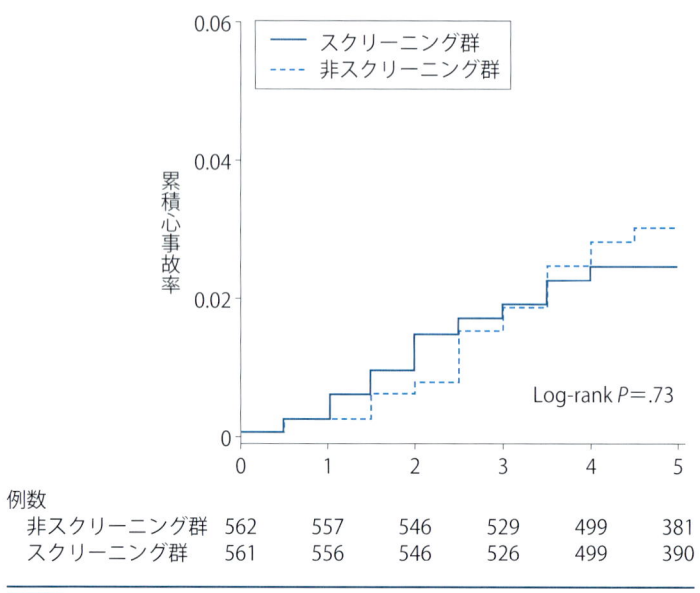

図2　DIAD研究の予後
平均4.8年間の経過観察期間中に両群の累積心イベント率（心臓死と非致死的心筋梗塞発症率）に有意差を認めない。　　　　　　　　　　（文献3より）

　れ2.7％，3.0％で有意差はなく，スクリーニングにより予後は改善しないとの結論が得られた（図2）。しかし，この結果の解釈も注意すべき点がある。一つは，対象全体の累積心血管イベントが2.9％と低かった点である。本研究では，両群で経年的にスタチン，ACE阻害剤，降圧剤，アスピリンの使用が増加し，最終的には80％の服用率となり，至適内科治療により冠動脈硬化疾患発症リスクが低く抑えられた集団であったと考えられる。これは至適内科治療の有効性が確認されたとともに，治療された群がルーチンに冠動脈硬化疾患スクリーニングを行うには非効率的な（低リスクの）集団であったと言える。第二にスクリーニング群では，シンチ所見に異常が認められた例では冠動脈造影を受け，適応と診断された例はPCIやCABGなどの血行再建術を受けている。早期（120日以内）の冠動脈造影施行率はスクリーニング群は非スクリーニング群よりも高かったが（4.4％ vs 0.5％），経過観察期間中の最終的な冠動脈造影検査率（14％ vs 12％）と，PCIまたはCABGの血行再建術の施行率（5.5％ vs 7.8％）に有意差はなかった。その理由は，負荷心筋シンチグラムの割り付け以後の検査と治療方針は主治医に任されており，非スクリーニング群では経過中に冠動脈硬化疾患が疑われ冠動脈造影を受けた後に適応と判断されれば，血行再建術を施行されたためである。この結果は，ルーチンのスクリーニング検査を行わなくても，通常の診療の過程で冠動脈硬化疾患の診断から治療に至ったが，その治療効果は劣るものではなかったことを意味する。

　DIAD研究では正常心電図例が対象であり，かつ至適内科治療がされていた。研究仮説であった「早期に無症候性の重症の冠動脈硬化疾患を発見して血行再建術を行うことで，予後を改善できる」ことについての再検討を示唆している。DIAD研究の結果等から，2011年以後の米国糖尿病学会の提言は，「リスク因子が治療されている無症候性の安静時心電図正常2型糖尿病例への冠動脈硬化疾患のルーチンスクリーニングは推奨しない」に変更された[4]。

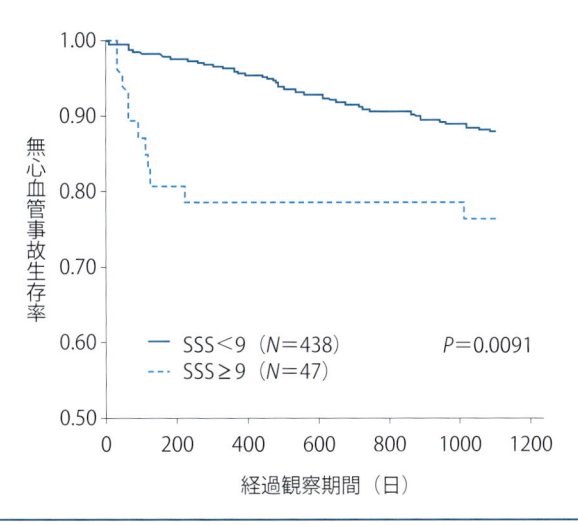

図3 J-ACCESSII：無症候性2型糖尿病例における負荷心筋シンチ所見と予後
負荷血流欠損度（summed stress score：SSS）。　　　　　　　　　　（文献5より）

2. 無症候性・ハイリスク2型糖尿病のスクリーニング

　日本で，無症候性の2型糖尿病例に対して心電図同期心筋シンチによるリスク評価の有用性を検討する前向き研究が行われた（J-ACCESSII）[5]。対象は，無症候の2型糖尿病で，50歳以上，内頚動脈肥厚≧1.1mm あるいは尿中アルブミン量≧30mg/gクレアチニンを認め，腹部肥満，低HDLコレステロール，高中性脂，高血圧の少なくとも2条件を満たす例で登録された。運動あるいは負荷心筋シンチ検査が行われ，その後3年間の経過観察がされた。総心血管事故として，突然死，心臓死，心不全，血行再建，新規の狭心症，不安定狭心症，一過性脳虚血発作，脳卒中，末梢動脈疾患が評価され，図3に示すように，SSSが9未満群に比べて9以上の群は，有意に事故率が高く，負荷心筋シンチによるリスク層別化が有効であることが示された。対象が高リスク群であったために，心血管事故率が高かったと推測されている。2型糖尿病は爆発的に増加しているが，病態，合併症も病期や治療内容により異なるため，リスク評価，治療方針決定に心臓核医学検査がどのように役立つのか，今後の研究が待たれる。

3. 有症状の糖尿病例の診断とリスク評価

　糖尿病例は典型的な狭心痛ではなく，非典型な息切れ，呼吸困難等を示すことがあり，有症状例かどうかを診断し，負荷心筋シンチの適応を判断する。糖尿病例では冠動脈硬化疾患の発症率は，非糖尿病例の2-4倍で，60歳以上の女性には重症例が多い。米国のATPIIIの基準（2001）[6]では，糖尿病は虚血性心疾患発症例と同等のリスク，日本動脈硬化学会ガイドライン（2007）ではカテゴリーIIIの高リスクに位置づけられている。頚動脈硬化，末梢動脈疾患，脳血管障害等の大動脈障害（動脈硬化疾患）が認められる例，網膜症，腎障害の微小血管障害合併例，および高LDL-コレステロール血症，低HDL-コレステロール血症，高血圧等の他の動脈硬化危険因子の管理が不十分の例，安静時心電図異常を認める例では，虚血性心疾患のスクリーニング検査を考慮する。

腎機能低下例，高齢で高度な冠動脈石灰化が予測される例では，運動あるいは薬物負荷心筋シンチが第一選択となる。治療方針決定の際には，重症であるほど，病変形態と虚血の有無・程度を総合的に診断する。治療法決定の際には，The Bypass Angioplasty Revascularization Investigation 2 Diabetes；BARI2D 研究での，「最重症例と低左心機能例を除外した中等度以下の症状を有する安定冠動脈疾患に対する至適内科治療と血行再建は，生存率については差が認められなかった」ことも重要なエビデンスである[7]。また，複雑で重症な狭窄病変例における心筋シンチによる虚血の評価，重症度評価も，血行再建治療法の選択に有用である。

● 文　献

1) Nishimura T, Nakajima K, Kusuoka H, et al. Prognostic study of risk stratification among Japanese patients with ischemic heart disease using gated myocardial perfusion SPECT：J-ACCESS study. Eur J Nucl Med Mol Imaging. 2008；35：319-28.
2) Wackers FJ, Young LH, Inzucchi SE, et al. Detection of Ischemia in Asymptomatic Diabetics Investigators. Detection of silent myocardial ischemia in asymptomatic diabetic subjects：the DIAD study. Diabetec Care. 2004；27：1954-61.
3) Young LH, Wackers FJ, Chyun DA, et al. Cardiac outcomes after screening for asymptomatic coronary artery disease in patients with type 2 diabetes：the DIAD study：a randomized controlled trial. JAMA. 2009；301：1547-55.
4) American Diabetes Association. Diabetes Care. 2011；34：S11-S61.
5) Yamasaki Y, Nakajima K, Kusuoka H, et al. Prognostic value of gated myocardial perfusion imaging for asymptomatic patients with type 2 diabetes：the J-ACCESS 2 investigation. Diabetes Care. 2010；33：2320-6.
6) Executive Summary of the Third Report of the National Cholesterol Education Program (NCEP) Expert Panel on Detection, Evaluation, and Treatment of High Blood Cholesterol in Adults (Adult Treatment Panel III) JAMA. 2001；285：2486-97.
7) The BARI 2D Study Group. A randomized trial of therapies for type 2 diabetes and coronary artery disease. N Engl J Med. 2009；360：2503-15.

5 慢性腎臓病

■ はじめに

　慢性腎臓病が心疾患の危険因子として近年注目されている。112万人の成人を対象に約3年間の予後を調査したGoらの報告では、腎機能障害の進行とともに死亡、心血管事故、入院のいずれにおいてもハザード比が上昇した（図1)[1]。マネージドケアの約28000例のデータでは慢性腎臓病（CKD）は心不全、冠動脈疾患、心臓死の発症に関係が深く、腎機能障害が進行して血液透析が導入されるよりも透析導入前に心臓死に至る頻度の方がいずれのステージにおいても高いという衝撃的な結果だった（図2)[2]。そこでリスクの層別化が必要になるが、最近汎用されている冠動脈 CT angiography は造影剤を使用するため保存期には不向きであり、透析導入後であっても冠動脈の石灰化が高度の症例が多いため適さない。また、慢性腎臓病は狭心症の症状が現れにくく、症状が出現した時点では多枝病変や高度虚血の場合が少なくない。心電図では左室肥大の合併等によりST-T変化を呈していることも多く虚血の判定は難しい。そこで心臓核医学の役割が注目されている。心臓核医学では造影剤は不要であり、高度石灰化を伴う冠動脈病変が存在しても、心筋虚血の評価には支障がないため慢性腎臓病においては有利である。ここではCKDにおける心臓核医学検査の有用性をエビデンスに基づいて解説する。

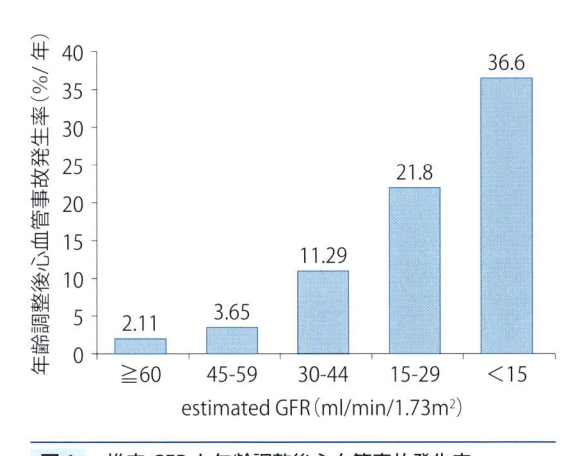

図1　推定GFRと年齢調整後心血管事故発生率
112万人の成人を対象に約3年間の予後を調査したGoらの報告。腎機能障害の進行とともに心血管事故の発生率が急激に増加している。　　　　　　（文献1より）

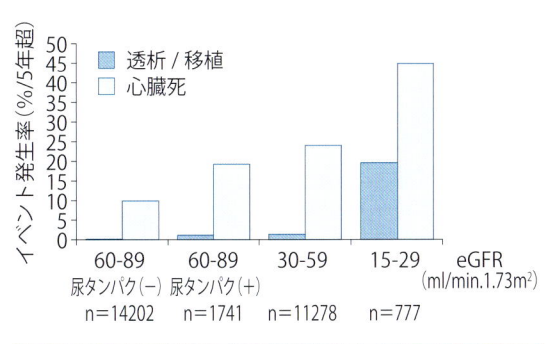

図2　慢性腎臓病の自然予後
各ステージにおいて、年間の透析導入頻度より心臓死の頻度の方が高いことが米国の調査で判明した。（文献2より）

1. 予後予測における心臓核医学の活用

　一般の冠動脈疾患症例では，CAG の重症度に基づいた予後推定よりも SPECT の欠損に基づいた予後推定の方が優れていることは多数報告されているが[3,4]，このことは CKD においても当てはまる。Hakeem らは，SPECT 上の虚血心筋量による心臓死発生率の予測に腎機能障害の程度を合わせて解析し，腎障害の進行と虚血心筋量の増加に伴い心臓死の発生頻度が相乗的に増加することを報告した（図 3）。さらに，CKD（eGFR＜60 mL/min/1.73 m^2）は SPECT での虚血（SSS≧4）と同等のリスクであることがわかった（図 4）[5]。Hatta らは，J-ACCESS データベースより eGFR＜60 mL/min/1.73 m^2 の CKD 例 820 例を抽出し，サブ解析を行った。eGFR が 50 mL/min/1.73 m^2 未満に低下すると心事故発生頻度が増加し（図 5），さらに中等度以上の虚血（SSS≧9）が存在すると更なる予後不良因子であることが判明した（図 6）[6]。Al-

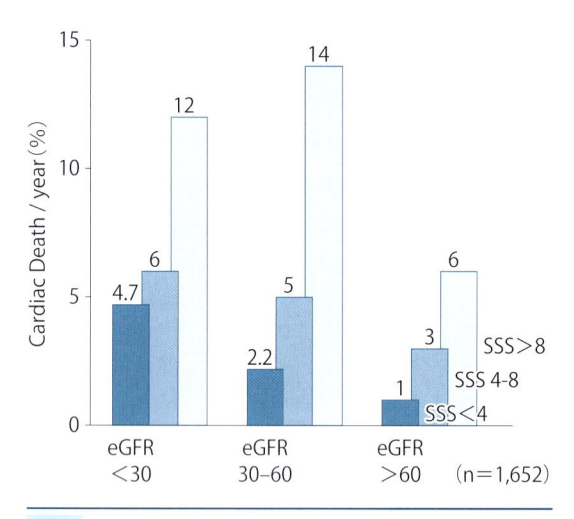

図 3　腎機能障害と虚血心筋量による心臓死の予測
腎障害の進行と虚血心筋量の増加に伴い心臓死の発生頻度が相乗的に増加する。　　　　　　　　　　（文献 5 より）

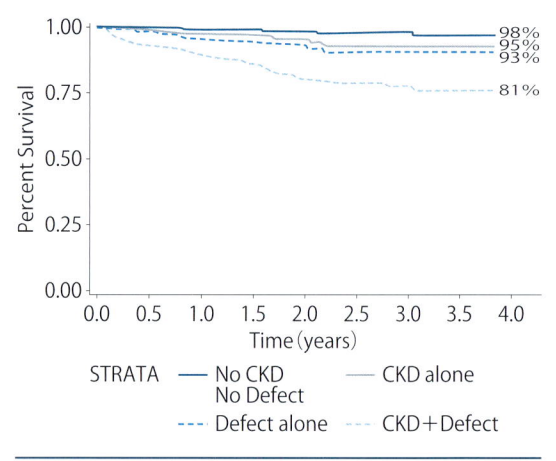

図 4　CKD と血流欠損の組み合わせと長期予後
CKD は SPECT 上の負荷時虚血所見と同等の予後予測因子であり，両者が組み合わさるとさらに予後不良となる。
（文献 5 より）

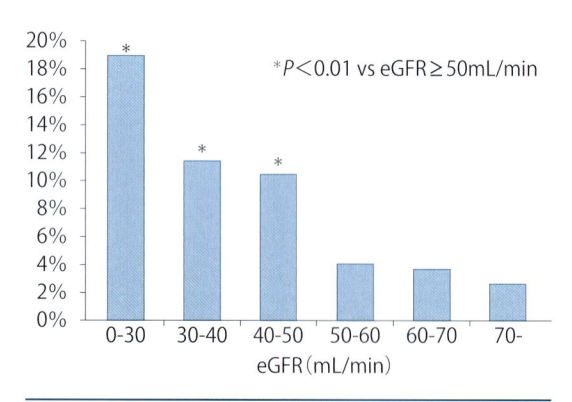

図 5　腎機能障害と心事故発生率（J-ACCESS サブ解析）
J-ACCESS データベースから 820 名の CKD 例を抽出し，3 年間の心事故（心臓死，心筋梗塞，入院を要する心不全）発生率を調査したところ，eGFR＜50 mL/min/1.73 m^2 の腎機能低下例で有意に多く発生していた。　　　（文献 6 より）

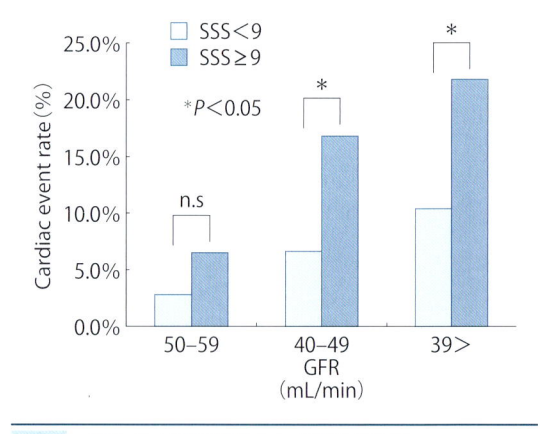

図 6　CKD および心筋虚血と心事故発生率
J-ACCESS 研究の CKD 例において腎機能障害の進行と負荷時の中等度以上の血流欠損（SSS≧9）が心事故発生と強く関係していた。特に eGFR＜50 mL/min/1.73 m^2 では血流欠損の有無で心事故発生率に有意差が認められた。
（文献 6 より）

Mallahらは，負荷心筋血流SPECTを施行した連続7,348例において，腎機能障害の程度，SPECT所見と予後との関連を調査した。腎機能正常から高度障害まで一貫してSPECT異常の方が心臓死の発生率が高い。また，腎機能障害は心臓死の発生率において正常と軽度障害では差がないが，中等度障害以上では心臓死が高頻度となってくる。つまり中等度以上の腎機能障害例においてSPECTで異常を認めた場合は非常に予後が悪いことが分かる（図7）。さらにLVEF，SSS，SDSは予後予測において臨床的背景，GFR，運動負荷テストの指標に勝る付加的価値を持つことが示された（図8）[7]。脂肪酸代謝イメージングも透析患者において有用である。Nishimuraらは冠動脈疾患の既往がなく胸部症状もない維持透析318例にI-123 BMIPPを行ったところ，高度の欠損（summed score≧12）例では心臓死のハザード比が21.9と高かったことを見出した。すなわち高度の脂肪酸代謝障害は繰り返す心筋虚血エピソードを反映しており，心臓死に至る高リスク例を同定するのに役立つ（図9）[8]。この結果を検証するためB-SAFEが行われた。本研究は日本における48施設677名の心疾患の既往の無い維持透

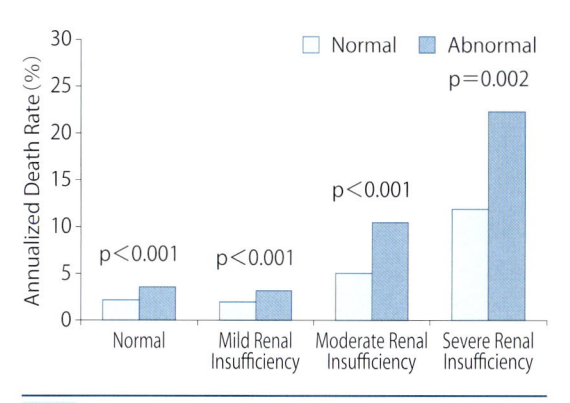

図7　腎機能障害の程度，SPECT所見と心臓死の関係
腎機能正常から高度障害まで一貫してSPECT異常の方が心臓死の発生率が高い。また，腎機能障害は心臓死の発生率において正常と軽度障害では差がないが，中等度障害以上では心臓死が高頻度となってくる。
（文献7より）

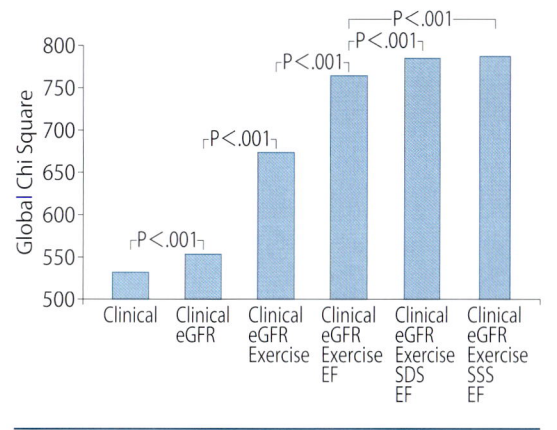

図8　LVEF，SSS，SDSの予後予測における付加的価値
LVEF，SSS，SDSは予後予測において，臨床的背景，GFR，運動負荷テストの指標に勝る付加的価値を持つ。
（文献7より）

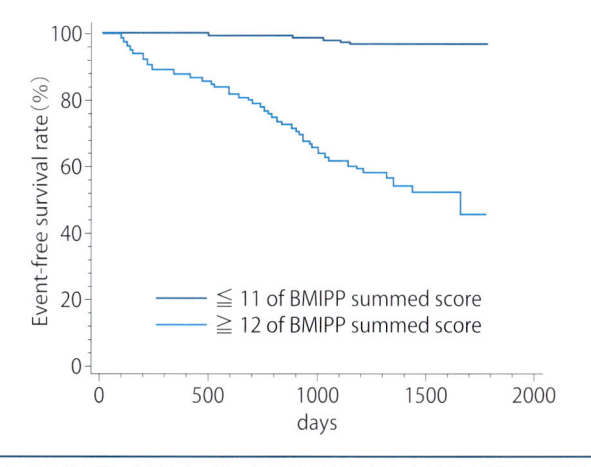

図9　I-123 BMIPP心筋シンチによる維持透析例における心臓死の予測
I-123 BMIPP心筋シンチ施行後3年間の心臓死は，summed score≧12で39%，＜12で2%と高度欠損群で頻度が高かった（p＜0.0001, ハザード比21.9）。
（文献8より）

析患者を対象に，心臓死および突然死の発症予測における I-123 BMIPP の有用性を明らかにするため多施設共同前向きコホート研究として行われた．結果として約30%に BMIPP の異常が検出された．3年間の経過において異常例で有意に心臓死および突然死が多く発症しており，透析例における BMIPP の有用性は確定的となった．

一方，冠動脈疾患の予後予測には CAG の方が優れていると信じて疑わない循環器医も依然として多い．Nishimura らは CAG で有意狭窄がないことが確認された血液透析患者155例に BMIPP を行い，5.1年間前向きに予後を調査した．心臓死と関連していたのはインスリン抵抗性と BMIPP 欠損で，欠損スコア12以上では心臓死が有意に多かった（61.2% vs. 3.2%，p＜0.0001，図10）[9]．Alqaisi らは負荷心筋血流 SPECT と CAG が行われた連続261例の予後を2年間調査した．このうち125例の SPECT は異常であったが CAG では有意狭窄がなかった（対象群）．心臓死と心筋梗塞を合わせた心事故の予測因子は SPECT の異常，EF 40% 未満，CKD だった．対象群を CKD の有無で2群に分けると，CKD 合併群で心事故発生が多かった（p＜0.01，図11）[10]．こうした経緯から現在，負荷心筋血流 SPECT が行われた日本人の CKD800

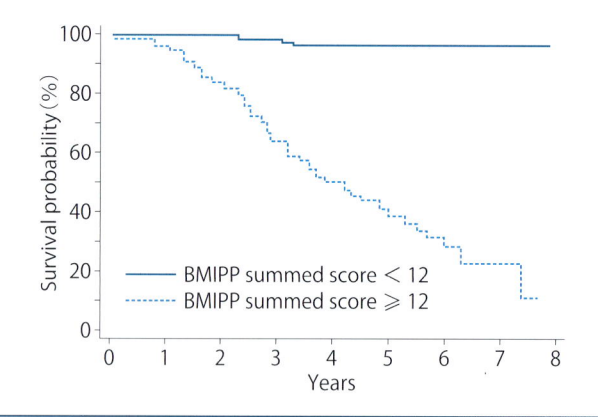

図10 冠動脈に有意狭窄のない透析患者の BMIPP 欠損スコアに基づいた無事故生存曲線
欠損スコア12以上では心臓死が有意に多かった（61.2% vs. 3.2%，p＜0.0001）．

（文献9より）

図11 負荷血流 SPECT で異常を認めるも CAG で有意狭窄がない例の予後と CKD
負荷血流 SPECT で異常を認めるも CAG で有意狭窄がない例（Study Group；n＝125）は SPECT が正常だった Control Group より心事故が多く（A），CKD を合併するとさらに予後不良となる（B）．予後予測に関しては CAG より SPECT が勝る．

（文献10より）

例を対象に多施設共同前向きコホート研究として J-ACCESS3 が行われており，SPECT 所見と予後の関係が明らかになる予定である[11]。

このように CKD においては，BMIPP SPECT もしくは負荷血流 SPECT で異常を認めた場合には，CAG で有意狭窄がなくとも予後不良である。したがって，CKD 例では CAG だけで管理をすると予後不良患者を見逃してしまうことになる。予後を評価するのであれば SPECT を積極的に活用することが望ましい。CKD 例において負荷検査がすぐに行える環境であれば負荷心筋血流 SPECT が勧められ，負荷検査がすぐに行えない場合，とくに透析患者においては BMIPP SPECT を行うことが勧められる。

2. いつ SPECT を行うべきか

CKD においても胸痛や息切れ，虚血の疑われる心電図変化等があれば，SPECT を行うのに躊躇は不用であろう。では無症候の CKD 患者ではいつ SPECT を行うべきであろうか。

Hase らは新規の透析導入時に CAG または負荷心筋血流 SPECT を行い，無症候性冠動脈疾患の合併頻度や予後規定因子を調査している。その結果，42％に冠動脈疾患が見つかり，2 年間に再灌流療法を含む心事故を発生した頻度は合併群 49％，非合併群 3％であり無症候性冠動脈疾患群で有意に高かった（p＜0.001，図 12）[12]。CKD 患者において糖尿病の影響も無視できない。Momose らは透析導入時の糖尿病のコントロールの状況とその後の長期予後を調査している。その結果，透析導入時に HbA1c ≧ 7.5％（JDS）で明らかに予後不良であった（p＝0.0123，図 13）[13]。では透析導入時に有意な冠動脈病変がない場合は放置可能であろうか。Joki らは透析導入時に冠動脈疾患の合併がなかった 100 例を 2 年間経過観察し，高感度 CRP が高値（≧ 3.5 mg/L）の場合，2 年目で心事故を発症する確率が高いことを見出した（p＝0.0009）。そこで透析導入時に有意な冠動脈病変がない場合でも高感度 CRP が高値の場合には 1 年後に SPECT 検査を行うことを推奨している（図 14）[14]。

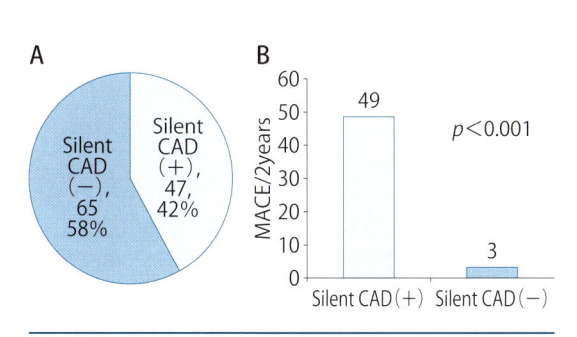

図 12 透析導入時の無症候性冠動脈疾患合併頻度と心事故発生率および予後規定因子
透析導入時の無症候性冠動脈疾患合併は 42％と高率であった。その後 2 年間の MACE 発症率は冠動脈疾患合併群で 49％，非合併群で 3％と合併群で高率であった（p＜0.001）。
（文献 12 より）

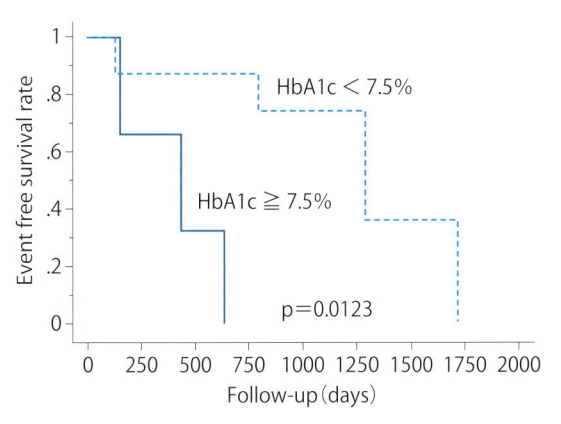

図 13 透析導入時の糖尿病コントロールと長期予後
透析導入時に糖尿病コントロールが不良（HbA1c ≧ 7.5％）な群ではコントロール良好群より予後不良である。
（文献 13 より）

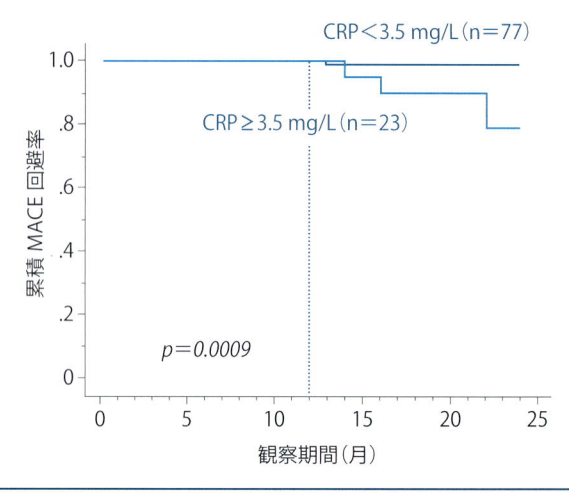

図14 透析導入後フォローアップ SPECT を行う至適時期
透析導入時に冠動脈疾患を認めなかった場合でも高感度 CRP が高値（≧ 3.5 mg/L）の場合，2年目に心事故を発症する可能性が高いため，1年後に SPECT を行うことが勧められる。
（文献 14 より）

3. 糖尿病と CKD

　糖尿病は冠動脈疾患の強力な予後規定因子であり，心筋梗塞の既往に匹敵するリスクであることが FINNISH 研究[15]や日本の J-ACCESS 研究からも示されている[16]。さらに CKD も強力な予後悪化因子であり，従来糖尿病が予後を悪化させたとされていた中に糖尿病性腎症としての CKD が交絡因子として影響していた可能性がある。それでは糖尿病と CKD ではどちらが予後に関して大きなインパクトがあるのか。

　Hakeem らは負荷心筋血流 SPECT を施行した 1,747 例を対象に，腎機能障害，糖尿病と 2 年間の予後との関連を後ろ向きに調査した。年間心臓死の発生率は SPECT 正常例においては糖尿病も CKD もない患者で 0.9％，CKD のない糖尿病患者で 0.5％，糖尿病のない CKD 患者で 2.35％，糖尿病と CKD を有する患者では 2.9％であった。糖尿病と CKD を有する場合はどちらもない場合に比べ，心臓死のリスクが 2.7 倍高かった（p=0.001）。心臓死のリスクは糖尿病，CKD の有無を問わず SPECT の欠損の程度に応じて増加した。心臓死の確率はどちらもない場合を基準とすると，糖尿病のみでは有意な増加はなく（p=0.73），CKD のみ（p<0.001）または糖尿病と CKD（p<0.001）で有意な増加があり，この 2 つの危険因子においては糖尿病よりも CKD がより強力な予後不良因子である。糖尿病患者においては CKD 合併のチェックが予後予測に重要である。そこに SPECT を活用すればさらなるリスク層別化が可能となる（図15）[17]。同様の傾向は日本人の J-ACCESS データベースからも報告されている。2,423 名を糖尿病と CKD の有無で上記と同様の 4 群に分け，予後を調査したところ，心臓死，心筋梗塞，入院を要する心不全を合わせた 3 年間の心事故発生率は，糖尿病も CKD もない患者で 1.8％，CKD のない糖尿病患者で 4.7％，糖尿病のない CKD 患者で 6.5％，糖尿病と CKD を有する患者では 14.2％であった（図16）。また，いずれの群においても SPECT の欠損スコアが SSS≧9 で有意に心事故発生率が増加していた（図17）[18]。以上のように冠動脈疾患においては糖尿

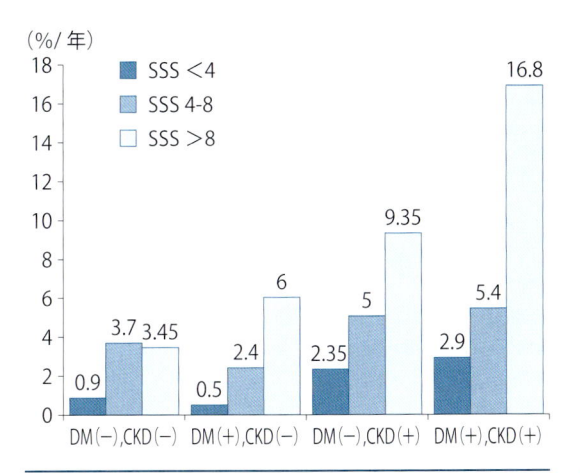

図15 年間心臓死発生率と糖尿病，CKD 合併，SPECT 所見の関係

糖尿病よりも CKD 合併で心臓死発生率が高い。一方，糖尿病，CKD に関わらず SPECT の欠損の程度に応じて心臓死発生率が増加している。
（文献 17 より）

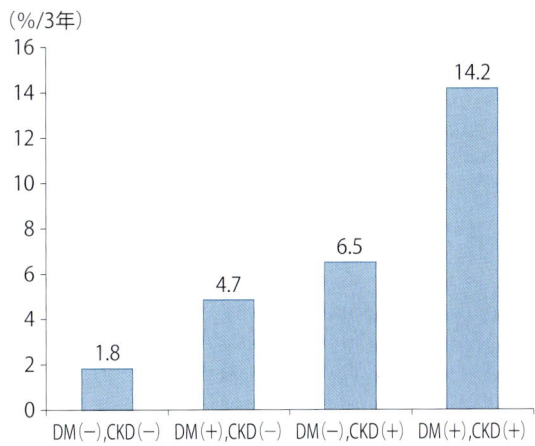

図16 心事故発生率と糖尿病，CKD の関係

心臓死，心筋梗塞，入院を要する心不全を合わせた 3 年間の心事故発生率は，糖尿病，CKD の合併により増加した。
（文献 18 より）

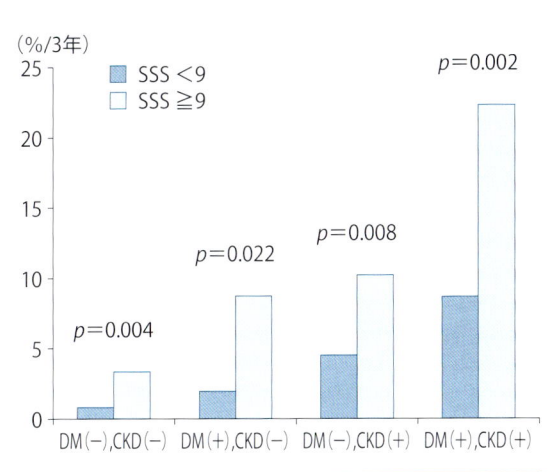

図17 心事故発生率予測における糖尿病，CKD 合併と SPECT 所見の付加的価値

いずれのグループにおいても SPECT の欠損スコアが SSS ≧9 で有意に心事故発生率が増加していた。（文献 18 より）

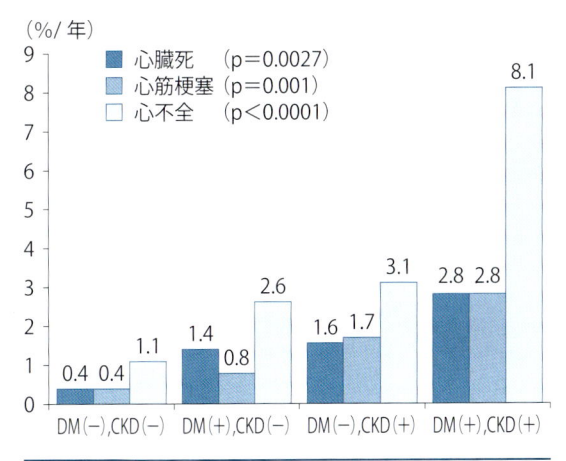

図18 主要心事故発生率と糖尿病，CKD

心臓死，心筋梗塞，重症心不全の 3 年間での発生率は糖尿病，CKD の合併で上昇する。
（文献 19 より）

病と CKD は非常に強力な予後規定因子であり，この 2 つの確認と SPECT の欠損情報を加えることで緻密な予後予測が可能になる。Nakajima らはこの J-ACCESS のデータベースを基に，各群のイベント別発生率を調べ（図18），さらに主要な予後規定因子である糖尿病，年齢，SSS スコア，EF に eGFR を加えて 3 年間の推定心事故発生率と同年齢の健常人と比較した相対危険度が簡単に求まるリスクチャートを公表している。2008 年に同様のリスクチャートが公表されているが[19]，このバージョンでは CKD の有無が加味されておらず糖尿病の有無だけで推定心事故発生率が大きく跳ね上がる傾向があったが，今回の改定により臨床現場の印象とも一致した推定が可能となっている[20]。

● 参考文献

1) Go AS, Chertow GM, Fan D, et al. Chronic kidney disease and the risks of death, cardiovascular events, and hospitalization. N Engl J Med. 2004 ; 351 : 1296-305.
2) Keith DS, Nichols GA, Gullion CM, et al. Longitudinal follow-up and outcomes among a population with chronic kidney disease in a large managed care organization. Arch Intern Med. 2004 ; 164 : 659-63.
3) Gibson RS, Watson DD, Craddock GB, et al. Prediction of cardiac events after uncomplicated myocardial infarction : a prospective study comparing predischarge exercise thallium-201 scintigraphy and coronary angiography. Circulation. 1983 ; 68 : 321-36.
4) Iskandrian AS, Chae SC, Heo J, et al. Independent and incremental prognostic value of exercise single-photon emission computed tomographic (SPECT) thallium imaging in coronary artery disease. J Am Coll Cardiol. 1993 ; 22 : 665-70.
5) Hakeem A, Bhatti S, Dillie KS, et al. Predictive value of myocardial perfusion single-photon emission computed tomography and the impact of renal function on cardiac death. Circulation. 2008 ; 118 : 2540-9.
6) Hatta T, Nishimura S, Nishimura T. Prognostic risk stratification of myocardial ischaemia evaluated by gated myocardial perfusion SPECT in patients with chronic kidney disease. Eur J Nucl Med Mol Imaging. 2009 ; 36 : 1835-41.
7) Al-Mallah MH, Hachamovitch R, Dorbala S, et al. Incremental prognostic value of myocardial perfusion imaging in patients referred to stress single-photon emission computed tomography with renal dysfunction. Circ Cardiovasc Imaging. 2009 ; 2 : 429-36.
8) Nishimura M, Tsukamoto K, Hasebe N, et al. Prediction of cardiac death in hemodialysis patients by myocardial fatty acid imaging. J Am Coll Cardiol. 2008 ; 51 : 139-45.
9) Nishimura M, Tsukamoto K, Tamaki N, et al. Risk stratification for cardiac death in hemodialysis patients without obstructive coronary artery disease. Kidney Int. 2011 ; 79 : 363-71.
10) Alqaisi F, Albadarin F, Jaffery Z, et al. Prognostic predictors and outcomes in patients with abnormal myocardial perfusion imaging and angiographically insignificant coronary artery disease. J Nucl Cardiol. 2008 ; 15 : 754-61.
11) Nakamura S, Kawano Y, Hase H, et al. Prognostic study of cardiac and renal events in Japanese patients with chronic kidney disease and cardiovascular risk using myocardial perfusion SPECT : J-ACCESS 3 study design. Ther Apher Dial. 2010 ; 14 : 379-85.
12) Hase H, Tsunoda T, Tanaka Y, et al. Risk factors for de novo acute cardiac events in patients initiating hemodialysis with no previous cardiac symptom. Kidney Int. 2006 ; 70 : 1142-8.
13) Momose M, Babazono T, Kondo C, et al. Prognostic significance of stress myocardial ECG-gated perfusion imaging in asymptomatic patients with diabetic chronic kidney disease on initiation of haemodialysis. Eur J Nucl Med Mol Imaging. 2009 ; 36 : 1315-21.
14) Joki N, Tanaka Y, Ishikawa H, et al. Optimum second screening point for detection of coronary artery disease in hemodialysis patients without advanced coronary artery disease. Am J Nephrol. 2009 ; 29 : 420-5.
15) Haffner SM, Lehto S, Rönnemaa T, et al. Mortality from coronary heart disease in subjects with type 2 diabetes and in nondiabetic subjects with and without prior myocardial infarction. N Engl J Med. 1998 ; 339 : 229-34.
16) Nishimura T, Nakajima K, Kusuoka H, et al. Prognostic study of risk stratification among Japanese patients with ischemic heart disease using gated myocardial perfusion SPECT : J-ACCESS study. Eur J Nucl Med Mol Imaging. 2008 ; 35 : 319-28.
17) Hakeem A, Bhatti S, Karmali KN, et al. Renal function and risk stratification of diabetic and nondiabetic patients undergoing evaluation for coronary artery disease. JACC Cardiovasc Imaging. 2010 ; 3 : 734-45.
18) Okuyama C, Nakajima K, Hatta T, et al. Incremental prognostic value of myocardial perfusion single photon emission computed tomography for patients with diabetes and chronic kidney disease. Nucl Med Commun. 2011 ; 32 : 913-9.
19) Nakajima K, Nishimura T. Prognostic table for predicting major cardiac events based on J-ACCESS investigation. Ann Nucl Med. 2008 ; 22 : 891-7.
20) Nakajima K, Matsuo S, Okuyama C, et al. Cardiac event risk in Japanese subjects estimated using

gated myocardial perfusion imaging, in conjunction with diabetes mellitus and chronic kidney disease. Circ J. 2012 ; 76 : 168-75.

6 心不全と突然死

■ はじめに

　心不全における心臓核医学検査の役割は，血流製剤による虚血性心疾患の除外（病因探索），心機能および心臓交感神経機能からの病態および重症度評価，β遮断剤に対する忍容性や治療効果の判定，予後予測にある．さらに近年の解析プログラムの進歩により拡張能や収縮同期性の評価及びCRTの適応と効果判定まで応用されるようになった．なかでもMIBGが中心的役割を果たしており，心不全の重症度評価，β遮断剤への忍容性，治療効果の判定，および予後予測に有用性が高い．基礎疾患によらず，プラナー像における後期H/M比と早期像から後期像への心臓からの洗い出し率であるwashout rate（WR）が活用される（図1）[1]．これらの指標は突然死の予測[2]や致死的不整脈の予測[3,4]においても有用である．一方心不全，とくに重症心不全例においては収縮同期性障害（dyssynchrony）がしばしば合併し，dyssynchronyの是正である心臓再同期療法（CRT）が心不全の症状，生活の質，運動耐容能，心機能等を改善することが分かってきた[5]．心エコーを用いたdyssynchronyの評価がCRTのレスポンダーの同定に有用であることが報告されて以来[6]，心不全の悪化にもdyssynchronyが関与していることが判明し，dyssynchronyの評価の重要性が認識されるにいたった．心エコーによる評価は簡便な半面，検者間でのばらつきが大きく再現性に問題がある．一方心臓核医学検査は，再現性が高く結果にばらつきが少ないことが長所である．近年心電図同期心筋血流SPECTに

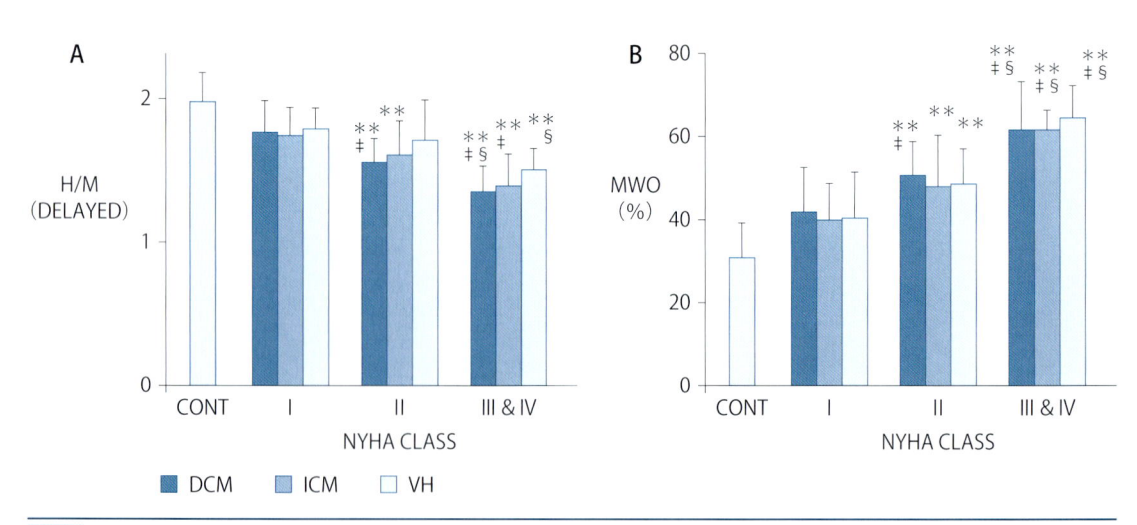

図1　心不全重症度とMIBGの指標
心不全の基礎疾患に関わらず，心不全重症度（NYHAクラス）の進行とともにdelayed H/Mの低下（A），washout rateの亢進（B）を認める．DCM，拡張型心筋症；ICM，虚血性心筋症；VH，弁膜症．
** p＜0.01 vs. control, ‡ p＜0.01 vs. class Ⅰ, § p＜0.01 vs. class Ⅱ．

（文献1より）

おいても dyssynchrony が定量的に評価可能になった。これにより CRT 適応の評価[7]やレスポンダーの予測[8,9]，CRT 導入後の治療効果の判定にも心電図同期心筋血流 SPECT が有用であることが明らかにされた[10]。

ここでは心不全の評価に心臓核医学検査がいかに有用であるか，最近のエビデンスを盛り込みながら解説する。

1. 心不全の重症度評価と予後予測

1) 心電図同期心筋血流 SPECT

心電図同期心筋血流 SPECT は特に虚血性心不全において有用性が高い。従来から用いられている血流欠損スコア，LVEF 等の収縮能，EDV，ESV 等の容量に加えて，拡張能，収縮同期性などの評価も有用であることが明らかになりつつある。Nakae らは SPECT と心エコー所見および BNP の値との関係を検討した。LVEF，EDV，ESV は SPECT と心エコーで良好な相関が得られ，拡張能の指標である PFR，1/3FR，1/3FF も心エコーの拡張能指標とよく相関した。BNP 値は LVEF＜50％の心機能低下群で LVEF≧50％の保たれた群より高値であり（335 vs. 101 pg/mL, $p<0.01$），1/3FF＜35％の拡張能低下群では 1/3FF≧35％の保たれた群より高値だった（313 vs. 121 pg/mL, $p<0.05$）[11]。心不全の原因が虚血であればそれを解除することにより臨床転機の好転が期待できる。しかし負荷心筋血流 SPECT では欠損が高度のため虚血がはっきりしない場合がある。このような虚血性心不全においては viability 評価も治療法の選択に重要である。Allman らは 3,088 例を対象とした 24 の viability 研究をメタ解析した。viability があれば再灌流療法により 79.6％心臓死を減らすことができる一方，viability が無い場合には再灌流療法を行っても予後を改善することができなかった（図 2）[12]。心電図同期心筋血流 SPECT は心不全の発症予測にも有用である。Nakata らは冠動脈疾患もしくは冠動脈疾患が疑われた症例を対象に行われた J-ACCESS 研究のサブ解析を行い，新規発症心不

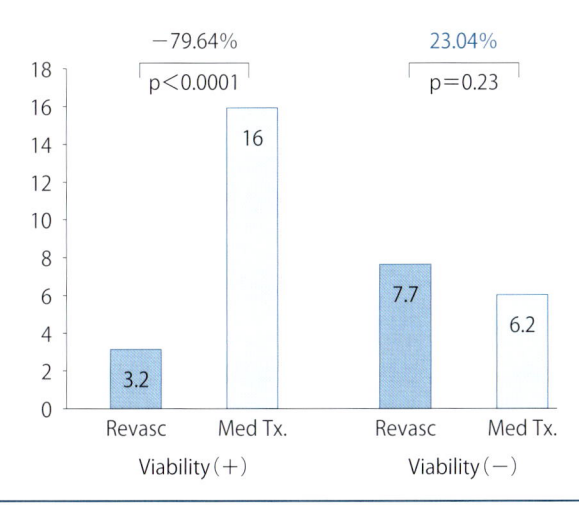

図 2　心筋 viability の有無と再灌流療法の予後改善効果
viability があれば再灌流療法により 79.6％心臓死を減らすことができる一方，viability がない場合には再灌流療法を行っても予後を改善することができなかった。（文献 12 より）

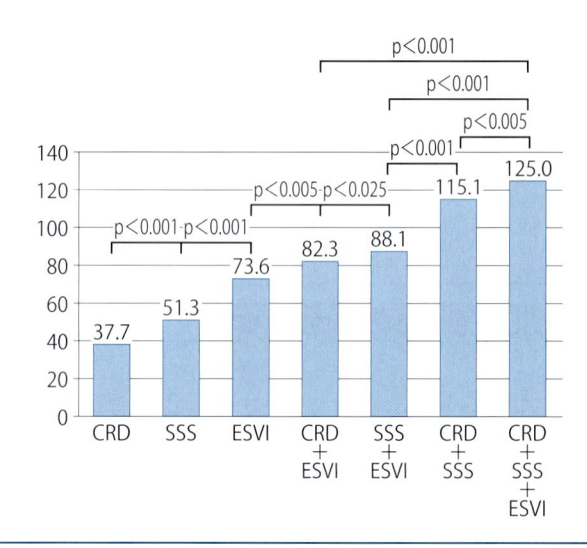

図3 冠動脈疾患における新規心不全発症予測因子
腎機能障害，負荷時血流欠損スコア，収縮末期容積が予測因子として重要であり，3つすべてを組み合わせることによって強力な予測因子となる（CRD：Chronic renal dysfunction, SSS：Summed stress score, ESVI：End systolic volume index）。

（文献13より）

全の予測因子を調査した。多変量解析により慢性腎機能障害（CRD，ハザード比6.227），中等度以上の血流欠損スコア（SSS，ハザード比3.012），収縮末期容積係数（ESVI，ハザード比1.019）が同定された。さらにこれら3つを組み合わせると，より強力な予測因子となることが見出された（図3）[13]。

2) MIBG

a. 重症度評価と予後予測

　虚血性心不全において心電図同期心筋血流SPECTは非常に有用である一方，心不全の基礎疾患によらず有用なのがMIBGである。プラナー像における後期H/M比と早期像から後期像への心臓からのwashout rate（WR）が重症度評価に利用されている。一般にLVEFと後期H/M比は正の相関を[14]，WRとは負の相関を示す[15]。BNPとは逆に後期H/M比は負の相関を，WRとは正の相関を示す[16]。

　このようにMIBGは心不全の重症度評価に有用であるが，予後の推定にはさらに有用である。図4に予後良好の例として非代償性心不全で入院した76歳男性の退院後に施行したMIBG像を示す。本症例は高血圧性心臓病による心不全で，入院時にはLVEF 22％のびまん性収縮低下を認め，心胸郭比62.0％（図5A），BNP 1010 pg/mLであった。内服薬はACE阻害剤，β遮断剤，スピロノラクトン，トラニラスト等にて改善し，退院前の心胸郭比は48.6％であった（図5B）。退院後に施行したMIBGでは後期H/M比2.40，WR 21.8％と正常範囲であった。本例はその後再入院することもなく4年後のLVEFは55％，心胸郭比43.1％（図5C），BNP 26.8 pg/mLまで改善し予後良好である。

　一方，図6は予後不良の代表例である。拡張型心筋症，完全房室ブロック（DDIペースメーカ植え込み後），心房細動のNYHAクラスⅢの68歳女性。LVEF 27％，BNP 576 pg/mLの安定期に行ったMIBG心筋シンチではH/M比は早期像1.50，後期像1.11と著しく低下し，

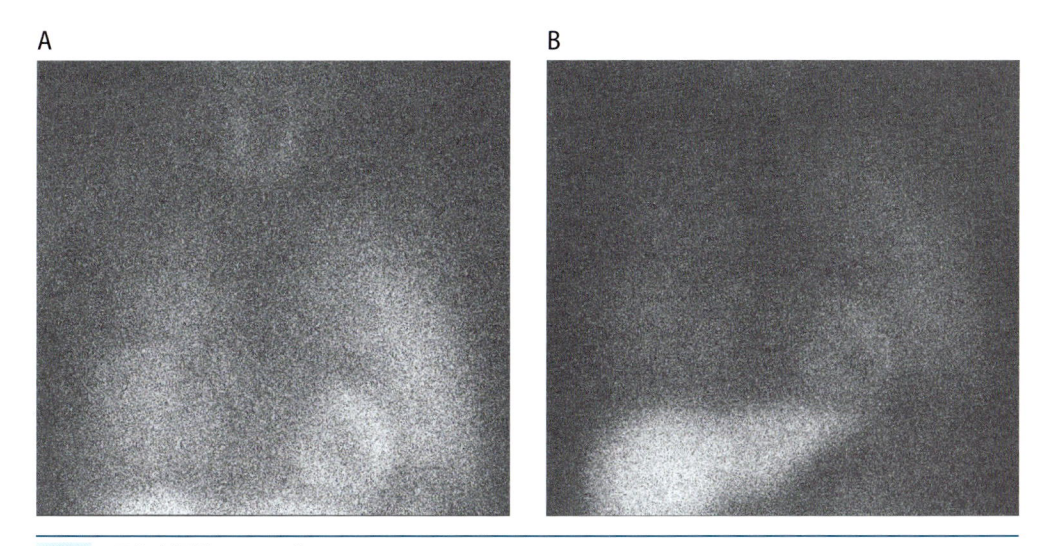

図4 予後良好例のMIBG像
高血圧性心臓病による非代償性心不全で入院した76歳男性。心不全が改善し退院後にMIBG心筋シンチを行った。H/M比は早期像で2.78（A），後期像では2.40（B），WRは21.8%と正常範囲であった。その後4年間心事故はない。

入院時
心胸郭比 62.0%

退院時
心胸郭比 48.6%

4年後
心胸郭比 43.1%

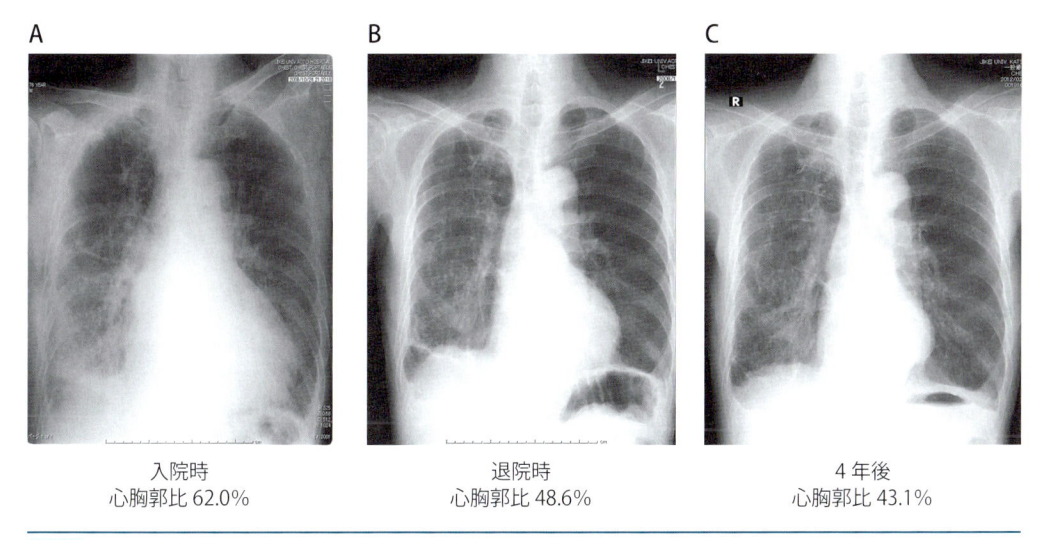

図5 予後良好であった心不全例の胸部X線写真の経過
入院時にはLVEF 22%，BNP 1010 pg/mLで心拡大（心胸郭比62.0%）と両側胸水，肺うっ血所見を認める（A）。退院時には心拡大はなくなり（心胸郭比48.6%），胸水，肺うっ血も消失した（B）。4年後にはさらに心胸郭比は小さくなり（43.1%），LVEF 55%，BNP 26.8 pg/mLまで改善し，その間心事故はなかった（C）。

WRも37.1%と亢進していた。本症例は1年後にNYHAクラスIVで入院し，翌日突然の心静止により死亡した。このようにMIBG心筋シンチは心不全の予後評価のみならず心臓突然死の予測にも有用性が高い。

Merletらは心不全例においてMIBGの後期H/M比1.2未満はLVEF 20%未満より生存率低下の予測因子として良好であったと報告している（図7）[14]。Imamuraらは左室機能の低下した171例の心筋症において①心臓死と②入院を要する心不全と心臓死，の2つのエンドポイントで予後を調査した。心臓死に関してはMIBGのWRが唯一の予後規定因子であり，入院

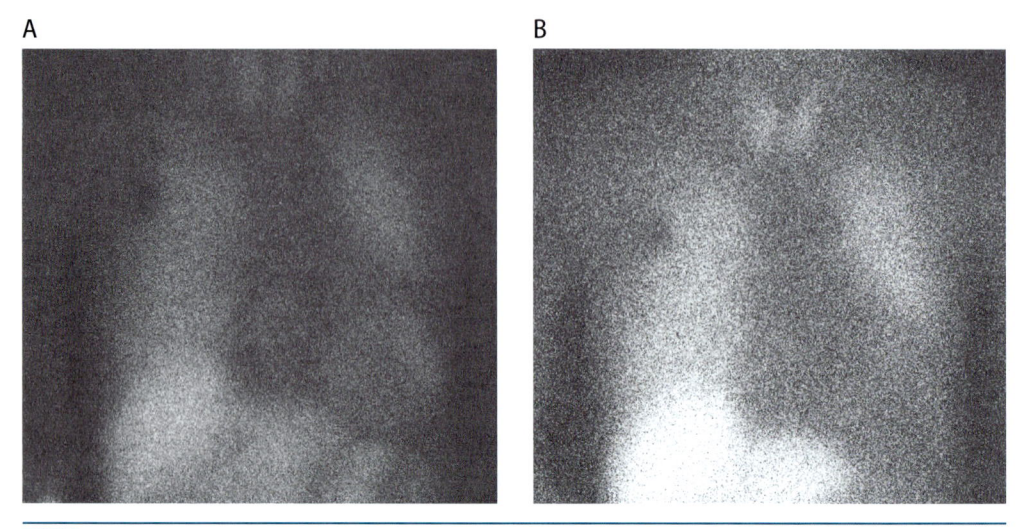

図6 予後不良例の MIBG 像
拡張型心筋症による慢性心不全で NYHA クラスⅢの 68 歳女性。LVEF 27%，BNP 576 pg/mL の安定期に行った MIBG 心筋シンチでは H/M 比は早期像 1.50（A），後期像 1.11（B）と著しく低下し，WR も 37.1% と亢進していた。本症例は 1 年後に心不全が増悪し，突然の心静止により突然死した。

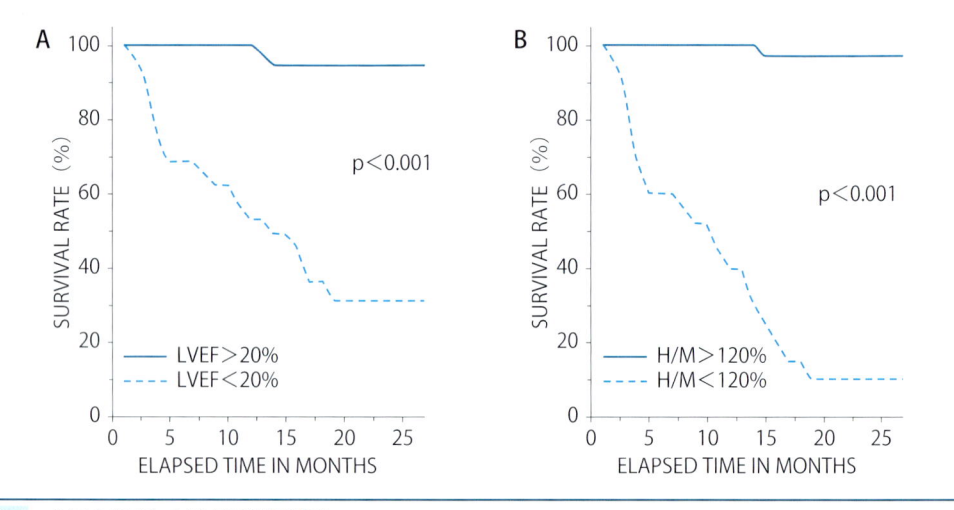

図7 心不全患者における予後予測能
一般に LVEF は強力な予後予測因子であるが，LVEF（A）と比べ，MIBG の後期 H/M 比 <120%群は>120%群と比べて生存率が著しく低く（B），LVEF<20%より予後不良である。LVEF と比較しても MIBG はより強力な予後予測因子である。
（文献 14 より）

を要する心不全を合わせると BNP もほぼ同等の予後規定因子であった（図8）[15]。

b. 収縮能が保たれた心不全の予後評価

　近年，入院を要する心不全に収縮能が保たれた例が半数以上を占めるようになり[17]，収縮能が保たれている心不全患者の予後推定に何が有用であるのか模索が続いている。Carlsen らは 1,844 例の心不全患者を 10 年間フォローし，LVEF が保たれているか，NT-proBNP が上昇しているかで予後に差があるか検討している。NT-proBNP を無視した場合，LVEF が低下している群は保たれている群より死亡率が高いが，NT-proBNP の上昇で分けると LVEF は死亡率に影響していなかったと報告している[17]。このように BNP あるいは NT-proBNP が収

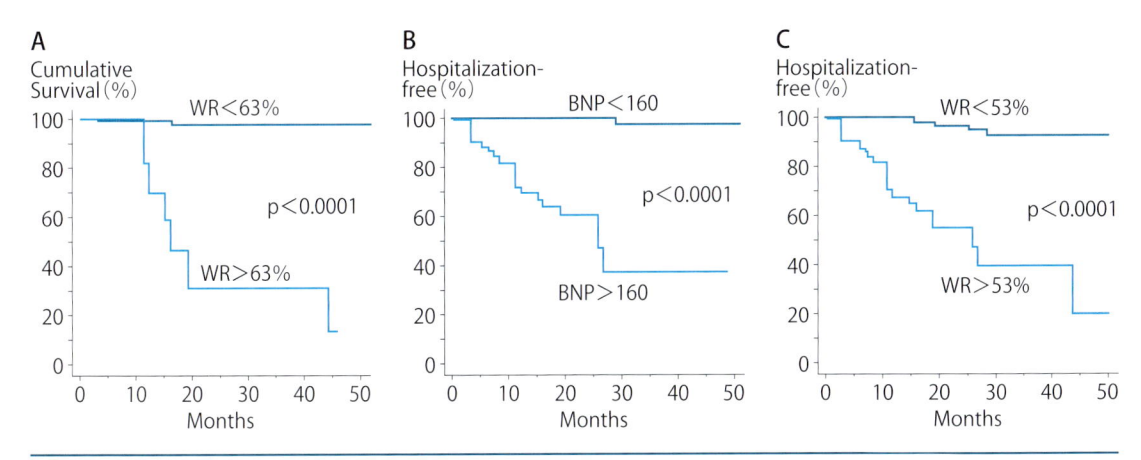

図8 左室機能の低下した心筋症における MIBG の washout rate（WR）と BNP の予後予測能
心臓死に関しては WR が唯一の予後規定因子であり，63％以上は予後不良である（A）．心臓死に入院を要する心不全を加えた心事故率でみると，BNP と WR はほぼ同等であった（B，C）．

（文献 15 より）

縮能の保たれた心不全の予後予測に有用であるが，MIBG はどうか．Katoh らは LVEF が 50％以上に保たれた心不全患者（HFPEF）117 名に MIBG を施行し，BNP を測定して平均 2.8 年予後を追跡した．BNP は単変量解析では心事故の予測因子であり，BNP と MIBG の WR には弱い相関を認めたが（R＝0.21，p＝0.03），多変量解析では WR のみが心事故予測因子であった[18]．この様に HFPEF 例においても MIBG，特に WR は BNP よりも強力な予後規定因子である．したがって MIBG は心不全の基礎疾患にかかわらず，LVEF の低下，保持にかかわらず，心不全の予後推定に広く活用できるのである．

c．β遮断剤適応判断と治療効果判定

心不全の治療においては β 遮断剤が広く用いられているが，重度の心機能低下例ではかえって心機能が低下してしまい，β 遮断剤を使用できない不耐容の例がある．MIBG において H/M 比が低すぎる場合，不耐容のことがあり，後期 H/M 比が中等度低下していて WR が亢進している例が β 遮断剤のよい適応となる．Cohen-Solal らは慢性心不全 64 例に対しカルベジロールとプラセボにて多施設共同前向き二重盲検を行った．6 カ月間の投与によりカルベジロール群で LVEF の有意な改善（25％→31％）を認め，後期 H/M 比も有意に改善した（142％→149％）．プラセボ群では改善を認めなった（図 9）[19]．同様の治療効果の判定はスピロノラクトン，カンデサルタン，バルサルタン，トラセミド等の投与前後でも活用され，MIBG のパラメータの改善が心エコー等で測定した心機能や NYHA 心機能クラスの改善とともに観察されており，各薬剤の有効性が証明されている．

治療効果の判定と，治療開始後の予後評価には 2 回目の MIBG がより有用である．Matsui らは心不全を呈した拡張型心筋症 74 例に適切な内科治療を 6 カ月間施し，治療前後で MIBG を施行し，BNP を測定した．死亡例では後期 H/M 比が治療開始後にも低下し，WR は亢進していた．一方生存例では後期 H/M 比が増加し，WR は低下した．死亡の予測因子を抽出してみると，多変量解析では後期 H/M 比の変化と治療後の BNP 高値の 2 つのみが予後規定因子であった（図 10）[20]．Kasama らも慢性心不全 208 例に MIBG を施行し，内科治療継続の 6 カ月後に 2 回目の MIBG を施行し，約 4.5 年間の予後調査を行った．心臓死の予測因子は多変量解析にて治療前 WR＞50％（ハザード比 2.34，p＝0.02），治療前後での WR の改善 5％以下（ハ

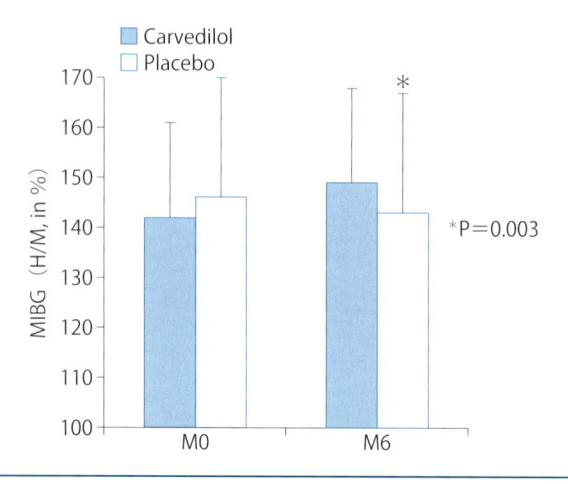

図9 慢性心不全例におけるカルベジロールの効果
6カ月間の治療によりプラセボ投与群では変化がないが，カルベジロール投与群では後期H/M比が改善している。　　　　　　　　　　　　　　　　　　（文献19より）

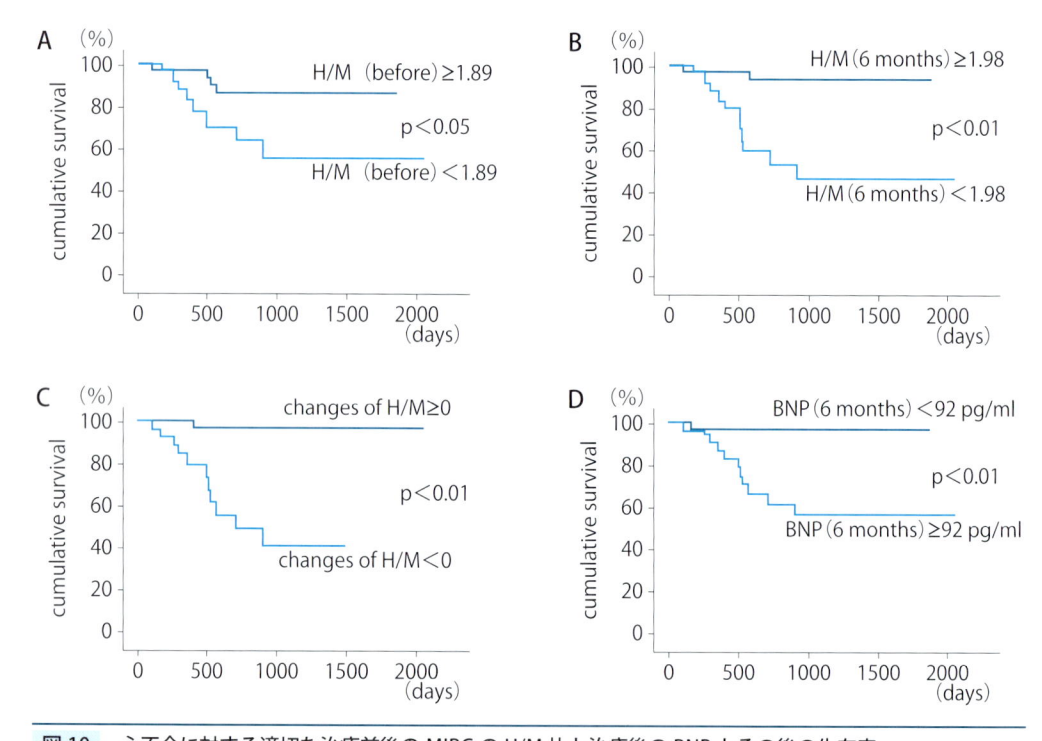

図10 心不全に対する適切な治療前後のMIBGのH/M比と治療後のBNPとその後の生存率
治療開始前のMIBGのH/M比でも予後を層別化できるが（A），治療開始後のH/M比の方がより明瞭に層別化が可能となっている（B, C）。治療開始後のBNPの値でも予後を層別化できるが，H/M比あるいはH/M比の変化の方が明瞭に層別化が可能である（B, C, D）。　　　　　　　　　　　　　　　　（文献20より）

ザード比 4.44, $p=0.009$）であった。心臓死の予測因子における統計的パワー（グローバル χ^2）は，LVEF低下と治療前WR高値の組み合わせよりも治療前後のWRの変化で大きく，治療前後のWRの変化が最大の予後予測因子であることが分かった（図11）[21]。

このようにMIBGは心不全の治療開始前に行えば重症度評価，β遮断剤の適否，予後予測

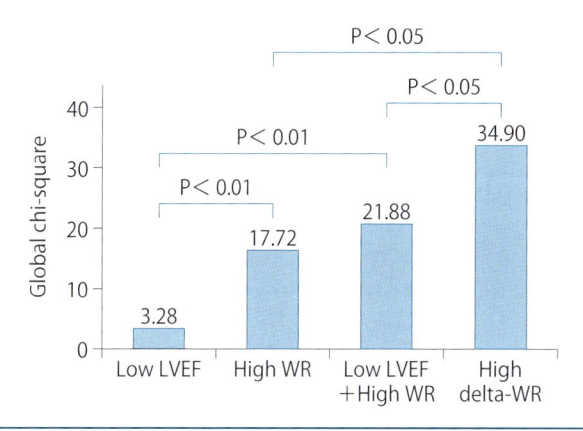

図 11 慢性心不全例における心臓死の予測因子とその強さ

LVEF 低下，治療前の MIBG WR 高値，およびこの二つの組み合わせはいずれも心臓死の予測因子であるが，資料開始前後での MIBG WR 変化単独の方が予後予測因子として統計学的パワーが強い。　　　　　　　　　　　　　　　（文献 21 より）

が可能であるが，治療開始後に 2 回目の検査を行うことにより，治療効果の判定とより緻密な予後推定が可能となる。

2. 致死的不整脈と心臓突然死の予測

　心血管死の約 1/2 は心臓突然死とされており，致死的不整脈が直接の原因と考えられている。基礎疾患としては冠動脈疾患や種々の心筋疾患，弁膜症，QT 延長症候群，Brugada 症候群，特発性心室頻拍症等に加え，種々の原因による慢性心不全が挙げられる。個々の疾患において突然死の予測因子はいろいろあるが，基礎疾患によらず予測因子として有用なのが，心臓交換神経機能の評価である。Paul らは不整脈原生右室心筋症 42 名に MIBG を行って約 12 年追跡したところ，MIBG 異常群では 88％（22/25）に致死的心室頻拍が出現したが，MIBG 正常群では 35％（6/17）であった（p＜0.0005）[22]。Akutsu らは心室頻拍または心室頻拍の既往のある 86 名に MIBG を行い 11 年間の予後を追跡したところ，LVEF の低下と MIBG の異常が心臓突然死または致死的不整脈の再発に関連していた（13％ vs. 45％，p＝0.004）（図 12）。さらに MIBG の異常は致死的不整脈再発の強力な予測因子であった（ハザード比 3.6, p＝0.007）[3]。Brugada 症候群においては致死的不整脈と関連の深い coved タイプの心電図異常に後期像の欠損が多いとの報告もある。Brugada 症候群全体では欠損がほぼ半数に見られており，不整脈発生の病態生理との関係が示唆されている[23]。Boogers らは ICD 適応の 116 名に対し，植え込み前に MIBG を行って経過を追跡した。MIBG の後期欠損スコアが 26 以上では 3 年間の追跡期間に，より多くの適切な ICD 放電または心臓死が発生した（57％ vs. 10％，p＜0.01）[24]。同様の結果は日本人 60 名の検討でも示されている[25]。一方，電気生理学的検査で誘発される心室頻拍とは関連性が薄く[26]，虚血性や肥大型，拡張型心筋症では MIBG の指標は心臓死，突然死，心不全と関連がある一方で，致死的不整脈との間には関連がなかったとの報告もある[27]。このような MIBG との関連が見出せなかった報告は短期間での検討が多く，長期予後においては MIBG の突然死および致死的不整脈予測能は強力とする報告が多数存在する。追跡期間との関連性については今後の検討課題である。

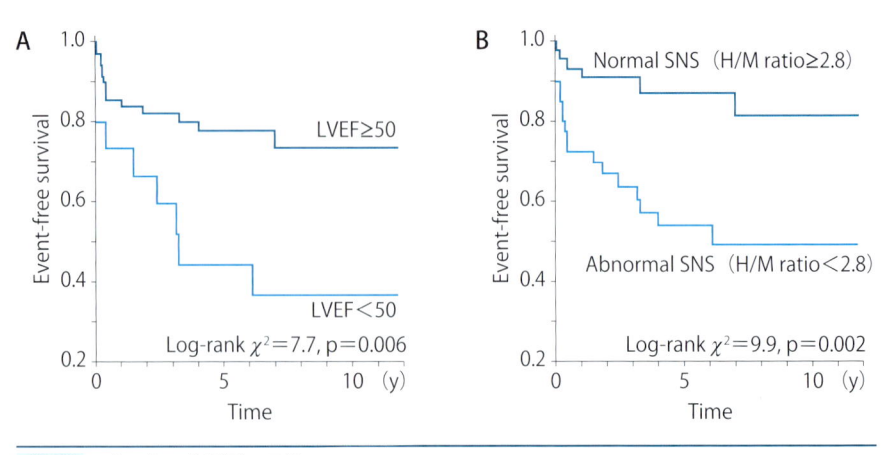

図12　致死的不整脈例の予後
LVEFの低下（＜50%）とMIBG異常（H/M＜2.8）が予後規定因子。MIBG異常がない方がLVEFが保たれているより予後がよい傾向にあり，反対にMIBG異常よりLVEFが低い方がイベント発生が多かった。
（文献3より）

3. dyssynchronyの評価とCRTの適応選択

　心不全の悪化に収縮同期障害（dyssynchrony）が関与し[28]，心機能やリモデリングに悪影響を及ぼす。dyssynchronyの著しい重症心不全例には，両心室をペーシングして再同期する治療（心臓再同期療法，CRT）が心機能や運動耐容能を改善することが知られている。CRTの古典的適応基準として①薬剤治療抵抗性，②重症心不全（NYHA Ⅲ，Ⅳ），③LVEF＜35%，④QRS幅＞120 msec.の4つが挙げられている。この内QRS幅に関しては，dyssynchronyの簡便な指標として採用されたが，実際にはQRS幅の広さとdyssynchronyの程度は必ずしも一致せず（図13）[29]，dyssynchronyの1/3でQRS幅が正常という報告もある[30]。古典的適応基準に沿ってCRTを導入しても約1/3は心不全が改善しないnon-responderとなってしまう[31]。Tissue doppler imagingを用いた心エコーによるdyssynchronyの評価がCRTのresponderの同定に有用であることが報告されてから，dyssynchronyの評価の重要性が認識されるにいたった[6]。しかし心エコーによる評価は簡便な半面，検者間でのばらつきが大きく，再現性に問題がある。全世界から53施設が参加して498例の古典的CRT適応例に対してCRTを導入し，心エコーの指標がCRT responderの予測に有用であるかを検証したPROSPECT研究では，心エコーから得られるいかなる指標もCRTの適応選定に勧められないという結論に達した[32]。その最大の原因は結果の"ばらつき"にあった。

　一方心電図同期心筋血流SPECTにおいても近年解析プログラムの開発が進み，dyssynchronyが定量的に評価可能となった[33]。心臓核医学検査には結果にばらつきが少なく再現性が高いという特徴があり，dyssynchronyの評価においても再現性が良いことが確認されており[34]，この点において心エコーより有利である。non-responderの中にはペーシング領域のviabilityが乏しく，再同期がうまく働かない場合（図14）[35-37]や至適ペーシング部位である最遅延収縮部位がペーシングされていない場合も含まれているが，心臓核医学検査ではviability評価は得意分野であり，最遅延収縮部位すなわち適切なペーシング部位の同定が可能である。BoogerらはCRTが導入された90例において，心電図同期心筋血流SPECTによって同定し

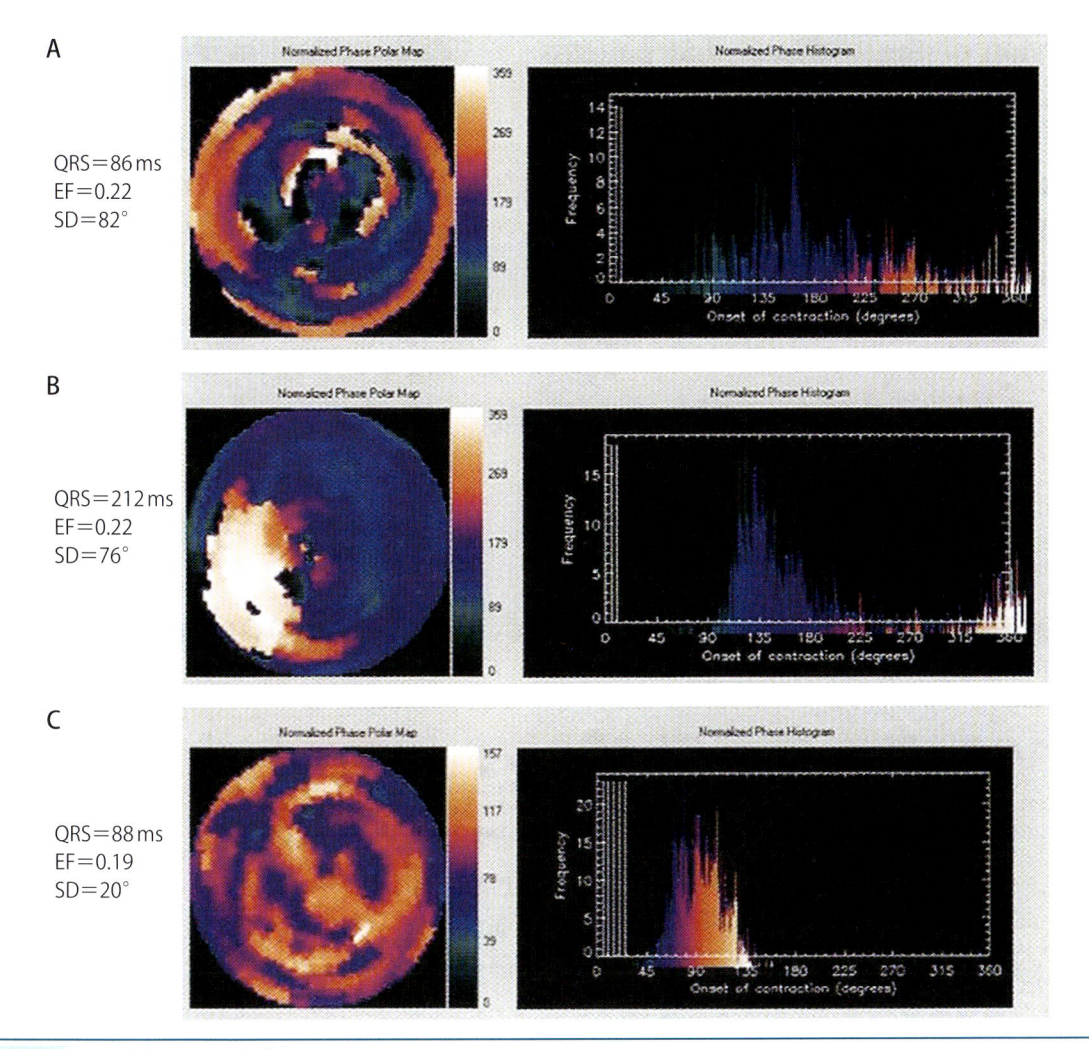

図13 QRS幅，LVEFと左室dyssynchrony
右側に心電図同期心筋血流SPECTデータを位相解析して求めたヒストグラムを示す。X軸は心周期，Y軸は特定の時相に同時に収縮した頻度。左側に同じ結果をBull's eye表示した。AとBではLVEF，収縮のばらつきであるSDは同等であるが，QRS幅が著しく異なる。AとCではLVEF，QRS幅は同等であるが，SDが著しく異なる（SD：standard deviation）。

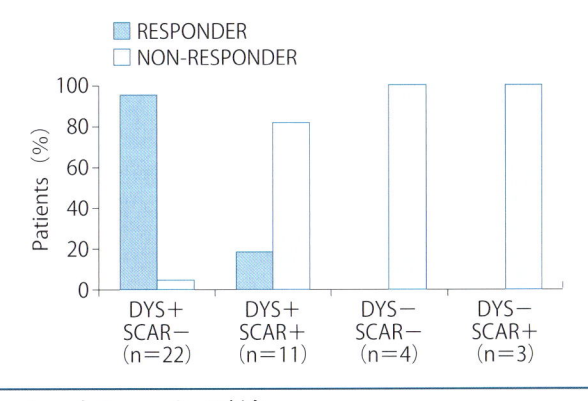

図14 dyssynchrony/scarとResponderの割合
dyssynchronyがない場合瘢痕化の有無に関わらずCRTに反応せず，dyssynchronyがあってもペーシング部位が瘢痕化していれば80％以上でCRTは無効になる（DYS：dyssynchrony, SCAR：posterolateral scar）。

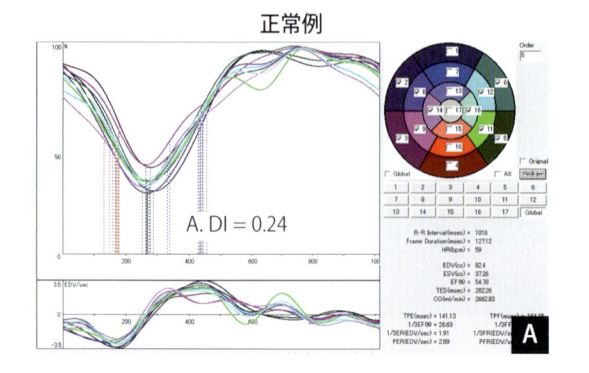

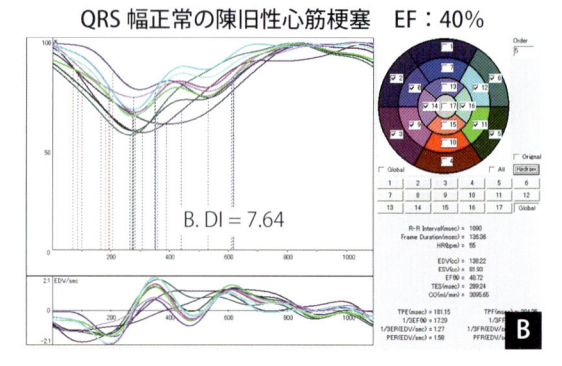

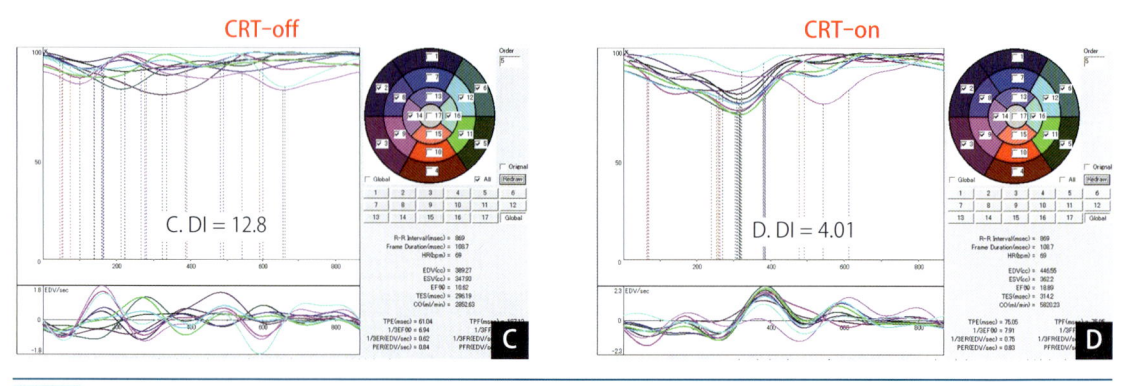

図15 cardioGraphを用いたdyssynchronyの評価
Aの正常例ではズレがほとんどなく，Bの陳旧性心筋梗塞例ではQRS幅が正常でもdyssynchronyが著しいことが分かる。下段にはdyssynchronyの著しい陳旧性心筋梗塞例を示す。CRT導入によりDIが12.8（C）から4.0（D）に改善したことがわかる（Cardio-GRAFによる検討。江戸川病院・慶田毅彦先生の御厚意による）（DI：dyssynchrony index）。

た最遅延収縮部位と左室ペーシングリードの位置関係を検証した。両者が一致した例ではresponderは79％であったのに対し，不一致例では26％であり（$p<0.01$），responderでは6カ月後のLVEF，EDV，ESVすべてにおいて改善したのである（$p<0.05$）[38]。Keidaらはp-FASTベースに開発されたcardioGRAFを用いてCRTの導入前後で心電図同期SPECTを行い，dyssynchronyの大きい例でCRTの導入によりdyssynchronyの指標が改善するとともに，心機能の改善も得られたことを報告している[39]。図15にcardioGRAFを用いて評価したdyssynchronyを評価した例を示す。正常心機能のAではdyssynchrony index（DI）が0.24と小さく収縮末期のずれがほとんどない。Bは陳旧性心筋梗塞例（LVEF 40％）だが，DIは7.64と大きくQRS幅が正常であってもdyssynchronyが著しいことが分かる。C，DはQRSが広く著しく心機能が低下した（LVEF 18％）慢性心不全の陳旧性心筋梗塞例。CRT導入前はDIが12.8とdyssynchronyが著しいが，CRT導入により4.01に改善している。

このように心電図同期心筋血流SPECTは，心不全の原因として除外すべき虚血の評価，収縮能と容量（LVEF，EDV，ESV），拡張能（PFR，TPFR，1/3FF等），dyssynchronyが1回の検査で評価可能というメリットがあり，心電図同期心筋血流SPECTがCRTの適応判断に重要な検査となる可能性がある。

MIBGもCRTの適応や治療効果の判定などに有用である。TanakaらはCRTを施行し

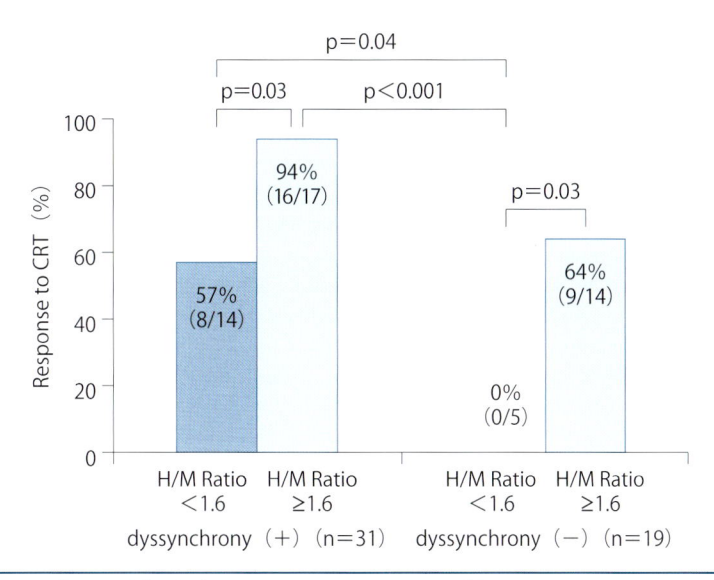

図16 CRTのレスポンス予測におけるdyssynchronyとMIBG所見

dyssynchrony（＋）では（－）よりCRTへのレスポンスが良好であるが，これにMIBGのH/M比を加えるとさらに正確なレスポンス予測が可能になる。dyssynchrony（＋），H/M比≧1.6では94％がレスポンダーだったのに対し，dyssynchrony（－），H/M比＜1.6では0％であった（$p<0.001$）。　　　　　　　　　　　　　　（文献40より）

50例で，心エコーのspeckle tracking法によるdyssynchronyの有無とMIBGの異常（H/M比＜1.6）の有無を組み合わせると，CRTの有効な症例の選択に役立つことを示した。dyssynchrony（＋）で，H/M比≧1.6では94％がresponderだったのに対し，dyssynchrony（－）で，H/M比＜1.6ではresponderは0％であった（$p<0.001$，図16）。一方，dyssynchrony（－）であってもH/M比≧1.6では64％でresponderとなっており，心エコー法によるdyssynchronyの判定のみでは潜在的responderの多くを見逃してしまう可能性がある[40]。NishiokaらもCRTのresponder予測因子を検討しているが，H/M比≧1.36が唯一の予測因子であったと報告している[41]。BurriらはCRT導入前後でMIBGを行い，CRTの有効性とMIBGのWRを検討した。CRT導入前と比べてWRが減少したのはresponderだけで（$p=0.036$）responderのWR減少は有意であった（$p=0.002$）。また，LVEFの増加とWRの減少には相関を認めている（$r=0.52$, $p=0.04$）[42]。

重症心不全においてCRTは福音である一方，従来の適応基準では1/3がnon-responderとなってしまう。しかし心臓核医学には上記のようなエビデンスが集積しつつあり，心電図同期心筋血流SPECTとMIBGを組み合わせれば，より適切なCRT適応の選別が可能になるかもしれない。

● 参考文献

1) Imamura Y, Ando H, Mitsuoka W, et al. Iodine-123 metaiodobenzylguanidine images reflect intense myocardial adrenergic nervous activity in congestive heart failure independent of underlying cause. J Am Coll Cardiol. 1995；26：1594-9.

2) Kioka H, Yamada T, Mine T, et al. Prediction of sudden death in patients with mild-to-moderate chronic heart failure by using cardiac iodine-123 metaiodobenzylguanidine imaging. Heart. 2007；93：1213-8.

3) Akutsu Y, Kaneko K, Kodama Y, et al. The significance of cardiac sympathetic nervous system abnormality in the long-term prognosis of patients with a history of ventricular tachyarrhythmia. J Nucl Med. 2009 ; 50 : 61-7.
4) Akutsu Y, Kaneko K, Kodama Y, et al. Cardiac sympathetic nerve abnormality predicts ventricular tachyarrhythmic events in patients without conventional risk of sudden death. Eur J Nucl Med Mol Imaging. 2008 ; 35 : 2066-73.
5) Leclercq C, Kass DA. Retiming the failing heart : principles and current clinical status of cardiac resynchronization. J Am Coll Cardiol. 2002 ; 39 : 194-201.
6) Yu CM, Chau E, Sanderson JE, et al. Tissue Doppler echocardiographic evidence of reverse remodeling and improved synchronicity by simultaneously delaying regional contraction after biventricular pacing therapy in heart failure. Circulation. 2002 ; 105 : 438-45.
7) Henneman MM, Chen J, Ypenburg C, et al. Phase analysis of gated myocardial perfusion single-photon emission computed tomography compared with tissue Doppler imaging for the assessment of left ventricular dyssynchrony. J Am Coll Cardiol. 2007 ; 49 : 1708-14.
8) Boogers MM, Van Kriekinge SD, Henneman MM, et al. Quantitative gated SPECT-derived phase analysis on gated myocardial perfusion SPECT detects left ventricular dyssynchrony and predicts response to cardiac resynchronization therapy. J Nucl Med. 2009 ; 50 : 718-25.
9) Nakamura K, Takami M, Shimabukuro M, et al. Effective prediction of response to cardiac resynchronization therapy using a novel program of gated myocardial perfusion single photon emission computed tomography. Europace. 2011 ; 13 : 1731-7.
10) Friehling M, Chen J, Saba S, et al. A prospective pilot study to evaluate the relationship between acute change in left ventricular synchrony after cardiac resynchronization therapy and patient outcome using a single-injection gated SPECT protocol. Circ Cardiovasc Imaging. 2011 ; 4 : 532-9.
11) Nakae I, Matsuo S, Koh T, ey al. Left ventricular systolic/diastolic function evaluated by quantitative ECG-gated SPECT : comparison with echocardiography and plasma BNP analysis. Ann Nucl Med. 2005 ; 19 : 447-54.
12) Allman KC, Shaw LJ, Hachamovitch R, Myocardial viability testing and impact of revascularization on prognosis in patients with coronary artery disease and left ventricular dysfunction : a meta-analysis. J Am Coll Cardiol. 2002 ; 39 : 1151-8.
13) Nakata T, Hashimoto A, Wakabayashi T, et al. Prediction of New-Onset Refractory Congestive Heart Failure Using Gated Myocardial Perfusion SPECT Imaging in Patients With Known or Suspected Coronary Artery Disease : Subanalysis of the J-ACCESS Database. JACC. Cardiovascular imaging. 2009 ; 12 : 1393-1400.
14) Merlet P, Valette H, Dubois-Randé JL, et al. Prognostic value of cardiac metaiodobenzylguanidine imaging in patients with heart failure. J Nucl Med. 1992 ; 33 : 471-7.
15) Imamura Y, Fukuyama T, Mochizuki T, et al. Prognostic value of iodine-123-metaiodobenzylguanidine imaging and cardiac natriuretic peptide levels in patients with left ventricular dysfunction resulting from cardiomyopathy. Jpn Circ J. 2001 ; 65 : 155-60.
16) Sakata K, Iida K, Mochiduki N, et al. Brain natriuretic peptide (BNP) level is closely related to the extent of left ventricular sympathetic overactivity in chronic ischemic heart failure. Intern Med. 2009 ; 48 : 393-400.
17) Carlsen CM, Bay M, Kirk V, et al. Prevalence and prognosis of heart failure with preserved ejection fraction and elevated N-terminal pro brain natriuretic peptide : a 10-year analysis from the Copenhagen Hospital Heart Failure Study. Eur J Heart Fail. 2012 ; 14 : 240-7.
18) Katoh S, Shishido T, Kutsuzawa D, et al. Iodine-123-metaiodobenzylguanidine imaging can predict future cardiac events in heart failure patients with preserved ejection fraction. Ann Nucl Med. 2010 ; 24 : 679-86.
19) Cohen-Solal A, Rouzet F, Berdeaux A, et al. Effects of carvedilol on myocardial sympathetic innervation in patients with chronic heart failure. J Nucl Med. 2005 ; 46 : 1796-803.
20) Matsui T, Tsutamoto T, Maeda K, et al. Prognostic value of repeated 123I-metaiodobenzylguanidine imaging in patients with dilated cardiomyopathy with congestive heart failure before and after optimized treatments--comparison with neurohumoral factors. Circ J. 2002 ; 66 : 537-43.
21) Kasama S, Toyama T, Sumino H, et al. Serial cardiac 123I-metaiodobenzylguanidine scintigraphic studies are more useful for predicting cardiac death than one-time scan in patients with chronic

heart failure : sub-analysis of our previous report. Nucl Med Commun. 2010 ; 31 : 807-13.
22) Paul M, Wichter T, Kies P, et al. Cardiac sympathetic dysfunction in genotyped patients with arrhythmogenic right ventricular cardiomyopathy and risk of recurrent ventricular tachyarrhythmias. J Nucl Med. 2011 ; 52 : 1559-65.
23) Wichter T, Matheja P, Eckardt L, et al. Cardiac autonomic dysfunction in Brugada syndrome. Circulation. 2002 ; 105 : 702-6.
24) Boogers MJ, Borleffs CJ, Henneman MM, et al. Cardiac sympathetic denervation assessed with 123-iodine metaiodobenzylguanidine imaging predicts ventricular arrhythmias in implantable cardioverter-defibrillator patients. J Am Coll Cardiol. 2010 ; 55 : 2769-77.
25) Nishisato K, Hashimoto A, Nakata T, et al. Impaired cardiac sympathetic innervation and myocardial perfusion are related to lethal arrhythmia : quantification of cardiac tracers in patients with ICDs. J Nucl Med. 2010 ; 51 : 1241-9.
26) Bax JJ, Kraft O, Buxton AE, et al. 123 I-mIBG scintigraphy to predict inducibility of ventricular arrhythmias on cardiac electrophysiology testing : a prospective multicenter pilot study. Circ Cardiovasc Imaging. 2008 ; 1 : 131-40.
27) Nagamatsu H, Momose M, Kobayashi H, et al. Prognostic value of 123I-metaiodobenzylguanidine in patients with various heart diseases. Ann Nucl Med. 2007 ; 21 : 513-20.
28) Della Morte AM, Storto G, Varrone A, et al. [Effects left ventricle asynchrony on systolic and diastolic function in patients with non-ischemic heart failure]. Radiol Med. 1998 ; 96 : 68-72.
29) Aljaroudi WA, Hage FG, Hermann D, et al. Relation of left-ventricular dyssynchrony by phase analysis of gated SPECT images and cardiovascular events in patients with implantable cardiac defibrillators. J Nucl Cardiol. 2010 ; 17 : 398-404.
30) Trimble MA, Borges-Neto S, Honeycutt EF, et al. Evaluation of mechanical dyssynchrony and myocardial perfusion using phase analysis of gated SPECT imaging in patients with left ventricular dysfunction. J Nucl Cardiol. 2008 ; 15 : 663-70.
31) Abraham WT, Fisher WG, Smith AL, et al. Cardiac resynchronization in chronic heart failure. N Engl J Med. 2002 ; 346 : 1845-53.
32) Chung ES, Leon AR, Tavazzi L, et al. Results of the Predictors of Response to CRT (PROSPECT) trial. Circulation. 2008 ; 117 : 2608-16.
33) Chen J, Garcia EV, Folks RD, et al. Onset of left ventricular mechanical contraction as determined by phase analysis of ECG-gated myocardial perfusion SPECT imaging : development of a diagnostic tool for assessment of cardiac mechanical dyssynchrony. J Nucl Cardiol. 2005 ; 12 : 687-95.
34) Trimble MA, Velazquez EJ, Adams GL, et al. Repeatability and reproducibility of phase analysis of gated single-photon emission computed tomography myocardial perfusion imaging used to quantify cardiac dyssynchrony. Nucl Med Commun. 2008 ; 29 : 374-81.
35) Bleeker GB, Kaandorp TAM, Lamb HJ, et al. Effect of Posterolateral Scar Tissue on Clinical and Echocardiographic Improvement After Cardiac Resynchronization Therapy. Circulation. 2006 ; 113 : 969-976.
36) Birnie D, DeKemp RA, Ruddy TD, et al. Effect of lateral wall scar on reverse remodeling with cardiac resynchronization therapy. Heart Rhythm. 2009 ; 6 : 1721-6.
37) Ypenburg C, Schalij MJ, Bleeker GB, et al. Impact of viability and scar tissue on response to cardiac resynchronization therapy in ischaemic heart failure patients. Eur Heart J. 2007 ; 28 : 33-41.
38) Boogers MJ, Chen J, van Bommel RJ, et al. Optimal left ventricular lead position assessed with phase analysis on gated myocardial perfusion SPECT. Eur J Nucl Med Mol Imaging. 2011 ; 38 : 230-8.
39) Keida T, Ohira H, Fujita M, et al. Quantitative assessment of dyssynchrony using ECG-gated SPECT myocardial perfusion imaging prior to and following cardiac resynchronization therapy. Circ J. 2009 ; 73 : 1550-3.
40) Tanaka H, Tatsumi K, Fujiwara S, et al. Effect of left ventricular dyssynchrony on cardiac sympathetic activity in heart failure patients with wide QRS duration. Circ J. 2012 ; 76 : 382-9.
41) Nishioka SA, Martinelli Filho M, Brandão SC, et al. Cardiac sympathetic activity pre and post resynchronization therapy evaluated by 123I-MIBG myocardial scintigraphy. J Nucl Cardiol. 2007 ; 14 : 852-9.
42) Burri H, Sunthorn H, Somsen A,et al. Improvement in cardiac sympathetic nerve activity in responders to resynchronization therapy. Europace. 2008 ; 10 : 374-8.

7 閉塞性下肢動脈硬化症

■ はじめに

　閉塞性下肢動脈硬化症（PAD）は冠動脈疾患の有病率が高いことが知られており，CAGで有意狭窄病変が見つかる確率は60-80％である．心血管死のリスクは2.5-6.0倍高く，年間死亡率は4.3-4.9％とされている[1]．治療には内科療法，血管内治療，バイパス手術等が行われるが，合併する冠動脈疾患による死亡率が無視できないため，術前のリスク評価が推奨されている[2]．

1. 大動脈瘤合併の有無と血管手術術前評価

　Hiroseらは冠動脈疾患の既往のない腹部大動脈瘤（AA）またはPAD 788例にATP負荷心筋SPECTを行い，冠動脈疾患の有病率と重症度を報告している．AAとPADの合併例では73％に虚血を認め，PADで55％，AAで37％であった．SSS/SDSはAA＋PAD，PAD，AAの順にそれぞれ11.6/6.4，7.8/4.4，4.0/2.3であり，有病率の高さ，虚血の重症度ともにAA＋PAD合併例が最も高く，PADとAAの比較ではPADでより合併率，重症度が高いことがわかった[3]．

　ChenらはPAD 81例，AA 99例を含む血管手術術前の180例にジピリダモール負荷心筋SPECTを施行し，周術期心事故予測因子を検討した．多変量解析の結果，可逆性血流欠損が唯一の予測因子であった（オッズ比7.0, p＝0.007）[4]．

　Harafujiらは血管内治療予定の206例に薬剤負荷SPECTを行った．周術期心事故は8件発生し，7例はSPECT異常群から，1例はSPECT正常群から発生した（7/67 vs. 1/139, p＜0.002）．多変量解析ではSSS≧14が最大の心事故予測因子であった[5]．

　Kayanoらは血管手術予定の211例を対象に心電図同期負荷心筋血流SPECTを行い，周術期心事故発生の予測能を検討した．陰性的中率は血流欠損スコア，左室容量，LVEF，壁運動異常等のすべてのパラメータで高く，陽性的中率はEDV, ESVの拡大で高い傾向を認めた（図1）．多変量解析ではESVの拡大のみが独立した周術期心事故予測因子であった（p＜0.005）[6]．

　Landesbergらは連続624例の血管手術術前に負荷心筋SPECTを行い，長期予後を調査した．24.7％に中等度以上の虚血を認め，15.4％に再灌流療法が行われた．年齢（65歳以上），糖尿病，脳血管疾患，虚血性心疾患，心不全，ST低下，腎障害の7因子に基づいて臨床的に低，中等度，高リスクの3群に分けたところ，低リスク群，高リスク群ではSPECTおよび再灌流療法の長期予後改善効果を認めなかった．中等度リスク群では再灌流療法により長期生存率が改善した（HR＝0.48, p＝0.001）．したがって術前にSPECTを行い，必要ならば再灌流療法を行うストラテジーは中等度リスク群の範疇の患者において最も恩恵を受けることがわかった[7]．

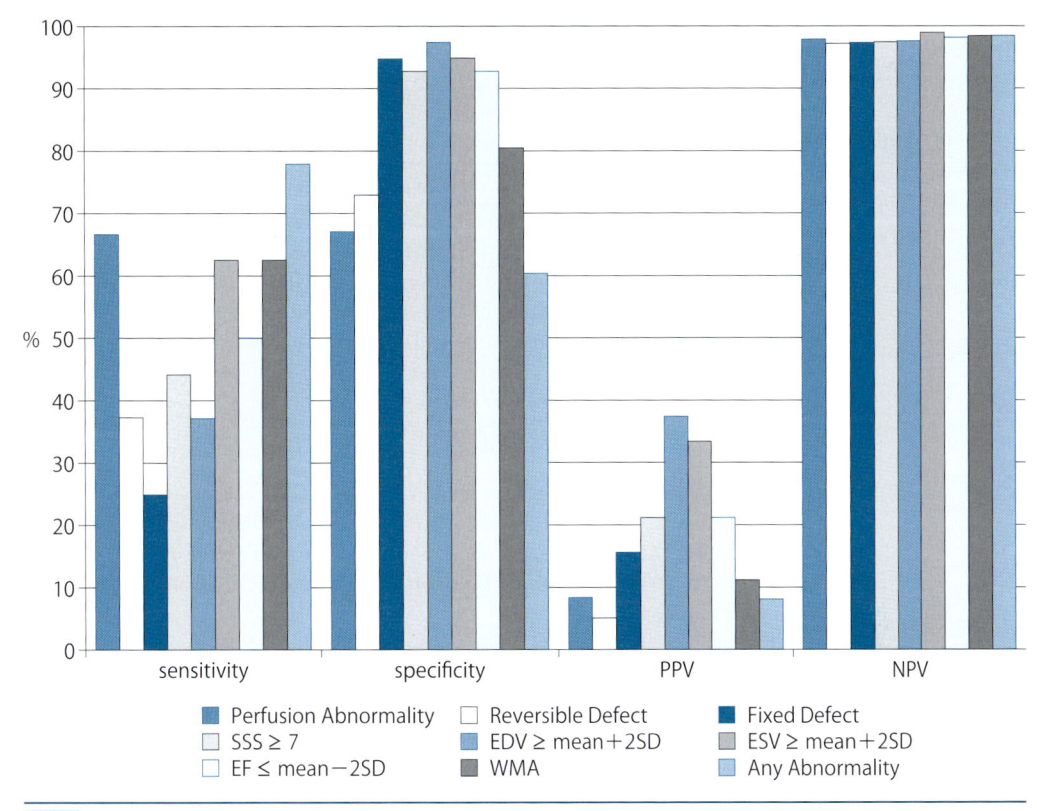

図1 血管手術の周術期心事故発生における SPECT の予測能
陰性的中度はすべてのパラメータで高く，陽性的中率は EDV，ESV の拡大で高い傾向を認めた。
SSS：summed stress score, EDV：end diastolic volume, ESV：end systolic volume, EF：ejection fraction, WMA：wall motion abnormality, PPV：positive predictive value, NPV：negative predictive value.

(文献6より)

2. FMD による冠動脈疾患の推定

　このように SPECT は PAD を含む血管手術の術前リスク評価に有用であるが，検査の予約が手術予定日までに入らないこともあり，もっとスピーディーで簡便な検査も望まれていた。Perrone-Filardi らは血流依存性拡張現象（FMD）が血管内皮機能を反映することに着目し，冠動脈疾患の既往のない PAD44 例に対し，上腕動脈の FMD とジピリダモール負荷心筋血流 SPECT を行った。SPECT 異常群では正常群より FMD 値が低く（6.0% vs. 7.3%，p=0.02），SPECT の異常検出に関して，FMD≧6%は陰性的中率92%，感度79%，特異度73%であった。したがって SPECT がすぐに行えない場合等には FMD で代用することも可能かもしれない[8]。

3. 糖尿病における PAD

　一方 PAD は糖尿病患者において，冠動脈疾患の予測因子でもある。Rajagopalan らは冠動脈疾患の既往のない無症候の糖尿病患者1,427名に負荷心筋血流 SPECT を行い，臨床指標や検査データと比較検討した。SPECT の異常は58%でみられ，18%はハイリスク所見であった。ハイリスク所見の予測因子として心電図の Q 波（修正 χ^2=38.3，P<0.001）と PAD（修正 χ^2

＝13.9，P＜0.001）の2つが重要であり，糖尿病患者では無症候であってもQ波やPADがあれば積極的にSPECTを行うことが推奨される[9]。

● 参考文献

1) Hirsch AT, Haskal ZJ, Hertzer NR, et al. ACC/AHA 2005 Guidelines for the Management of Patients With Peripheral Arterial Disease (Lower Extremity, Renal, Mesenteric, and Abdominal Aortic): Executive Summary A Collaborative Report From the American Association for Vascular Surgery/Society for Vascular Surgery, Society for Cardiovascular Angiography and Interventions, Society for Vascular Medicine and Biology, Society of Interventional Radiology, and the ACC/AHA Task Force on Practice Guidelines (Writing Committee to Develop Guidelines for the Management of Patients With Peripheral Arterial Disease): Endorsed by the American Association of Cardiovascular and Pulmonary Rehabilitation; National Heart, Lung, and Blood Institute; Society for Vascular Nursing; TransAtlantic Inter-Society Consensus; and Vascular Disease Foundation. J Am Coll Cardiol. 2006; 47: 1239-312.
2) Fleisher LA, Beckman JA, Brown KA, et al. ACC/AHA 2007 Guidelines on Perioperative Cardiovascular Evaluation and Care for Noncardiac Surgery: Executive Summary: A Report of the American College of Cardiology/American Heart Association Task Force on Practice Guidelines (Writing Committee to Revise the 2002 Guidelines on Perioperative Cardiovascular Evaluation for Noncardiac Surgery). Circulation. 2007; 116: 1971-96.
3) Hirose K, Chikamori T, Hida S, et al. Prevalence of coronary heart disease in patients with aortic aneurysm and/or peripheral artery disease. Am J Cardiol. 2009; 103: 1215-20.
4) Chen T, Kuwabara Y, Tsutsui H, et al. The usefulness of dipyridamole thallium-201 single photon emission computed tomography for predicting perioperative cardiac events in patients undergoing non-cardiac vascular surgery. Ann Nucl Med. 2002; 16: 45-53.
5) Harafuji K, Chikamori T, Kawaguchi S, et al. Preoperative risk stratification for endovascular surgery using pharmacologic stress myocardial imaging. Am J Cardiol. 2004; 94: 1471-4.
6) Kayano D, Nakajima K, Ohtake H, et al. Gated myocardial perfusion SPECT for preoperative risk stratification in patients with noncardiac vascular disease. Ann Nucl Med. 2009; 23: 173-81.
7) Landesberg G, Berlatzky Y, Bocher M, et al. A clinical survival score predicts the likelihood to benefit from preoperative thallium scanning and coronary revascularization before major vascular surgery. Eur Heart J. 2007; 28: 533-9.
8) Perrone-Filardi P, Cuocolo A, Brevetti G, et al. Relation of brachial artery flow-mediated vasodilation to significant coronary artery disease in patients with peripheral arterial disease. Am J Cardiol. 2005; 96: 1337-41.
9) Rajagopalan N, Miller TD, Hodge DO, et al. Identifying high-risk asymptomatic diabetic patients who are candidates for screening stress single-photon emission computed tomography imaging. J Am Coll Cardiol. 2005; 45: 43-9.

8 非心臓手術の術前評価

はじめに

　非心臓手術を受ける患者の心血管系のリスク評価，周術期の心血管合併症の予防・管理は，重要な臨床的課題である．周術期の心血管のリスクは，患者側の要因（運動耐容能，併発疾患，心臓疾患有無と疾患重症度）と手術の侵襲度：要する時間等から判断する．負荷検査を用いて，リスクの層別化できる．それにより，術前の準備，投薬，術式，麻酔法，麻酔中の管理，周術期管理（疼痛管理も含む），リハビリ等の対応が可能となる．

1. 待機的手術前の周術期心血管リスク評価

　非心臓手術を受ける患者の心血管系のリスク評価，周術期の心血管合併症の予防・管理は，高齢者の手術が増加しつつある今日，重要な課題となっている．循環器医への，術前評価のコンサルテーションの頻度は増し，エビデンスに基づいた診療が求められている．手術時・周術期の心血管系のリスクは，3種類の機序による．第一が，心筋酸素供給と需要のミスマッチからの心内膜下虚血からの心事故である非ST上昇心筋梗塞，重症不整脈，心不全である．第二は，血管の炎症の増悪による冠動脈プラーク破綻からの急性症候群の発症であり，予測は困難である．第三は心不全の発症である．

　周術期の心血管系のリスクは，患者側の要因（運動耐容能，併発疾患，心臓疾患有無と疾患重症度）と同時に，手術の侵襲度と要する時間等から判断する．従来から，患者のリスクは，Lee index and Erasmus model で評価され，表1 に従いスコア化する[1]．手術の侵襲度から術式のリスクを低，中，高に分ける．腹腔鏡を用いた手術のリスクは，開腹手術の侵襲度と同等と判断される．

　患者の運動耐容能を病歴から，4 METs を基準にして低下，正常範囲内に分ける（表2）．術前の非侵襲的検査では，心機能評価は心エコーおよび心臓核医学検査で，心筋虚血の評価は運動負荷心電図検査あるいは運動負荷心筋シンチ，負荷エコー検査で行う．手術が必要な場合は緊急か待機的なのか，心血管状態は安定しているのか否か，症状の有無，既往歴等から方針

表1　術前の臨床的危険因子

- 虚血性心疾患の既往
- 代償性心不全の既往
- 脳血管障害疾患の既往
- 糖尿病（インスリン治療中）
- 慢性腎不全（血清クレアチニン>2.0 mg/dL）

（文献2より）

表2　手術前リスク評価

リスク評価；非心臓手術の術前評価，安定した心状態，中等度リスク手術	検査適応
臨床リスク因子 I あるいは 1 以上，低下した身体活動度（4 METs 以下）	適切
リスク評価；非心臓手術の術前評価，安定した心状態，血管手術	
臨床リスク因子 I あるいは 1 以上，低下した身体活動度（4 METs 以下）	適切

（文献2より）

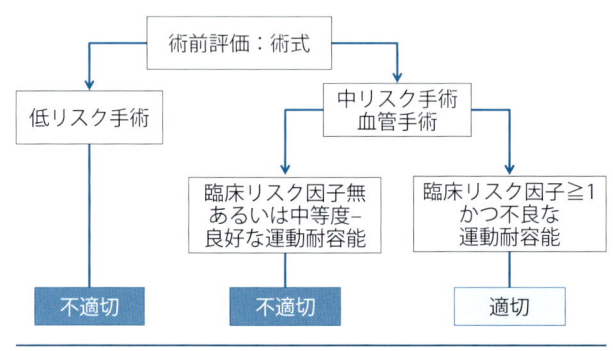

図1　負荷心筋シンチを用いた非心臓疾患の術前のリスク評価の妥当性　　　　　　　　　　　　　　　（文献2より）

を決める．負荷心筋シンチによる術前リスク評価の妥当性を図1に示す[2]．待機的な中－高リスクの手術例では，有する臨床的リスク因子（狭心症，心不全，脳血管障害/一過性脳虚血発作の病歴，腎機能障害血清クレアチニン>2mg/dL，糖尿病）の数から層別化をする．表3では，高リスク手術を受ける例で，臨床リスク因子を3以上有する例では，負荷検査がクラスIで推奨されている[1]．

負荷心筋シンチに基づく心事故発症予測の有効性は，数多くの研究から証明されている．大血管手術前の薬物負荷シンチ術前評価の有用性が，メタ解析で報告されているが，正常所見例では周術期の心事故発生の陰性的中率は97％と高率である[3]．この高い陰性的中率は，臨床的に有用である．欧米で施行されている負荷心エコー検査による診断も，同様の成績である．近年になり周術期の心血管合併症の発症率の低下がみられているが，術後管理の改善によるものと考えられている．

2. 安定した虚血性心疾患におけるリスクに基づく予防的血行再建の効果

The Coronary Artery Revascularization Prophylaxis（CARP）と DECREASE-V 研究で，血管手術を受ける予定でかつ安定した虚血性心疾患を有する例に，非観血的検査（負荷心筋シンチあるいは負荷エコー検査）でリスク評価を行い，血行再建群と至適内科治療群（β遮断薬，抗血小板薬等の投与）の死亡率と心筋梗塞発症率が，術後もそれぞれ2.7年，1年間経過観察され，比較された．両研究では，血行再建群と内科治療群間で，予後に差が認められなかった．これらの結果は，リスク評価から血行再建が，手術時期とその後の予後改善には繋がらないことを意味している．血行再建の代わりに，β遮断薬，抗血小板薬等を用いた至適内科治療も選択肢となる可能がある．ESCのガイドライン（表3）では重症例への予防的血行再建はクラス

表3 術前の心リスク評価と周術期管理のまとめ

段階	緊急度	心血管状況	術式リスク	活動度	臨床リスク因子数	左室機能UCG評価	心電図	負荷検査	β遮断薬	ACE阻害薬	アスピリン	スタチン	血行再建
1	緊急手術					III C	IIa C	III C	I C	I C	I C	I C	III C
2	待機的手術	不安定				I C	I C	III C					I C
3	待機的手術	安定	低リスク（<1%）		無	III B	III B	III C	III B	IIa C	IIb C	IIa B	III C
					≧1	III B	IIa B	III C	IIb B（漸増） III A（非漸増）	IIa C	IIb C	IIa B	III C
4				優良一良好	≧1	III B	IIa B	III C	IIb B（漸増） III A（非漸増）	IIa C	IIb C	IIa B	III C
5	待機的手術		中リスク（1-5%）	中等度一不良	無	III B	IIb C	IIb C	IIb B（漸増） III A（非漸増）	I C	IIb C	IIa B	III B
					≧1	III B	I B	IIb C	IIb B（漸増） III A（非漸増）		IIb C	IIa B	III B
6	待機的手術		高リスク（>5%）	中等度一不良	≦2	IIa C	I B	IIb C	I B（漸増） III A（非漸増）	I C	IIb C	I B	IIb B
					≧3	IIa C	I B	I C	I B（漸増） III A（非漸増）	I C	IIb C	I B	IIb B

（文献1より）

IIb，レベルBと判断されている[1]。

　循環器診療において，待機的手術の手術時・周術期の心血管リスク評価は重要な領域であるが，高いレベルのエビデンスが少なく，従来の診療が漫然と行われている面もある。負荷検査を用いてハイリスク群を評価することで層別化が可能となり，対応のための情報を得ることができる。それにより術前の準備，投薬，術式，麻酔法，麻酔中の管理，周術期管理（疼痛管理も含む），リハビリ等の多くの要因における対応が可能となる。

● 文　献

1) Poldermans D, Bax J, Boersma E, et al. Guidelines for pre-operative cardiac risk assessment and perioperative cardiac management in non-cardiac surgery. Eur Heart J. 2009；30：2769-812.
2) Hendel RC, Berman DS, Di Carli MF, et al. ACCF/ASNC/ACR/AHA/ASE/ SCCT/SCMR/SNM 2009 appropriate use criteria for cardiac radionuclide imaging：a report of the American College of Cardiology Foundation Appropriate Use Criteria Task Force, the American Society of Nuclear Cardiology, the American College of Radiology, the American Heart Association, the American Society of Echocardiography, the Society of Cardiovascular Computed Tomography, the Society for Cardiovascular Magnetic Resonance, and the Society of Nuclear Medicine. J Am Coll Cardiol. 2009；53：2201-29.
3) Etchells E, Meade M, Tomlinson G, et al. Semiquantitative dipyridamole myocardial stress perfusion imaging for cardiac risk assessment before noncardia vascular surgery：a meta-analysis. J Vasc Surg. 2002 Sep；36：534-40.

9 その他（心筋症，先天性心疾患など）

■ はじめに

　心筋症における心臓核医学のエビデンスは，心不全評価としての拡張型心筋症では豊富に存在するが，D-5 心不全の章での記載と重複するため割愛する。その他に肥大型心筋症における虚血評価やBMIPP，MIBGの有用性などいくつかのエビデンスがある。

1. 肥大型心筋症

1）病態の把握

　肥大型心筋症では，冠動脈狭窄がなくとも半数以上で肥大部の心筋血流が運動負荷時に低下することが知られている。特に肥大が非対称性に進行する心室中隔や心尖部に多くみられる。アンモニアPETを用いた研究では，肥大型心筋症においては肥大部も非肥大部も冠血流予備能が低下しているが[1,2]，安静時の心筋血流は肥大部，非肥大部で差はなかった[3]。肥大部の心筋血流が運動負荷時に低下する原因は，肥大した心筋量に見合うだけの毛細血管密度がなく[4]，肥厚した心筋が隣接する微小血管を圧迫することである。そのため，運動時には心筋壁厚増加が強まってさらに微小血管を圧迫する一方，心筋の酸素消費は増加し，需要に供給が追い付かない状況になると考えられる。PET/CTを用いた検討では，負荷による心筋の最大充血と冠予備能を低下させる最大の原因は心筋の最大肥厚であり，流出路閉塞は影響していなかった[5]。肥大型心筋症にβ遮断剤やCa拮抗剤を投与すると運動負荷時の心筋虚血が改善するが[6]，陰性変力作用による負荷時の壁厚増加の減少や心拍数，血圧等の上昇が抑えられるため，上記の微小血管の圧迫や血流の需給関係が改善すると考えられる。閉塞を伴う場合には，投薬により負荷時の圧格差が軽減されることも一因であろう。

2）予後予測

　予後と心筋虚血との関係では，負荷心筋血流SPECTにおいて負荷時の欠損スコアが高いほど死亡率が高く，158名の検討では5年生存率は欠損スコアが16％以上の高リスク群，5-16％の中リスク群，5％以下の低リスク群でそれぞれ79％，94％，97％であった（$p=0.04$）[7]。ジピリダモール負荷PETで心筋血流を定量し，長期の左室リモデリングと心機能低下との関係をみたところ，心機能が低下（LVEF<50％）したものは，ほとんどが内腔拡大を伴い，心機能温存群と比べ負荷時の心筋血流が有意に低下していた（1.04 mL/min/g vs. 1.63 mL/min/g，$p=0.001$）。重度心不全への進行もしくは死亡例ではさらに負荷時の血流が低下していた（0.89 mL/min/g）[2]。このように，肥大型心筋症では微小循環障害もしくは冠血流予備能の低下は予

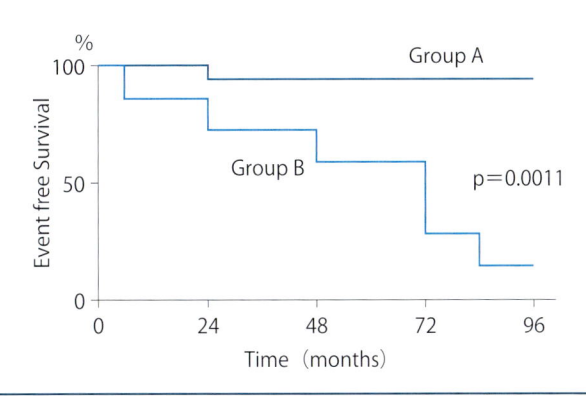

図1 BMIPP 欠損度で層別化された肥大型心筋症における長期予後
BMIPP が中等度以上の欠損群（Group B）では，正常または軽度欠損の群（Group A）より心事故発生頻度が高かった。 （文献11より）

後不良の予測因子と考えられる。

一方，肥大型心筋症では心筋虚血よりも高率に脂肪酸代謝障害が認められる。Tadamura らは FDG-PET，酢酸-PET と BMIPP SPECT を肥大型心筋症 28 例に行って糖代謝，酸素代謝，脂肪酸代謝と血流の関係を調べている。糖代謝と酸素代謝は障害される順番がさまざまであるが，糖代謝は比較的保たれる傾向であった。安静時血流はかなり進行するまで保たれる一方，脂肪酸代謝障害が最初に起こり，心筋代謝障害のもっとも鋭敏な指標としている[8]。BMIPP 欠損スコアは LVEF と有意な相関関係にあり（$r=0.748$, $p<0.01$）[9]，欠損スコアの広がりは長期生存率低下にも関係している[10]。Shimizu らは 27 例の非閉塞性肥大型心筋症に BMIPP を行い，正常もしくは軽度欠損群（group A），中等度以上の欠損群（group B）の 2 群に分けて予後を調査した。84 カ月の無イベント生存率は group A 94.4％，group B 14.6％と group B で著しく低かった（$p<0.01$，図1）[11]。このように BMIPP は肥大型心筋症において重症度評価と予後推定に活用できる。

3）MIBG の有用性

MIBG も肥大型心筋症の評価に有用である。Terai らは 46 名の肥大型心筋症を，収縮能正常群（A），収縮能低下群（B），収縮能低下兼左室拡張群（C）の 3 群に分け，MIBG の指標を比較した。washout rate（WR）は group A, B, C の順で高くなり（$p<0.01$），集積低下セグメント数も A, B, C の順に 2.9, 4.1, 7.4 と増加した。これらの結果から，肥大型心筋症では収縮能低下や左室拡張の前に心臓交感神経機能障害が出現し，心機能障害の進行とともに交感神経機能障害の指標も悪化するため，MIBG は肥大型心筋症の病態生理的変化の検出に有用である[12]。さらに同グループは 44 例の肥大型心筋症を心室頻拍合併群と非合併群に分け，MIBG の指標を比較した。WR は合併群で非合併群より高く（26.8 vs. 17.4, $p<0.0001$），多変量解析で WR が心室頻拍の強力な予測因子であった[13]。Matsuo らは 59 例の肥大型心筋症に MIBG を行い，心機能や BNP と比較した。H/M 比は LVEF, LV mass index, ANP, BNP, ノルエピネフリンと負の相関があり，WR は BNP とノルエピネフリンに正の相関を認めた（図2）[14]。H/M 比の低下の予測因子は BNP（$p=0.0001$）と LV mass index（$p=0.0009$）であった。したがって肥大型心筋症において心臓交感神経障害は心筋障害あるいは機能障害の進行を示唆する。このように MIBG も重症度評価に有用であり，致死的不整脈の予測にも活用できる。

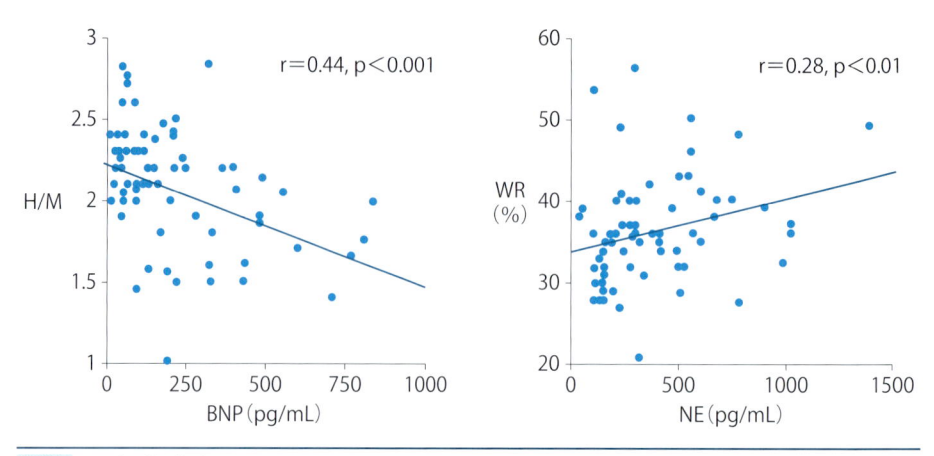

図2 肥大型心筋症における MIBG の H/M 比，WR と BNP，NE
H/M 比と BNP には負の相関関係があり，WR と NE には正の相関を認める（NE：norepinephrine）。
（文献14より）

2. その他の心筋症

1）心サルコイドーシス

　心サルコイドーシスでは従来 Ga シンチが活用されてきた。近年では MRI による遅延造影と FDG-PET が活用されている。FDG-PET は検出器の感度や空間分解能，コントラストが優れているため Ga シンチよりも診断精度が高い。FDG の集積は疾患活動性のマーカーとも考えられ，ステロイド治療の適否の判断や治療効果の判定に参考となる。ただし FDG の集積は特異性が低く，悪性腫瘍や他の炎症疾患でも集積するため注意を要する[15]。

2）心アミロイドーシス

　心アミロイドーシスではピロリン酸シンチが活用される。特に AL タイプと transthyretin タイプのサブタイプの鑑別に有用である。AL タイプでは集積がないかびまん性に軽度の集積を認めるが，transthyretin では左室または両心室に中等度以上の集積を認める[16]。MIBG も間接的にアミロイドの心筋内浸潤の評価に利用できる[17]。また，ピロリン酸シンチは心筋炎急性期にも炎症部位に集積するため利用されることがある。

3）たこつぼ心筋症

　たこつぼ心筋症では血流製剤と BMIPP，MIBG が主に利用される。急性期には心尖部を中心とした血流欠損を認め，BMIPP や MIBG では欠損範囲がさらに大きいミスマッチを呈する。亜急性期から慢性期にかけて各トレーサーの集積は改善していく。ここでも血流の改善が速く，1カ月後にはほぼ正常化することが多いが，BMIPP，MIBG の集積は遅れて改善する[18,19]。発症にはストレスの関与が示唆されており，冠攣縮や微小循環障害等による stunned myocardium も原因の一つと考えられている[19]。

3. 先天性心疾患

　先天性心疾患における心臓核医学の役割は，かつては心プールシンチにて心房中隔欠損の右左シャント率の計算や右心機能などが中心であったが，シャント率は心エコーで簡便に計測できるようになった．形態異常に関してはCTやMRIの方が適しており他の画像診断法が利用されることがほとんどである．

　単心室の検討でBMIPPの欠損部分は壁運動も低下しており，両者の間に相関関係がある．一方で血流欠損と壁運動に相関はなく，心機能障害の原因は瘢痕組織よりも脂肪酸代謝障害と関連していたという報告がある[20]．

● 参考文献

1) Camici P, Chiriatti G, Lorenzoni R, et al. Coronary vasodilation is impaired in both hypertrophied and nonhypertrophied myocardium of patients with hypertrophic cardiomyopathy: a study with nitrogen-13 ammonia and positron emission tomography. J Am Coll Cardiol. 1991; 17: 879-86.
2) Olivotto I, Cecchi F, Gistri R, et al. Relevance of coronary microvascular flow impairment to long-term remodeling and systolic dysfunction in hypertrophic cardiomyopathy. J Am Coll Cardiol. 2006; 47: 1043-8.
3) Tadamura E, Tamaki N, Okazawa H, et al. Myocardial metabolic changes in hypertrophic cardiomyopathy. J Nucl Med. 1996; 37: 572-7.
4) Moon J, Cho IJ, Shim CY, et al. Abnormal myocardial capillary density in apical hypertrophic cardiomyopathy can be assessed by myocardial contrast echocardiography. Circ J. 2010; 74: 2166-72.
5) Bravo PE, Pinheiro A, Higuchi T, et al. PET/CT assessment of symptomatic individuals with obstructive and nonobstructive hypertrophic cardiomyopathy. J Nucl Med. 2012; 53: 407-14.
6) Sugihara H, Taniguchi Y, Ito K, et al. Effects of diltiazem on myocardial perfusion abnormalities during exercise in patients with hypertrophic cardiomyopathy. Ann Nucl Med. 1998; 12: 349-54.
7) Sorajja P, Chareonthaitawee P, Ommen SR. Prognostic utility of single-photon emission computed tomography in adult patients with hypertrophic cardiomyopathy. Am Heart J. 2006; 151: 426-35.
8) Tadamura E, Kudoh T, Hattori N, et al. Impairment of BMIPP uptake precedes abnormalities in oxygen and glucose metabolism in hypertrophic cardiomyopathy. J Nucl Med. 1998; 39: 390-6.
9) Shimonagata T, Nishimura T, Uehara T, et al. Discrepancies between myocardial perfusion and free fatty acid metabolism in patients with hypertrophic cardiomyopathy. Nucl Med Commun. 1993; 14: 1005-13.
10) Nishimura T, Nagata S, Uehara T, et al. Prognosis of hypertrophic cardiomyopathy: assessment by 123I-BMIPP (beta-methyl-p-(123I)iodophenyl pentadecanoic acid) myocardial single photon emission computed tomography. Ann Nucl Med. 1996; 10: 71-8.
11) Shimizu M, Ino H, Okeie K, et al. Cardiac dysfunction and long-term prognosis in patients with non-obstructive hypertrophic cardiomyopathy and abnormal (123) I-15-(p-Iodophenyl)-3(R,S)-methyl-pentadecanoic acid myocardial scintigraphy. Cardiology. 2000; 93: 43-9.
12) Terai H, Shimizu M, Ino H, et al. Changes in cardiac sympathetic nerve innervation and activity in pathophysiologic transition from typical to end-stage hypertrophic cardiomyopathy. J Nucl Med. 2003; 44: 1612-7.
13) Terai H, Shimizu M, Ino H, et al. Cardiac sympathetic nerve activity in patients with hypertrophic cardiomyopathy with malignant ventricular tachyarrhythmias. J Nucl Cardiol. 2003; 10: 304-10.
14) Matsuo S, Nakamura Y, Tsutamoto T, et al. Impairments of myocardial sympathetic activity may reflect the progression of myocardial damage or dysfunction in hypertrophic cardiomyopathy. J Nucl Cardiol. 2002; 9: 407-12.
15) Treglia G, Taralli S, Giordano A. Emerging role of whole-body 18F-fluorodeoxyglucose positron emission tomography as a marker of disease activity in patients with sarcoidosis: a systematic review. Sarcoidosis Vasc Diffuse Lung Dis. 2011; 28: 87-94.
16) de Haro-Del Moral FJ, Sánchez-Lajusticia A, Gómez-Bueno M, et al. Role of cardiac scintigraphy

With (99m) Tc-DPD in the differentiation of cardiac amyloidosis Subtype. Rev Esp Cardiol. 2012；65：440-46.
17) Glaudemans AW, Slart RH, Zeebregts CJ, et al. Nuclear imaging in cardiac amyloidosis. Eur J Nucl Med Mol Imaging. 2009；36：702-14.
18) Ito K, Sugihara H, Kinoshita N, et al. Assessment of Takotsubo cardiomyopathy (transient left ventricular apical ballooning) using 99mTc-tetrofosmin, 123I-BMIPP, 123I-MIBG and 99mTc-PYP myocardial SPECT. Ann Nucl Med. 2005；19：435-45.
19) Sato A, Aonuma K, Nozato T, et al. Stunned myocardium in transient left ventricular apical ballooning：a serial study of dual I-123 BMIPP and Tl-201 SPECT. J Nucl Cardiol. 2008；15：671-9.
20) Kondo C, Nakazawa M, Kusakabe K, et al. Myocardial dysfunction and depressed fatty acid metabolism in patients with cyanotic congenital heart disease. J Nucl Cardiol. 1996；3：30-6.

E 心臓核医学の展望

1 循環器疾患および動脈硬化の分子イメージング

■ はじめに

　近年の分子生物学の進歩により，多くの疾患の成因や病態の分子機構が明らかとなってきた。これに伴い分子・細胞レベルの機能情報を映像化する分子イメージングが注目されている。循環器領域においても，種々のイメージングプローブが開発され，心疾患や動脈硬化巣の分子・細胞機能情報の映像化が試みられており，詳細な病態評価や治療効果判定等に応用されつつある。

　分子・細胞レベルの機能情報を映像化するという観点からは，^{123}I-BMIPPによる脂肪酸代謝イメージングや^{18}F-FDGによる糖代謝イメージングも分子イメージングに含まれるが，ここでは，より特異的な分子・細胞機能（神経伝達機能・アポトーシスなど）に焦点を絞り，循環器疾患および動脈硬化の分子イメージングの現状と展望を紹介する。

1. 心機能の分子イメージング

1）自律神経機能の分子イメージング

　代表的な自律神経機能イメージングプローブを表1に示した。自律神経系では，交感神経機能イメージングが最もよく研究されている。^{123}I-MIBGは，I-123で標識されたノルエピネフリン（NE）誘導体であり，交感神経終末においてNEと同様にトランスポーター（uptake-1）による再吸収を受けることから，心筋交感神経機能の画像化・定量評価が可能とされる。^{123}I-MIBGは，日本においては1992年から市販されており，心不全，虚血性心疾患，糖尿病性心筋障害の診断に用いられているが，詳細は他節に委ねる。

　^{123}I-MIBGと同じくNE誘導体である^{11}C-hydroxyehedrine（^{11}C-HED）に関する研究も進んでいる。^{11}C-HEDは，交感神経終末においてNEトランスポーター（uptake-1）による再吸収を受け，また，一部はNE貯留顆粒に取り込まれると考えられている[1]。Lautamäkiらは，心筋症患者において^{11}C-HED集積が顕著に低下することを示した[2]。^{11}C-HEDに関しては，我々のグループも含めて，日本でもいくつかの施設で臨床研究が行われている。PETによる交感神経終末機能の評価では，PETの分解能・定量性を生かした局所解析・定量解析などの詳細な評価が可能である（図1）。またPETでは神経伝達物質，すなわちカテコールアミンそのものの標識体を用いることができる。Münchらは，心臓移植患者における検討から，エピネフリンのC-11標識体により，^{11}C-HEDの場合よりも鋭敏に交感神経終末の機能を評価できる可能性を報告している[3]。一方，C-11標識体を用いるイメージングでは，C-11の半減期（約20分）が短いためクリアランス（washout）の評価が困難である。この問題を解決するために，

表1 自律神経機能評価に用いられる RI 標識分子イメージングプローブ

神経系		分類/サブタイプ選択性		標識プローブ
交感神経系	神経終末	カテコールアミン誘導体		^{123}I–MIBG ^{18}F–fluorometaraminol ^{18}F–FIBG/^{18}F–LMI1195 ^{11}C–hydroxyphedrine (HED)
		カテコールアミン		^{11}C–epinephrine (EPI) ^{18}F–fluorodopamine
	受容体	α	α1	^{11}C–prazocine
			α1	^{11}C–GB67
			α2	^{11}C–MK-912
		β	非選択的	^{123}I–ICYP
			非選択的	^{11}C–CGP12177
			非選択的	^{11}C–CGP-12388
			非選択的	^{18}F–fluorocarazolol
			非選択的	^{18}F–fluoroethylcarazolol
			β1	^{11}C/^{18}F/^{123}I–ICI 89,406
	細胞内シグナル伝達	phosphodieaterase-4 (cAMP signaling)		^{11}C–rolipram
副交感神経系	神経終末	vesicular acetylcholine transporter (VAChT) リガンド		^{18}F–benzylbenzovesamicol ^{11}C–methylaminobenzovesamicol ^{11}C–methoxybenzovesamicol
	受容体	ムスカリン		^{11}C–methyl QNB (MQNB) ^{11}C–methyl TRB
		ニコチン (α4β2)		^{18}F-2-deoxy-2-fluoro-D-glucose- A85380

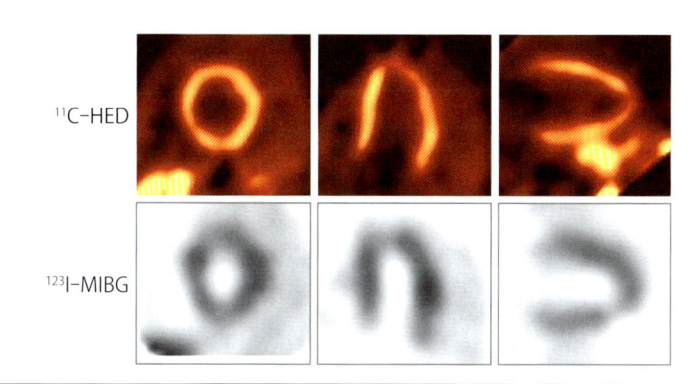

図1 健常人左室心筋の ^{11}C–HED PET 断層画像(上)および ^{123}I–MIBG SPECT 断層画像(下)

F-18(半減期約110分)で標識した NE 誘導体,MIBG 類似体に関する検討も行われている(表1)。また,最近では,I-124(半減期4.2日)や Br-76(半減期16.2時間)標識体に関する研究や,NE トランスポータに結合するが取り込みを受けない化合物,いわゆる NET 阻害剤の標識体に関する研究も進んでいる。

受容体イメージングでは β 受容体に関するものが多く,その代表例が ^{11}C–CGP12177 による PET イメージングである。我々は,この ^{11}C–CGP12177 を高比放射能で得る合成法を確立し[4],これを用いて臨床試験を行った。その結果,心不全症例では,健常人に比べて β 受容体密度

が半分程度に低下，すなわち down regulation されていることが確認できた[5]。さらに，拡張型心筋症患者においてβ遮断療法の効果を検討したところ，down regulation の著しい患者ほど，治療後の心機能の改善が大きいことが示唆された[6]。β受容体密度の算出のためには，トレーサ量の ^{11}C-CGP12177 を用いてイメージングを行った後，放射能の減衰を待って，非標識 CGP-12177 を含む ^{11}C-CGP12177 を投与し，再度イメージングして，両者の挙動の差を解析する必要がある。この点においては，半減期の短い C-11 標識体の利用は理にかなっている。しかし，臨床診断法としては，定性的な評価に限定されても，検査の簡便性が望まれる場合もある。この点からは，半減期が長く検査の容易な F-18 等で標識したプローブ，^{18}F-fluorocarazolol，^{18}F-fluoroethylcarazolol などが検討されている。

上述のように，NE トランスポータやβ受容体イメージングに関する研究が盛んに行われてきた。最近では，β受容体以降の細胞内シグナル伝達のイメージングも試みられている。Kenk らは，phosphodiesterase-4（PDE4）阻害剤である rolipram の C-11 標識体，^{11}C-Rolipram により，PDE4 イメージングに基づいて cAMP 介在性のシグナル伝達機能の評価ができる可能性を示した[7]。また，α受容体イメージング剤，あるいは副交感神経系のイメージング剤の開発も行われている（表1）。

2）その他の心機能の分子イメージング

自律神経機能以外では，血管新生，レニン-アンジオテンシン-アルドステロン系，アポトーシスなどのイメージングが興味深い。

心筋梗塞では，虚血後に血管新生が起こり，心筋への血流・酸素供給を増やし，組織修復を助けると考えられている。このことから，血管新生に深く関与する因子であり，細胞接着受容体の一つであるインテグリン $\alpha_V\beta_3$ のイメージングが注目されている[8]。^{18}F-Galacto-RGD，^{99m}Tc-NC100692 は，RGD（Arg-Gly-Asp）配列がインテグリン $\alpha_V\beta_3$ を認識することを利用した PET，SPECT プローブであり，これらの化合物によるイメージングが心筋梗塞やその治療効果の評価に有効である可能性が動物実験・臨床において示されている[9-11]。血管新生に関しては，血管新生サイトカインである VEGF や，VEGF 受容体のイメージングも検討されている（表2）[11]。

レニン-アンジオテンシン-アルドステロン系は，心室のリモデリングにおいて重要な役割を担っている。すなわちアンジオテンシン受容体（AT1 受容体）の up-regulation が，リモデリングの引き金になるものと考えられている。この観点から AT1 受容体拮抗薬の標識体を用いた AT1 受容体イメージングが検討され，^{99m}Tc-losartan[12] による SPECT イメージングや，^{11}C-KR31173 による PET イメージング[8]の有用性が報告されている。

心筋のアポトーシスは，心筋壊死に関与するだけでなく，心室のリモデリングにも深く関与すると考えられている。アポトーシスイメージングに最もよく用いられているプローブが ^{99m}Tc-annexin A5（annexin V）である。アポトーシスの初期には，正常状態では細胞膜の内側に位置するフォスファチジルセリン（PS）が細胞膜の外側に出てくるという現象がみられる。したがって，この PS に高い親和性を持つ annexin A5 の標識体により，アポトーシスのイメージングが可能であり[13]，心機能や予後の評価に有用であることが報告されている[14]。最近では，ApoSense と呼ばれる一連の非ペプチド性低分子化合物，Caspase-3 の阻害剤である isatin 誘導体，あるいはミトコンドリア膜電位差に基づいてアポトーシスを検出する化合物をベースと

表2 動脈硬化イメージングに用いられるRI標識分子イメージングプローブ

Process	Target	Probe
Endothelial-cell dysfunction/activation	Endothelin receptor	^{99m}Tc-endothelin
Inflammation	Macrophages/monocytes Neutropils Monocytes/lymphocytes Lymphocytes Glucose metabolic activity	^{99m}Tc-MCP-1 ^{99m}Tc-/^{123}I-IL-8 ^{123}I-IL-1 RA ^{123}I-/^{99m}Tc-IL-2 ^{18}F-FDG
Lipid core and fibrous-cap formation	Lipoproteins/Lipids/Form cells	^{99m}Tc-LDL/ox-LDL/ac-LDL ^{99m}Tc-β-vLDL ^{99m}Tc-LOX-1-mAb ^{99m}Tc-/^{125}I-MDA2, ^{125}I-IK17
Proteolysis	MMPs Cathepsins	^{99m}Tc-/^{123}I-/^{18}F-/^{64}Cu-/^{111}In-MMP inhibitors ^{99m}Tc-MT1MMP-mAb ^{64}Cu-cathepsin ligands
Apoptpsis	Phosphatidyl serine Caspase-3	^{99m}Tc-annexin A5 ^{18}F-isatin derivatives
Angiogenesis	VEGF VEGF receptors $A_v\beta_3$-integrin	$^{123/124}$I-/^{111}In-VEGF-mAb ^{123}I-/^{111}In-/^{64}Cu-/^{99m}Tc-VEGF fragments ^{18}F-/^{99m}Tc-RDG derivatives ^{111}In-$A_v\beta_3$-integrin antagonists
Thrombosis	Platelets Activated platelets Fibrins Tissue factor	^{111}In-platelet ^{99m}Tc-apcitide/P280 ^{99m}Tc-DMP444 ^{99m}Tc-fibrin-binding domain（FBD） ^{99m}Tc-fibrin-α-chain peptide ^{99m}Tc-TF-mAb
Calcification	Mineral deposition/active calcification	^{18}F-NaF

する放射性プローブの開発も進んでいる[15]。

2. 動脈硬化の分子イメージング

1）アポトーシスの分子イメージング

^{18}F-FDGを除けば，動脈硬化の分子イメージングで最もよく研究されているのが^{99m}Tc-annexin A5を用いたアポトーシスイメージングであろう[6-9]。動脈硬化プラークの進行において，マクロファージや平滑筋細胞のアポトーシスは脂質コアの増大，線維性被膜の脆弱化などの原因となり，動脈硬化プラークの不安定化に深く関与するとされている。Narulaらのグループは，動物及びヒト臨床において，^{99m}Tc-annexin A5による不安定プラークイメージングの可能性を報告している[16,17]。我々のグループでも，動脈硬化モデルウサギ・マウスにおいて，^{99m}Tc-annexin A5集積と病変の進行度を比較検討し，^{99m}Tc-annexin A5により，プラーク内のアポトーシスを指標として，不安定な動脈硬化プラークを評価できることを示した（図2）[18,19]。また，動物実験では，スタチン等による治療の効果モニタリングにおける^{99m}Tc-annexin A5

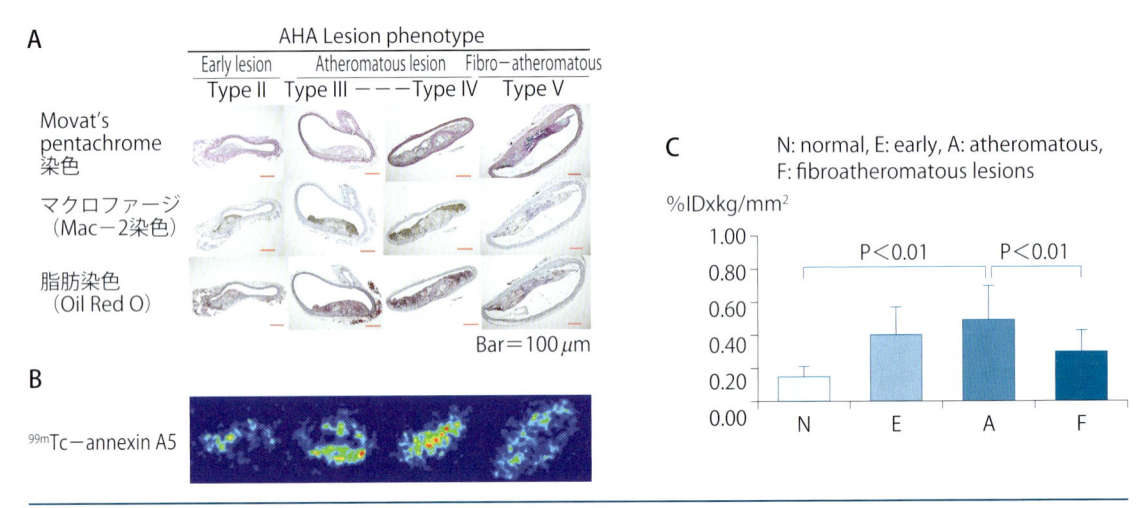

図2 動脈硬化モデル（ApoE ノックアウト）マウスにおける ^{99m}Tc-annexin A5 のプラーク内集積と進行度の関係
A：病理組織学的染色結果，B：オートラジオグラフィー，C：^{99m}Tc-annexin A5 の各病変への集積（定量評価）。

の有用性も報告されている[20]。最近，我々は，ARB（Telmisartan, Irbesartan）の抗動脈硬化作用を ^{99m}Tc-annexin A5 で評価できるか否かを動脈硬化モデルマウスにおいて検討し，ARB がアポトーシスの抑制を介して抗動脈硬化作用を示す可能性を示すとともに，^{99m}Tc-annexin A5 が ARB の治療効果評価にも有効であることを報告した[21,22]。

2) その他の動脈硬化の分子イメージング

アポトーシス以外にも，泡沫細胞，脂質などの動脈硬化の構成成分のイメージングから，炎症反応（マクロファージの活性など），血管新生因子，接着因子，凝固線溶系因子（Tissue Factor など），酵素活性（Matrix Metalloproteinase, Cathepsin など）まで，動脈硬化の進展や不安定性に関わる多くの因子の RI 標識分子プローブが検討されている（表2）[23]。これらのなかで，特異的な分子機能イメージングという観点からは，血管新生因子や Matrix Metalloproteinase（MMP）のイメージングが興味深い。

動脈硬化病巣における微小血管新生は，プラーク内出血を増加させ，プラーク破綻のリスクを高めると考えられている。このことから，動脈硬化においても RGD 誘導体の標識体を用いたインテグリン $\alpha_V\beta_3$ イメージング，あるいは VEGF，VEGF 受容体のイメージングが注目されている（表2）[11,24]。最近，Laitinen らは，^{18}F-Galacto-RGD がモデルウサギの動脈硬化病巣に高く集積すること，およびその集積がマクロファージの浸潤程度と関係があることを報告した[25]。^{18}F-Galacto-RGD の病巣への集積と炎症反応，及び血管新生との関連を明らかにすることが今後の検討課題である。

MMP は，プラークの不安定化や血管壁のリモデリングに関与することなどが知られている。したがって，MMP も動脈硬化イメージングの重要なターゲットであり，MMP 阻害薬の放射性標識体を用いた研究が活発に行われている（表2）[24,26,27]。マウスにおける実験では，^{99m}Tc で標識した MMP 阻害薬（^{99m}Tc-MPI）のプラークへの集積が，マクロファージの浸潤及び MMP-2，MMP-9 の発現程度と相関することや，スタチン等による治療の効果評価に有効であることなどが報告されている[28,29]。また，最近では，^{99m}Tc-MPI と ^{99m}Tc-annexin A5 の両

方を用いた病態評価の有効性[30]や，進行した病変のイメージングには^{99m}Tc-MPIが優れていること[31]なども示唆されている．しかし，^{18}F-Galacto-RGDの場合と同様，その集積と炎症反応，MMP発現，さらには不安定化・リモデリングとの関連を明らかにすることが今後の課題であろう．

■ おわりに

　循環器疾患および動脈硬化の分子イメージングに関する研究の現状と最近の話題を紹介した．循環器領域においても，種々のイメージングプローブが開発され，病態評価や治療効果判定等に応用されつつある．しかし，これらの分子プローブは，^{123}I-MIBGを除けば，臨床診断法としては未だ確立されたとはいえず，その確立が今後の課題である．

● 引用文献

1) Nomura Y, Matsunari I, Takamatsu H, et al. Quantitation of cardiac sympathetic innervation in rabbits using 11C-hydroxyephedrine PET：relation to 123I-MIBG uptake. Eur J Nucl Med Mol Imaging. 2006；33：871-8.
2) Lautamaki R, Tipre D, Bengel FM. Cardiac sympathetic neuronal imaging using PET. Eur J Nucl Med Mol Imaging. 2007；34 Suppl 1：S74-85.
3) Munch G, Nguyen NT, Nekolla S, et al. Evaluation of sympathetic nerve terminals with [(11)C] epinephrine and [(11)C] hydroxyephedrine and positron emission tomography. Circulation. 2000；101：516-23.
4) Nishijima K, Kuge Y, Seki K, et al. Preparation and pharmaceutical evaluation for clinical application of high specific activity S-(−)[11C] CGP-12177, a radioligand for beta-adrenoreceptors. Nucl Med Commun. 2004；25：845-9.
5) Tsukamoto T, Morita K, Naya M, et al. Decreased myocardial beta-adrenergic receptor density in relation to increased sympathetic tone in patients with nonischemic cardiomyopathy. J Nucl Med. 2007；48：1777-82.
6) Naya M, Tsukamoto T, Morita K, et al. Myocardial beta-adrenergic receptor density assessed by 11C-CGP12177 PET predicts improvement of cardiac function after carvedilol treatment in patients with idiopathic dilated cardiomyopathy. J Nucl Med. 2009；50：220-5.
7) Kenk M, Greene M, Thackeray J, et al. In vivo selective binding of (R)-[11C] rolipram to phosphodiesterase-4 provides the basis for studying intracellular cAMP signaling in the myocardium and other peripheral tissues. Nucl Med Biol. 2007；34：71-7.
8) Bravo PE, Bengel FM. The role of cardiac PET in translating basic science into the clinical arena. J Cardiovasc Transl Res. 2011；4：425-36.
9) Higuchi T, Bengel FM, Seidl S, et al. Assessment of alphavbeta3 integrin expression after myocardial infarction by positron emission tomography. Cardiovasc Res. 2008；78：395-403.
10) Makowski MR, Ebersberger U, Nekolla S, et al. In vivo molecular imaging of angiogenesis, targeting alphavbeta3 integrin expression, in a patient after acute myocardial infarction. Eur Heart J. 2008；29：2201.
11) Dobrucki LW, de Muinck ED, Lindner JR, et al. Approaches to multimodality imaging of angiogenesis. J Nucl Med. 2010；51 Suppl 1：66S-79S.
12) Verjans JW, Lovhaug D, Narula N, et al. Noninvasive imaging of angiotensin receptors after myocardial infarction. JACC Cardiovasc Imaging. 2008；1：354-62.
13) Blankenberg FG, Katsikis PD, Tait JF, et al. In vivo detection and imaging of phosphatidylserine expression during programmed cell death. Proc Natl Acad Sci USA. 1998；95：6349-54.
14) Kietselaer BL, Reutelingsperger CP, Boersma HH, et al. Noninvasive detection of programmed cell loss with 99mTc-labeled annexin A5 in heart failure. J Nucl Med. 2007；48：562-7.
15) 久下裕司，西嶋剣一，松吉 趙．特集1 核医学検査の新しい展開〜治療戦略への応用 治療戦略に役立つ放射性薬剤の開発．映像情報メディカル．2011；43：842-9.
16) Kietselaer BL, Reutelingsperger CP, Heidendal GA, et al. Noninvasive detection of plaque instability

with use of radiolabeled annexin A5 in patients with carotid-artery atherosclerosis. N Engl J Med. 2004 ; 350 : 1472-3.
17) Kolodgie FD, Petrov A, Virmani R, et al. Targeting of apoptotic macrophages and experimental atheroma with radiolabeled annexin V : a technique with potential for noninvasive imaging of vulnerable plaque. Circulation. 2003 ; 108 : 3134-9.
18) Ishino S, Kuge Y, Takai N, et al. 99mTc-Annexin A5 for noninvasive characterization of atherosclerotic lesions : imaging and histological studies in myocardial infarction-prone Watanabe heritable hyperlipidemic rabbits. Eur J Nucl Med Mol Imaging. 2007 ; 34 : 889-99.
19) Zhao Y, Zhao S, Kuge Y, et al. Localization of deoxyglucose and annexin A5 in experimental atheroma correlates with macrophage infiltration but not lipid deposition in the lesion. Mol Imaging Biol. 2011 ; 13 : 712-20.
20) Hartung D, Sarai M, Petrov A, et al. Resolution of apoptosis in atherosclerotic plaque by dietary modification and statin therapy. J Nucl Med. 2005 ; 46 : 2051-6.
21) Zhao Y, Zhao S, Kuge Y, N. T. The therapeutic effect of telmisartan on atherosclerosis in apoE-/- mice : an evaluation with 99mTc-annexin A5. The 2011 World Molecular Imaging Congress. 2011.
22) Zhao Y, Zhao S, Kuge Y, et al. Suppressive effects of irbesartan on inflammation and apoptosis in atherosclerotic plaques of apoE-/- mice : Molecular imaging with 14C-FDG and 99mTc-annexin A5. The AHA Scientific Sessions 2011.
23) Glaudemans AW, Slart RH, Bozzao A, et al. Molecular imaging in atherosclerosis. Eur J Nucl Med Mol Imaging. 2010 ; 37 : 2381-97.
24) Libby P, DiCarli M, Weissleder R. The vascular biology of atherosclerosis and imaging targets. J Nucl Med. 2010 ; 51 Suppl 1 : 33S-37S.
25) Laitinen I, Saraste A, Weidl E, et al. Evaluation of alphavbeta3 integrin-targeted positron emission tomography tracer 18F-galacto-RGD for imaging of vascular inflammation in atherosclerotic mice. Circ Cardiovasc Imaging. 2009 ; 2 : 331-8.
26) Sadeghi MM, Glover DK, Lanza GM, et al. Imaging atherosclerosis and vulnerable plaque. J Nucl Med ; 51 Suppl 1 : 51S-65S.
27) Hermann S, Starsichova A, Waschkau B, et al. Non-FDG imaging of atherosclerosis : Will imaging of MMPs assess plaque vulnerability? J Nucl Cardiol. 2012 ; 19 : 609-17.
28) Ohshima S, Petrov A, Fujimoto S, et al. Molecular imaging of matrix metalloproteinase expression in atherosclerotic plaques of mice deficient in apolipoprotein e or low-density-lipoprotein receptor. J Nucl Med. 2009 ; 50 : 612-7.
29) Fujimoto S, Hartung D, Ohshima S, et al. Molecular imaging of matrix metalloproteinase in atherosclerotic lesions : resolution with dietary modification and statin therapy. J Am Coll Cardiol. 2008 ; 52 : 1847-57.
30) Haider N, Hartung D, Fujimoto S, et al. Dual molecular imaging for targeting metalloproteinase activity and apoptosis in atherosclerosis : molecular imaging facilitates understanding of pathogenesis. J Nucl Cardiol. 2009 ; 16 : 753-62.
31) Tekabe Y, Li Q, Luma J, et al. Noninvasive monitoring the biology of atherosclerotic plaque development with radiolabeled annexin V and matrix metalloproteinase inhibitor in spontaneous atherosclerotic mice. J Nucl Cardiol. 2010 ; 17 : 1073-81.

2 PETによる血管内皮機能の評価

■ はじめに

　冠動脈および末梢動脈の血管内皮は一層の血管内皮細胞で構成されており，循環している血液から血管壁を保護している。血管内皮は解剖学的な血管のバリアとしての働きにだけでなく，血管拡張，抗凝固，抗炎症作用などの生化学因子を産生し血管の保護を行っている。動脈硬化進展過程のなかで，血管内皮機能障害は最も早期に出現する。血管内皮機能異常は早期の障害であるが，同時に心血管イベントの独立した危険因子であることも明らかとなっている。

　降圧治療，高脂血症など心血管リスク保持者に対するリスク軽減を目的とした治療が急速に発展を遂げるに従い，リスクの適切な評価および治療効果を適切に評価する非侵襲的な血管内皮機能の評価法の確立が期待されている。

　ポジトロン断層撮影検査（PET）は高い感度と優れた定量性，生理的・生化学的情報の画像化などの特徴を持つ先端の核医学画像検査であり，寒冷刺激あるいは精神的ストレス負荷に対する血流反応性は，冠動脈の抵抗血管レベルでの血管内皮機能を反映している。血管内皮機能を評価する測定法の中で，PETは非侵襲的に冠動脈レベルの血管内皮機能を評価することができる点が特徴である。

1. 冠血管内皮機能障害

　冠動脈の血管内皮は一層の血管内皮細胞から構成されており，血管内を循環している血液から血管壁を保護している。血管内皮は解剖学的なバリアとしての働きに加え，血管拡張因子である一酸化窒素（NO）産生による血管拡張，抗凝固，抗炎症作用などの生化学因子を産生し血管の保護を行っている（図1）。早期の冠動脈硬化病変のなかで，血管内皮機能障害は最も早期に出現するとされているが[1,2]，血管内皮機能異常は心血管イベントの独立した危険因子であることも重要である[3]。

2. 血管内皮機能障害

　血管内皮機能の計測法は心臓カテーテルによる心筋血流計測・血管径計測及び，非侵襲的な末梢血管の超音波検査法，血液生化学マーカー，PET検査が一般に用いられている（表1）。冠動脈内アセチルコリン負荷時の血流変化をドプラフローガイドワイヤにて評価する方法は血管内皮機能計測の標準である。FFR 0.75未満が一般的に異常とされている[4]。しかしこの方法は侵襲的で，繰り返し検査には困難を伴う。非侵襲的にはエコーを用いた上腕の血流反応評価（FMD），指尖脈波計測（PAT），生化学マーカー，およびPETによる心筋血流測定法

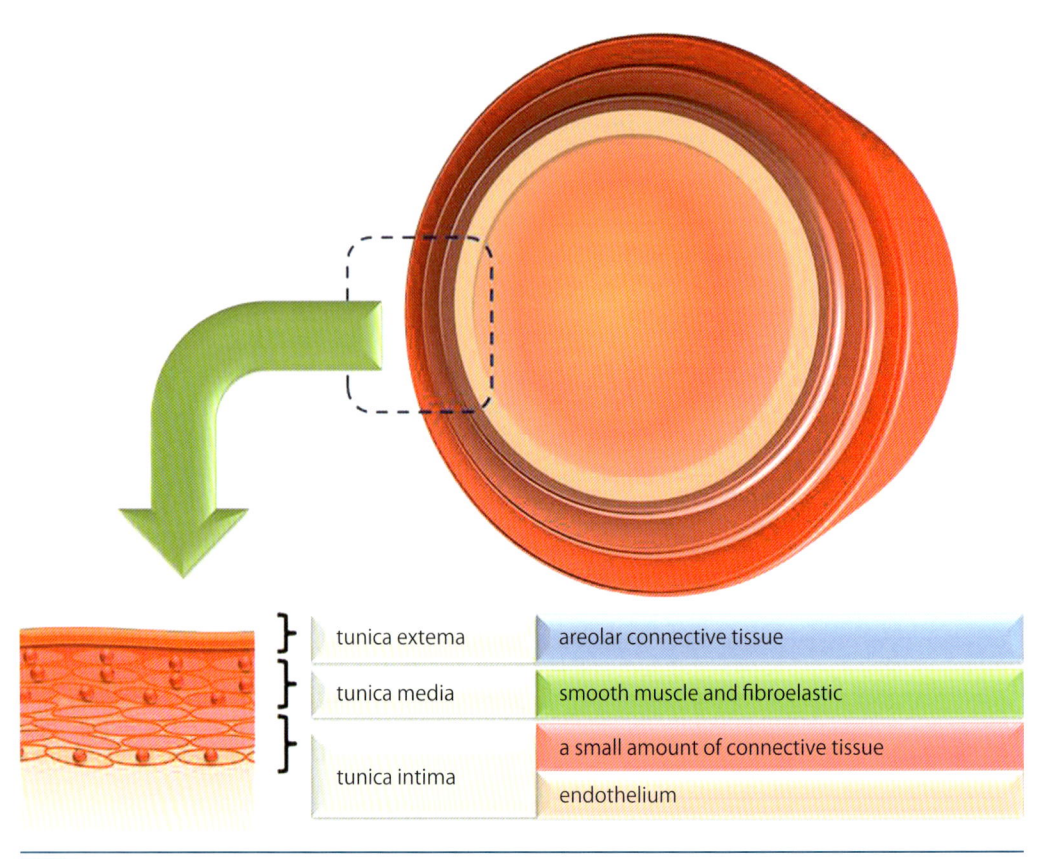

		areolar connective tissue
tunica extema		
tunica media		smooth muscle and fibroelastic
tunica intima		a small amount of connective tissue
		endothelium

図1　血管内皮の構造

表1　血管内皮機能計測法

	計測血管	利 点	欠 点
冠動脈 Doppler flow guide wire	冠動脈	○正確 ○標準的計測法 ○冠動脈特異的	●侵襲的 ●繰り返し検査困難
定量的冠動脈造影検査	冠動脈	○標準的計測法 ○冠動脈特異的	●侵襲的 ●繰り返し検査困難
上腕動脈血管エコー（FMD）	上腕動脈	○非侵襲的 ○シンプル ○繰り返し検査可能	●冠動脈には非特異的 ●データ収集にばらつきあり
経胸壁ドップラー心エコー法	冠動脈（左前下行枝）	○非侵襲的 ○シンプル ○繰り返し検査可能	●冠動脈のうち左前下行枝のみ評価可能 ●データ収集にばらつきあり
ポジトロン断層撮影（PET）	冠動脈	○非侵襲的 ○繰り返し検査可能 ○心臓に特異的 ○局所解析可能	●Adenosine/Dipyridamole 負荷では血管内皮機能と血管平滑筋機能を分離することが不可能

が存在する[2]。心筋血流 PET 検査で一般的に利用されている血管拡張薬の作用（adenosine, adenosine triphosphate, dipyridamole）は冠血管平滑筋および血管内皮依存性の血管拡張反応をあわせて計測していることになる[5]。これに対し寒冷刺激（cold pressor test：CPT）に対

表2　循環器病診断に利用される心筋血流PETトレーサ

核種	放射性薬剤	半減期	安静-負荷の間隔	薬剤合成
^{82}Rb	^{82}Rubidium	76秒	10分	generator
^{15}O	^{15}O water	2分	10分	サイクロトロン
^{13}N	^{13}N ammonia	10分	50-60分	サイクロトロン
^{18}F	^{18}F FBnTP	110分	公表データなし	サイクロトロン

する血流反応は冠動脈血管内皮機能に特異的であり[6]，PET検査へも応用されている[2,7,8]。PETにより計測された寒冷刺激に対する心筋血流増加反応は，定量的冠動脈造影による同刺激時の冠血管拡張能と相関することが報告されている[9]。

3. 心筋血流PET検査の特徴

　心筋血流PET検査の特徴は生体内構成元素（^{13}N窒素，^{15}O酸素，^{18}Fフッ素）を放射能標識できるため，生理的な情報が得られる点にある。これらの放射性化合物はその物理的半減期が短いため（表2），^{82}Rb,^{15}O,^{13}Nについては繰り返し検査が容易に可能である。そこで冠血管機能の評価に必要な各種負荷検査を繰り返し施行できる[8]。

　第2にPETは対外線源またはCTによる吸収補正を行うことで体内組織による放射能の吸収によるアーチファクトの影響をほぼ除外することが可能である。これらの利点からPETは良好な画質が得られ，かつ心筋血流量を定量評価することもできる[10]。

4. 心筋血流量の定量的測定法

　心筋血流PETでは，定性画像による疾患の診断に加えて，心筋局所の血流量について計測することが可能である。この点がPETの特徴である。

　PETで測定される心筋血流量とは，血管内の血流速度を示すのではなく，心筋細胞に摂取されたトレーサ濃度から心筋組織単位重量当たりの血流量を算出するものである。

　心筋血流量の測定には主に^{13}N-アンモニアと^{15}O水が利用される。^{15}O水は心筋細胞内で代謝を受けることがなく，心筋組織への拡散が良好なことから高血流領域でも血流増加反応への追従性が良好である。そのため，心筋血流の定量性に優れた放射性薬剤で心筋血流量計測の標準的計測法の一つである（図2）[7,10]。^{15}O水は心筋組織に拡散していくが，心筋局所に停留せず，心筋血流解析には工夫を要する。著者の施設のKatohらは心筋辺縁の自動描出アルゴリズムを開発し，再現性の高い心筋血流評価を可能にしている（r=0.81）[11]。^{13}N-アンモニアについても高血流領域での血流追従性にやや劣るものの，標準的な心筋血流計測として広く用いられている。^{82}Rbに関しても近年心筋血流定量の試みが開始されている[12,13]。高血流域での血流追従性が他の2核種より低いが，血管内皮依存性の血流増加反応では最大2.0 mL/g/min程度の血流増加のため^{82}Rbも十分に使用可能と思われる[14]。^{82}Rbによる血管内皮機能計測の試みについて近年報告が出始めている[14,15]。

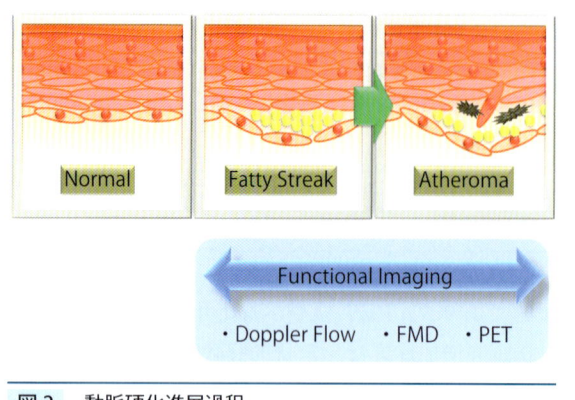

図2　動脈硬化進展過程

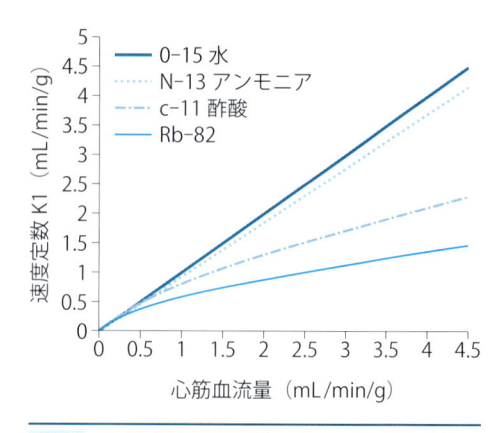

図3　心筋血流PETに使用される放射性薬剤のextraction fraction

5. 心筋血流PETを用いた冠動脈血管内皮機能計測

　　PETによる冠動脈血管内皮機能の計測はO-15標識水，窒素標識アンモニア血流PETにより検討が行われてきている[8,10]（表2）。これまでの健常者での検討をまとめると寒冷負荷時に心筋血流量は安静時と比較し30〜60％増加する（表3）[8]。寒冷刺激時の血流増加反応は年齢が進むにつれて低下する傾向にある。O-15標識水，窒素標識アンモニア，^{82}Rbともほぼ同様な血流増加反応を検出しうることが報告されている（表3）。

　　PETに用いられる放射性薬剤は半減期が短く，各種負荷を繰り返し行える利点がある。

　　当施設では^{15}O水を用いて繰り返し検査を施行している。安静時，ATP負荷時，寒冷刺激時の合計3回の心筋血流検査を90分間で施行している[16,17]。また^{82}Rbにも同様のプロトコールを応用している[14]。

　　負荷の方法は下肢あるいは前腕を0℃の氷水につける方法[8,16,18]，あるいは精神的なストレス状況を負荷として用いる方法[19]がPETに応用されている。いずれの負荷方法も交感神経刺激を惹起し，それにつれて心筋酸素消費量が亢進し心筋血流が増加する。この増加した血流による血管壁へのshear stressが血管内皮細胞のNO産生を促し，NOにより抵抗血管レベルでの血管拡張反応が惹起されることとなる[1]。

表3　健常者における寒冷刺激時の血流増加反応

	核種	年齢	Rest MBF (mL/min/g)	CPT MBF (mL/min/g)	% Change
Di Carli [28]	^{13}NH$_3$	28±6	0.79±0.06	1.21±0.13	49±13
Campisi [29]	^{13}NH$_3$	22±4	0.66±0.14	1.03±0.27	59±36
Prior [18]	^{13}NH$_3$	42±13	0.64±0.12	0.87±0.15	39±18
Furuyama [16]	^{15}O water	26±3	0.82±0.15	1.12±0.27	54±26
Yoshinaga [14]	^{82}Rb	37±12	0.62±0.20	1.02±0.36	70±52

6. 心筋血流PETを用いた冠動脈血管内皮機能計測の臨床応用

　PETによる心筋血流測定は非侵襲的な計測法として冠動脈疾患患者のリスク評価へ応用されてきた[2,20,21]。著者の研究グループのIwadoらは若年喫煙者（p<0.05 vs. 対照）において冠血管内皮機能が低下し（図4），その異常は喫煙年数と有意な負の相関を示すことを報告した（R=−0.57）[17]。さらにMoritaらは若年喫煙者において禁煙は早期に血管内皮機能改善をもたらし（P<0.01），その効果はその後も長期間維持されうることを報告した[22]。Yoshinagaらは冠動疾患脈症例に対し運動療法を12週間実施し対照群と比較対象試験を施行した。運動療法は血流異常領域の最大血管拡張能を改善する（p=0.021 vs. 対照）ことを明らかにし，病変部位の血管機能の改善に血管内皮機能の改善が関与していることを明らかにした[23]。更にNayaらは高血圧患者を対象として，アンジオテンシンⅡ受容体阻害剤（ARB）の内服による治療を12週間施行し，治療効果を ^{15}O 水PETにより評価した。高血圧患者ではARBにより血圧が降下するとともに，寒冷刺激に対する冠血流増加反応も有意に増加することを示し（P<0.01），ARBは高血圧患者において血圧を下降する効果に加え冠血管内皮機能を改善することを明らかにした（表4）[24]。

　糖尿病の治療における血管機能の改善効果評価にもPETは広く応用されている。インスリン抵抗性が存在する患者に対してインスリン抵抗性改善薬のthiazolidinedioneを3カ月間投与すると，寒冷刺激時の血流増加反応を認めている。すなわち，冠血管内皮機能障害の改善効果があることが報告されている[25]。一方，2型糖尿病にたいする16週間の経口血糖降下薬nateglinideによる治療では，寒冷刺激時の血流増加反応に改善が認められなかったことが報告されている[26]。この2つの成績の違いは患者背景によるものの可能性がある。インスリン抵抗性低下の段階では血管機能の早期の回復が見込めるが，糖尿病へ進行すると血管機能の改善には長期を要することを示唆している。Schindlerらはこれを裏付けるデータを報告している。血糖コントロールの治療介入を1年間継続したところ，2型糖尿病患者においても冠血管内皮機能が改善したことを報告している[27]。

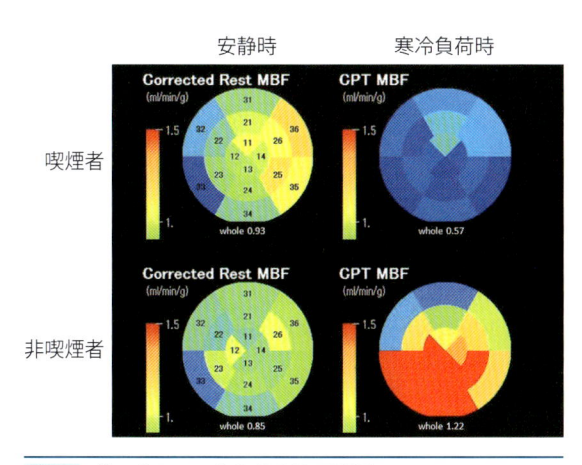

図4　^{15}O 水を用いた心筋血流量計測
（上）喫煙者（下）健常対照者。健常対照者では寒冷負荷時に心筋血流量が増加しているが，喫煙者では血流増加反応が認められず，血管内皮機能異常が示唆される。

表4 治療介入における血管内皮機能の改善効果

Reference	疾　患	治　療	期間	放射性医薬品	治療前 CPT 反応性	治療後 CPT 反応性
Quinones[25]	インスリン抵抗性	thiazolidine dione	3M	$^{13}NH_3$	19.6±24.3%	40.3±31.3%*
Bengel[26]	2型糖尿病	nateglinide	16W	$^{13}NH_3$	26.1±37.2%	29.1±27.8%
Schindler[27]	2型糖尿病	glyburide	12M	$^{13}NH_3$	0.09±0.09 mL/min/g	0.19±0.17* mL/min/g
Naya[24]	高血圧症	olmesartan	3M	$H_2^{15}O$	Delta CVR 7.9±23.5 mmHg/(mL/min/g)	Delta CVR −16.6±18.0* mmHg/(mL/min/g)

■ おわりに

　冠動脈疾患における早期の動脈硬化性病変の検出およびリスクの層別化に，心筋血流PETは広く用いられている。中でも，心筋血流PETにて寒冷刺激時の血流増加反応を評価することで，動脈進展過程の最も初期の段階である冠血管内皮機能異常を検出することが可能で，リスク評価および治療介入に対する効果の判定に力を発揮し有用である。近年広く普及可能な^{82}Rbにより，血管内皮機能評価が可能なことが報告されてきた。また米国では，300名程度の比較的大きな集団を対象にPETによる評価が行われてきている。このように，日本においても今後本検査がより一般に普及し治療効果判定に広く用いられることが期待される。

● 文　献

1) Verma S, Buchanan MR, Anderson TJ. Endothelial function testing as a biomarker of vascular disease. Circulation. 2003；108：2054-59.
2) Yoshinaga K, Manabe O, Tamaki N. Assessment of coronary endothelial function using pet. Journal of nuclear cardiology. 2011；18：486-500.
3) Lerman A, Zeiher AM. Endothelial function：Cardiac events. Circulation. 2005；111：363-8.
4) Pijls NH, De Bruyne B, Peels K, et al. Measurement of fractional flow reserve to assess the functional severity of coronary-artery stenoses. N Engl J Med. 1996；334：1703-08.
5) Kaufmann PA, Gnecchi-Ruscone T, di Terlizzi M, et al. Coronary heart disease in smokers：Vitamin c restores coronary microcirculatory function. Circulation. 2000；102：1233-8.
6) Zeiher AM, Drexler H, Wollschlaeger H, et al. Coronary vasomotion in response to sympathetic stimulation in humans：Importance of the functional integrity of the endothelium. J Am Coll Cardiol. 1989；14：1181-90.
7) Camici PG, Crea F. Coronary microvascular dysfunction. N Engl J Med. 2007；356：830-40.
8) Yoshinaga K, Chow BJ, dekemp RA, et al. Application of cardiac molecular imaging using positron emission tomography in evaluation of drug and therapeutics for cardiovascular disorders. Curr Pharm Des. 2005；11：903-32.
9) Schindler TH, Nitzsche EU, Olschewski M, et al. PET-measured responses of MBF to cold pressor testing correlate with indices of coronary vasomotion on quantitative coronary angiography. J Nucl Med. 2004；45：419-28.
10) Yoshinaga K, Tamaki N, Ruddy TD, ,et al. Evaluation of myocardial perfusion. Philadelphia, PA：Lippincott Williams & Wilkins；2009：541-64.
11) Katoh C, Morita K, Shiga T, et al. Improvement of algorithm for quantification of regional myocardial blood flow using 15O-water with PET. J Nucl Med. 2004；45：1908-16.
12) Manabe O, Yoshinaga K, Katoh C, et al. Repeatability of rest and hyperemic myocardial blood flow measurements with ^{82}Rb dynamic PET. J Nucl Med. 2009；50：68-71.
13) Yoshinaga K, Klein R, Tamaki N. Generator-produced rubidium-82 positron emission tomography

myocardial perfusion imaging-from basic aspects to clinical applications. J Cardiol. 2010 ; 55 : 163-73.
14) Yoshinaga K, Manabe O, Katoh C, et al. Quantitative analysis of coronary endothelial function with generator-produced ^{82}Rb PET : Comparison with 15O-labelled water PET. Eur J Nucl Med Mol Imaging. 2010 ; 37 : 2233-41.
15) Dunet V, Qanadli SD, Allenbach G, et al. Assessment of coronary vasoreactivity by multidetector computed tomography : Feasibility study with rubidium-82 cardiac positron emission tomography. Circ J. 2012 ; 76 : 160-7.
16) Furuyama H, Odagawa Y, Katoh C, et al. Assessment of coronary function in children with a history of kawasaki disease using (15) o-water positron emission tomography. Circulation. 2002 ; 105 : 2878-84.
17) Iwado Y, Yoshinaga K, Furuyama H, et al. Decreased endothelium-dependent coronary vasomotion in healthy young smokers. Eur J Nucl Med Mol Imaging. 2002 ; 29 : 984-90.
18) Prior JO, Quinones MJ, Hernandez-Pampaloni M, et al. Coronary circulatory dysfunction in insulin resistance, impaired glucose tolerance, and type 2 diabetes mellitus. Circulation. 2005 ; 111 : 2291-8.
19) Schoder H, Silverman DH, Campisi R, et al. Effect of mental stress on myocardial blood flow and vasomotion in patients with coronary artery disease. J Nucl Med. 2000 ; 41 : 11-6.
20) Schelbert HR. Positron emission tomography measurements of myocardial blood flow : Assessing coronary circulatory function and clinical implications. Heart. 2012 ; 98 : 592-600.
21) Schindler TH, Schelbert HR, Quercioli A, et al. Cardiac PET imaging for the detection and monitoring of coronary artery disease and microvascular health. JACC Cardiovasc Imaging. 2010 ; 3 : 623-40.
22) Morita K, Tsukamoto T, Naya M, et al. Smoking cessation normalizes coronary endothelial vasomotor response assessed with 15o-water and pet in healthy young smokers. J Nucl Med. 2006 ; 47 : 1914-20.
23) Yoshinaga K, Beanlands RS, Dekemp RA, et al. Effect of exercise training on myocardial blood flow in patients with stable coronary artery disease. Am Heart J. 2006 ; 151 : 1324 e1311-28.
24) Naya M, Tsukamoto T, Morita K, et al. Olmesartan, but not amlodipine, improves endothelium-dependent coronary dilation in hypertensive patients. J Am Coll Cardiol. 2007 ; 50 : 1144-9.
25) Quinones MJ, Hernandez-Pampaloni M, Schelbert H, et al. Coronary vasomotor abnormalities in insulin-resistant individuals. Ann Intern Med. 2004 ; 140 : 700-8.
26) Bengel FM, Abletshauser C, Neverve J, et al. Effects of nateglinide on myocardial microvascular reactivity in type 2 diabetes mellitus--a randomized study using positron emission tomography. Diabet Med. 2005 ; 22 : 158-63.
27) Schindler TH, Cadenas J, Facta AD, et al. Improvement in coronary endothelial function is independently associated with a slowed progression of coronary artery calcification in type 2 diabetes mellitus. Eur Heart J. 2009 ; 30 : 3064-73.
28) Di Carli MF, Tobes MC, Mangner T, et al. Effects of cardiac sympathetic innervation on coronary blood flow. N Engl J Med. 1997 ; 336 : 1208-15.
29) Campisi R, Nathan L, Pampaloni MH, et al. Noninvasive assessment of coronary microcirculatory function in postmenopausal women and effects of short-term and long-term estrogen administration. Circulation. 2002 ; 105 : 425-30.

3 PETを用いた特異的イメージング

はじめに

　現時点で保険によって認められている心臓のイメージングは，FDG PETによるviability診断および心サルコイドーシス診断，並びにN-13アンモニアによる血流評価のみである。しかしながらPETの最大の利点は，C-11，N-13，O-15，F-18といった，生体や薬物を構成する元素を利用して様々な種類のトレーサーを作ることができる点にある。ここではPETを用いた特異的イメージングとして，C-11酢酸を中心として，代謝・非代謝イメージングの2つに分けていくつかのトレーサーを紹介する。PET用として作ることのできるトレーサーは無数といっていいほど存在しており（表1），ここで述べている内容はそのごく一部を紹介しているに過ぎないことをご理解いただきたい。

表1　代表的な非血流PET用トレーサー

代　謝	脂肪酸代謝	C-11 パルミチン酸 [1]
		C-11 オクタン酸 [2]
		F-18 FTHA (Fluoro-6-thia-heptadecanoate) [3]
		F-18 FTP (Fluoro-4-thia-palmitate) [4]
		F-18 FTO (Fluoro-4-thia-oleate) [5]
	アミノ酸代謝	C-11 メチオニン [6]
	酸素代謝	C-11 酢酸 [7]
神経機能	交感神経節前機能	C-11 ハイドロキシエフェドリン [8]
		F-18 LMI1195 [9]
	交感神経節後機能	C-11 CGP12177 [10]
	副交感神経節後機能	C-11 MQNB (methylquinuclidinyl benzilate) [11]
その他	アンギオテンシンII タイプ1受容体	C-11 KR31173 [12]
	VCAM-1	F-18 4V [13]
	$\alpha_v\beta_3$ インテグリン	F-18 Galacto-RGD [14]

1. 代謝イメージング（FDG以外）

1）C-11酢酸

　代謝イメージングとしては，FDGが有名であり，別項に詳しい解説があるが，心疾患患者は糖代謝異常の合併率が高く，FDG PETを行う際に大きな問題となる。C-11酢酸PETは好

気性代謝の終端であるTCAサイクルを評価できるトレーサーであり，血中代謝環境の影響を受けにくく，糖尿病患者でも良好な検査が可能である。投与するとすぐに心筋に集積して，アセチルCoAとなった後TCAサイクルからCO_2の形で洗い出されるため，その洗い出し速度を一次の指数関数で近似した値（k_{mono}）を心筋酸素代謝の指標として利用することが多い（図1）。viability診断においては診断基準として血流・代謝ミスマッチが用いられており，血流イメージングが別途必要となるが，C-11酢酸PETでは早期分布が血流に比例することが知られており[15]，一回の検査で血流と代謝を同時評価可能である。これは他の代謝イメージングに比べて大きなアドバンテージとなっている。

また，心筋は負荷に応じて仕事量を動的に変化させる臓器であり，代謝や血流の絶対値を単独で測定することにあまり意味がないという点で，脳とは大きく異なっている。重要なことはどのくらいのエネルギー消費でどのくらいの仕事を行っているかという，「心筋の燃費（efficiency）」という考え方である。通常，正常者では心筋酸素消費量は心筋仕事量に比例する。このことはC-11酢酸で測定された酸素代謝の指標であるk_{mono}と撮影時に測定された二重積（double product：DP；心拍数と収縮期血圧の積）が比例することでも明らかである（図2）。同じ関係をミトコンドリア脳筋症の一種であるMELASの患者で調べたものが同図にプロットされているが，正常者における相関関係がMELASでは失われており，ミトコンドリア障害に伴って「心筋の燃費」に明らかな異常を生じていることが見て取れる。このような「心筋の燃費」の指標としては，Beanlandsらが提唱したWork-Metabolic Index（WMI）がよく用いられる[16]。これは分母に仕事量としての収縮期血圧，1回拍出量係数（stroke volume index）と心拍数の積を，分子に酸素代謝指標としてのk_{mono}（ないしはそれに相当する酸素代謝指標）をおいた商として定義される。複数の研究でこの指標が心筋燃費の評価に役立つことが示されており，DCM患者のβブロッカー療法前後でのWMIの改善や[17]，睡眠時無呼吸患者における長期経鼻的持続陽圧呼吸療法（continuous positive airway pressure：CPAP）がWMIの改善をもたらすことなどが報告されている[18]。このWMIはC-11酢酸PET時に同時

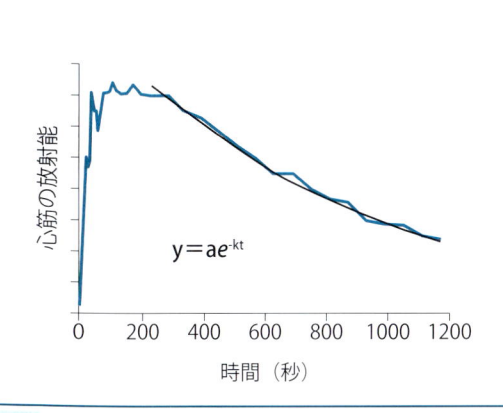

図1 C-11酢酸の時間放射能曲線の典型例と解析の概略
C-11酢酸は投与後急速に心筋に取り込まれ，TCAサイクルで洗い出される。洗い出しは，一般に一次の指数関数に近似され，求められた洗い出し速度定数（数式の"k"）を酸素代謝の指標とする。

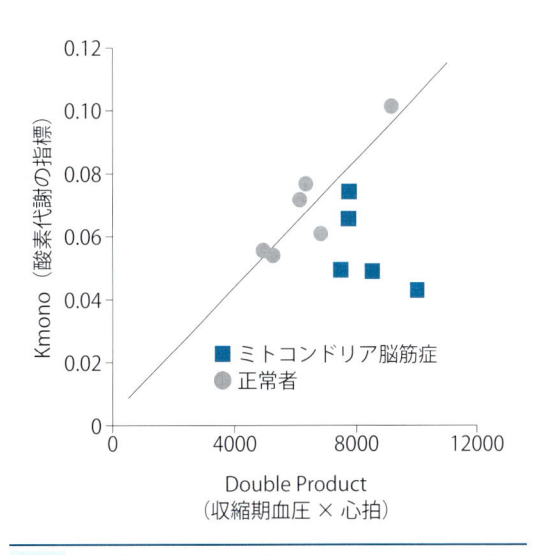

図2 正常者とMELAS患者におけるDPとk_{mono}の関係
正常者ではDPとk_{mono}の間には良好な相関が認められるが，MELASにおいてはこの相関が失われている。

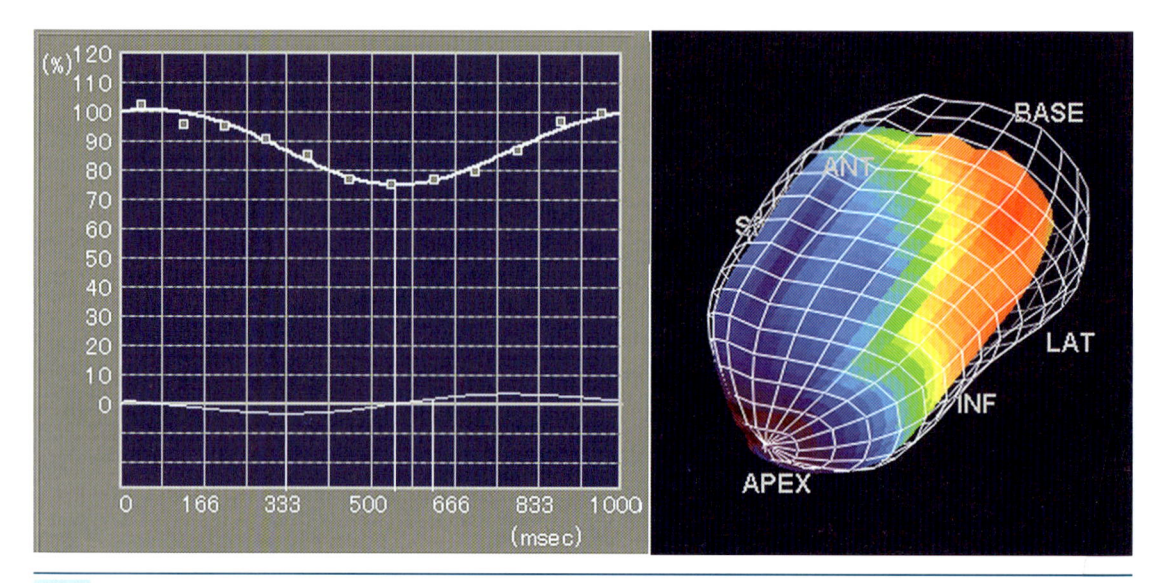

図3 C-11 酢酸 PET によって測定された左室容量曲線と 3D 心機能画像
酢酸 PET でも心機能の評価を評価することができ，機能・血流・代謝を同時測定に測定可能である。3D 画像は心電図同期解析ソフト（pFAST2）によって作成された。

に心機能を測定することで求められるため，我々は C-11 酢酸 PET の心電図同期撮影を行い，心機能，心筋血流，代謝同時測定の試みを行っている（図3）。この方法が確立されることで，心筋全体の心筋燃費のみでなく，局所の心筋燃費も評価可能になることを期待している。

2）C-11 標識脂肪酸トレーサー

　心筋代謝イメージングとしての脂肪酸トレーサーは FDG と同等の古い歴史を持っているが[1]，実際の利用はきわめて限定されている。特に日本では脂肪酸代謝用 SPECT 製剤として BMIPP（I-123 betamethyl-p-iodophenyl-pentadecanoic acid）が臨床的に利用可能であるため，PET を用いてまで脂肪酸代謝を評価する臨床的な要求が少ないことも事実である。しかし，BMIPP の異常を生理学的に理解する上で，脂肪酸 PET の利用は重要である。

　例として，BMIPP 無集積症例を挙げる。BMIPP の臨床を行っていると，時に心筋に全く BMIPP が集積しない症例に遭遇する[19]。このような症例に対して，C-11 パルミチン酸（生理的直鎖脂肪酸の一種）PET を行ったものが，図4 である。上段に示す正常例に比べて，下段の BMIPP 無集積症例では C-11 パルミチン酸の心筋集積がきわめて低いことが分かる。これによって，BMIPP 無集積例では脂肪酸の取り込みに異常があることが分かるが，もう一つ重要な点として，C-11 パルミチン酸が「無」集積ではない点にも注目すべきであろう。このことは，化学的・生物学的挙動が生理的脂肪酸と全く同じである C-11 パルミチン酸の取り込みと，BMIPP の取り込みの仕組みが完全に同一ではないことを示唆している。

　このように，生理的な脂肪酸代謝評価に有用な C-11 パルミチン酸 PET であるが，脂肪酸は β 酸化と TCA サイクルの二つのステップで代謝されるため，その解析が C-11 酢酸に比べても煩雑であることが知られている。このため，FDG と同じように半減期が長く細胞内にトラップされるタイプのトレーサーも開発されている。代表的なトレーサーとして，F-18 FTHA（Fluoro-6-thia-heptadecanoate）[3] や F-18 FTP（Fluoro-4-thia-palmitate）[4]，F-18

C-11 パルミチン酸投与後

　　　　　　　4 分　　　　　　　　10 分

正常者

BMIPP
無集積例

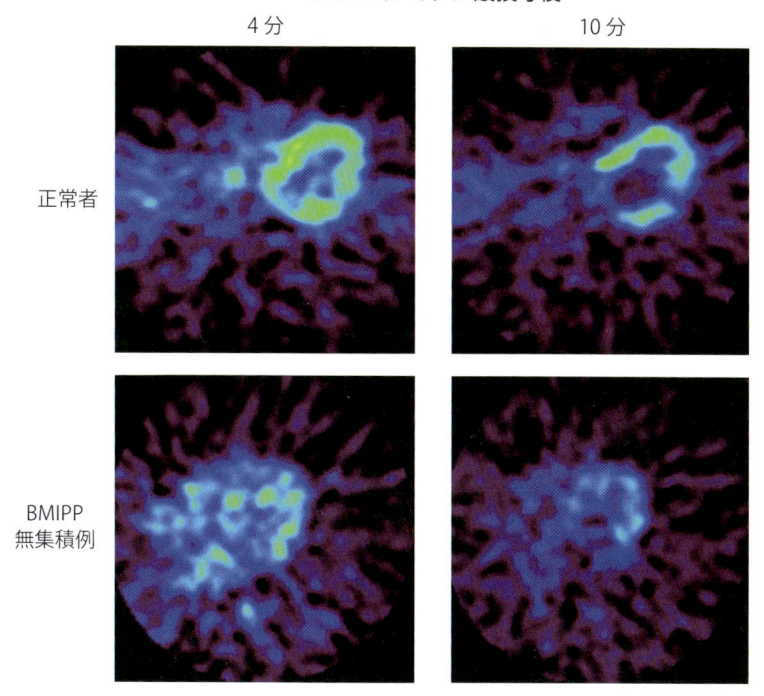

図4　正常者と BMIPP 無集積患者における C-11 パルミチン酸 PET 画像の比較
BMIPP 無集積患者では C-11 パルミチン酸の心筋集積がきわめて不良である。ただし，BMIPP とは異なり，無集積とはなっていない。

FTO（Fluoro-4-thia-oleate）[5] 等が挙げられる。

2. 非代謝イメージング

1）交感神経イメージング

　日本では I-123 MIBG（meta-iodobenzylguanidine）の普及が著しく交感神経イメージングへの理解は臨床家の間でも比較的広がっている。しかしながら，画質が必ずしもよくないこと，非特異的な集積低下の問題などから，本来の目的であった心疾患への応用よりもパーキンソン病，パーキンソン関連疾患の疾患鑑別に多用されているのが現実である。

　一方，C-11 ハイドロキシエフェドリン（hydroxyephedrine：HED）[8] は PET 用トレーサーであり，PET の利点を生かすことができる。Matsunari[20] らの研究では I-123 MIBG と C-11 HED の比較検討にて，下壁の集積低下について MIBG は HED に比べて過大評価になっていること，何よりも画質において HED が大きく勝っていることを報告しており，HED が心筋交感神経評価において優れた技法であることを明らかにしている。

　心筋交感神経評価の有用性が高いとされている領域は，主に心不全などの心筋全体を傷害する疾患である。HED もその集積が心不全患者の予後予測や治療効果の評価に役立つことが示されている。一方，虚血性心疾患においては心筋の器質的障害に先行して交感神経障害が生じるとされ，その評価を使って虚血性心疾患の評価に役立てることが期待されているが，MIBG

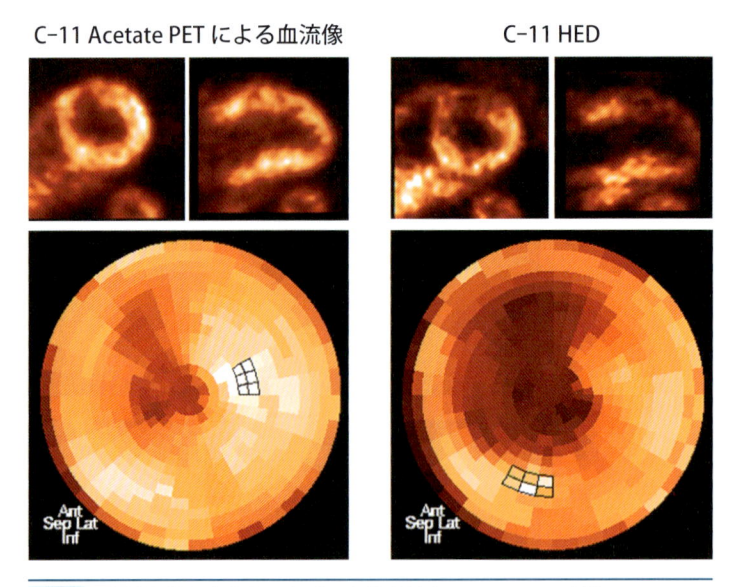

図5 急性心筋梗塞患者における心筋血流とC-11 HEDの対比
心筋血流PETとしては，C-11酢酸PETの早期像を利用。梗塞を起こした左室前壁では，血流低下が軽度であるのに対して，HEDの集積は高度に障害されており，ミスマッチが明らかである。

（先端医学薬学研究センター　松成一朗先生提供）

については低い画質，非特異的下壁集積低下などのため，あまり利用が進んでいない。Matsunariらが示すようにC-11 HEDは画質において大きなアドバンテージがあり，虚血性心疾患への有用性も非常に高いと考えられる。図5は急性心筋梗塞患者の発症2週間後の血流PET（C-11酢酸PET早期像）とHED PETの画像である。本例は心筋全体でのHEDの取り込み率の低下が認められたが，それに加えて障害心筋における血流・交感神経ミスマッチが明瞭に描出されている。

その他，短半減期であるC-11の短所を克服するためにF-18標識の交感神経イメージング核種の開発も行われている（F-18 LMI1195）[9]。

2) その他

様々なトレーサーが存在しており個々を紹介することは出来ないが，非血流・代謝心筋イメージングの一つとして最近注目されているものとしてアンギオテンシンIIタイプ1受容体（angiotensin II type 1 receptor：AT1R）のトレーサーであるC-11 KR31173[12]を紹介する。レニン-アンジオテンシン系（renin-angiotensin system：RAS）と左室リモデリングの関与を示す研究が多数あり，RASの抑制が予後改善につながることや[21]，AT1Rの過剰発現がリモデリングにつながることなどが分かってきている[22]。このため，局所におけるAT1Rの発現状態を観察することで，リモデリングの予測や治療に役立つ可能性が示唆されている[23]。Higuchi, Fukushimaらは動物実験によってAT1RのトレーサーであるC-11 KR31173が心筋梗塞領域で高集積を示すこと，AT1Rのブロッカー投与によりC-11 KR31173の集積が低下することを示している（図6）[24]。

また，F-18標識心筋血流製剤であるFlurpiridazが近年大きな注目を集めている。特異的ト

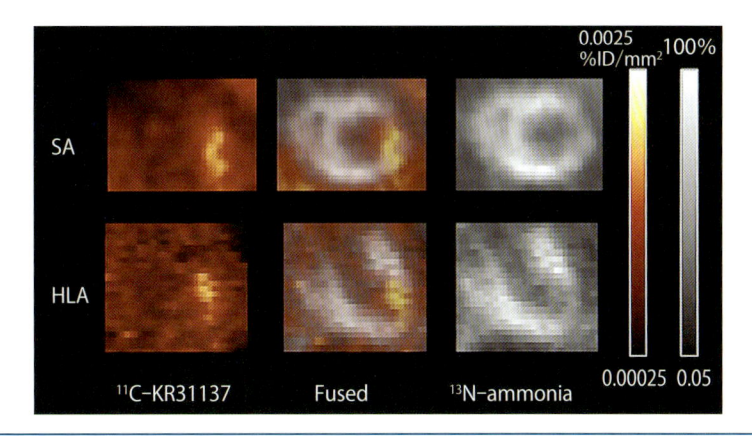

図6 ラットの心筋梗塞モデルにおける N-13 アンモニアと C-11 KR31173 の対比
梗塞部では N-13 アンモニアの集積が欠損し梗塞部での血流低下を示している。一方，同部では C-11 KR31173 の集積が高くなっており，AT1R の高発現が視覚化されている。 （Higuchi・Fukushima らの論文[24]より許可を得て転載）

レーサーとはいえないため，ここでは名前を紹介するにとどめるが，米国で頻用されるようになった血流用 PET トレーサー，ルビジウム-82（Rb-82）の低い取り込み率と高血流における集積の頭打ちの問題を解決しており，N-13 アンモニアと異なりデリバリー供給も可能と思われる[25]。理想的な心筋血流トレーサーとして今後の発展が期待される。

■ おわりに

PET は FDG による糖代謝・viability 評価，血流製剤を用いた血流定量のみでなく，各種の特異的トレーサーを用いて，心筋燃費，脂肪酸代謝，神経機能，受容体機能など様々な生理学的現象を画像化することが可能である。他の in vivo imaging に比べて，PET が提供できるトレーサーは多岐にわたっており，新たな疾患概念，病態コンセプトが登場した場合に，それを証明するためのツールとして重要な役割を果たしていくと考えられる。

● 文 献

1) Ter-Pogossian MM, Klein MS, Markham J, et al. Regional assessment of myocardial metabolic integrity in vivo by positron-emission tomography with 11C-labeled palmitate. Circulation. 1980；61(2)：242-55.
2) Yamazaki S, Fukui K, Kawashima H, et al. Uptake of radioactive octanoate in astrocytoma cells：basic studies for application of [11C] octanoate as a PET tracer. Ann Nucl Med. 1996；10(4)：395-9.
3) DeGrado TR, Coenen HH, Stocklin G. 14 (R,S)-[18F] fluoro-6-thia-heptadecanoic acid (FTHA)：evaluation in mouse of a new probe of myocardial utilization of long chain fatty acids. J Nucl Med. 1991；32(10)：1888-96.
4) DeGrado TR, Wang S, Holden JE, et al. Synthesis and preliminary evaluation of (18) F-labeled 4-thia palmitate as a PET tracer of myocardial fatty acid oxidation. Nucl Med Biol. 2000；27(3)：221-31.
5) DeGrado TR, Bhattacharyya F, Pandey MK, et al. Synthesis and preliminary evaluation of 18-(18) F-fluoro-4-thia-oleate as a PET probe of fatty acid oxidation. J Nucl Med. 2010；51(8)：1310-7.
6) Morooka M, Kubota K, Kadowaki H, et al. 11C-methionine PET of acute myocardial infarction. J Nucl Med. 2009；50(8)：1283-7.
7) Brown MA, Myears DW, Bergmann SR. Noninvasive assessment of canine myocardial oxidative me-

tabolism with carbon-11 acetate and positron emission tomography. J Am Coll Cardiol. 1988；12(4)：1054-63.
8) Schwaiger M, Kalff V, Rosenspire K, et al. Noninvasive evaluation of sympathetic nervous system in human heart by positron emission tomography. Circulation. 1990；82(2)：457-64.
9) Yu M, Bozek J, Lamoy M, et al. Evaluation of LMI1195, a novel 18F-labeled cardiac neuronal PET imaging agent, in cells and animal models Circulation. Cardiovascular imaging. 2011；4(4)：435-43.
10) Merlet P, Delforge J, Syrota A, et al. Positron emission tomography with 11C CGP-12177 to assess beta-adrenergic receptor concentration in idiopathic dilated cardiomyopathy. Circulation. 1993；87(4)：1169-78.
11) Delforge J, Janier M, Syrota A, et al. Noninvasive quantification of muscarinic receptors in vivo with positron emission tomography in the dog heart. Circulation. 1990；82(4)：1494-504.
12) Mathews WB, Yoo SE, Lee SH, et al. A novel radioligand for imaging the AT1 angiotensin receptor with PET. Nucl Med Biol. 2004；31(5)：571-4.
13) Nahrendorf M, Keliher E, Panizzi P, et al. 18F-4V for PET-CT imaging of VCAM-1 expression in atherosclerosis JACC. Circ Cardiovasc Imaging. 2009；2(10)：1213-22.
14) Laitinen I, Saraste A, Weidl E, et al. Evaluation of alphavbeta3 integrin-targeted positron emission tomography tracer 18F-galacto-RGD for imaging of vascular inflammation in atherosclerotic mice. Circ Cardiovasc Imaging. 2009；2(4)：331-8.
15) Gropler RJ, Siegel BA, Geltman EM. Myocardial uptake of carbon-11-acetate as an indirect estimate of regional myocardial blood flow. J Nucl Med. 1991；32(2)：245-51.
16) Beanlands RS, Armstrong WF, Hicks RJ, et al. The effects of afterload reduction on myocardial carbon 11-labeled acetate kinetics and noninvasively estimated mechanical efficiency in patients with dilated cardiomyopathy. J Nucl Cardiol. 1994；1(1)：3-16.
17) Beanlands RS, Nahmias C, Gordon E, et al. The effects of beta (1)-blockade on oxidative metabolism and the metabolic cost of ventricular work in patients with left ventricular dysfunction：A double-blind, placebo-controlled, positron-emission tomography study. Circulation. 2000；102(17)：2070-5.
18) Yoshinaga K, Burwash IG, Leech JA, et al. The effects of continuous positive airway pressure on myocardial energetics in patients with heart failure and obstructive sleep apnea. J Am Coll Cardiol. 2007；49(4)：450-8.
19) Kudoh T, Tamaki N, Magata Y, et al. Metabolism substrate with negative myocardial uptake of iodine-123-BMIPP. J Nucl Med. 1997；38(4)：548-53.
20) Matsunari I, Aoki H, Nomura Y, et al. Iodine-123 metaiodobenzylguanidine imaging and carbon-11 hydroxyephedrine positron emission tomography compared in patients with left ventricular dysfunction. Circ Cardiovasc Imaging. 2010；3(5)：595-603.
21) Wong M, Staszewsky L, Latini R, et al. Severity of left ventricular remodeling defines outcomes and response to therapy in heart failure：Valsartan heart failure trial (Val-HeFT) echocardiographic data. J Am Coll Cardiol. 2004；43(11)：2022-7.
22) Paradis P, Dali-Youcef N, Paradis FW, et al. Overexpression of angiotensin II type I receptor in cardiomyocytes induces cardiac hypertrophy and remodeling. Proc Natl Acad USA. 2000；97(2)：931-6.
23) Shirani J, Loredo ML, Eckelman WC, et al. Imaging the renin-angiotensin- aldosterone system in the heart. Curr Heart Fail Rep. 2005；2(2)：78-86.
24) Higuchi T, Fukushima K, Xia J, et al. Radionuclide imaging of angiotensin II type 1 receptor upregulation after myocardial ischemia-reperfusion injury. J Nucl Med. 2010；51(12)：1956-61.
25) Maddahi J. Properties of an ideal PET perfusion tracer：new PET tracer cases and data. J Nucl Cardiol. 2012；19 Suppl 1：S30-7.

4 心臓核医学の将来展望

1. これから求められる医療

　近年の医療技術の進歩は目覚ましく，さまざまな高度な医療が開発され，臨床に導入されている。他方，医療費の高騰も日本の大きな課題である。とりわけ超高齢化社会を迎えた現在，医療費の効率のよい利用と，患者にやさしい医療の追及と実践が急務である。これまでは疾患ごとの治療が実施されてきたが，今後は患者の状況に応じた個別化医療の重要性がますます高まる。患者の状況を的確に把握し，それに合った治療を進める治療戦略を行う上で，病態評価に適した核医学を中心とした機能画像診断法の役割はますます大きくなると考えている。

　循環器領域でも同様で，虚血性心疾患や心不全などの疾患ごとの治療に関するガイドラインは完備している。特に重症度に対応したマニュアルは完備されている。他方，診断法についても同様で，心臓核医学検査法も含めて，的確なガイドラインも整備されていて，状況に対応した活用ができる体制になってきている。

　今後はこれら診断の手法をさまざまな患者の状況に呼応してどのように有効に活用するかが課題であろう。

2. 心臓核医学検査有効性の再評価

　ここであらためて心臓核医学検査の有効性を再確認してみよう。表1に記載したように，心筋血流検査を中心にその診断精度や生命予後の予測についての豊富なエビデンスがあり，それに基づいたガイドラインが完備されている。特に心筋虚血の有無や程度の評価に有効であり，その所見に基づいた生命予後の推定や的確な治療指針の決定が可能である。また薬剤量としては極めて微量であり，副作用がなく，腎機能低下症例やペースメーカー装着例などを含めすべての症例に利用可能である。さらには検査所見が極めて客観的であり，定量評価にも利用できる。この特徴はPET検査による心筋血流予備能などで有効性が発揮されている。

　血流や機能を越えた分子・細胞機能情報の映像化も可能である。実際には心筋エネルギー代謝や交感神経機能，さらには活動性炎症の同定など，さまざまな病態を映像化できる分子イメー

表1　心臓核医学検査の利点

1）豊富なエビデンスがあり，ガイドラインが完備されている。
2）心筋虚血を同定する最も信頼のおける手法である。
3）安全性が高く，すべての症例に利用可能である。
4）客観性が高く，定量評価にも利用できる。
5）血流や機能を越えた分子・細胞機能情報の映像化も可能である。

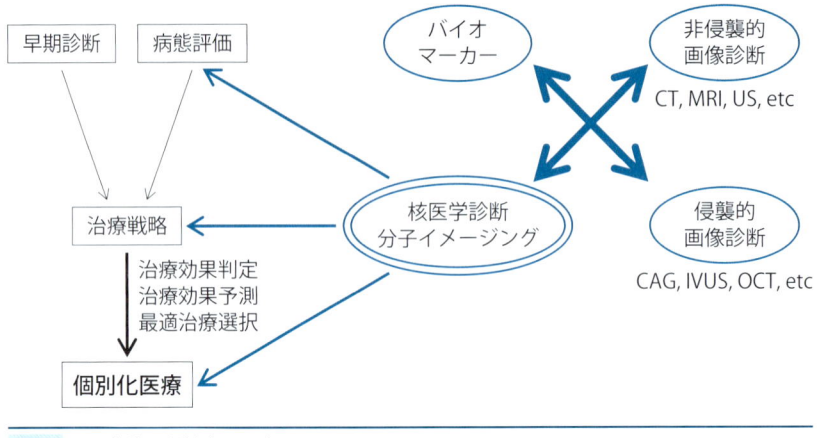

図1 心臓核医学検査の展望

ジング法としての役割も有する。

　特にI-123標識製剤についての日本での臨床経験は世界でも注目されており，BMIPPによる虚血の既往の同定（Ischemic memory imaging）や，MIBGによる心不全，不整脈例の評価など，今後世界的な臨床成果が期待される。さらにはF-18 FDGによる心筋エネルギー代謝は虚血心筋のviability評価に加えて，病的心筋の性状評価に役立つ。他方最近では不安定プラークを中心に心血管の活動性炎症病変の同定にFDGが役立てられようとしている。2012年4月にFDGによる心サルコイドーシスの活動性病変の同定が，世界に先駆けて健康保険適用になったのは記憶に新しい。このような分子イメージング法は，病変の病態をin vivoで映像化し，客観評価でき，これに対応した最適治療指針を提供できるものと期待できる。特に治療効果判定，治療効果予測，などを含めて個別化医療につながる貴重な情報を提供できる可能性が高い（図1）。このような分子イメージング法が以前より注目を浴びてきているが，臨床に直結する手法としては中心とした核医学的手法への依存度は極めて高い。

3. 他の画像診断法との相補的役割

　画像診断法がここ数年目覚ましく進歩している。非侵襲的画像診断法だけでも，MDCT，MRIなどの進歩と普及は顕著で，臨床の場で広く利用されようとしている。これらの新しい手法は，長年利用されてきた心臓核医学検査を凌駕するかにも見える。特に虚血性心疾患の診断法のfirst choiceとしては，MDCTか心臓核医学検査のどちらを選ぶか，議論の多いところである。少なくとも，MDCTの簡便さと，冠動脈狭窄病変について診断精度（特に陰性的中率）は高い点が好まれており，急速に心臓核医学検査にとってかわりつつあるようにも見える。他方，心筋虚血を客観的・定量的に同定できる心臓核医学検査の利点も大きい。いずれにせよ，今後は冠動脈病変と虚血病変の有無と広がりを総合的に判定し，重症度や予後を推定し，的確な治療戦略を提供することが必要であろう。その点で現時点では負荷心筋血流検査とMDCTとは相補的関係にあると考えられる。この点でSPECT-CTによる画像診断の融合を用いて，それぞれの特徴を生かした相補的な活用法が今後も求められていくであろう。

　同様にPET-CTやPET-MRIが普及する中，循環器領域での活用が今後期待される。その

際も同様で，PET-CT では冠動脈の形態評価と心筋の機能評価，PET-MRI では心筋の性状評価と分子機能評価など，種々の重要な形態・機能情報が集められ，統合的な解析へと進むものと予想される。いずれにせよそれぞれの情報が競合するのではなく，患者にとって貴重な情報をどのように有効に抽出するかが鍵となる。

4. 個別化医療，未来医療へ

　前述のようにこの数年，画像診断法の進歩と共に，融合画像診断法が急速に注目されてきた。他方，今後 10 年を占うと，診断と治療の融合が求められるように思う。画像診断法は治療に活用してこそ，その進化が発揮されるからである。

　このような個別化医療には病態を的確に評価し，それに基づいた最適治療法の模索が必要となる。特に治療との関連では，治療前の重症度評価と最適治療法の模索，そのための治療効果予測と効率よい治療法の選択が必要である。治療後には客観的かつ定量的な効果判定，その後の追加治療の必要性や再発の早期診断などが求められる。このような治療戦略に基づいた評価は，最近次々に開発されているバイオマーカーや遺伝子診断法が注目されるが，それとともに局所の病態を的確にとらえる画像診断法の役割は大きい。いずれにせよその病態に即した治療法の選択ができ，有効な治療を選択でき，無駄な治療を回避することができるため，患者にやさしく，医療の有効利用に貢献できる（表 2）。

　このような個別化治療は虚血性心疾患ではよく整理され，ガイドラインでも定められてきた。中でも心臓核医学検査は，虚血の同定に始まり，病変の重症度評価，予後推定に主眼がおかれている。同様に治療効果判定や治療効果を予測することも可能で，個々の患者に合わせた治療戦略が立てられている。

　虚血性心疾患の診断・治療法がほぼ確立した現在，今後の主眼は重症心不全や心筋症へと移行することが予想される。まだ治療法が確立されておらず，病態診断法としてバイオマーカー探索と的確な画像診断法が求められている。心筋局所の分子機能情報を的確に描出してきた核医学検査に対する期待も大きい。最新の治療法が開発されるとともに，その治療法が有効かつ効率よく活用されるためにも，個別化治療を推進する画像診断法が求められる。まさに診断と治療の融合が模索される分野である。

　このような未来医療の実現には，新しい人材の育成と，産学官の連携で大きな推進力が必要

表 2　画像診断が創造する未来医療

1）有効な画像診断法　→　患者にやさしい医療の提供
エビデンスに基づいた的確な診断，治療指針 検査前確率を模索し，簡便で効果的な検査，治療へ （血液バイオマーカーとの相補的役割）
2）病態評価　→　個別化医療へ
重症度評価，予後推定 最適治療の模索
3）治療戦略　→　個別化医療へ
的確な治療効果判定 治療効果予測（バイオマーカーとの相補的役割）

となる．それぞれの分野の英知を集めて，次世代の画像診断法が開発利用され，患者にやさしく効果的な医療が提供できる明るい未来医療が実現されることを願っている．

索 引

●あ

亜急性期安静時心筋血流 SPECT　204
亜急性期負荷心筋血流 SPECT　205
アーチファクト　17
アデノシン負荷　11
アポトーシスの分子イメージング　251
アミロイドーシス　66
安静時検査　13

●い

イメージング　248
インテグリン $α_V β_3$ イメージング　252

●う

運動負荷　11

●か

ガイドライン　174
拡張型心筋症　98, 120
拡張能　151
家族性肥大型心筋症　128
カルシウムスコアリング　137
冠血管治療目標　78
冠動脈 MR　166
冠動脈造影　173
冠攣縮性狭心症　77

●き

気絶心筋　75
吸収によるアーチファクト　18
急性冠症候群　73, 204
急性胸痛症候群　73
虚血重症度判定　112
虚血性心筋症　80, 118
虚血性心疾患　64, 95, 185
虚血性心不全　80

局所交感神経機能評価　62

●け

血管内皮機能　255
血行再建　240
血行再建ガイドライン　191
血行再建術の適正基準　191
減弱散乱補正　139

●こ

交感神経イメージング　265
交感神経活性　120
交感神経系　55
個別化医療　271

●さ

再静注法　13
左室機能評価　43

●し

ジピリダモール負荷　12
収縮同期障害　230
重症心不全　118
初回循環法　48, 50
徐神経　66
自律神経機能イメージングプローブ　248
心アミロイドーシス　244
心エコー　172
心筋 viability 評価　195
心筋グルコース利用率　95
心筋壊死イメージング　84
心筋虚血　28
心筋血流 SPECT　9
心筋血流―BMIPP 集積乖離　74
心筋脂肪酸代謝イメージング　70
心サルコイドーシス　106, 126, 244
心事故リスク　148

心臓交感神経　　55
心臓再同期療法　　230
心臓専用コリメータ　　136
心臓突然死　　229
心臓用半導体カメラ　　135
診断アルゴリズム　　187
診断樹　　174, 175
シンチカメラ　　4
心拍数設定法　　39
心不全　　223
心プールシンチグラフィ　　48

● す

ステップ収集　　15
ストリークアーチファクト　　21

● せ

正常像　　16
正常データベース　　147
先天性心疾患　　245

● そ

ソフトウェア・フュージョン　　158

● た

代謝イメージング　　262
体動アーチファクト　　20
高安大動脈炎例　　102
多検出器型ガンマカメラ　　39
たこつぼ心筋症　　244
たこつぼ心筋障害　　124
短時間収集法　　134
単純 CT　　172

● ち

致死的不整脈　　229
治療効果判定　　197

● て

定量解析　　24
定量ソフトウェア　　143

適正使用基準　　183

● と

透析心　　81
糖尿病　　202, 209
糖尿病と CKD　　218
糖尿病性神経障害　　66
動脈硬化　　102, 251
動脈硬化性プラーク　　102
冬眠心筋　　78, 195
読影法　　16
突然死　　229
ドブタミン負荷　　12

● は

パーキンソン病　　65
バリアント　　16

● ひ

非心臓手術　　239
肥大型心筋症　　100, 242

● ふ

ファーストパス法　　48
不安定狭心症　　188
負荷-再分布法　　13
負荷時検査　　13
腹臥位　　140
副作用　　176
腹部大動脈瘤　　236
不整脈源性右室異形成症　　122
不整脈源性右室心筋症　　63
不整脈源性心筋症　　122

● へ

平衡時法　　48, 50
閉塞性下肢動脈硬化症　　236

● ほ

放射性医薬品　　3
放射性同位元素　　2

● ま

慢性冠動脈疾患　76
慢性腎臓病　203, 213
慢性心不全　59

● ゆ

融合画像　158
有効性　269

● よ

予後規定因子　202
予測因子　148

● り

リスク判定　148

● れ

レビー小体病　65
連続収集　15

● A

AA　236
ACC/AHA　191
appropriate use criteria　183
ARVD　122
attenuation artifact　18

● C

^{11}C-CGP12177　249
^{11}C-HED　248, 265
^{11}C-hydroxyehedrine　248
^{11}C-KR31173　250
^{11}C-Rolipram　250
C-11 KR31173　266
C-11 酢酸 PET　263
C-11 パルミチン酸　264
C-11 標識脂肪酸トレーサー　264
cardioBull　27, 144
cardioGRAF　27
cardioNAVI　27
CardIQ Fusion　27
CARP　240
circumferential profile 解析　25
CKD　213
Corridor4DM　40
COURAGE　190
CRT　230
CT　172
CZT　135

● D

DECREASE-V　240
DIAD　209
dyssynchrony　152, 230

E

EC Toolbox 27, 40, 144
ECT 27, 40, 144
Emory Cardiac Toolbox 27, 40, 144
ESC 191
Exini Heart 144

F

^{18}F-FDG 91
^{18}F-fluorocarazolol 250
^{18}F-fluoroethylcarazolol 250
^{18}F-Galacto-RGD 250
FMD 237

G

Gated SPECT 39

H

HCM 128
HEART 195
Heart Risk View 27
Heart Score View 27, 144
hibernating myocardium 78

I

^{111}In-antimyosin Fab 88

J

J-ACCESS 45, 148

M

motion artifact 20
MRI 173
MRI-SPECT 融合画像 166

N

^{13}N-アンモニア 130, 257

O

^{15}O 257
OAT-NUC 195

P

PAD 236
Perfusion and Function Analysis for Myocardial Gated SPECT 40
PET 装置 6
pFAST 27, 40
post stress stunning 116
prone imaging 140

Q

QGS 27, 40
QPS 27, 143
Quantitative Gated SPECT 40

R

^{82}Rb 257
RI 2
RI 標識分子イメージングプローブ 249
R-R 分割数設定 40

S

SCOOP 27
SPECT/CT 融合画像 161
SPECT/PET 173
SPECT 装置 4
SSPAC 法 140
STICH 195
streak artifact 21
stunned myocardium 75

T

^{99m}Tc-annexin A5 250
^{99m}Tc-glucarate 89
^{99m}Tc-losartan 250
^{99m}Tc-MPI 252
^{99m}Tc-NC100692 250

● U

uptake-1　56

● V

VCDiff　27
VEGF　252

● X

X線CT　172

● β

β遮断剤適応判断　227

● 数字

1日法　13
24時間遅延撮像法　13
2日法　15
3枝病変　116
4D-MSPECT　27, 144

BRAND NEW 心臓核医学
― 機能画像が病態を捉える　　　　定価(本体 8,000 円＋税)

2012 年 10 月 16 日	第 1 版第 1 刷発行
2015 年 7 月 6 日	第 2 刷発行
2018 年 5 月 22 日	第 3 刷発行

編　集　西村　恒彦
　　　　にしむら　つねひこ

発行者　福村　直樹

発行所　金原出版株式会社
〒113-0034 東京都文京区湯島 2-31-14
電話　編集 (03)3811-7162
　　　営業 (03)3811-7184
FAX　　　(03)3813-0288
振替口座　00120-4-151494
http://www.kanehara-shuppan.co.jp/
ISBN 978-4-307-07091-1

©2012
検印省略
Printed in Japan
教文堂／永瀬製本所

JCOPY ＜出版者著作権管理機構　委託出版物＞
本書の無断複製は著作権法上での例外を除き禁じられています．複製される場合は，そのつど事前に，出版者著作権管理機構（電話 03-3513-6969，FAX 03-3513-6979，e-mail：info@jcopy.or.jp）の許諾を得てください．

小社は捺印または貼付紙をもって定価を変更致しません．
乱丁，落丁のものはお買上げ書店または小社にてお取り替え致します．

核医学の基礎から臨床応用まで、この1冊に集約!! 5年ぶりの改訂版、出来!!

核医学ノート
第5版

著者 久保 淳司 慶應義塾大学教授
木下 文雄 前慶應義塾大学客員教授

　本改訂では巻末に設けていた RI in vitro test を思い切って全部省略し，その分だけ増えてきたイメージングの各章の充実に当てることにいたしました。また，第4版増補ではわが国でようやく治験が行われ始めていた各種RI内用療法が2007年頃より次々と認可され臨床の場で使用されるようになってきたので，本改訂では大幅にこれらを取り入れました。これでようやく核医学が病気の治療に直接寄与する時代がきたような気がいたします。

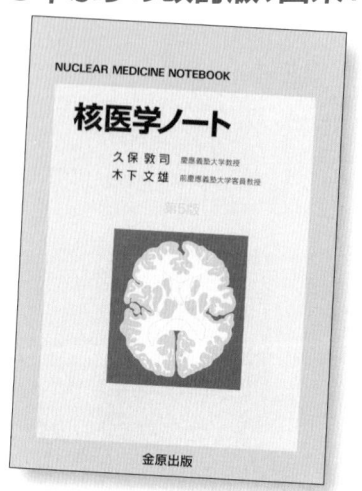

A5判　384頁　210図　原色35図　ISBN978-4-307-07084-3
定価（本体4,500円＋税）

主な内容 ■**基礎知識** ①放射性同位元素 定義/壊変形式/放射線の単位/RIの生産 ②放射性医薬品 ③測定装置 核医学イメージング/シンチレーションカメラ/断層撮像装置/核医学イメージング装置の性能評価および管理/マルチモダリティイメージング/核医学イメージング検査装置に関する新しい技術/その他のシンチグラフィ装置/その他の体外計測装置/試料測定装置 ④管理 関係法規/施設/管理用測定器/作業者の被曝管理/教育・訓練 ⑤診療への応用 RIによる検査/RIによる治療
■**臨床** ①脳・神経 解剖と生理/脳循環動態/脳脊髄腔シンチグラフィ/脳血流シンチグラフィ/脳ベンゾジアゼピン受容体シンチグラフィ/PET/脳循環測定 ②内分泌 ②-1甲状腺 解剖と生理/甲状腺RI摂取率/甲状腺シンチグラフィ/甲状腺機能亢進症の^{131}I治療/甲状腺癌の^{131}I治療 ②-2副甲状腺 解剖と生理/副甲状腺シンチグラフィ ②-3副腎 解剖と生理/副腎皮質シンチグラフィ/副腎髄質シンチグラフィ ③呼吸器 解剖と生理/肺血流シンチグラフィ/放射性ガスによる肺換気シンチグラフィ/エロゾル肺吸入シンチグラフィ/PETによる肺機能検査 ④循環器 解剖と生理/心筋血流シンチグラフィ/心筋梗塞シンチグラフィ/心筋脂肪酸代謝シンチグラフィ/心臓交感神経機能シンチグラフィ/心動態/末梢血管シンチグラフィ ⑤消化器 ⑤-1肝 解剖と生理/肝シンチグラフィ/肝機能（肝受容体）シンチグラフィ/肝短絡血流の測定/経管肝動脈血流シンチグラフィ ⑤-2胆道系 解剖と生理/肝・胆道シンチグラフィ ⑤-3その他の消化器 唾液腺（腫瘍）シンチグラフィ,唾液腺機能シンチグラフィ/異所性胃粘膜シンチグラフィ/消化管出血シンチグラフィ/消化管検査 ⑥泌尿生殖器 解剖と生理/放射性医薬品/腎static（静態）シンチグラフィ/腎dynamic（動態）シンチグラフィ/レノグラフィ/腎機能の定量的評価/膀胱尿管逆流症/精巣（睾丸）シンチグラフィ ⑦血液・造血器 循環血液量/鉄代謝/血球寿命の測定/血栓シンチグラフィ/脾シンチグラフィ/骨髄シンチグラフィ/リンパ節シンチグラフィ/センチネルリンパ節/血液疾患の治療 ⑧骨・関節 骨シンチグラフィ/関節シンチグラフィ/^{89}Srによる骨転移の治療 ⑨腫瘍・炎症 腫瘍シンチグラフィ/炎症シンチグラフィ

読者対象 医学部学生，放射線技師学生，放射線医師

2009・5

金原出版 〒113-8687 東京都文京区湯島2-31-14　TEL03-3811-7184（営業部直通）FAX03-3813-0288
振替00120-4-151494　ホームページ http://www.kanehara-shuppan.co.jp/